北京大学口腔医学教材
住院医师规范化培训辅导教材

口腔种植学
Oral Implantology

（第2版）

主　编　林　野　邸　萍
编　委　（按姓名汉语拼音排序）
　　　　班　宇（四川大学华西口腔医院）
　　　　陈　波（北京大学口腔医院）
　　　　陈卓凡（中山大学光华口腔医院）
　　　　崔宏燕（北京大学口腔医院）
　　　　邸　萍（北京大学口腔医院）
　　　　胡秀莲（北京大学口腔医院）
　　　　蒋　析（北京大学口腔医院）
　　　　赖红昌（上海交通大学附属第九人民医院）
　　　　李健慧（北京大学口腔医院）
　　　　梁　星（四川大学华西口腔医院）
　　　　林　野（北京大学口腔医院）
　　　　罗　佳（北京大学口腔医院）
　　　　马　威（中国人民解放军空军军医大学第三附属医院）
　　　　毛　驰（北京大学口腔医院）
　　　　彭　歆（北京大学口腔医院）
　　　　邱立新（北京大学口腔医院）
　　　　宋应亮（中国人民解放军空军军医大学第三附属医院）
　　　　孙　凤（北京大学口腔医院）
　　　　唐志辉（北京大学口腔医院）
　　　　徐　莉（北京大学口腔医院）
　　　　寻春雷（北京大学口腔医院）
　　　　张　宇（北京大学口腔医院）
　　　　周　磊（南方医科大学口腔医院）
编写秘书　蒋　析

北京大学医学出版社

KOUQIANG ZHONGZHIXUE

图书在版编目（CIP）数据

口腔种植学：第 2 版 / 林野，邸萍主编. —2 版.
—北京：北京大学医学出版社，2021.1（2024.10 重印）
ISBN 978-7-5659-2276-3

Ⅰ.①口… Ⅱ.①林…②邸… Ⅲ.①种植牙－口腔
外科学－教材 Ⅳ.① R782.12

中国版本图书馆 CIP 数据核字（2020）第 201648 号

口腔种植学（第 2 版）

主 编：林 野 邸 萍
出版发行：北京大学医学出版社
地 址：（100191）北京市海淀区学院路 38 号 北京大学医学部院内
电 话：发行部 010-82802230；图书邮购 010-82802495
网 址：http://www.pumpress.com.cn
E-mail：booksale@bjmu.edu.cn
印 刷：北京信彩瑞禾印刷厂
经 销：新华书店
责任编辑：张李娜 责任校对：靳新强 责任印制：李 啸
开 本：850 mm×1168 mm 1/16 印张：29.5 字数：857 千字
版 次：2021 年 1 月第 2 版 2024 年 10 月第 2 次印刷
书 号：ISBN 978-7-5659-2276-3
定 价：99.00 元

北京大学口腔医学教材编委会名单

北京大学口腔医学教材编委会名单

第 3 轮序

八年制口腔医学教育是培养高素质口腔医学人才的重要途径。2001 年至今，北京大学口腔医学院已招收口腔医学八年制学生 765 名，培养毕业生 445 名。绝大多数毕业生已经扎根祖国大地，成为许多院校和医疗机构口腔医学的重要人才。近 20 年的教学实践证明，口腔医学八年制教育对于我国口腔医学人才培养、口腔医学教育模式探索以及口腔医疗事业的发展做出了重要贡献。

人才培养离不开优秀的教材。第 1 轮北京大学口腔医学长学制教材编撰于 2004 年，于 2014 年再版。两版教材的科学性和实用性已经得到普遍的认可和高度评价。自两轮教材发行以来，印数已逾 50 万册，成为长学制、本科五年制及其他各学制、各层次学生全面系统掌握口腔医学基本理论、基础知识、基本技能的良师益友，也是各基层口腔医院、诊所、口腔科医生的参考书、工具书。

近年来，口腔医学取得了一些有益的进展。数字化口腔医学技术在临床中普遍应用，口腔医学新知识、新技术和新疗法不断涌现并逐步成熟。第 3 轮北京大学口腔医学教材在重点介绍经典理论知识体系的同时，注意结合前沿新理念、新概念和新知识，以培养学生的创新性思维和提升临床实践能力为导向。同时，第 3 轮教材新增加了《口腔药物学》和《口腔设备学》，使整套教材体系更趋完整。在呈现方式上，本轮教材采用了现代图书出版的数字化技术，这使得教材的呈现方式更加多元化和立体化；同时，通过增强现实（AR）等方式呈现的视频、动画、临床案例等数字化素材极大地丰富了教材内容，并显著提高了教材质量。这些新型编写方式的采用既给编者们提供了更多展示教材内容的手段，也提出了新的挑战，感谢各位编委在繁忙的工作中，适应新的要求，为第 3 轮教材的编写所付出的辛勤劳动和智慧。

八年制口腔医学教材建设是北京大学口腔医学院近八十年来口腔医学教育不断进步、几代口腔人付出巨大辛劳后的丰硕教育成果的体现。教材建设在探索中前进，在曲折中前进，在改革中前进，在前进中不断完善，承载着成熟和先进的教育思想和理念。大学之"大"在于大师，北京大学拥有诸多教育教学大师，他们犹如我国口腔医学史上璀璨的群星。第 1 轮和第 2 轮教材共汇聚了 245 名口腔医学专家的集体智慧。在第 3 轮教材修订过程中，又吸纳 75 名理论扎实、业务过硬、学识丰富的中青年骨干专家参加教材编写，这为今后不断完善教材建设，打造了一支成熟稳定、朝气蓬勃、有开拓进取精神和自我更新能力的创作团队。

教育兴则国家兴，教育强则国家强。高等教育水平是衡量一个国家发展水平和发展潜力的重要标志。党和国家对高等教育人才培养的需要、对科学知识创新和优秀人才的需要就是我们的使命。北京大学口腔医院（口腔医学院）将更加积极地传授已知、更新旧知、开掘新知、探索未知，通过立德树人不断培养党和国家需要的人才，加快一流学科建设，实现口腔医学高等教育内涵式发展，为祖国口腔医学事业进步做出更大的贡献！

在此，向曾为北京大学口腔医学长学制教材建设做出过努力和贡献的全体前辈和同仁致以最崇高的敬意！向长期以来支持口腔医学教材建设的北京大学医学出版社表示最诚挚的感谢！

俞光岩　郭传瑸

2020 年 6 月

第 2 版前言

长学制教材《口腔种植学》第 1 版从 2014 年 7 月正式出版至今，已经六年有余，再版修订势在必行。

基于长学制学历教育的专业教材性质，再版时仍然秉持第 1 版的写作宗旨：系统性、全面性、连贯性和规范性。考虑到口腔种植学科内容的历史演变与进步，以及多学科技术融合交叉的学科特点，我们循序渐进地设章分节，希望全方位无漏项地介绍口腔种植学这一新的口腔临床学科，与此同时注重较为成熟和共识的理论与技术。

时间的沉淀使我们对很多事物有了更深刻的认识，科学的进步使第 1 版中的一些"当代"成为"历史"。第 1 版的编委们均是国内 6 所高等院校口腔种植学专业领域里学有所长的佼佼者，他们至今也都还在临床一线工作，紧密跟踪着学科的前沿技术，认真研究着口腔种植学临床问题。所幸的是，再版依然是这些编委，只不过当年的主治医师都已成了教授，当年的教授也都已经是博士生导师或学科带头人。编委们站在更高的学术平台，以更成熟的学术思想、更丰富的临床教学经验再编每一章节，其视角必然前沿，其文字依然系统、全面、连贯和规范。

第 2 版增加了一章"数字化技术与种植修复"，结合作者近年来的临床研究，简明系统地介绍了数字化技术在口腔种植学临床的应用进展，内容包括：CBCT 技术应用，外科导板的设计加工，CAD/CAM 加工技术，颧骨种植手术的实时导航技术。我们还对一些章节的结构做了合并调整，使其更合理科学，例如将原来四章篇幅的植体周病内容合并为两章，并重新梳理了逻辑关系，定义了相关名词；对一些章节的内容进行了细化处理，如种植并发症的修复部分则完全不同于外科并发症与处理，重点描述了修复时包括即刻修复时的并发症与处理。在保留上版优质临床病例图片的基础上，各章节的编委们都以自己近年来丰富的临床实践与病例积累，调整增加了更多的典型临床图片，使本就以图片精美见长的这本教科书品质更上一层楼，以期给读者学习带来乐趣。

衷心感谢所有的编委们，他们都是数十年工作在临床一线的种植专科医生和专业技师。感谢主编秘书和为本书绘图的医生们作出的辛勤努力。大家在繁忙的临床工作之余，发挥自己学科专长，高质量地完成了再版编写，也正是他们年复一年的临床工作积淀使这本教材图文并茂、丰满充实。

我欣喜地得知第 1 版发行了近 3 万册，感谢如此众多的读者。正是因为读者的肯定与鼓励，激励我们编写出更好的第 2 版。

林　野

目 录

第一章　概论

Introduction ······················· 1

第一节　简要历史回顾

　　　　History Review ··············· 2

第二节　现代口腔种植学的理论基础

　　　　Theoretical Principle of Modern

　　　　Implantology ··················· 3

一、Brånemark 的发现 ············· 3

二、Brånemark 的骨结合理论 ····· 3

三、种植体植入后的骨愈合 ········· 4

四、种植体的软组织界面 ··········· 4

第三节　种植体的材料选择

　　　　The Selection of Implant Material ··· 5

一、种植体材料选择的一般原则 ····· 5

二、曾经用于种植体的生物材料 ······ 6

三、羟基磷灰石陶瓷种植体 ········· 6

四、HA 陶瓷涂层的钛种植体 ······· 6

五、纯钛种植体 ···················· 7

六、钛种植体的不同表面处理 ········ 7

第四节　口腔种植的成功率及成功标准

　　　　Success Rate and Criteria ········ 8

一、临床资料收集指南 ············· 8

二、种植成功的标准 ··············· 9

第五节　当代口腔种植系统的设计与分类

　　　　Design and Classification of

　　　　Contemporary Implant System ···· 10

一、牙种植体的宏观设计 ··········· 10

二、种植体的微观设计 ············· 12

三、牙种植体的颈部设计 ··········· 13

四、全瓷材料种植体 ··············· 14

Summary ··························· 15

Definition and Terminology ··········· 15

第二章　口腔颌面部解剖生理特点与口腔
　　　　种植

Anatomic and Physiological
Characteristics of Oral and
Maxillofacial Region and Oral
Implantation ················· 16

第一节　种植相关的上颌骨解剖生物学特点

　　　　The Implant Related Anatomy of

　　　　Maxilla ····················· 16

一、牙槽突 ························· 16

二、腭突 ··························· 17

三、切牙孔及切牙管 ··············· 17

四、上颌结节 ······················ 18

五、上颌窦的解剖特点 ············· 18

第二节　种植相关的下颌骨解剖生物学特点

　　　　The Implant Related Anatomy of

　　　　Mandible ···················· 19

一、内外斜线 ······················ 20

二、磨牙后区 ······················ 21

三、颏孔 ··························· 21

四、下颌管 ························· 21

五、颏嵴上孔 ······················ 22

第三节　无牙颌的解剖生物学特点

　　　　Anatomy of Edentulous Jaw ···· 22

一、颏结节 ························· 22

二、颏孔 ··························· 23

三、软组织 ························· 23

四、牙槽骨的变化 ·················· 23

Summary ··························· 26

Definition and Terminology ··········· 26

第三章　种植治疗的准备与计划
　　　　Preparation and Plan of Implant
　　　　Surgery ……………………………… 28
　第一节　基本条件
　　　　　Basic Conditions for Dental Implant
　　　　　Treatment …………………………… 28
　　一、患者的评估内容 ………………………… 28
　　二、全身因素及系统疾病对口腔种植的
　　　　影响 …………………………………… 29
　第二节　患者选择
　　　　　Patient Selection ………………… 30
　　一、牙列缺损 ………………………………… 31
　　二、牙列缺失 ………………………………… 31
　第三节　检查与诊断
　　　　　Examination and Diagnosis …… 32
　　一、口内检查 ………………………………… 32
　　二、口外检查 ………………………………… 35
　第四节　研究模型
　　　　　Diagnostic Cast ………………… 35
　第五节　放射线检查
　　　　　X-ray Examination …………… 36
　　一、常用放射线检查 ……………………… 36
　　二、放射线检查内容 ……………………… 37
　第六节　种植治疗设计
　　　　　Implant Treatment Design …… 38
　　一、种植时机的选择 ……………………… 38
　　二、种植修复负载方案的选择 …………… 38
　　三、种植系统的选择 ……………………… 39
　第七节　其他考虑
　　　　　Other Considerations ………… 40
　Summary …………………………………… 41
　Definition and Terminology …………… 42

第四章　种植外科术前准备
　　　　Pre-operative Procedures of
　　　　Implant Surgery ………………… 43
　第一节　患者术前准备
　　　　　Pre-operative Preparation of
　　　　　Patients ………………………… 43
　　一、术前体检 ………………………………… 43
　　二、口腔专科情况 ………………………… 43
　　三、系统性疾病的控制 …………………… 44
　　四、戒除不良嗜好 ………………………… 44

　　五、形成良好口腔卫生习惯 ………… 45
　第二节　医生术前准备
　　　　　Pre-operative Preparation of
　　　　　Doctors …………………………… 45
　　一、患者术前用药 ………………………… 45
　　二、患者术区消毒 ………………………… 48
　　三、术者消毒及铺单 ……………………… 49
　第三节　手术室准备
　　　　　Operation Room Preparation …… 50
　　一、房间消毒 ………………………………… 51
　　二、手术用品和器械准备 ………………… 51
　　三、手术药品和耗材的准备 ……………… 51
　Summary …………………………………… 53
　Definition and Terminology …………… 54

第五章　种植外科基本技术
　　　　Principles of Implant Surgery …… 55
　第一节　基本原则
　　　　　Basic Principles ………………… 55
　　一、外科无菌原则 ………………………… 55
　　二、微创原则 ……………………………… 55
　　三、防止副损伤原则 ……………………… 56
　　四、初期稳定性原则 ……………………… 56
　　四、尽量保留健康的附着龈原则 ………… 56
　　五、生物学为导向原则 …………………… 56
　第二节　外科切口设计与翻瓣
　　　　　Surgical Incision and Flap Design …… 57
　　一、切口与瓣设计的基本原则 …………… 57
　　二、瓣的处理考虑 ………………………… 58
　　三、不同部位种植治疗中切口和瓣的
　　　　设计及处理考虑 ……………………… 59
　第三节　种植体植入术
　　　　　Implant Placement ……………… 60
　　一、种植外科采用逐级备洞 ……………… 60
　　二、种植外科的器械与设备 ……………… 60
　　三、基本手术步骤 ………………………… 61
　　四、术后处理和注意事项 ………………… 62
　第四节　种植二期手术
　　　　　Second Stage Surgery …………… 63
　　一、种植二期手术的软组织处理方法 …… 63
　　二、手术步骤 ……………………………… 63
　第五节　常见并发症
　　　　　Common Complications ………… 64

一、术中骨穿孔 ················ 64
二、副损伤 ···················· 64
Summary ························ 65
Definition and Terminology ········ 66

第六章　颌骨不同区域的种植外科技术
　　　　Implant Placement in Different
　　　　Area of Jaws ············ 67
第一节　下颌无牙颌种植
　　　　Implant Placement in Edentulous
　　　　Mandible ············ 67
一、手术切口 ················ 67
二、种植体植入的部位 ·········· 67
三、种植体数目 ·············· 68
四、下颌无牙颌种植固定修复 ······ 68
第二节　下颌后牙区种植术
　　　　Implant Placement in Posterior
　　　　Mandible ············ 68
一、手术切口 ················ 69
二、种植体的三维空间位置 ········ 69
三、种植体数目 ·············· 69
第三节　上颌前牙区单牙种植术
　　　　Single Implant Placement in Front
　　　　Maxilla ············ 70
一、上颌前牙区单牙种植的问题 ······ 70
二、临床检查 ················ 70
三、手术切口 ················ 71
四、位置与轴向 ·············· 71
第四节　上颌前牙多牙缺失的种植修复
　　　　Multi-implant Placements in Front
　　　　Maxilla ············ 72
一、上颌前牙多牙缺失种植修复的
　　问题 ···················· 72
二、局部解剖条件 ·············· 73
三、其他影响美学效果的因素 ········ 73
第五节　上颌后牙区种植术
　　　　Implant Placement in Posterior
　　　　Maxilla ············ 74
第六节　上颌无牙颌种植修复术
　　　　Implant Placement in Edentulous
　　　　Maxilla ············ 75
第七节　无牙颌种植即刻修复技术
　　　　Immediate Implant Restoration of

Edentulous Jaw ················ 76
一、"all-on-4"的理念与实践 ········ 76
二、适应证 ···················· 76
三、临床过程 ·················· 76
Summary ························ 78
Definition and Terminology ········ 79

第七章　骨量不足的种植外科手术
　　　　Surgical Techniques for the Recon-
　　　　struction of Edentulous Deficient
　　　　Alveolar Ridges ············ 80
第一节　牙槽嵴骨增量技术的基本原则
　　　　Basic Principles in Alveolar Ridge
　　　　Augmentation Procedures ········ 80
一、规范的术前检查与评估原则 ······ 80
二、供骨区选择的微创化原则 ········ 81
三、手术操作原则 ·············· 81
四、遵循骨修复生理进程的手术治疗
　　原则 ···················· 82
五、经济和生物成本最小化原则 ······ 83
第二节　牙槽嵴骨增量的翻瓣设计及
　　　　外科入路
　　　　Flap Design and Surgical Access for
　　　　Alveolar Ridge Augmentation ··· 83
第三节　牙槽嵴劈开技术
　　　　Ridge Splitting Technique ········ 84
一、术前检查 ················ 84
二、适应证 ·················· 84
三、手术步骤 ················ 85
第四节　外置法植骨技术
　　　　Onlay Bone Grafting ············ 87
一、游离骨块移植后愈合的生理过程 ··· 87
二、适应证 ·················· 88
三、术前检查 ················ 88
四、手术操作 ················ 88
五、典型病例 ················ 90
第五节　取骨技术
　　　　Bone Harvesting Methods ········ 91
一、下颌骨正中联合部（颏部）········ 91
二、下颌升支及颊板区 ·········· 95
三、髂骨 ···················· 99
四、胫骨 ···················· 100
第六节　牙槽嵴骨增量并发症

Complications in Alveolar Ridge
Augmentation ···············101
一、供区并发症 ···············101
二、受区并发症 ···············103
第七节　自体块状骨移植后植牙的时机
Time of Implant Implantation
after Autogenous Bone
Transplantation···············106
Summary ···············107
Definition and Terminology ···············107

第八章　上颌窦植骨与种植技术
Sinus Augmentation and Implant
Placement ···············**109**
第一节　解剖基础及上颌窦植骨的临床意义
Sinus Anatomy and Clinical
Significance of Sinus Bone
Graft ···············109
一、上颌窦解剖结构 ···············109
二、上颌窦植骨术的发展历史及
临床意义 ···············110
第二节　上颌窦植骨术适应证、禁忌证
以及种植体存留率
Indication，Contraindication，
Success Criteria of Sinus Bone
Graft and Implant Survival Rate···110
一、上颌窦植骨种植的适应证 ········110
二、全身禁忌证 ···············111
三、局部禁忌证 ···············111
四、上颌窦植骨成功的标准和种植体
存留率 ···············111
第三节　移植材料的选择及应用
Selection and Application of Bone
Graft ···············111
一、移植骨材料与上颌窦植骨术 ·····111
二、移植骨材料的分类 ···············112
第四节　种植时机与愈合时间的基本原则
Basic Principle of Bone Graft
Selection and the Timing of Implant
Placement ···············113
第五节　上颌窦植骨与同期种植
Sinus Bone Graft Simultaneous
with Implant Placement···············114

一、适应证和原则 ···············114
二、技术原理与技术步骤 ···············114
第六节　上颌窦植骨术的并发症及其处理
Complication and Management of
Sinus Bone Graft···············117
一、术中并发症 ···············117
二、术后并发症 ···············118
第七节　影响上颌窦植骨效果的因素和
其他注意事项
Factors that Affect the Sinus Bone
Graft Outcome ···············119
一、骨质 ···············119
二、种植体选择 ···············119
三、吸烟与上颌窦植骨的关系 ········120
四、其他注意事项 ···············120
第八节　牙槽突入路的上颌窦底黏膜
提升种植技术
Transalveolar Maxillary Sinus
Floor Elevation Technique ·······121
一、简介 ···············121
二、适应证和禁忌证 ···············121
三、临床步骤 ···············122
四、并发症 ···············124
Summary ···············125
Definition and Terminology ···············125

第九章　即刻种植
Immediate Implant ···············**126**
第一节　即刻种植概述
Conspectus of Immediate
Implant ···············126
一、种植时机的分类 ···············126
二、即刻种植的优缺点 ···············126
三、即刻种植的种植体存留率 ········127
四、即刻种植后软硬组织愈合 ········127
第二节　即刻种植的适应证与外科技术
Indication and Surgical Procedure
of Immediate Implant ···············128
一、适应证与病例选择 ···············128
二、术前准备 ···············129
三、手术步骤 ···············130
第三节　即刻种植与即刻修复
Immediate Implant and Immediate

　　　　Restoration·················· 132
　　一、单牙即刻种植后即刻修复········ 132
　　二、多牙即刻种植后即刻修复······· 134
　　三、数字化技术在即刻种植即刻
　　　　修复中的临床应用·············· 135
　　Summary····························· 136
　　Definition and Terminology·········· 137

第十章　骨引导再生技术
　　　　Guided Bone Regeneration······· **138**
　第一节　概述
　　　　Conspectus···················· 138
　　一、历史回顾 ···················· 138
　　二、骨引导再生（GBR）技术的
　　　　生物学原理···················· 138
　　三、适应证和禁忌证 ·············· 139
　第二节　材料及类型
　　　　Material and Classification······ 139
　　一、膜本身应具备的条件 ·········· 139
　　二、膜的类型···················· 140
　　三、骨移植材料合理应用 ·········· 140
　　四、应用 Bio-Oss 骨替代材料应
　　　　注意的问题···················· 141
　第三节　骨引导再生操作技术和临床应用
　　　　Technique and Clinical Application
　　　　of GBR ······················ 142
　　一、GBR 技术的临床操作步骤······· 142
　　二、GBR 技术要点················· 142
　　三、GBR 技术的临床应用··········· 143
　第四节　常见并发症及处理
　　　　Complication and Management··· 148
　　Summary····························· 149
　　Definition and Terminology·········· 149

第十一章　不良𬌗关系的处理与种植修复
　　　　Management and Implant Resto-
　　　　ration of Malocclusion········· **150**
　第一节　正畸与种植修复联合治疗概述
　　　　Conspectus···················· 151
　　一、种植修复前正畸的特点·········· 151
　　二、种植前正畸的诊断过程········· 154
　　三、种植前正畸的相关专业准备····· 155
　第二节　正畸-种植联合治疗中的正畸治

疗类型
　　　　Comprehensive and Adjunctive
　　　　Orthodontics in Combined
　　　　Treatment ···················· 155
　　一、正畸-种植联合治疗的辅助性
　　　　正畸·························· 155
　　二、正畸-种植联合治疗的综合性
　　　　正畸·························· 157
　第三节　正畸-种植联合治疗中常见错𬌗
　　　　问题的矫治
　　　　Orthodontic Treatment Combined
　　　　Implantology for Common
　　　　Malocclusion ················· 158
　　一、压低过长后牙················· 159
　　二、前牙深覆𬌗的矫治············· 160
　　三、前牙反𬌗的矫治··············· 161
　　四、缺牙间隙的调整··············· 161
　　五、排齐牙齿···················· 162
　　六、直立磨牙···················· 162
　第四节　不良颌间关系的外科矫治
　　　　Surgical Correction of Unfavorable
　　　　Intermaxillary Relationship······ 164
　　一、下颌前部根尖下截骨纠正前牙
　　　　重度深覆𬌗···················· 164
　　二、Le Fort Ⅰ型截骨术纠正重度
　　　　上颌后缩···················· 165
　　三、腓骨瓣重建上颌骨后种植修复··· 166
　　Summary····························· 166
　　Definition and Terminology·········· 166

第十二章　牙槽骨牵引成骨技术
　　　　Alveolar Distraction
　　　　Osteogenesis ················· **168**
　第一节　概述
　　　　Conspectus···················· 168
　　一、起源及发展·················· 168
　　二、牙槽突牵引延长成骨的基本原理··· 168
　　三、牙槽骨垂直牵引器的类型······· 169
　第二节　牙槽骨垂直牵引外科术
　　　　Surgical Technique of Alveolar
　　　　Distraction Osteogenesis ········ 170
　　一、牙槽骨垂直牵引的技术步骤····· 170
　　二、手术步骤···················· 170

三、患者宣教、训练及复查 ……… 171

第三节　颌骨不同类型的牙槽骨垂直牵引术
　　　　Alveolar Distraction Osteogenesis
　　　　in Different Defection Type …… 171
　　一、重度骨缺损的颌骨垂直骨牵引术… 171
　　二、功能性颌骨重建前的牙槽骨垂直
　　　　牵引术 ……………………… 172

第四节　牙槽骨垂直牵引的适应证、禁忌
　　　　证及并发症
　　　　Indication、Contraindication and
　　　　Complication ………………… 173
　　一、适应证 …………………… 173
　　二、禁忌证 …………………… 173
　　三、并发症 …………………… 174
　Summary …………………………… 174
　Definition and Terminology ………… 175

第十三章　功能性颌骨重建
　　　　　Functional Reconstruction of the
　　　　　Jaws …………………… 176
第一节　功能性颌骨重建的目的与内容
　　　　Goals and Concepts of Functional
　　　　Jaw Reconstruction ………… 176
　　一、基本原则 ………………… 176
　　二、颌骨缺损后功能状态的评估 … 177
　　三、检查诊断与治疗设计 ……… 178
第二节　血管化与非血管化骨移植
　　　　Vascularized and Non-vascularized
　　　　Bone Graft ………………… 181
　　一、血管化骨移植 …………… 181
　　二、非血管化骨移植 ………… 184
第三节　下颌骨缺损的功能性重建
　　　　Functional Reconstruction of
　　　　Mandibular Defects ………… 184
　　一、非血管化骨移植 ………… 184
　　二、血管化骨移植 …………… 185
第四节　上颌骨缺损的功能性重建
　　　　Functional Reconstruction of
　　　　Maxillary Defects…………… 187
　　一、上颌骨缺损重建的历史沿革 … 187
　　二、上颌骨缺损修复的目标及上颌骨
　　　　缺损的分类 ………………… 188
　　三、游离复合骨瓣修复上颌骨缺损… 188

第五节　重建颌骨的种植义齿修复
　　　　Functional Jaw Rehabilitation with
　　　　Implant Restoration ………… 190
　　一、颌骨重建骨量不足的处理 …… 190
　　二、功能性颌骨重建的软组织处理——
　　　　前庭沟成形及游离牙龈移植 … 192
　　三、重建时义齿修复方式的选择 … 192
　Summary …………………………… 193
　Definition and Terminology ………… 193

第十四章　种植体周围软组织的外科特殊处理
　　　　　Surgical Management of Peri-
　　　　　implant Soft Tissue ………… 194
第一节　概论
　　　　Conspectus ………………… 194
　　一、种植体周围软组织的生物学基础… 194
　　二、种植体周围软组织的外科处理
　　　　原则、方法和时机 ………… 196
第二节　种植体周围局部软组织瓣的处理
　　　　Pedicle Peri-implant Soft Tissue
　　　　Techniques………………… 197
　　一、龈乳头成形 ……………… 197
　　二、增加附着角化黏膜 ……… 198
　　三、唇颊侧软组织增量 ……… 199
　　四、唇颊侧及垂直向增量 …… 200
第三节　自体结缔组织游离移植
　　　　Free Autogenous Connective Tissue
　　　　Grafting …………………… 200
　　一、概述 …………………… 200
　　二、适应证 ………………… 201
　　三、外科技术 ……………… 201
　　三、并发症 ………………… 202
第四节　自体角化黏膜游离移植
　　　　Autogenous Free Gingival
　　　　Grafting …………………… 203
　　一、概述 …………………… 203
　　二、适应证 ………………… 203
　　三、外科技术 ……………… 204
　　四、并发症 ………………… 205
第五节　种植体周围软组织退缩的处理
　　　　Surgical Management of Peri-
　　　　implant Soft Tissue Recessions … 206
　Summary …………………………… 209

Definition and Terminology ·············210

第十五章　种植外科的并发症
　　　　　Complication of Implant
　　　　　Surgery ·················211
　第一节　种植外科术中并发症
　　　　　Intraoperative Complications ···211
　　一、术中出血 ·················211
　　二、神经损伤 ·················212
　　三、上颌窦黏膜穿孔 ·············213
　　四、邻牙损伤 ·················214
　　五、植入种植体初期稳定性差 ·······215
　　六、颌骨骨折 ·················215
　　七、器械误吞、误吸 ·············216
　　八、种植体位置与轴向不理想 ·······216
　第二节　种植外科术后并发症
　　　　　Postoperative Complications ···218
　　一、术后出血 ·················218
　　二、水肿 ···················218
　　三、软组织裂开 ···············218
　　四、术后血肿 ·················219
　　五、术后感染 ·················219
　　六、急性上颌窦炎 ·············220
　　七、种植体松动 ···············221
　Summary ·····················222
　Definition and Terminology ·············222

第十六章　种植修复概论
　　　　　Introduction to Implant
　　　　　Restorations ·············223
　第一节　种植义齿修复的基本原则
　　　　　Fundamental Principle of Implant
　　　　　Restoration·············223
　　一、正确恢复牙的形态和功能 ·······223
　　二、满足良好固位、支持和稳定的
　　　　要求 ···················223
　　三、有益于口腔软、硬组织健康 ·······224
　　四、坚固耐用 ·················224
　第二节　种植义齿修复的特殊要求
　　　　　Specific Requirements of Implant
　　　　　Restorations ·············224
　　一、软组织美学 ···············224
　　二、种植义齿的咬合设计 ·········227

Summary·······················230
Definition and Terminology ·············231

第十七章　种植修复的印模和𬌗记录
　　　　　Impression and Occlusion
　　　　　Registration in Implant
　　　　　Supported Restoration ·········232
　第一节　研究模型
　　　　　Study Casts ·············233
　　一、观测分析研究模型 ···········233
　　二、诊断性排牙 ···············233
　　三、常规外科导板 ·············234
　　四、数字化外科导板 ·············234
　第二节　制作个别托盘
　　　　　Make Custom Tray ·········235
　　一、制取初印模 ···············235
　　二、制作个别托盘 ·············235
　第三节　终印模和工作模型
　　　　　Final Impression and Working
　　　　　Casts ·················235
　　一、制取终印模的相关部件配件 ·····235
　　二、种植终印模的要求 ···········236
　　三、常用种植印模材料及使用注意
　　　　事项 ···················236
　　四、取模时机 ·················236
　　五、种植体水平印模和基台水平印模···237
　　六、终印模取模步骤 ·············237
　　七、制取印模和模型 ·············239
　第四节　数字化印模技术
　　　　　Digital Impression ·············240
　　一、数字化印模的种类 ···········240
　　二、制取光学印模的相关部件及
　　　　常用扫描系统性能特点 ·········240
　　三、数字化种植终印模的要求 ·······241
　　四、数字化种植印模的步骤和注意
　　　　事项 ···················241
　　五、数字化印模的优缺点 ·········241
　第五节　制作暂基托
　　　　　Make Temporary Base Plate ····242
　　一、蜡基托 ·················242
　　二、室温固化树脂暂基托 ·········242
　　三、光固化树脂暂基托 ···········242
　第六节　𬌗记录与上𬌗架

Occlusion Registration and
Articulated Working Casts ······ 242
一、记录咬合关系的种类 ··········· 242
二、颌位关系的记录 ··············· 243
三、上𬌗架 ·························· 244
第七节 种植过渡义齿
Implant-supported Transitional
Prostheses ······················ 244
一、种植过渡义齿的作用 ··········· 244
二、固定性种植过渡义齿 ··········· 245
三、可摘种植过渡义齿 ············· 246
Summary ····························· 247
Definition and Terminology ·········· 248

第十八章 牙列缺失的种植覆盖义齿修复
Implant Overdentures for
Edentulous Patients ·········· 249
第一节 概述
Conspectus······················ 249
一、种植覆盖义齿的定义 ··········· 249
二、牙列缺失的种植覆盖义齿修复与
常规总义齿修复效果的比较 ····· 249
三、种植覆盖义齿与天然牙固位覆盖
义齿的比较 ····················· 249
第二节 牙列缺失种植覆盖义齿的适应证
和禁忌证
Indication and Contraindication
of Implant Overdentures for
Edentulous Patients············ 250
一、牙列缺失种植覆盖义齿的适应证··· 250
二、牙列缺失种植覆盖义齿的禁忌证··· 250
第三节 牙列缺失种植覆盖义齿的设计
Supporting Types of Implant
Overdentures ··················· 251
一、种植覆盖义齿的附着装置设计
因素 ···························· 251
二、种植覆盖义齿设计的种植体因素··· 252
三、种植覆盖义齿的支持方式设计 ··· 253
四、种植覆盖义齿设计的患者因素 ··· 253
五、其他因素 ····················· 254
第四节 牙列缺失种植覆盖义齿的附着类型
Design and Types of Implant

Overdentures ···················· 255
第五节 种植覆盖义齿修复的临床步骤
Clinical Prosthodontic Procedures
of Implant Overdentures········ 260
一、印模 ·························· 260
二、颌关系记录 ··················· 263
三、选牙、排牙和试排牙 ··········· 264
四、试支架 ························ 264
五、试支架上排牙 ················· 265
六、初戴与维护 ··················· 265
Summary ····························· 266
Definition and Terminology ·········· 267

第十九章 牙列缺损的种植修复
Implant Restoration of Dentition
Defect ························· 268
第一节 牙列缺损的种植分类
Implant Classification of Dentition
Defect ·························· 268
一、牙列缺损的种植分类 ··········· 268
二、牙列缺损的种植义齿修复 ······· 268
第二节 种植印模技术
Implant Impression Techniques ···· 269
一、种植印模材料 ················· 269
二、种植印模技术 ················· 270
第三节 单牙缺失的种植修复
Implant Restoration of Single
Tooth ·························· 274
一、单牙种植修复 ················· 274
二、单牙种植修复的禁忌证 ········· 274
三、种植体的选择 ················· 275
四、前牙种植修复 ················· 276
五、前磨牙种植修复 ··············· 279
六、磨牙种植修复 ················· 280
第四节 多颗种植体支持的固定修复
Multi-implants Supported Fixed
Restorations ··················· 281
一、多颗种植体支持固定修复的分类··· 282
二、多颗种植体支持固定修复的设计··· 283
Summary ····························· 284
Definition and Terminology ·········· 285

第二十章 种植全瓷修复
Implant-supported Ceramic Res-
toration ·················· 286
第一节 概述
Conspectus ················· 286
一、全瓷修复的发展 ········· 286
二、全瓷基台的出现与发展 ········· 286
三、全瓷材料的分类与性能 ········· 286
第二节 种植全瓷修复的基本结构与材料
选择
Composition and Materials of
Implant-supported Ceramic
Restoration ················· 288
一、种植全瓷修复的基本结构 ········· 288
二、种植全瓷修复体的分类 ········· 288
三、种植全瓷修复体的材料选择 ····· 289
四、种植全瓷修复的加工方式 ········ 290
第三节 种植全瓷修复的优缺点与适应证
Advantages，Disadvantages and
Indications of Implant-supported
Ceramic Restoration ············ 291
一、粘接固位及其优缺点 ········· 291
二、螺丝固位及其优缺点 ········· 291
三、种植修复美学评价常用指标与
计算变量 ················· 293
四、种植全瓷修复的优缺点 ········· 294
五、种植全瓷修复的适应证 ········· 295
第四节 种植全瓷修复的临床操作
Basic Process of Implant-supported
Ceramic Restoration ············ 298
一、种植全瓷修复的整体设计过程与
手术原则 ················· 298
二、种植全瓷修复设计与牙龈塑形 ··· 298
三、种植全瓷修复的印模方式与其
优缺点 ················· 299
四、制取印模的步骤与制取位关系 ··· 299
五、临床试戴 ················· 300
六、戴牙、医嘱与复查 ········· 300
第五节 影响种植全瓷修复成功的几个关
键技术
The Key Techniques of Implant-
supported Ceramic Restoration ··· 302
一、数字化导板 ················· 302

二、数字化导航技术 ············· 303
三、确定转移杆就位的方法 ········· 305
四、个性化转移杆 ············· 305
五、转移杆刚性连接技术 ········· 305
六、单点试戴法 ················· 306
第六节 种植全瓷修复的咬合设计与调𬌗
Occlusion Design and Adjustment
of Implant-supported Ceramic
Restoration ················· 306
一、种植全瓷修复咬合设计的原则 ··· 307
二、种植修复的咬合分型 ········· 307
三、种植全瓷修复的分类咬合设计 ··· 308
四、影响种植全瓷修复咬合设计的
因素 ················· 309
五、种植全瓷修复体的调𬌗与抛光 ··· 309
Summary ················· 310
Definition and Terminology ············· 311

第二十一章 种植即刻修复
Implant Immediate Provision-
alization ················· 312
第一节 概述
Conspectus ················· 312
一、即刻修复的概念和发展历史 ····· 312
二、与种植体骨结合相关的因素 ····· 314
第二节 种植即刻修复的适应证
Indication ················· 315
第三节 种植即刻修复的术前设计和术前
准备
Clinical Examinations and
Preparations ················· 316
一、收集信息 ················· 316
二、术前设计和术前准备 ········· 317
第四节 牙列缺损的种植即刻修复
Immediate Prosthesis in Partial
Edentulous Patients ············· 318
一、单牙缺失的种植即刻修复 ········· 318
二、多牙缺失的种植即刻修复 ········· 319
第五节 牙列缺失的种植即刻修复
Immediate Prosthesis in Complete
Edentuliusm ················· 319
一、牙列缺失种植即刻修复设计 ····· 319
二、牙列缺失种植即刻可摘修复 ····· 319

三、牙列缺失种植即刻固定修复 ……320

四、全颌拔牙后即刻种植即刻修复 …322

第六节　即刻修复的咬合控制

　　　　Occlusion of Immediate

　　　　Restoration ……………………323

一、种植牙和天然牙的不同 …………323

二、种植即刻修复的咬合调整 ………324

第七节　种植即刻修复的维护和口腔卫生

　　　　指导

　　　　Implant Maintenance and Support

　　　　Therapy ……………………325

Summary ………………………………326

Definition and Terminology ……………327

第二十二章　种植修复工艺概述

　　　　　　Conspectus of Implant Dental

　　　　　　Laboratory ………………328

第一节　种植技工室设置与装备

　　　　The Set-up and Equipment of

　　　　Implant Laboratory …………329

一、种植技工室设置 ………………329

二、种植技工室的设备及器械 ………329

第二节　种植修复体制作所需材料

　　　　Manufacture Materials for Implant

　　　　Prosthesis ………………331

第三节　种植体上部基台的类型

　　　　Classification of Implant

　　　　Abutments ……………………332

第四节　种植技工室人员培训

　　　　Training and Qualification of

　　　　Dental Technician in Implant

　　　　Laboratory ……………………333

Summary ………………………………333

Definition and Terminology ……………334

第二十三章　种植上部结构的制作

　　　　　　Manufacture of Implant Super-

　　　　　　structure …………………335

第一节　翻制与修整模型

　　　　Model Fabrication and Cast

　　　　Trimming ………………………335

一、仿牙龈材料的使用 ………………335

二、翻制模型 …………………………336

三、模型的修整 ………………………336

四、上𬌗架 ……………………………336

第二节　种植单冠的制作

　　　　Implant Supported Single

　　　　Crown …………………………336

一、粘接固位单冠制作 ………………337

二、螺丝固位单冠制作 ………………341

第三节　种植联冠的制作

　　　　Implant Supported Splinted

　　　　Crowns ………………………341

一、确定共同就位道 …………………341

二、金属桥架的制作 …………………342

三、烤瓷桥的完成 ……………………343

第四节　无牙颌种植上部结构的制作

　　　　Super-structure of Implant-

　　　　supported Full-arch Restoration …343

一、种植体支持的无牙颌固定修复 …343

二、种植体支持的无牙颌活动覆盖

　　义齿修复 …………………………344

Summary ………………………………350

Definition and Terminology ……………350

第二十四章　其他形式的上部结构制作

　　　　　　Manufacture of Alternative

　　　　　　Superstructure ……………352

第一节　种植体轴向不良时的修复体制作

　　　　Unfavorable Implant Axis and Its

　　　　Super-structure ………………352

一、角度基台的使用 …………………352

二、特殊基台的使用 …………………352

第二节　种植覆盖义齿锁扣式固位体的制作

　　　　Stud Attachment Overdentures …353

一、锁扣式固位体的特点 ……………353

二、锁扣式固位体的制作 ……………353

第三节　金沉积技术在种植中的应用

　　　　Electrical Forming Technique …354

一、金沉积技术原理及发展史 ………354

二、种植金沉积单冠的制作 …………354

三、种植金沉积覆盖义齿的制作 ……355

四、种植金沉积固定总义齿的制作 …356

第四节　电火花蚀刻技术在种植修复体制

作中的应用

Spark Erosion Technique for

Implant Prosthesis ··············356

Summary ···························357

Definition and Terminology ·······357

第二十五章　口腔维护与随访

Oral Maintenance and

Follow-up ···············358

第一节　概述

Introduction ··················358

第二节　口腔卫生维护

Oral Hygiene Maintenance ······359

一、口腔卫生的自我维护 ·········359

二、口腔卫生专业维护 ··········361

第三节　随访与评估

Follow-up and Assessment ·····362

一、主观感受 ················363

二、口腔专科检查 ·············364

Summary ···························369

Definition and Terminology ········370

第二十六章　口腔种植修复并发症及其处理

Implant Prosthesis Related

Complications and

Management ··········372

第一节　修复体并发症

Complications of Implant

Prostheses··················372

一、基台折断 ················372

二、螺纹滑丝 ················373

三、螺丝松动或折断 ···········374

四、崩瓷 ··················376

五、铸造支架折断 ·············377

六、覆盖义齿磨损与固位不良 ·······377

第二节　种植体并发症

Complications of Dental

Implant ···················377

一、种植体脱落 ··············377

二、因种植体植入位置或角度不佳

引起的修复并发症 ·········380

三、种植体折断 ··············381

第三节　种植修复的其他问题及处理

Management of Other Problems ···381

一、美学并发症 ··············381

二、异味问题 ················382

三、发音问题 ················382

四、食物嵌塞 ················382

第四节　种植体取出与再植入

Removal and Replacement of

Implant ···················383

一、种植体取出的适应证 ·········383

二、种植体取出方法 ···········383

三、种植体再植入 ·············384

Summary ···························384

Definition and Terminology ··········385

第二十七章　植体周病概念和病因

The Concept and Etiology of

Peri-implant Diseases········386

第一节　概述

Introduction ··················386

第二节　植体周组织

The Theory of Peri-implant

Tissue ····················387

一、植体周黏膜 ··············387

二、黏膜-植体界面 ············389

三、骨-植体界面 ··············390

第三节　植体周病的临床流行病学

Epidemiology of Peri-implant

Diseases ···················390

第四节　植体周病的微生物学

Microbiology of Peri-implant

Diseases ···················391

第五节　植体周病的病因和可能的致病机制

The Etiological Factorsand

Pathogenesis of Peri-implant

Diseases ···················392

一、菌斑生物膜和植体周感染 ·······392

二、植体周炎的危险因素/诱发因素···392

三、植体周感染机制 ···········396

Summary ···························397

Definition and Terminology ·········397

第二十八章　植体周病的诊断、治疗与预防
The Diagonosis，Treatment
and Prevention of Peri-implant
Diseases ·················· **399**
第一节　植体周病的临床检查及诊断
The Clinical Examinations and
Classification of Peri-implant
Diseases ·················· 399
一、植体周病的临床检查 ·········399
二、植体周黏膜炎的诊断 ··········402
三、植体周炎的诊断 ···············403
第二节　植体周病的治疗
Treatment of Peri-implant
Diseases ·················· 404
一、植体周病的治疗决策 ··········404
二、非手术治疗 ···············406
三、手术治疗 ···············407
四、拔除种植体 ···············412
第三节　植体周病的预防
Prevention of Peri-implant
Diseases ·················· 413
一、牙周病患者种植术前的牙周治疗···413
二、牙种植手术和修复过程中的
预防控制措施 ···············414
三、患者对牙植体周菌斑的日常控制···415
Summary ·················· 418
Definition and Terminology ·········· 419

第二十九章　数字化技术与种植修复
Digital Technology and Implant
Restoration ·················· **420**
第一节　数字化技术概述
Introduction ·················· 420
一、信息的采集和整合 ··········420

二、诊断和治疗方案 ···············420
三、手术实施 ···············421
四、种植修复 ···············421
第二节　数字化技术与种植外科
Digital Technology and Implant
Surgery ·················· 421
一、种植修复的数字化术前设计 ·····421
二、数字化种植外科导板 ··········422
三、种植实时导航 ···············425
第三节　数字化技术与种植修复
Digital Technology and Implant
Prosthesis ·················· 429
一、数字化印模技术的基本概念及
历史发展 ···············429
二、直接数字化印模技术 ··········429
三、间接数字化印模技术 ··········431
第四节　椅旁数字化技术应用
Application of Chairside Digital
Technology ·················· 432
一、概述 ···············432
二、椅旁数字化种植修复的基本
工作流程 ···············433
三、种植修复的椅旁可切削材料概述···440
第五节　口腔种植数字化修复工艺技术
Digital Technology in Implant
Laboratory ·················· 440
一、数字化个性化基台的制作 ·······441
二、数字化种植修复体的制作 ·······442
Summary ·················· 443
Definition and Terminology ·········· 444

中英文专业词汇索引 ·················· **445**
参考文献 ·················· **447**

第一章 概 论

Introduction

口腔种植学（dental implantology）是 20 世纪中期发展起来的一门新兴口腔临床分支学科。它的发展与成熟不仅给牙列缺损与缺失患者带来了福音，而且有力地推动了口腔医学的发展。有人将口腔种植学的发展与成熟称为口腔医学领域中的一场革命，赞誉它为人们提供了类似于天然牙列的第三副牙齿。

龋病、牙周组织疾病、外伤、肿瘤切除等诸多因素，不可避免地会导致牙列缺损和缺失。为修复牙列缺损、缺失，以恢复咀嚼、语言等生理功能并满足容貌美的需求，产生了口腔修复学。口腔修复学采用固定义齿修复和可摘义齿修复来修复牙列缺损、缺失。前者患者戴用舒适，咀嚼效能好，但它对口腔缺失部位的邻牙有着许多严格的要求，而且一个固定义齿的修复必须磨除部分相邻的健康邻牙作为修复时的基牙才能完成（图 1-1）。许多患者因缺乏这样的邻牙条件而无法得到固定义齿修复。可摘义齿修复尽管对口腔局部条件的要求比固定义齿修复低，而且大多数牙列缺损、缺失病例都可以进行可摘义齿修复，但是，局部可摘义齿依靠卡环和基托固位，全口总义齿则完全依靠基托固位，患者常因卡环和基托的存在而有明显的不适感。同时，可摘义齿的咀嚼功能也较差。据统计，约有 30% 的患者因这些不适而放弃佩戴可摘义齿。至于那些局部口腔条件较差者，特别是牙槽嵴严重吸收的无牙颌患者，可摘义齿修复后使用效果更差，不仅难以满足患者有效恢复咀嚼功能的要求，而且对患者的身心健康，包括社会交往都会产生一定的影响。这些患者的义齿修复也成为口腔修复学长期以来的临床难题。而口腔种植修复以其无需卡环和基托固位、患者戴用舒适美观、咀嚼功能好的优势弥补了常规修复的不足，同时为严重牙槽嵴吸收的无牙颌患者、后牙游离端缺失的患者提供了固定义齿修复的可能（图 1-2）。口腔种植学正是在这样的需求背景下逐渐得以发展和成熟的。

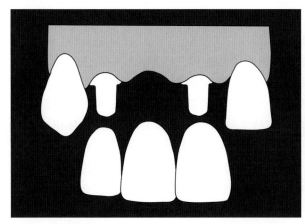

图 1-1　固定桥修复需要磨除一定量的邻牙牙体组织

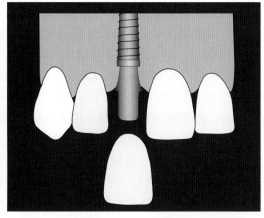

图 1-2　种植修复不需要磨除邻牙牙体组织

1

第一节　简要历史回顾
History Review

人类学家的考古发现已经证实，在早期的欧洲、中东和中美洲，人们就试图使用各种同种或异种材料的植入来替代缺失的牙齿。这些材料包括人和动物的牙齿，雕刻的骨头、贝壳和珍珠母等。当然，这些工作的目的主要是为了弥补牙齿缺失后的美观缺陷，对于咀嚼功能的恢复没有价值。

公元 1100 年，西班牙人 Alabucasim 首次使用牙齿的移植（transplantation）和再植（retransplantation）治疗牙列缺失。这一治疗方式曾经延续了多个世纪。甚至到了 18 世纪，在英国、法国的上层社会里，牙齿移植成为富人们的一种时尚，也出现了一些年轻人将自己的牙齿拔除而卖给那些有钱人以供移植。但是由于这种移植的失败率极高，而且可能传播结核、梅毒等传染病，因而不断受到批评而逐渐消亡。

18、19 世纪，人们曾试图将异种材料植入缺牙部位而替代缺失的牙齿。许多人将包括橡胶、金子、陶瓷、贝壳制作的类似于牙根形状的植入体埋植入人工制备的牙槽窝内，以修复单个牙的缺失。1891 年，Hartmann 甚至将这种单个牙齿缺失的修复方式扩展到多个牙齿缺失的修复，他使用螺钉将义齿固定于植入的这类异种材料制作的牙根上。同样由于大量的失败导致了这类种植方式的消失。

1906 年，Greenfield 第一次将由铱铂合金制成的栏状中空圆形种植体植入颌骨并对此进行了长达 7 年的研究，得到美国费城口腔学会的承认。这一种植体模式被认为是中空柱状种植体的前身。不锈钢以及钴铬钼合金的出现为口腔种植带来了新的推动力。1939 年，Strock 使用钴铬钼合金制成类似于螺钉样的种植体并在其上部制作烤瓷牙冠取得成功，而且这一修复的成功长达 15 年之久。他指出，良好的咬合关系是防止种植体损伤和牙槽骨吸收的关键因素。他首次使用 X 线对种植体在颌骨内的密合程度进行检查，同时他也是最早使用组织学方法，制备组织学切片观察口腔环境中异种材料愈合情况的先驱。

1938 年，Adams 为一患者采用埋置方式植入带有愈合帽的螺钉状种植体，被认为是现代两阶段种植技术的先行者。

1947 年，Formiggini 首次介绍了由钽丝绕制的螺纹状种植体，植入后取得了良好的愈合效果，并成功进行了修复。因此有人称其为口腔种植学之父。

1937 年，Müller 使用铱铂合金制成可以放置于骨膜与牙槽骨之间的网状种植体，这种种植体有 4 个穿过口腔黏膜暴露于口腔的突起，被称为骨膜下种植体。他认为这种种植体与骨内种植体相比不损伤骨结构，更符合生理状态。但以后的研究证实这类种植体易于感染，易导致其下方骨组织改变，加之制作程序复杂而逐渐被淘汰。

1968 年，Linkow 为了增加骨内种植体与骨组织的接触面积，在种植体的两侧设计了片状结构，称为叶片状种植体。Linkow 的这一理念引发了诸多不同种植体的设计。而且这类种植体曾在 20 世纪 70 年代被广泛认同和使用。但其后大量的临床实践暴露了这一种植体设计的诸多弊端，由于缺乏标准的制备植入骨床的技术（包括工具和外科技术），这类种植体植入后种植体与牙槽骨之间不可避免地存在较大间隙，因此大多为纤维性愈合，难以产生骨结合。加之这类种植体大多为一阶段植入，种植体与口腔相通，易于感染，导致了种植体的大量脱落而失败。到了 20 世纪 80 年代后期，这类种植体的设计理念已被人们逐渐放弃。在 20 世纪 90 年代，世界各地的种植学术报告中已经难以看到这类种植体的应用。

当然，在口腔种植学的发展历史中，Linkow 的叶片状种植体曾经产生过广泛的影响，也有过许多成功的病例报告，对口腔种植的发展起到过积极的推动作用。甚至有人认为这类种植体与骨组织界面之间的纤维性愈合为种植体提供了类似于天然牙齿、牙周膜一样的种植体周围膜（periimplantium），期望这一纤维结缔组织结构能像牙周膜一样既发挥固定种植体的作用，又能起到缓冲咬合力的作用。但是大量的临床经验证明，这样的纤维结缔组织结构加上感染因素的存在正是导致这类种植体大量脱落而失败的原因。

第二节　现代口腔种植学的理论基础
Theoretical Principle of Modern Implantology

一、Brånemark 的发现

在现代口腔种植学的发展初期，骨内种植体（endosteal implant）的概念逐渐被人们接受。所谓骨内种植体，就是指那些必须穿透骨皮质而植入到牙槽骨内的种植体。20 世纪 60 年代以来，更多的注意力集中于骨内种植体的研究和开发。

现代口腔种植学的发展与成熟无疑要首先归功于 Brånemark 及其领导的研究小组在 20 世纪中期所进行的杰出的基础研究工作，以及按照严格标准的临床研究方法而进行的大量临床研究工作。

20 世纪 60 年代中期，先后在瑞典 Lund 大学和 Gothenburg 大学工作的生理学家 Per Ingvar Brånemark 对高分化的组织因机械、化学、热损伤及放射等造成的病变的愈合问题进行研究。其目的是确定发生损伤后组织再生的必要条件。其中有关的动物实验研究是为了确定通过骨组织再生修复骨缺失而不是通过低分化的瘢痕组织愈合修复骨缺失所需的条件。在这些动物实验研究中，Brånemark 使用了钽和钛金属材料制成光学窥管植入实验动物的骨缺失部位，利用活体显微镜进行观察。在实验结束时一个有趣的现象发生了，那就是植入的钽窥管很容易地被取出，而高纯度钛金属制作的窥管在不破坏周围骨组织的情况下无法取出，它与其周围的骨组织牢固地结合在一起，而且没有发生任何炎症和组织排异反应。为了描述这一现象，Brånemark 创造了"骨结合"（osseointegration）一词。

这一偶然的发现启发了 Brånemark 将钛金属作为牙科种植材料的设想，并希望开发出一种能够保证在已经萎缩的无牙颌下颌骨上进行固定桥修复的种植体。这一设想在瑞典 Nobelpharma 公司的支持下，历经十多年的大量基础研究，一批由各个领域专家参与共同开发研制的 Brånemark 种植体系统问世，并于 1965 年成功应用于临床。1977 年他们报告了 10 年的临床应用结果。1985 年他们报告了 15 年间对 2768 个种植体的随访研究结果，后来又报告了 24 年来 4636 个种植体植入效果的随访结果。这些研究不仅数量巨大、随访时间长，而且其临床研究工作设计严谨，得到了国际同行的普遍赞誉和认可。这一种植体系统随后在世界各国广泛应用，同时 Brånemark 教授更重要的贡献在于他根据大量研究工作提出了"骨结合"理论，这一理论奠定了现代口腔种植学发展的理论基础，Brånemark 也被公认为现代口腔种植学之父。

二、Brånemark 的骨结合理论

1977 年，Brånemark 根据组织学的发现将"骨结合"定义为有生命力的骨组织与负重的种植体表面的直接接触或连结，在种植体与骨组织之间没有纤维结缔组织存在。

Zarb（1991）、Albrektsson（1993）试图从临床的观点定义"骨结合"，他们建议骨结合就是指种植体在骨组织内牢固的固位，包括在其承受殆力的情况下。

口腔种植病理学的创始人 Donath 1991 年对于骨结合给予了另外的解释。他认为所谓"骨结合"实际上是骨组织的一种异物反应。只是这种异物反应不同于肌肉或结缔组织的异物反应那样，形成炎症最终演变为结缔组织包裹，在骨组织中，对种植体的异物反应是最终形成包绕种植体的骨性瘢痕组织（osseous scar tissue）。1986 年 Donatn、Kirsch 以及 Balle 等（1992）的研究进一步表明，种植体植入后是产生骨结合还是由纤维结缔组织包裹，最重要的因素是种植体植入后的机械稳定性（mechnical stability）。而这种机械稳定性取决于种植体植入部位的骨质与骨量，种植体的设计，种植体表面的微观形态以及种植体和植入骨床之间的匹配，也与种植外科技术有密切关系。

近年来的诸多研究进一步证实，种植体植入后的初期稳定性是影响骨结合的关键因素，没有良好初期稳定性的种植体必然导致种植体周围的纤维结缔组织包绕，甚至合并感染而脱落。种植体周围新骨的形成取决于种植体本身的稳定性。新骨的生成仅仅是在种植体十分稳定的基础上才有可能。种植体的稳定性不仅影响到细胞的分化，也会影响到新骨的生成。实验研究已经表明种植体的初期不稳定性（initial implant mobility）和种植体周围间隙中软骨、纤维结缔组织的生成有着密不可分的关系。

三、种植体植入后的骨愈合

在制备种植体植入骨床的过程中，骨膜、骨组织、骨内膜的血管必然受到损伤，经历出血以及凝血块形成的过程。这些凝血块中包含纤维原、血细胞等。这些贴附于种植体表面的凝血块对于骨愈合来说十分重要。然后毛细血管开始长入凝血块，成骨前体细胞开始出现。作为机体对异物的识别反应，在这一阶段巨噬细胞和多核巨细胞也会出现。当新骨开始在种植体表面形成后，多核巨细胞的数量则逐渐减少。

当种植体与骨床之间的间隙很窄时，新骨生成的过程类似于骨折后的直接骨愈合而不形成骨痂。由层板骨直接产生的骨桥以 1 μm/d 的速度生长。若间隙较宽，则类似于骨折后的继发骨愈合。新骨的生成由纤维组织或骨痂产生。骨痂的骨改建可以在 4～6 周后完成，通过 Haversian 系统的活性作用，大量的管腔形成、改建为层板骨。这些由类骨质向着钙化的骨基质转化的骨矿化过程，其速度每天约为 1 μm，假如我们在临床操作中可以使种植体周围骨间隙保持在 50 μm 左右的话，那么两阶段埋置式种植体的骨愈合时间为 3～4 个月。

骨组织完全覆盖种植体表面的情况在任何种植体植入的情况下都不存在。即使螺纹状种植体达到完全的骨结合之后，种植体表面与骨的直接接触面积也只是介于 56%～85%。在没有被骨组织覆盖的种植体表面可以看到脂肪细胞存在，但不存在纤维组织。

四、种植体的软组织界面

口腔种植体与人体其他部位的植入体不同，它是一个与口腔相通的开放体系。种植体的长期临床效果不仅取决于它植入颌骨后的良好骨结合，而且在很大程度上取决于种植体周围的软组织愈合，取决于软组织愈合后形成的软组织鞘的良好封闭作用。那么在种植体周围能否形成这样的软组织鞘？这样的软组织鞘能否承受咀嚼功能的负重与刺激？口腔环境会对它产生什么影响？它的形成与种植体材料、种植体表面形态有什么关系？都是需要回答的问题。

种植体周围没有牙周韧带，因此不可能形成与真牙完全相同的牙周上皮附着。但是在种植体具有良好生物相容性、产生了良好骨结合、种植体周围软组织具有良好愈合条件的情况下，可以形成具有封闭作用的软组织鞘。这已被大量实验和临床研究所证实。还有人认为，种植体周围的龈沟上皮与种植体之间存在半桥粒样的连接方式。但是迄今为止，关于这一点还没有超微结构的研究予以证实。

种植体穿过牙龈黏膜后，来自骨膜和上皮下结缔组织的胶原纤维会垂直于种植体表面生长并嵌入种植体表面；也有研究发现这些胶原纤维环绕着种植体颈部。存在这样的不同主要是因为种植体颈部的表面光洁度不同，在粗糙多孔的种植体表面胶原纤维多垂直嵌入，而在光滑的表面则呈环绕排列。在种植体与口腔黏膜没有接触的部位，这些胶原纤维则呈与种植体表面平行的方向排列。正是这些胶原纤维的存在提供了种植体周围软组织封闭的基础，防止了其上部的上皮组织进一步向着种植体根方长入。在胶原纤维的下方分布着疏松的纤维结缔组织。

龈沟内功能良好的上皮形成取决于下方的结缔组织。如果结缔组织生长良好，没有炎症，上皮就会在几周内生成。形成的这一附着上皮结构类似于真牙的沟内上皮，平行于种植体表面。在种植体颈部也会形成类似于真牙的牙龈沟。从龈缘到沟底深 1～2 mm。其上部的上皮由 5～10 层细胞组成，下部 2～3 层细胞。靠近沟底的细胞之间有较大间隙，其间有颗粒样细胞。

紧密环绕在种植体颈部的结缔组织、上皮结构形成了良好的软组织封闭，但是这一结构是十分脆弱的。当种植体的骨结合不良（有一定动度）、口腔卫生较差、种植体周围的牙龈是活动牙龈或牙龈受到创伤时，不可能形成这样的软组织封闭。

也有人认为这一封闭结构的形成与种植体的材料性质、表面形态有关。认为生物陶瓷材料较钛金属容易诱导结缔组织和上皮组织的附着，而且钛表面氧化钛层的静电作用还容易诱发细菌菌斑的形成。也有人认为粗糙表面更有利于结缔组织和上皮附着。但是粗糙表面更有利于细菌菌斑的形成。钛种植体应进行去除静电的处理。如果种植体周围的牙龈是活动牙龈，则应通过外科手段使其成为不活动的角化附着牙龈。同样，在患者长期使用种植义齿的过程中保持良好的口腔卫生习惯，注意维护种植体周围的牙龈健康也是十分重要的。

第三节　种植体的材料选择
The Selection of Implant Material

一、种植体材料选择的一般原则

对所有植入人体的生物材料最基本的要求是：这种材料不引起机体局部或全身的系统性改变。也就是说，这种材料必须是无毒的，无致癌性、无致畸性，不致敏，不具放射性。

（一）生物相容性（biological compatibility）

一种理想的生物材料制成的种植体与其周围组织（骨、结缔组织、上皮组织）之间的反应应该是生理性的。这些反应不能导致机体组织的继发性改变，也不能使种植体由于其表面的腐蚀、溶解和吸收等生物降解原因而松动。所谓良好的生物相容性就是指植入机体的材料引起的反应是健康的、理想的，而不是病理性的。

（二）机械相容性（mechanical compatibility）

口腔种植体必须具有一定机械强度及弹性模量，以便承受咬合力并将其传导、分散到种植骨床。但是，由于种植体周围骨组织的情况各不相同，难以确切地知道种植材料理想的弹性模量。

（三）可操作性（practicality）

对于外科和修复医生来说，理想的种植体材料应当易于临床操作，同时也易于无菌消毒，能提供理想的美学修复效果，并能承受口腔清洁等一系列处理，具有阻射 X 线的能力，当需要取出时也较为容易。

二、曾经用于种植体的生物材料

口腔种植发展的早期，各种各样的金属、非金属材料都曾经被用来制作种植体，但多数已经淘汰。近二十年来，从基础研究和临床应用的情况看，这类材料大体分为三种。

（一）金属材料

1. 钛家族类材料，包括纯钛、钛合金（Ti-6Al-4V，Ti-5Al-2.5Fe）。
2. 钽。
3. 铌。
4. 钴铬钼合金。
5. 种植等级的不锈钢。

（二）陶瓷材料

1. 氧化铝陶瓷，包括单晶、多晶氧化铝陶瓷。
2. 磷酸钙陶瓷，包括羟基磷灰石（HA）、磷酸三钙（TCP）以及玻璃陶瓷。

（三）复合材料

1. 钛金属 HA、TCP、三氧化二铝（Al_2O_3）等陶瓷涂层复合材料。
2. 三氧化二铝与羟基磷灰石复合材料。

三、羟基磷灰石陶瓷种植体

羟基磷灰石（HA）陶瓷是一种钙磷原子比例为 1∶67 的磷酸钙陶瓷，尽管有不同结论的报告，但是这种生物材料的确没有显示出其具有骨诱导（osteoinductive）的生物学特性。它同样被骨组织看作同任何其他材料一样的外来异物。在其骨愈合的初期阶段，种植体表面同样会出现巨噬细胞和多核巨细胞以及淋巴细胞。这一异物反应已由局部酸性磷酸酶的存在而证实。而这一酶的存在是破骨细胞存在的标志。有人说 HA 具有骨传导（osteoconductive）的特性。实际上这也是骨组织的特性。骨传导的现象也会在其他种植材料植入的情况下发生，并非 HA 陶瓷材料的特性。

HA 和其他植入材料最重要的区别在于其生物降解性。其纯度不同，降解速度也不同。在降解过程同时发生胶原纤维垂直于种植体表面生成并占据陶瓷材料降解后的空间。这些基质样物质的存在使种植体与骨组织之间的初期连接被 Osborn 描述为结缔组织成骨（connective osteogenesis）。

HA 对机体来说作为异物，当种植体在愈合期间又不稳定时，不可能产生骨结合。种植体将被纤维结缔组织所包绕。围绕磷酸钙陶瓷的新骨呈现出紊乱排列的无结构状。种植体表面形成的新骨呈壁纸样表现，与周围的新骨由骨桥连接。这种新骨沿种植体长轴分布的情况与骨的正常生理改建是不同的。

四、HA 陶瓷涂层的钛种植体

给钛种植体加上 HA 涂层的目的是综合钛金属的生物机械学性能优势和陶瓷材料良好骨沉积性能优势。

传统制作 HA 涂层的技术有两种：一为火焰喷射法，二为烧结法。但是在涂层过程中的热处理必然导致陶瓷材料结构的改变。使涂层中增加了 α- 和 β- 磷酸三钙、氧化钙以及磷酸四钙。到目前为止，还没有一种技术可以不改变陶瓷材料的结构而将其制作成金属种植体表面的涂层。正是陶瓷材料结构的改变导致了它生物化学性能的不稳定性。实践证明，陶瓷涂层高速率的生物降解致使这类种植体在植入颌骨几年后，其涂层材料就会发生明显的丧失，导致骨结合失败。

另外，HA 涂层表面也被认为是细菌繁衍的良好场所，易于导致种植体周围炎的发生。从 2000 年来，HA 涂层种植体已较少在临床上应用。但随着材料技术和精密加工技术的进步，近来又有研究报道用超薄的陶瓷材料和更新的喷涂技术处理钛种植体表面，以获得更好的骨结合并可防止材料后期剥脱。

五、纯钛种植体

在口腔种植的发展历史上，尽管许多不同的金属都曾被用来制作种植体，但是自从 Brånemark 发现了钛金属的特殊优点以来，人们则完全倾向于使用钛金属制作种植体。事实上，当今世界上几乎所有的种植体都是使用钛金属制作的。制作种植体的钛金属既有纯钛（99.75%）也有钛合金，即钛六铝四钒（Ti-6Al-4V）。

钛是一种惰性金属。其表面由一层纯化的氧化钛保护，这种氧化钛会在空气中、水中自然生成。千分之一秒即可生成 10 Å，一分钟即可生成 100 Å。如果这一氧化层遭到破坏，它会在数秒内再生。氧化钛同样具有生物惰性。其化学构成有二氧化钛、氧化钛及五氧化二钛，但其主要成分为二氧化钛。由于钛金属表面有氧化层的保护，钛在体内的降解是微乎其微的。当然也有研究发现在种植体周围的骨组织、黏膜、淋巴结以及肝、肾、脾等器官中检测到钛离子的存在。但是无法排除通过食物摄入或其他途径钛离子进入机体的可能。迄今为止的医学文献还未见到有关钛金属植入人体后引起金属病（metalosis）的报告。

大量的组织学研究已经表明钛金属与其周围骨组织之间有着极好的相容性。因此，如果种植体的表面构型能够提供良好的机械固位力，钛骨界面就可以成功地传递和分散殆力。

超微结构研究结果表明，钛种植体表面的氧化层被一薄层致密的组织基质（蛋白多糖，葡萄胺多糖）所包绕。在距离这层组织基质 20 ～ 40 μm 的地方，细丝样的胶原纤维网会逐渐被胶原纤维束所替代并与来自骨组织的胶原纤维缠绕在一起。尽管有了这些信息，关于钛种植体在骨组织内的稳定固位的确切生物学机制、骨与纯钛界面的化学结合状态至今仍不清楚，因为到目前为止还无法制作金属及其周围组织的厚度为 800 Å 的超微组织切片。

六、钛种植体的不同表面处理

（一）钛离子喷涂

为了增加种植体的表面面积，一些种植体采用了特殊的钛浆火焰喷射涂层技术。它是使加压的惰性气体（氩气）快速（3000 m/s）通过一个高温弧（15 000 ～ 20 000℃），再将钛金属颗粒及其氢化物掺入到这种高温的气体中，在高温气流中氢化物分解，微小的钛滴在距种植体 10 ～ 20 cm 的距离喷射到其表面。最终形成厚度为 30 ～ 50 μm 的粗糙表面。它可使种植体的表面面积增加 6 ～ 10 倍，而且其化学相容性、生物相容性不变。

从生理学的角度看，当一个粗糙表面的种植体植入骨组织时，较光滑表面对血液具有更好的黏附性，这对新骨生成来说非常重要。已有研究表明，粗糙表面的种植体较光滑表面的种植体具有更强的骨结合力。通过长入粗糙表面微孔的骨小梁也有利于殆力的传导与分散，进而有助于种植体的长期稳定性。粗糙表面的种植体与骨的结合不仅取决于孔隙的密度，更重要的是取决于孔隙的大小，孔径在 70～700 μm 之间的孔隙会由矿化的骨组织所充满。

也有学者质疑新的涂层与原种植体之间结合的可靠性。怀疑涂层的钛颗粒会在种植体植入时或种植体承受𬌗力后脱落。但迄今为止尚未见到证实这一情况的文献报告。

（二）喷砂、酸蚀处理

可以通过类似于工业上的喷砂技术使光滑的钛种植体表面形成 200 μm 左右的一级机械性窝洞，再通过酸蚀的方法清洗表面进一步形成 20 μm 的二级窝洞，最终造成一个多级粗糙的种植体表面结构，有利于骨结合。这是目前常用的种植体表面主流处理技术之一。

（三）激光表面处理

激光粗糙表面处理技术的优点是其精确的可控性。它不仅可以控制其表面粗糙度，而且可以按照预定的角度处理（例如朝向冠方或根方或垂直于种植体表面）。因此，激光处理的粗糙表面是有规律的，这是前两项技术所不能达到的。

近年来，还有微弧氧化等其他可以造成钛种植体表面粗糙的技术报道，其目的都是增加骨结合的速度与质量。

第四节　口腔种植的成功率及成功标准
Success Rate and Criteria

在医学上，"成功"一词的含义常常是一种治疗方式在一定时限内使患者的主、客观临床症状得到改善而不同时引发任何持续性损害的情况。绝大多数的牙科治疗取得的成功都是一定时间内的成功，很难达到所谓的永远成功。

在临床研究中，必须收集可靠的可供统计学分析的资料，即既有试验组又有严格对照组以及系统的随访资料。

有关种植体的长期临床研究尽管有多种版本的指导标准（NIH-Harvard 1978，Mainz 1989，Frankfurt 1991），但是就已经出版的研究资料看，其设计、内容和质量都存在相当大的差别，难以进行相互之间的比较和评价。

一、临床资料收集指南

Albrektsson 和 Sennerby 于 1990 年提出了成功临床资料收集的 10 条指南。

1. 收集的资料要包括植入的每一个种植体。
2. 对每一名患者每年进行随访。
3. 登记每一名失访患者及失访原因。
4. 登记所有发现的并发症。
5. 使用严格的成功率标准。
6. 对种植体周围骨边缘高度进行放射学测量。
7. 在取出上部结构后测量种植体的动度。
8. 记录种植体周围软组织情况。
9. 即使种植体还没有脱落，但未达到成功标准者均应记录为失败。
10. 报告所有失败的种植体。

二、种植成功的标准

成功率（success rate）与存活率（survival rate）不能混淆。前者是指按照严格的成功标准，是对所有符合成功标准的种植体数量与同期植入的所有种植体数量进行比较而得出的。这一时间段大多数学者主张为 5 年，也有人主张以 10 年计。而存活是指在一定时间内种植体仍然存在于颌骨内并行使一定功能但并不一定符合成功标准的情况，这些种植体的总数与同期植入的所有种植体数量之比被称为存活率。应该说成功率的描述与计算都是一个比存活率更为严格的概念。

关于种植体成功的标准，随着口腔种植学的发展也在不断变化。但是无论何时何地何人推出的标准都必须是得到国际上大多数学者承认的。随着时间的推移、口腔种植技术的发展，这一标准将越来越严格。

（一）美国国立牙科研究院（NIH）1978 年的种植成功标准

1978 年 NIH 制定了下述 6 条种植体的成功标准：

1. 种植体在所有方向上的动度小于 1 mm。
2. 种植体周围牙槽骨的垂直吸收小于种植体长度的 1/3。
3. 种植体周围的炎症是可治愈的。没有进一步感染的症状。
4. 没有因神经损伤而导致的面瘫和麻木。
5. 没有上颌窦和鼻腔的损伤。
6. 5 年成功率大于 75%。

（二）Albrektsson、Smith、Zarb 种植成功标准

1986 年 Albrektsson 和 1989 年 Smith、Zarb 提出了较 NIH 标准相对严格的新标准：

1. 独立的没有其他连接的种植体临床检查没有任何动度。
2. 放射学检查种植体周围没有透影区。
3. 种植体植入 1 年后，种植体周围牙槽骨的平均年吸收小于 0.2 mm。
4. 没有疼痛、感染、神经管损伤以及神经瘫痪或麻痹。
5. 具有满意的美学修复效果。
6. 5 年成功率大于 85%，10 年成功率大于 80%。

这一标准首次对种植修复的美学效果提出了要求，同时增加了诸如放射学检查的客观指标。

（三）Spiekermann 种植成功标准

1995 年 Spiekermann 根据自己多年的研究和临床经验提出了另外的标准：

1. 独立的没有其他连接的种植体牢固存在，其临床移动指数小于 0，Periotest 测试在 -8 到 ＋10 之间。
2. 种植体周围无放射透影区。
3. 在两次成功的随访期间，牙槽骨吸收小于 4 mm。牙周袋在近远中及颊舌各个方向上的深度小于 5 mm。
4. 没有神经、鼻腔、上颌窦的损伤。
5. 5 年成功率大于 85%，10 年成功率大于 80%。

事实上，在 20 世纪 90 年代后期，人们对成功率的标准提出了更高的要求。例如上颌骨种植的 5 年成功率大于 85%，10 年成功率大于 80%。下颌骨种植的 5 年成功率大于 95%，10 年成功率大于 90%。

第五节　当代口腔种植系统的设计与分类
Design and Classification of Contemporary Implant System

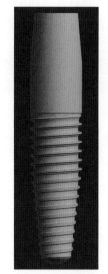

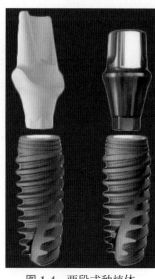

图 1-3　一段式种植体
（NobelDirect）

图 1-4　两段式种植体
（NobelActive）

经过几十年的临床实践与研究，近年来用于牙列缺损和缺失修复的牙种植体主流设计是纯钛或钛合金材料的柱状或根形种植体。当代口腔种植系统从外形上大致可分为一段式和两段式种植体。一段式种植体（图 1-3）的骨内植体与上部基台为一不可分离的整体，因其不存在骨内植体与基台连接处的微间隙，行使功能过程中上述两者之间没有相对微动和微渗漏，从而可减少骨改建过程中的颈部骨吸收；但由于其无法改变上部结构的角度，对局部解剖条件要求较高，且后期维护不便等原因，临床应用范围相对较窄。两段式种植体（图 1-4）的骨内植体与基台为两个分离的部分，需要特定的结构或部件予以连接，因其临床宽容度大，使用方便，是当代种植体的主流设计。本节主要介绍两段式种植体的设计和分类。

一、牙种植体的宏观设计

1. 牙种植体的形状　自 20 世纪 30 年代起，在种植体的外形设计上曾出现过骨膜上、骨膜内叶片状种植体，下颌支支架种植体，骨内柱状和骨内根形种植体（图 1-5）。自 Brånemark 教授建立骨结合理论以来，大量的临床实践证实，骨膜上、骨膜内种植体均难以取得满意的骨结合及长期效果；纯钛或钛合金材料的柱状与根形种植体设计取得了良好的骨结合及长期稳定性，成为目前临床上普遍使用的主流种植体。

目前在美国 FDA 注册和欧洲 CE 认证的种植系统多达两百多个，不同的种植体型号有上千个，但其基本的形状设计主要为柱状与根形（图 1-6）。

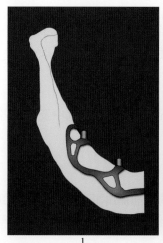
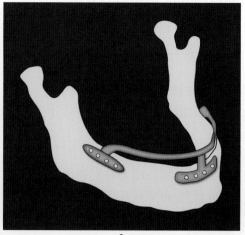

1

2

图 1-5　**1.** 骨膜下种植体；**2.** 下颌支支架种植体

单纯柱状，如 IMZ；阶梯根形，如 Frialit-2，已较少应用。

螺纹柱状，如 Brånemark，Straumann，Zimmer Spline，Biomet 3i。

螺纹根形，如 NobelReplace，Camlog Root-line，Ankylos。

螺纹锥状，如 Camlog Screw-line，BEGO Semados。

2. 牙种植体的螺纹设计 单纯柱状种植体目前已较少使用，取而代之的是带有特殊螺纹设计的柱状、根形种植体。通过种植体的宏观螺纹结构可在种植体植入时产生自攻性，方便种植体就位，植入后获得良好的初期稳定性；同时增加了骨细胞附着面积，为后期骨结合的产生提供更好的环境；亦可改变应力分布，影响咬合力的传导，提高种植体的长期稳定性。常见的螺纹形状有标准 V 形、方形、锯齿形、反锯齿形、圆形、螺旋形等（图 1-7）。一个种植体可具有单一的螺纹形态，也可在不同的层面，如颈部、中段、根尖部具有不同的螺纹形状，亦可有不同的螺纹深度、宽度，螺距，螺纹角和根平面角。如种植体颈部可设计螺距较小的微螺纹，中段可设计宽螺纹或双螺纹，而根尖 1/3 常常设计具有自攻性的螺纹（图 1-8）。

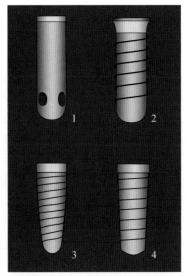

图 1-6 各种形状的种植体

1. 单纯柱状种植体；**2.** 螺纹柱状种植体；
3. 螺纹根形种植体；**4.** 螺纹锥形种植体

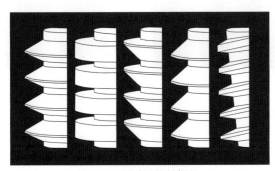

图 1-7 不同形状的螺纹

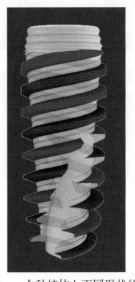

图 1-8 一个种植体上不同形状的螺纹

3. 牙种植体的连接方式 种植体与其上方的修复基台均需通过一定的结构相连接，其连接方式具有连接基台、传递分散咬合力、抗旋转等重要功能，这些功能直接关系到该种植体的使用性能优劣，所以有观点认为当代种植体设计最重要的区别之一就是其连接方式的不同。

种植体从连接方式上可分为外连接型与内连接型。凡在种植体肩台之上仍有一定的机械结构，并用于基台连接者，被称为外连接方式（图 1-9）。例如，经典的 Brånemark 种植系统在其种植体肩台上有一高度为 0.7 mm 的外六方连接结构，修复基台的基底则通过中央螺栓固定于该外六方结构之上。传统的外连接结构虽有较好的机械强度，植入时可获得较高的初期稳定性，但在抗旋转功能、长期稳

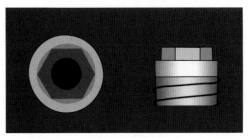

图 1-9 外连接

定性方面有所欠缺。

凡在种植体肩台以上无任何结构存在，而是通过修复基台下方延伸部分伸入种植体内部进行连接固定的，则称为内连接方式。内连接方式中，根据基台与种植体连接部分的结构不同又可分为管套管连接，如 Camlog；平台对接，如 NobelSpeedy；锥度连接，如 Ankylos（图 1-10）。内连接方式可通过基台下方延伸进入种植体内部的特殊结构而具有抗旋转的功能。抗旋转是指修复体在受到侧向力时，连接结构可抵抗修复体发生顺时针或逆时针方向旋转的性能。内连接方式的抗旋转功能主要是由修复基台下方的角形突起与种植体内部的角形凹槽机械嵌合而实现。管套管连接、平台对接等方式大都具有抗旋转结构，常见的抗旋转设计有内三角形、内六角形。锥度连接被认为具有良好的应力传导性，但单纯锥度连接方式并不具有可靠的抗旋转功能，常与机械嵌合结合应用。

当种植体基台直径小于种植体直径时，基台边缘止于种植体顶部平台的内侧而不是与边缘平齐的设计称为平台转移（图 1-11）。平台转移设计被认为可影响生物学宽度的形成，减少颈部骨组织的吸收，提高种植体颈部软硬组织的长期稳定性，而成为目前种植体连接设计的热点和趋势，如 Straumann、Zimmer、NobelActive、Ankylos、Astra Tech 等种植系统。

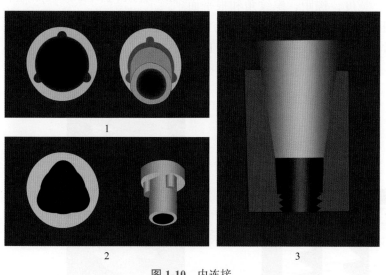

图 1-10　内连接
1. 管套管连接；2. 平台对接；3. 锥度连接

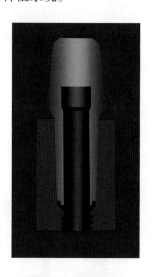

图 1-11　平台转移

内连接方式因其良好的机械性能，是当代种植系统应用较多的设计，结合平台转移设计，可获得较好的基台连接稳定性、抗旋转功能、应力传导功能，同时可有效保存种植体颈部骨组织，有利于种植修复体的长期稳定性。

二、种植体的微观设计

种植体的微观设计主要指种植体的表面结构处理。由于种植体的表面与骨组织直接接触，其物理、化学、生物性质可对骨结合产生直接的影响，进而影响种植修复体的生物、机械性能和长期效果。自 Brånemark 种植系统问世以来，种植体表面结构处理经历了以下几个阶段：

光滑表面，即机械加工表面。光滑表面的粗糙度 Ra < 0.8 μm。经典的 Brånemark 系统设计之初即为机械表面。机械表面加工工艺相对简单，成本较低，但光滑表面不利于骨结合的产生，要获得良好的骨结合，需要更长时间的愈合期。现在在临床上已较少使用。

喷涂表面，粗糙度 Ra > 2 μm。主要有羟基磷灰石喷涂表面（HAS），如 Zimmer Spline Reliance；钛浆喷涂表面（TPS），如早期的 Straumann。由于喷涂工艺本身存在的局限性，喷涂表面的种植体在临床大量使用二十余年后，渐渐被具有中等粗糙度表面的种植体所取代。

　　喷砂酸蚀表面，粗糙度 Ra 1.5 μm 左右。是将一定直径的颗粒物质，如硅、铝、二氧化钛、可吸收生物陶瓷等高速撞击到种植体表面，再通过酸溶液，如氢氟酸、硝酸、硫酸或混合酸等处理所形成的表面。中等粗糙度的表面大大增加了种植体的表面积，为新骨形成提供了更多的空间，利于骨结合的产生。目前国际上多种主流种植体都采用了喷砂酸蚀技术处理的表面，如 Straumann、Ankylos、Camlog、Astra、Osstem 等（图 1-12）。

　　当代种植系统的表面处理技术除上述三种经典方式外，还出现了多种改良技术或在此基础上的生物修饰，使种植体表面获得更好的成骨细胞趋化性，大大加快了骨结合的进程。如 Nobel Biocare 的 TiUnit 表面处理技术，将传统的机械表面阳极化而使其形成具有骨引导作用的特殊形态种植体表面；Straumann 的 SLActive 亲水性种植体是在氮气保护下以传统的 SLA 技术进行表面加工；此外，还有种植体表面纳米化、仿生磷酸钙种植体表面涂层、种植体表面生物活性分子修饰等技术。

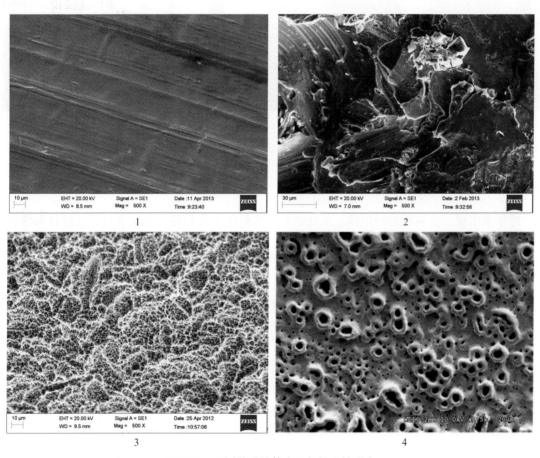

图 1-12　不同的种植体表面扫描电镜形态
1. 机械加工表面；2. TPS 表面；3. SLA 表面；4. 特殊氧化表面

三、牙种植体的颈部设计

　　两段式种植体的颈部结构对种植体周围软硬组织改建、应力的产生、咬合力的传导、种植修复体的长期稳定性有着重要的影响。种植体的颈部设计包括了宏观和微观两个方面。宏观结构上，种植体颈部可设计为柱形、碟形或反碟形（图 1-13）。有研究表明，碟形或反碟形的设计改变了传统柱形颈部的应力传导和分布，可在一定程度上减少颈部骨吸收；亦可设计微螺纹以分散颈部应力，增加骨细胞附着的面积。微观结构上，种植体颈部表面可设计为机械加工的光滑表面或粗糙表面。光滑表面利于牙龈纤维的包绕，形成良好的软组织封闭，即生物学宽度，但不利于成骨细胞趋化。粗糙表面虽有利于骨结合，同时也利于口腔细菌的附着，增加了种植体周围炎发生或进展的风险。

目前主流种植体的颈部设计大致分为骨水平种植体和穿龈水平种植体两类。骨水平种植体的颈部为粗糙表面，种植体全部位于牙槽骨内，种植体平台平齐或低于骨面；穿龈水平种植体颈部具有一定高度的光滑表面，粗糙表面的部分位于牙槽骨内，光滑表面的部分位于骨水平以上，为牙龈组织所包绕（图1-14）。牙种植体的颈部设计是目前种植体设计的热点之一，各种形态和表面的应用目前尚无明确定论，需要更多的基础研究和临床实践。

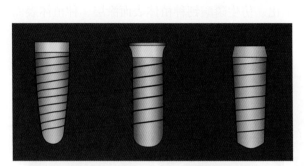

图1-13　不同的种植体颈部形态

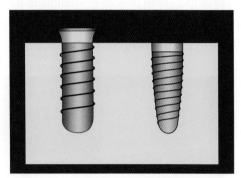

图1-14　穿龈水平和骨水平种植体

四、全瓷材料种植体

近年来出现了全氧化锆种植体。氧化锆具有较好的生物相容性和美观性，经过特殊的表面处理，其骨结合性能也大大优化。目前由于全氧化锆种植体的机械强度和加工工艺受限，临床应用范围较窄。随着材料学及加工工艺的发展，全氧化锆种植体亦有可能有广阔的临床应用前景。

进展与趋势

目前种植修复已经成为缺失牙修复的首选治疗方法，但是口腔种植学仍然是一门年轻的学科，它包含了口腔医学、生物材料学、生物力学等众多学科内容，许多问题尚需进一步研究解决。目前口腔种植学的研究热点主要包括：骨结合的生物学过程以及骨组织-钛界面的生物学特点一直是口腔种植学的基本问题和研究热点；获得迅速和稳定的骨结合是种植体表面处理的根本目的，近年来发现中等粗糙的表面，甚至是具有一定纳米拓扑结构的钛表面更有利于骨结合；种植体的宏观结构设计不仅影响临床操作性，还能影响种植体周围组织的生物学行为，主流的种植体设计越来越趋向于平台转移和内锥度的连接方式设计；氧化锆材料的生物相容性和机械相容性也是近年来的研究热点，氧化锆种植体能否在将来取代钛种植体，实现真正的"无金属修复"。计算机辅助技术已经在种植外科和种植修复中占有了不可替代的位置；种植体-软组织界面研究关系到种植修复的远期效果；即刻种植即刻修复技术着眼于软硬组织保存、美学、功能和舒适等多种修复理念的应用和考虑；各种骨替代产品的研究也在挑战自体骨的金标准。以上问题涵盖了口腔种植学近年来的研究热点和趋势，感兴趣的同学可以深入研读相关内容。

Summary

Oral implantology dates from the middle of 20th century, and it became the most rapidly developed branchy of stomotolgy. In history, many kinds of material were tested as the substitute of missing teeth. Although all the attempts ended up with low success rate, they provided important experience for the later research. Prof. Brånemark incidentally found titanium can firmly integrated with the bone tissue. This is the beginning point of modern implantologoy. Pure titanium and its alloy were used to fabricate dental implant. Long term large sample clinical studies confirmed the good result of titanium dental implant. Most importantly, Brånemark provided the theory of osseointegration, which is the fundamental of implant dentistry, as Brånemark was granted as the father of modern implantolgy.

Titanium and its alloy are still the main stream of implant material due to its fine biocompatibility and machinery property. The outline of implants are mostly root form or cylindrical. Middle roughness surface is superior for osseointegration. The connection type makes a significant role in long term result. Success rate and survival rate are two different concepts. There are no universal definition of implant success, the criteria is renewing along with the developing of the subject.

Definition and Terminology

1. 骨内种植体（endosteal implant）：Oral implant in the alveolar ridge that penetrate through the cortical bone.

2. 骨结合（osseointegration）：The formation of a direct interface between an loaded implant and bone, without intervening soft tissue.

（林 野 王 兴 罗 佳）

第二章　口腔颌面部解剖生理特点与口腔种植

Anatomic and Physiological Characteristics of Oral and Maxillofacial Region and Oral Implantation

第一节　种植相关的上颌骨解剖生物学特点
The Implant Related Anatomy of Maxilla

上颌骨位于颜面的中部，左右各一，中线处相连，构成面中部 1/3 的骨架。分为上颌骨体和四个骨突，即额突、颧突、腭突、牙槽突。

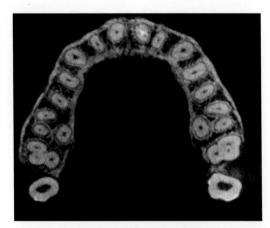

图 2-1　牙槽突的 CT 影像

一、牙槽突

上颌骨的牙槽突（alveolar process）是上颌骨包围牙根周围的突起部分。前部窄，后部宽，两侧基本对称，于中线处相连形成磁铁形牙槽骨弓，牙槽突的大小、形状、数目、深度与牙齿的大小及牙根形状有直接关系（图 2-1）。

牙槽骨是高度可塑的骨组织，人体骨骼变化最活跃的部分。牙槽骨随着牙齿的生长发育、萌出、移动以及脱落而不断地改建。牙槽骨的改建是通过骨的形成和骨的吸收来完成的。

上颌前牙牙根长轴方向与牙槽突长轴方向的位置关系有两种，其一，牙根长轴与牙槽骨的长轴一致（图 2-2）。

其二，牙根长轴与牙槽骨的长轴方向不一致，两者之间有一定角度（图 2-3）。若种植体按牙槽突长轴植入，会造成种植体轴向偏唇侧，需用角度基台修复，美学效果及长期功能效果会受到影响。

上前牙唇侧骨板通常只有皮质骨，无松质骨，骨板较薄弱，也常伴有部分缺损。所以，外伤或拔牙过程中，易造成唇侧骨板折断或缺损（图 2-4）。牙齿拔除后，薄弱的唇颊侧骨板易

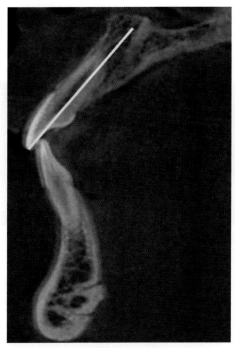

图 2-2　牙根长轴与牙槽突一致

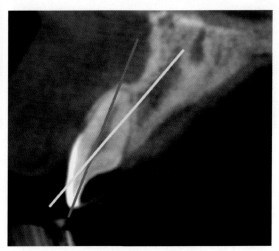

图 2-3　牙根长轴与牙槽突不一致

发生吸收，牙槽嵴顶向腭侧移位。另一种观点是束状骨（bundle bone）吸收理论，前牙唇侧骨板薄，往往为束状骨，牙齿拔除后，牙周韧带断裂，失去生理性刺激，唇侧嵴顶的束状骨首先吸收，继而导致牙槽骨三维变化。

二、腭突

腭突（palatine process）是从上颌体与牙槽突移行处，以水平位突向内侧的三角形骨板，并同对侧相接，构成硬腭的前 3/4；其后缘与腭骨的水平部相连。

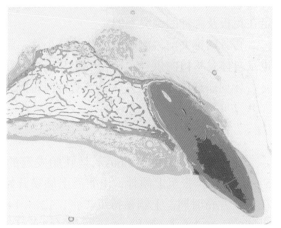

图 2-4　上切牙唇侧骨板的厚度较薄

腭突下面微凹，有许多通过小血管的骨孔和容纳腭腺的小凹。腭突下面后外侧缘附近有一纵行的腭沟，通过腭大动脉及腭前神经。在取腭黏膜下结缔组织进行游离移植术中防止损伤此动脉及其分支，避免出血。

内侧缘与对侧相接形成腭中缝。内侧缘在腭中缝处有一向鼻腔耸起的鼻嵴，与犁骨构成鼻中隔的一部分。

两侧鼻嵴前端形成鼻前嵴，此区可提供少量自体骨，用于种植体周小范围骨缺损的骨移植。

三、切牙孔及切牙管

正常解剖中，切牙孔（incisive foramen）位于双侧尖牙连线与腭中缝交点上，大小不一，而中重度萎缩吸收的上颌骨前部切牙孔接近牙槽嵴顶，切牙孔向上后通切牙管（incisive cannal），管长 8～26 mm（图 2-5）。当种植窝洞同切牙孔或切牙管相通时，需处理神经血管束，然后进行植骨（图 2-6）。

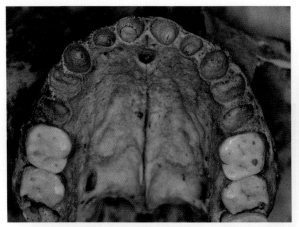

图 2-5　切牙孔在颌骨中的解剖位置

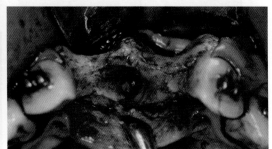

图 2-6　切牙孔大影响种植体植入，切断神经血管束并植骨

四、上颌结节

上颌骨的后面略近中央区有粗糙骨性隆起，与蝶骨的翼外骨板及腭骨的锥突紧密相接，其表面上有牙槽孔，与骨壁内的牙槽管相通，有上牙槽后神经、血管进入。腭骨的锥突嵌入上颌骨的后下面与蝶骨翼板的前下面。翼上颌种植体就是通过上颌结节（maxillary tuberosity）固定在翼板及腭骨的锥突上的。

腭骨的锥突前内侧有腭小孔及腭小管，腭小孔的前方为腭大孔及翼腭管。上颌结节区通常也是自体骨移植的供骨区，骨质非常疏松，几乎都是松质骨，供骨量小于 1 cm³。

牙周病造成牙齿缺失后，牙槽骨向腭侧方向吸收，上颌结节会变窄。

五、上颌窦的解剖特点

上颌窦（maxillary sinus）是胚胎发育的第一个鼻窦，从妊娠第 10 周开始发育，妊娠第 5 个月窦腔扩张至上颌骨，出生后上颌窦开始通气。婴儿上颌窦大小约 8 mm×4 mm×4 mm，在整个儿童时期，上颌窦持续扩张，12 ～ 14 岁时达到成人大小。上颌窦容积因人而异，成年人 4.5 ～ 35.2 cm³，平均 15 cm³。

上颌窦位于上颌骨体内，是由多个骨壁构成的一个四角锥形的空腔，通常左右上颌窦不对称。上颌窦后壁为上颌骨颞下面，将上颌窦与颞下窝及翼腭窝等结构分开；顶壁为菲薄的眶下板，与眼眶相邻；前壁是颊侧壁，包括尖牙窝和眶下孔；内侧壁是鼻腔外侧壁，与鼻腔相隔；上颌窦外侧壁由颧骨的上颌突及上颌骨的颧突组成；上颌窦底壁是由上颌骨的牙槽突或上颌骨的牙槽突及部分上颌骨的腭突形成。但上颌窦底壁形态多样性，牛力璇等通过回顾 698 例患者的 CBCT 影像，将 CBCT 冠状面上上颌窦底形态分为五种类型：尖圆型、卵圆型、圆型、低平型及不规则型（图 2-7）。低平型及不规则型上颌窦底形态在进行上颌窦底提升术中易造成上颌窦黏骨膜穿孔或破裂，尤其要格外小心不规则窦底类型。

磨牙牙根离上颌窦最近，偶尔根尖突入上颌窦内，仅覆盖 0.13 ～ 0.5 mm 厚的上颌窦黏膜（图 2-8）。上颌窦黏膜（Schneiderian membrane）是呼吸黏膜的延续，包含纤毛细胞、非纤毛细胞、基底细胞、杯状细胞，基底膜，富含血管和腺体的固有层，以及骨膜。

大量研究发现，约有 1/3 的上颌窦底存在骨分隔，个别情况有两个或多个骨分隔，分隔多是颊腭向走向，多位于前磨牙区，增加了上颌窦底提升术的难度与风险（图 2-9）。

上后牙丢失后，作用到上颌骨上的咀嚼力减少，上颌窦腔增大，上颌窦壁变得越来越薄

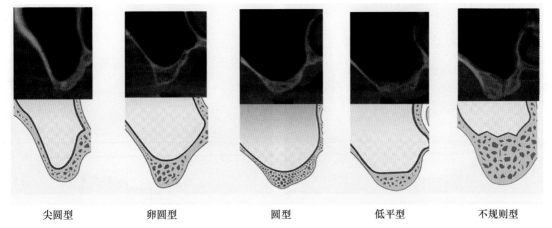

| 尖圆型 | 卵圆型 | 圆型 | 低平型 | 不规则型 |

图 2-7　上颌窦底形态分型

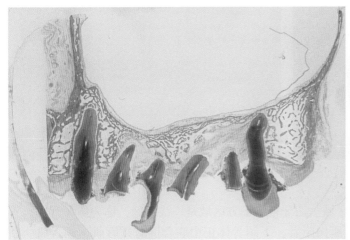

图 2-8　磨牙牙根与上颌窦底的关系

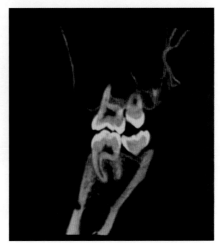

图 2-9　上颌窦的分隔，磨牙牙根突入上颌窦腔内

（气化过程）。年纪大、缺牙时间长者，上颌窦腔范围扩大至牙槽嵴顶。个别情况下，上颌窦与口腔仅一薄层皮质骨相隔。

　　上颌窦黏膜的血运主要来自上牙槽后动脉（颌内动脉翼腭段发出的分支）和上牙槽前动脉（颌内动脉眶内段发出的分支）。上牙槽后动脉到达上颌骨后壁时发出更小分支进入骨壁内牙槽管，形成骨内动脉供应磨牙和前磨牙，以及上颌窦黏膜。上牙槽前动脉发出分支进入上颌窦前外侧骨壁内的牙槽管，形成骨内动脉供应前牙和上颌窦黏膜。上牙槽后动脉与上牙槽前动脉之间有吻合支，形成动脉袢，出现率为 100%，有时动脉袢直径大于 1.5 mm。上颌窦前外侧壁开窗进行窦底提升术时，可能会损伤骨壁内动脉袢，造成出血。

第二节　种植相关的下颌骨解剖生物学特点
The Implant Related Anatomy of Mandible

　　下颌骨是一独立的骨，马蹄形，分为下颌支和下颌体，左右在正中融合为一整体，通过颞下颌关节使之与上颌产生咬合接触（图 2-10 ～图 2-13）。

　　牙列完整情况下，下颌骨牙槽突较上颌的小。下颌切牙是全口最小的牙，牙根短、扁根，

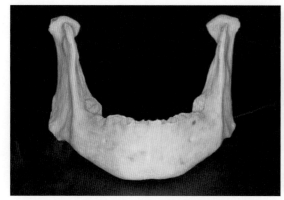

图 2-10　下颌骨正面观

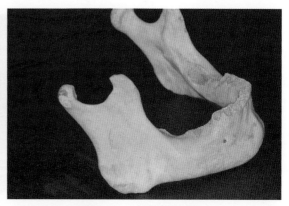

图 2-11　下颌骨侧面观

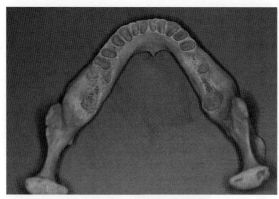

图 2-12　下颌骨殆面观

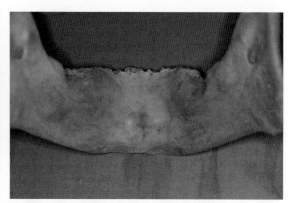

图 2-13　下颌骨舌侧面观

牙槽突的唇舌向厚度也明显窄于其他区域。切牙根尖下方区域是一浅凹区，称为切牙窝。

　　下颌骨升支内外侧有强大的升颌肌肉附着，下颌骨体正中联合区有颏唇肌、颏舌肌、颏舌骨肌、二腹肌的前腹肌等强大降颌肌群附着，参与张闭口及舌和下唇的运动，这些区域不会发生明显骨吸收。而后牙区仅颊肌等薄弱肌肉附着，牙齿缺失后，此区域的骨会发生严重萎缩吸收。

　　前牙根尖下 5 mm 至下颌骨下缘之间，可作为自体骨移植的供骨区，此处骨为皮质骨和松质骨的混合骨，可提供大于 2 cm³ 的骨量。下颌颏部唇侧骨皮质平均厚度为 2 mm，加上取骨时保留的 2～4 mm 厚的骨松质，则颏部取骨的深度为 4～6 mm。若取骨深度（骨块厚度）＞ 5 mm，取骨可能会损伤下齿槽神经的终末支切牙神经血管束，造成术中出血及损伤下齿槽神经的终末支，术后一段时间内患者常感到颏部不适，下前牙麻木。

一、内外斜线

（一）外斜线

　　颏结节延向后上与下颌骨升支前缘相续的骨嵴为外斜线（external oblique line），有降下唇肌及降口角肌附着。外斜线在第二磨牙至升支前缘区较厚，离下齿槽神经血管远，是较好的供骨区，可提供的骨量大于 1 cm³，骨质多为皮质骨，因离神经远，术后并发症少。

（二）内斜线

　　下颌体正中内侧面有一对小突起（颏棘），自颏棘的下方斜向后上与外斜线走向相应的骨性隆起称为内斜线（internal oblique line），有下颌舌骨肌附着。内斜线的下方，在第二磨牙区，有一境界不明显的骨性凹陷，有舌下动脉的分支在此走行（图2-14）。因此，种植窝备洞时，若穿破舌侧皮质骨，会损伤动脉分支，导致出血、口底血肿，舌后坠引起的窒息等严重并发症。

二、磨牙后区

磨牙后区（retromolar area）位于最后磨牙牙冠与升支前缘之间的区域，可从此区域取骨。

三、颏孔

颏孔（mental foramen）通常位于前磨牙的根尖区，颏孔的位置可随着年龄的增长逐渐向上和向后移动（图2-15）。老年人或因牙齿脱落，牙槽骨萎缩吸收，颏孔上移，接近牙槽嵴顶。颏孔为卵圆形，是下齿槽神经的前界，近中边缘锋锐，平均直径约5 mm，颏神经的平均直径约4.47 mm，颏神经出颏孔后发出前、中、后三个分支。

颏神经出颏孔前，会向前外上走行，形成前袢，其长度为4～5 mm，前袢在骨内前行，前袢的最前缘离颏孔前缘3 mm左右，此区的皮质骨较厚，曲面体层片上很难发现。损伤颏神经及其前袢也会造成下唇麻木，颏部感觉迟钝。

下无牙颌患者，行下颌骨前部（双侧颏孔区）种植时，应在颏孔前缘前5 mm植入种植体相对安全（图2-16，图2-17）。

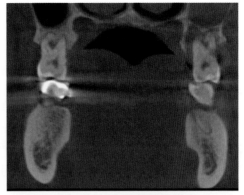

图2-14　下颌舌侧骨性凹陷

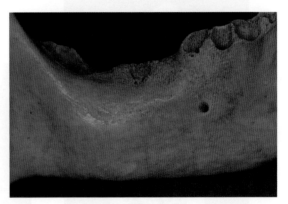

图2-15　颏孔

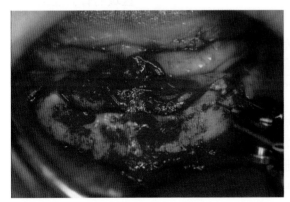

图2-16　下无牙颌种植术中，颏孔前5 mm定点

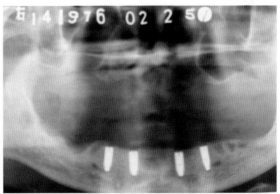

图2-17　下颌种植应避开颏孔

四、下颌管

下颌管（mandibular canal）是位于下颌松质骨内，由骨密质形成的管道，下齿槽神经及血管的通路（图2-18）。下颌管呈"S"走行，在升支内，行向前下，在下颌体内，相当于第二、第三磨牙区，下颌管离内侧壁较近，第一磨牙处，位于中央；前磨牙区，离颊侧较近。通常前磨牙根尖下1～3 mm就是下齿槽神经管。

X线片上，下颌管的下壁显示得较清楚，颏孔区边界不清。下齿槽神经损伤，46% 会出现永久性损伤。

五、颏嵴上孔

Vandewalle 等通过对 390 个尸体上的下颌骨解剖观察发现，位于舌侧中线处，颏嵴的上方舌神经血管束进入颏嵴上孔（superior mental spine foramen）。有报道在种植窝洞制备过程中，损伤颏嵴上孔处舌神经血管分支会引起严重的舌底下出血。由于血管神经束的存在，这个区域也常会发生种植术后的感觉神经损伤，引起感觉障碍（图 2-19）。

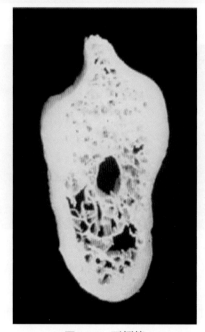

图 2-18　下颌管

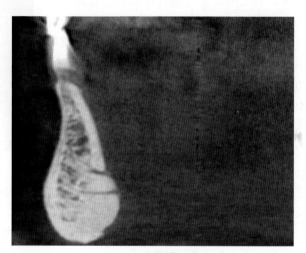

图 2-19　颏嵴上孔

第三节　无牙颌的解剖生物学特点
Anatomy of Edentulous Jaw

无牙颌患者，牙槽骨逐渐吸收，会出现前后向，牙弓变短；水平向，牙弓变宽；垂直向，颌间距离增大。下牙弓变大，上下颌关系变成安氏Ⅲ类颌关系，即反颌关系，影响种植方向，必要时需正颌外科矫正。

一、颏结节

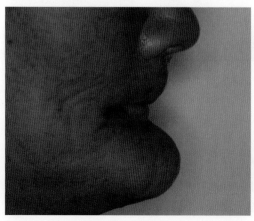

图 2-20　颏结节

颏结节（mental tubercle），尤其在严重下颌骨吸收的患者，变得十分突出，有时高于牙槽嵴顶（图 2-20）。重度萎缩吸收的下颌骨往往出现基底骨呈 V 型凹陷吸收，此时，骨质变得非常致密坚硬，皮质骨增多，松质骨明显减少。颌骨前部的血运供应主要来自骨膜的血管，而不是下牙槽动脉，因此骨的血运也较差。

二、颏孔

重度萎缩吸收的下颌骨，颏孔（mental foramen）位置可位于嵴顶上，并略偏舌侧，有时可见下齿槽神经就位于凹陷吸收的下颌骨的表面，易受压迫损伤（图2-21）。两侧颏孔与中线的距离有时不对称，因此，分离暴露两颏孔间的颌骨时，更要小心，防止损伤神经。

三、软组织

软组织（soft tissue）变化表现为：附着龈宽度明显变窄，舌的体积和活动增加，颊肌、下颌舌骨肌的活动也明显增加，口周肌肉及软组织附着点位置变高，口腔前庭沟深度变浅或消失（图2-22）。颏神经及下牙槽神经易被压迫，受损。易发生口腔溃疡和软组织增生。

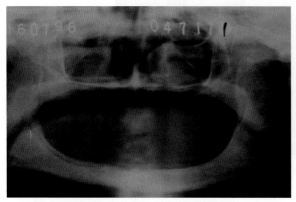
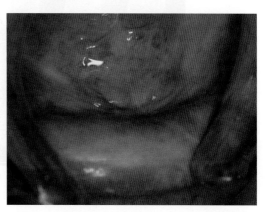

图2-21　无牙颌牙槽骨吸收严重　　　　图2-22　无牙颌前庭沟变浅，角化龈宽度变窄

四、牙槽骨的变化

牙齿缺失后，牙槽骨（alveolar bone）会发生生理性或病理性改变，垂直方向和水平方向发生萎缩吸收，牙槽骨萎缩吸收是一慢性、进行性和不可逆的过程。多种因素导致牙槽骨萎缩吸收，如全身因素（年龄、性别、内分泌因素等）、机械原因（主要为义齿的压迫）、牙齿缺失原因（如牙周病导致的牙列缺失初期牙槽嵴吸收已经很明显）、局部感染等因素。

（一）牙槽骨形态

多个研究发现，牙槽骨萎缩吸收多发生在牙齿拔除后的第一年内，尤其前4个月内。

1991年，Cawood和Howell提出将颌骨分为上颌前部、上颌后部、下颌前部、下颌后部四个典型部位，将牙槽骨形态分为六级，描述拔牙后牙槽骨吸收的规律（图2-23）：

1. Ⅰ级牙槽骨：天然牙存在时的牙槽骨。
2. Ⅱ级牙槽骨：天然牙刚刚被拔除后的牙槽骨。
3. Ⅲ级牙槽骨：拔牙创平复，牙槽嵴高度和宽度都充分。
4. Ⅳ级牙槽骨：刃状牙槽嵴，高度充分但宽度不充分。
5. Ⅴ级牙槽骨：平坦的牙槽嵴，高度和宽度都不充分。
6. Ⅵ级牙槽骨：凹陷的牙槽嵴，下颌体有吸收迹象。

上颌前牙区，Ⅱ（1）级和Ⅲ（2）级形状的牙槽骨较常见。Ⅳ（3）级高窄形状牙槽骨在临床中也可见到，由于前牙区牙槽骨水平向吸收速度是垂直向的2倍，唇侧骨板薄，吸收快，嵴顶逐渐向腭侧移，最后嵴顶占据腭侧骨板位置。

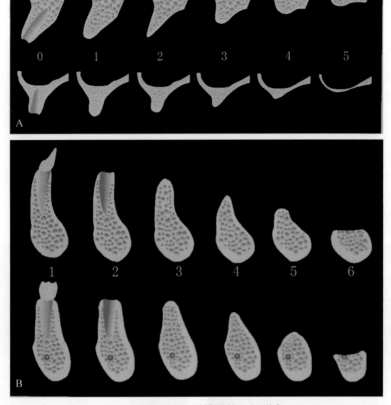

图 2-23　牙槽骨的六级形态
A. 上颌骨形态改变；**B.** 下颌骨形态改变

下颌前牙区，Ⅴ～Ⅵ（4～6）级形状的牙槽骨在临床中均常见。

上颌后牙区牙槽骨水平向吸收速度和垂直向吸收速度差不多。但由于拔牙后上颌窦腔逐渐扩大，牙槽骨的高度通常会小于 10 mm，圆钝扁平形状牙槽突较常见，而刀刃状牙槽突少见。牙槽骨的高度小于 10 mm 时，需进行上颌窦底提升手术。

下颌后牙区，由于骨高度的降低及下齿槽神经位置的相对上移，牙槽骨的高度小于 8 mm 时，需自体骨植骨技术，或下齿槽神经游离移位术。

（二）牙槽骨质量

种植区骨的质量与种植体的存活率有直接关系，Lekholm 和 Zarb 根据骨密度、皮质骨与松质骨的比例将颌骨骨质分为 4 型（图 2-24）：

Ⅰ型：绝大多数为皮质骨。

Ⅱ型：宽厚的皮质骨包绕致密的松质骨。

Ⅲ型：薄的皮质骨包绕致密的松质骨。

Ⅳ型：薄的皮质骨包绕疏松的松质骨。

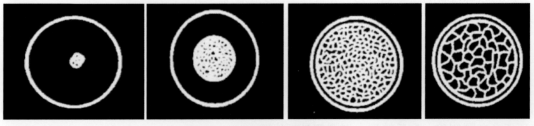

图 2-24　四种形态的牙槽骨骨质

（三）牙槽骨质量与种植的相互作用

1. 负荷植体对牙槽骨的影响 牙槽骨失去牙齿后，会发生相应的形态和质地改变。种植体植入后则重新使牙槽骨负重，行使功能，对于牙槽骨的保存是有积极意义的。

牙槽骨同全身的骨组织一样，在受到机械力作用时，骨组织可以感知机械力量大小，并改变自身结构适应应力的变化。这是一个重要的骨生理现象，称为 Wolff 规律。

2. 牙槽骨质量对种植的影响 下颌前牙区多属于Ⅱ型骨，是种植较理想的骨质，但重度萎缩吸收的下颌骨的骨质变得非常致密坚硬，皮质骨增多，松质骨明显减少，属于Ⅰ型骨。致密皮质骨可以为种植体提供稳定的固位，但是种植体植入过程中易造成皮质骨热损伤，需注意保护。此类骨质血运差，种植体骨结合速度慢。

Ⅲ型和Ⅳ型多见于上颌骨，其中Ⅳ型多见于上颌磨牙区。Ⅳ型骨质差，种植体不易获得良好初期稳定性，种植体在骨内的愈合时间要加长，种植体也要渐进性负重。

（四）牙槽骨形态对于种植的影响

根据 Cawood 和 Howell 提出的牙槽骨形态分级，Ⅱ、Ⅲ级牙槽骨种植条件理想，种植手术简单。

Ⅳ级骨为高窄形状牙槽骨，多见于下颌。下无牙颌种植时，需把下颌前部窄的牙槽嵴去掉、修平，可获得允许种植体植入的牙槽嵴宽度。下颌磨牙区则需植骨加宽牙槽骨。

下颌前部的牙槽骨重度吸收，为Ⅴ级骨时，虽然也可完全保证种植体植入，但软组织状况不好，附着龈少，甚至出现口腔前庭沟消失，此时需做牙龈移植和龈颊沟成形手术。

当牙槽骨为Ⅵ级时，牙槽骨的种植条件不理想，无法保证种植体植入的基本骨量，需首先进行夹层植骨，或外置法植骨，或牵引成骨技术增加骨量，然后再进行种植。

进展与趋势

精准化、微创化、安全化及个性化种植方案的制订与实施离不开对每一位患者颌骨解剖条件的精准把握。三维数字化影像技术锥形束CT（cone beam computed tomography，CBCT）作为种植治疗前必要的检查手段，帮助临床医生精准掌握上、下颌骨的解剖学特征，如前牙槽突的形状、牙根与牙槽突的位置关系、牙根长轴方向与牙槽突长轴方向的一致性、唇侧骨板的厚薄，决定选择拔牙即刻种植还是6～8周后的早期种植。生物类型的判断有助于对拔牙后牙槽骨的变化规律进行预测。通过对上颌后牙区上颌窦底形态解剖学特征的精准掌握，可以对上颌窦做出精准分型。如发现上颌窦底呈宽平及不规则形态，那么在上颌窦底提升术中上颌窦底黏膜穿孔概率大，术者要和患者进行有效沟通及制订有效预防措施。

一些重要解剖结构，如颏神经袢在曲面体层片上发现率小于15%，CBCT上出现率为100%。下颌磨牙后区内斜线下方存在骨凹陷，对该结构的精准把握可以预防舌侧骨皮质穿孔及舌下动脉分支的损伤。上颌窦前外侧壁上动脉袢的位置、走行及直径的大小等精准诊断都是为了保证种植手术的安全。

随着学科发展与进步，每个个体的软组织（牙龈组织）的生物学类型，个体骨组织的解剖生理学特点，以及不同软硬组织类型对不同生物力的适应方面的研究将会有所突破。

Summary

Mastering the anatomy of jaw is the prerequisite for a successful implant therapy. Following tooth removal, the surrounding alveolar bone resorbs irreversibly, causing an inadequacy of available bone volume for subsequent implant treatment. Moreover, individual implant therapy should be drawn up, since each patient has an unique jaw characteristics.

In the anterior area of jaw, as the aesthetic area, the buccal bone plate is often extremely thin (about 70% of the thickness is less than 1 mm), occasionally absent of cancellous bone, and sometimes accompanied by bony fenestration. In this area, tooth extraction predisposed buccal bone to fracture. Besides, the coronal part of buccal bone plate is often only made of bundle bone. The surgical trauma during extraction may imply separation of the periodontal ligament, thus decreasing physiological stimulation, which in turn will mediate the resorption of the bundle bone.

Before 1977, implant treatment was a contraindication in the maxillary posterior edentulous region, where the pneumatized maxillary sinus exists together with a decreased bone volume and poor bone quality. Sinus augmentation makes implant therapy in this region a predictable treatment. However, patients have different maxillary sinus characteristics and augmentation approaches range from very simple to complex. To determine which approach is best suited for the management of specific deficiencies in the posterior maxilla, an understanding of the varied anatomy of maxilla and the sinus' classification has become more critical.

To minimize the incidence of implant therapy complications, detailed knowledge of the regional anatomy is imperative for the implant surgeon: (1) the location and course of the inferior alveolar nerve, (2) the course of mental nerve, (3) the diameter, location and course of maxillary artery loop, (4) the submandibular fossa in the posterior area of the mandible.

The bone quality or density of the internal structure of bone exhibits a number of biomechanical properties. Poor bone quality may be associated with implant failure. The mandible is designed as a force absorption unit with dense outer cortical bone and a dense trabecular bone. The maxilla has thin cortical and trabecular bone.

According to the type of bone density, the surface and design of dental implant can be selected. It is also important to evaluate the bone quality to determine the optimal drilling sequence, the healing time, and the implant loading protocol.

Definition and Terminology

1. 束状骨（bundle bone）: The inner socket wall of thin, compact bone called the alveolar bone proper, which is seen as the lamina dura in radiographs. Histologically, it contains a series of openings (cribriform plate) through which neurovascular bundles link the periodontal ligment with the central component of the alveolar bone, the cancellous bone.

2. Wollf 规律（Wolff's Law）: Every change in the function of a bone is followed by certain definite changes in its internal architecture and its external conformation.

3. 下齿槽神经（inferior alveolar nerve）：The inferior alveolar nerve is a branch of the mandibular nerve，which is the third branch of the trigeminal nerve arising from the trigeminal ganglion. It has both sensory and motor divisions.

4. 颏神经前袢（anterior loop of mental nerve）：Mental nerve traverses inferiorly and anteriorly to the mental foramen before turning back to exit the foramen. The nerve may be found anterior to the mental foramen by as much as 3 mm.

（邱立新）

第三章 种植治疗的准备与计划

Preparation and Plan of Implant Surgery

在种植修复前，医生首先需要考虑患者的全身情况及局部情况，因为合适的适应证把握对于种植治疗效果有着至关重要的影响。种植患者的术前评估主要有两个方面内容：①完整的术前相关检查；②完善的术前治疗设计。而患者在进行种植修复治疗前首先要评估其基本条件，然后再从修复和外科方面进行综合的评估以确定最后的治疗方案。

第一节 基本条件
Basic Conditions for Dental Implant Treatment

一、患者的评估内容

当一名患者就诊要求进行种植修复时，接诊医生需要首先辨别和判断患者面临的具体问题，如对美学及功能的需求，并初步判断患者是否适合通过种植修复解决临床问题。术前对患者基本条件的评估不应该仅局限在解剖条件及医学范畴，更应该了解患者对种植修复效果的心理预期及对美学的要求。如果患者对治疗效果期望过高，需要与患者及时沟通、讨论，之后需要考虑患者可否进行口腔种植手术。患者局部的解剖情况可以通过粗略的观察及触诊判断其骨质和骨量。当然，更进一步的检查需要通过放射影像学的相关检查才可以完成（将在影像部分具体描述）。通过初期检查，医生需要对患者的情况有一个大致的了解，并对患者是否还需要进行其他术前相关全身及局部治疗提出建议，如患者是否患有义齿性口炎、白念珠菌感染、黏膜增生或类似的黏膜异常及患者口内的牙周炎、残根残冠、根尖周炎症、龋病、阻生齿乃至颌骨疾病等。初次评估时应不仅仅对拟种植区域的情况进行检查，而应对患者的口腔及全身情况进行检查与评估。而在继续评估之前，需要对患者术前预治疗的情况进行观察。软组织病损的治疗一般需要几周时间，而骨组织的修复与重建往往需要几个月。此外还需要观察患者的口腔卫生情况及菌斑控制情况。目前的研究表明，不良的菌斑控制和较差的口腔卫生会对种植后的效果产生不良影响。

除了局部的影响因素，医生也应对种植有影响的全身因素有所了解。因为随着新材料、新技术的进一步应用，种植技术应用越来越广泛，一些以往被认为的风险因素与危险因素已不再是种植的禁忌证，但是一些新的风险也随之出现（如双膦酸盐类药物的长期应用）。因此，医生有必要了解和学会分析全身因素对种植可能带来的影响。

二、全身因素及系统疾病对口腔种植的影响

对患者全身因素的分析应同时包括对患者全身健康以及心理精神情况的评估，确定患者可以配合及耐受种植过程。其基本判断的标准与需要进行口腔颌面部手术的患者基本相同。牙种植体植入术与普通口腔颌面部外科手术一样，都有相对及绝对的禁忌证。医生需要根据患者个体情况确定其是否可行相关手术。

（一）性别与年龄对口腔种植的影响

根据目前的研究，性别并不会对种植预后产生影响，尽管理论上女性患者因为激素水平等原因更容易患骨质疏松从而影响种植效果。此外，年龄也不是影响骨结合过程的主要因素。目前的临床研究已经证明，无论是年轻的患者还是年老的患者，种植体均会发生骨结合。但需要指出的是，年老的患者可能存在更多的术中及术后的并发症风险，同时，老年患者还可能伴随有不理想的全身情况以及更加漫长的愈合过程，并更容易发生感染。还需要强调的是，对于仍处于生长发育阶段的患者，因为种植体不会随颌骨发育而发生改变，因此对青春期患者进行手术需要格外谨慎。在进行种植体植入前，建议通过影像学检查其手部，判断其发育情况，以确定患者发育完成或接近发育完成。只有在极为个别的情况下，考虑到患者的心理健康因素，医生方可对青少年进行种植体的植入。

（二）全身性系统疾病对种植的影响

1. 绝对禁忌证

（1）系统性疾病，如进展期的恶性肿瘤及艾滋病（AIDS）患者，包括 HIV 携带者也应考虑为种植禁忌证，因为患者的免疫缺陷机制可能会导致诸多术后不可预知的并发症，如种植体周围的感染等。

（2）未经有效控制的心血管疾病及心脏疾病。除非有内科医生在旁监护种植手术中患者的各项生命体征，否则原则上应避免对这类患者实施种植手术。而对于心脏瓣膜置换术后的患者及心肌梗死发生 6 个月内的患者，均应避免种植手术。

（3）患有血液系统疾病的患者，如血友病、血小板减少症、急性白血病和粒细胞缺乏症等表现为凝血功能不足的患者。如果患者的凝血情况值得怀疑，则应让患者进行相关凝血时间及功能的检查并参考内科医生的相关意见。

（4）服用抗凝药物或其他可以导致凝血功能障碍的药物的患者。如阿司匹林就可能导致患者术中及术后出血时间延长并导致术后血肿的出现。如果患者曾经长期服用或正在服用这类药物，则需要进行相关凝血功能的检查，并经过内科医生的评估，明确患者出凝血时间是否满足手术要求。

（5）存在心理/精神障碍的患者：对于那些无法配合手术以及术后无法维护口腔卫生清洁的患者，应避免进行种植手术。

（6）任何感染的急性炎症期患者：如呼吸道的急性炎症可能会对治疗预后产生影响，因此，这也是种植体植入手术的禁忌证。

2. 相对禁忌证　还有一些种植体植入术的相对禁忌证。这些禁忌证主要涉及患者用药及一些特殊的临床情况，如慢性炎症。这些患者需要医生在种植前考虑并仔细筛选。

（1）糖尿病：1 型糖尿病是绝对禁忌证，2 型糖尿病为相对禁忌证。糖尿病患者在进行种植后有可能出现伤口延期愈合及局部感染。但是在患者控制血糖并采用术前、术后抗生素应用的条件下，可进行相应的种植手术。而对于那些没有规律服用药物或注射胰岛素，血糖控制情况差的患者，则应该避免进行种植手术。

（2）颌骨放疗术后的患者：目前的研究认为，颌骨经过放疗，尤其是放射剂量超过 50 Gy 的患者，种植手术后有发生颌骨骨坏死的可能，因此，颌骨放疗后的患者进行种植手术时需要谨慎。但是，一些文献报道采用高压氧疗法后再进行种植体植入术可以有效减少种植体失败率。此外，还有文献报道如果患者放疗时照射剂量小于 40 Gy 并且种植时间为放疗两年后，其术后发生并发症及种植失败的风险将大大降低。但是，对于经过颌骨放疗的患者都应该加强术后随访，以便尽早发现可能出现的问题。

（3）化疗药物：目前因为种植术前或术后使用化疗药物而对种植体骨结合产生影响的报道并不多见。但是有文章报道，对于正在采用化疗的患者，尤其是同时进行放疗的患者进行种植手术，其风险较常规情况高。

（4）双膦酸盐类药物：双膦酸盐类药物是在全球广泛应用的一类主要治疗骨代谢疾病及恶性肿瘤骨转移的常规药物。其主要包括治疗骨质疏松为主的口服类双膦酸盐（如阿仑双膦酸盐）及静脉注射类治疗骨代谢疾病及恶性肿瘤骨转移的双膦酸盐类药物（如帕米双膦酸盐）。在 2003 年，Marx 首先发现了长期静脉注射该类药物可能会导致颌骨骨坏死。随后在各国均出现了大量类似病例的报道。双膦酸盐导致颌骨骨坏死的机制目前尚不明确，目前认为主要原因为双膦酸盐抑制破骨细胞的活性，从而导致骨代谢紊乱，以及其具有抗血管生成的作用，进而导致微小创伤下颌骨的愈合代偿能力被破坏，伤口长期不愈合，死骨不易分离，导致颌骨骨坏死。目前的研究认为，曾采用静脉给药方式应用双膦酸盐类药物的患者为明确的不适合种植的患者。少数个案报道也报道了在种植后患者长期口服双膦酸盐类药物最后导致种植失败的病例。因此，医生需要根据患者使用该类药物的类型、时间、全身情况等诸多因素谨慎选择治疗方案。

（5）吸烟的患者：吸烟被认为会影响骨结合及种植后的远期效果，并会破坏种植体周围骨重建的过程。另有文献报道，如果患者能够在种植体植入愈合期内戒烟，则其种植体留存率将可能提高。

（6）吸毒或酗酒的患者：吸毒或酗酒的患者可能出现术后出血、愈合过程长、感染等问题。因此这类患者不建议进行种植手术，并建议这些患者进行心理治疗，找到吸毒或酗酒治疗的方法。

（7）皮肤 / 黏膜病变：黏膜的扁平苔藓，尤其是浸润性强的，可能会导致种植治疗的失败。目前导致失败的原因及机制尚不完全清楚，上皮病变使得软组织无法在种植体表面形成附着可能是导致失败的原因。然而，也有部分网状扁平苔藓患者在种植术后预后良好。因此，目前皮肤 / 黏膜病变仅作为相对禁忌证而非绝对禁忌证。而天疱疮、红斑狼疮、多形性红斑、疱疹性口炎患者也应谨慎选择，因为其全身免疫异常对种植体成功率的影响尚无明确研究。

（8）长期应用糖皮质激素的患者：长期应用糖皮质激素可能会导致患者骨质疏松，但目前研究认为骨质疏松患者并非种植的禁忌证。骨质疏松对种植体成骨会有负面影响，因而骨质疏松患者及长期应用糖皮质激素的患者均是相对禁忌证范畴。

第二节　患者选择
Patient Selection

进行种植修复治疗的患者多为牙列缺损或牙列缺失。

一、牙列缺损

（一）单颗牙的牙列缺损

单颗牙的牙列缺损（partial edentulism）是种植修复出现以来受益最大的一类。由于传统的固定桥修复需要磨除健康的牙体组织以及可能影响到健康牙髓，种植技术的优势立即体现。在技术上，一般情况下种植手术也较固定桥修复容易，患者痛苦也更小。不论是前牙区还是后牙区，长期观察发现成功率都令人满意。不同的牙位，可根据咬合力大小、牙根直径、牙冠大小、牙根数量选择种植体直径。一般而言，前牙区选择标准直径或小直径的种植体，前磨牙区选用标准直径种植体，后牙区尽量选用直径较大或标准直径的种植体。

前牙美学区域的种植修复还需另外考虑邻牙与将来种植义齿的协调关系，以及患者对美学的要求、牙周健康、牙龈厚度、龈缘的位置关系、牙龈乳头的高度和修复后能否充盈、笑线的位置等。对于牙周情况不佳，没有充足的软、硬组织，拥有高笑线和高美学要求和期望值的患者必须慎重对待。

（二）多颗牙的牙列缺损

多颗牙缺失的牙列缺损修复中，需要对剩余自然牙的咬合关系、牙周健康状况、缺牙间隙的大小和美学因素进行检查评估。对连续的多颗牙缺失可采用固定桥的修复设计。对于多单位的固定修复，要根据支持骨的条件使用足够的种植体数量，否则更容易出现并发症或失败。

二、牙列缺失

种植修复解决了传统全口义齿固位不良、异物感强、咀嚼效率低下等问题。对于牙列缺失（edentulism）的种植修复，可以选择固定修复或覆盖义齿修复。固定修复要求剩余充足的骨量、上下牙弓的位置协调并有适当的颌间距离和一定的经济能力。对牙槽骨严重吸收和需要通过覆盖义齿调整上下牙弓关系的病例，可选用种植覆盖义齿修复。

此外，应围绕患者当前的健康状况，包括患者的主诉、现病史、既往史、家族史、全身情况和是否长期服用药物，并询问患者的咬合习惯（例如夜磨牙、紧咬牙）和生活习惯（如吸烟、酗酒等），进行记录。与患者沟通，了解其主诉需求，对种植修复效果、时间、费用和风险的认识及整个治疗中和后期种植维护的配合程度。在沟通过程中若发现患者对种植存在过大的期望和精神心理问题，应转诊精神专科医生进行必要的检查和评估。

进行口内和影像学检查来判断拟种植区域是否适合种植，并制订相应的治疗计划。这些计划应包括术前的牙周治疗和种植术后的修复计划。

（一）主诉

明确患者就诊主要想解决和关心的问题，患者期望的治疗效果和现实中能满足多少患者的期望值。根据患者的主诉问题、对治疗的期望和患者认为治疗成功的标准，预估治疗效果是否可以满足患者要求。若患者有不恰当的期望值，应在种植之前与患者沟通取得共识。总体说来，种植修复的咀嚼功能、使用年限、舒适性和美观性是国内患者最关注的几个问题。对于长期缺牙的患者，咀嚼功能的恢复是其主要关心的问题。此外，患者会根据种植义齿是否帮助咀嚼功能的恢复、外观的改善、异物感的降低来评价医生的治疗效果。临床医生往往根据种植体是否形成骨结合、有无临床症状、是否有骨的吸收破坏等方面去评价种植体的成功。对于患者而言，若对种植义齿外观不满意或咀嚼功能没改善，则可能认为种植义齿治疗失败。因此，种植前明确患者的期望值和对美学的要求非常重要。对患者不现实的要求和期望必须尽早与其沟通达成共识，减少日后不必要的纠纷。

（二）全身病史

询问患者的系统病史，排除种植手术的禁忌证。记录系统病确诊日期，至今的治疗情况，相应指标是否在正常值范围，若服用药物，要记录药物名称、服用剂量、服用频率。特别是治疗骨质疏松症的双膦酸盐类药物以及心血管疾病和透析患者的抗凝药物等。前者有导致骨坏死的风险；后者影响血液凝固，术中出血可能增多。严肃对待患者全身病史，否则可能影响种植体的成功并增加术中风险以及术后的失败率。必要时术前需寻求相应临床专科医生进一步检查。详细的全身病史见本章第一节。

（三）不良行为和习惯

有些不良行为和习惯会增加种植体失败的风险，例如吸烟、夜磨牙、紧咬牙和酗酒。中重度的吸烟可导致早期种植体失败的风险更高，并影响长期的种植修复预后，特别是对于骨质量不佳的上颌后牙区种植而言。目前吸烟导致种植体高失败率的原因和机制尚不明确，现有的解释是吸烟对白细胞、血管收缩、组织愈合和骨质疏松症等有影响。建议患者戒烟可以提高种植成功率。

磨牙症可以分为有意识和无意识的白天紧咬牙和夜间夜磨牙。异常咬合力将增加骨结合失败、种植体结构破坏等风险。对于这类患者，应在种植术前提高警惕。部分此类患者甚至为种植的禁忌人群，特别是短植体、局部固定修复和单牙种植。如果准备给磨牙症患者行种植术，应制作咬合垫供患者夜间佩戴，并减少修复体的颊舌径和牙尖高度。

病例 3-1
答案与解析

病例 3-1

患者，女性，55 岁。

主诉：上后牙缺失要求修复。

现病史：患者 3 年前拔除上后牙，有活动义齿修复史，现要求种植义齿修复。患者有骨质疏松史，口服阿仑膦酸钠片（福善美）一年，一周一片。

口内检查：右上 6 缺失，牙龈色、形、质可，有少量垂直骨缺损，唇侧可见少量骨性倒凹。咬合未见明显异常。近远中间隙约 11 mm，修复空间足够。

影像学检查：曲面体层示缺牙区剩余牙槽嵴高度约为 10 mm，牙槽嵴密度低。

诊断：上颌牙列缺损。

思考题：此患者可行种植治疗吗？种植手术中有什么需要注意的？

第三节 检查与诊断
Examination and Diagnosis

一、口内检查

口内检查缺牙数，缺牙位置，缺牙间隙的大小，缺牙处软、硬组织情况，缺牙区邻牙及对颌牙情况及咬合关系。

确定口内缺牙的牙位与缺牙数量。对缺牙区进行以下软、硬组织的检查：

（一）缺牙间隙

缺牙间隙的近远中径至少 6 mm，龈殆距离 7 mm。若患者因缺牙过久未修复造成邻牙或对颌牙移位，会导致缺牙间隙过窄、龈殆距离不足的情况。轻微的邻牙倾斜可以通过少量调改外型满足修复需要。对倾斜较严重的，可以通过正畸矫正排齐牙列后再行种植修复。对于对颌牙伸长的，轻者可以少量调改外型。若伸长较多，可通过正畸局部压低恢复垂直高度，保留对颌牙健康牙髓，但是需要额外费用及延后修复时间，并且不是每个患者都满足适应证；或者将对颌牙行根管治疗后截冠重行冠修复。由于后一种方式对健康牙齿牺牲很大，应尽量不使用。Misch 曾提出牙冠高度空间（crown height space，CHS）的概念，指的是从修复体骨的平面到咬合面或切缘的距离。理想的高度应该是 8 ～ 12 mm。需特别留意的是，邻牙的倾斜可能造成术区冠方和根方的间隙大小不一致。在冠方间隙充足但结合 X 线片发现骨内两牙根倾斜接近，类似"V 型"；或术区在冠方看似拥挤，但骨内空间充足，类似"Λ 术型"的排列，这种情况下邻牙如果倾斜严重，可先行正畸矫正后再种植治疗。

（二）种植部位牙槽骨

1. 对种植区域可用骨量的垂直高度、近远中径、颊舌径及外形进行评价。理想的骨垂直高度为 10 mm，近远中径及颊舌径厚度至少 5.5 mm。

2. 根据 Lekholm&Zarb 骨质分类，较理想的骨质为Ⅱ类和Ⅲ类骨，其次为Ⅰ类骨，最后为Ⅳ类骨。在预备种植洞形过程中若发现骨质属于Ⅳ类骨，可适当让所备洞的直径小于种植体直径以获得更好的初期稳定性，同时可适当给予更多骨结合愈合时间，到术后第 4 个月以后再行上部修复。对于Ⅰ类骨，虽容易获得初期稳定性，但由于松质骨较少，血供不如Ⅱ类、Ⅲ类骨，更易出现皮质骨挤压，影响骨结合早期血供。

3. 骨外形　前牙区唇侧的骨外形可呈凹陷状，若唇侧骨量轻微不足，可在种植手术同期行引导骨再生术。对于骨严重不足者则先行骨移植，延期种植修复。

（三）种植部位的软组织

1. 种植区域附着龈的宽度　根据欧洲骨结合协会第三次会议（2012）共识，没有证据表明附着龈的存在与否与发生种植体周围黏膜炎和种植体周围炎有关系。附着龈的宽度与局部菌斑堆积程度也没有直接关系。但是部分患者由于缺乏附着龈在刷牙时会出现疼痛，进而导致菌斑去除不彻底。对于这类患者，可以考虑附着龈移植。部分文献认为至少保留 3 mm 以上的附着龈有利于种植体周围健康。有文献报道认为种植体表面处理采用羟基磷灰石和钛浆喷涂的植体在角化龈缺乏时更容易发生种植体周围的骨丧失和种植失败。

2. 局部黏膜　对黏膜的健康状况进行检查，如种植区域邻牙是否有瘘管，拔牙窝愈合情况等。传统种植时间一般在拔牙后 3 个月，此时拔牙窝内已具有临床意义上的骨充填。若发现局部拔牙窝黏膜未愈合，要检查是否有残根残片的滞留。若发现有瘘管，来源为邻牙的需进一步治疗邻牙，待瘘管消失后才能开始种植手术。

3. 牙龈乳头　牙龈乳头的高度主要受牙槽骨高度和冠方接触点与牙槽嵴顶距离的影响，其形态则主要受牙齿倾斜角度、牙位、牙冠形态、牙龈生物型的影响。Tarnow 曾报道，当冠方邻面接触点到牙槽嵴顶之间的距离小于或等于 5 mm 时，98% 的牙龈乳头可以充盈；若距离为 6 mm，则充盈的可能降为 56%；当距离达到 7 mm 时，充盈的可能只有 27%。提示种植义齿的邻接点应根据骨高度适当向根方移动以获得良好的牙龈乳头外形。此外，Zetu 等（2005）报道发现，当龈乳头在 100% 充盈时，邻面接触点到牙槽嵴顶的最大距离在天然牙之间为 4.5 ～ 5 mm，种植体之间为 3.5 mm，种植体与天然牙之间为 4.5 mm，种植体与桥体之间为 5.5 mm，天然牙与桥体之间为 6.5 mm，桥体与桥体之间为 6 mm。由于龈乳头充盈是美学区的重要标志，象征着红白美学的协调，一旦出现龈乳头退缩，除了容易导致食物水平嵌塞外，邻间隙"黑三角"非常不美观，所以应该充分引起重视。若术区的邻牙向缺牙间隙倾斜，会在牙颈部形成倒凹，种植修复后容易在此部位出现食物嵌塞，需于术前告知患者食物嵌塞的可能性以及修复后教导患者如何局部清理，避免长期食物滞留导致局部炎症。

4. 牙龈生物型（gingival biotype） 按照牙龈的厚度分为薄龈生物型、中厚龈生物型及厚龈生物型。薄龈生物型牙龈乳头细长、附着龈菲薄。厚龈生物型牙龈乳头低平圆钝、附着龈宽厚。介于两者之间的为中厚龈生物型。薄龈生物型更容易出现龈退缩，在前牙美学中较厚龈生物型更难获得良好的美学效果。

5. 系带 检查唇系带及颊系带附着位置。上唇系带较下唇系带更常出现附着位置过低。颊系带一般不明显。若发现系带附着位置过于靠近龈缘牵拉牙龈，应在种植术同期考虑行系带修整术，避免系带长期牵拉导致牙龈退缩。

（四）缺牙区邻牙及对颌牙

邻牙是否有龋坏、根尖周炎等牙体牙髓病变，是否有牙周炎症，松动度，是否有倾斜扭转移位，龈乳头高度，是否有无法保留需要拔除的邻牙。预估种植修复后的龈缘位置是否能与前牙区的龈缘高度协调一致。对于邻牙有根尖周炎的，需要进行治疗后再行种植术，否则将来可能出现逆行性种植体周围炎影响种植体的骨结合。对颌牙健康状况也需要进行评估，若有牙体牙髓或牙周病变需要治疗，若无法保留需要拔除。因为完成种植修复后，未经治疗的有病变的对颌牙可能无法行使咀嚼功能，影响最终疗效。还需检查口内咬合关系，反𬌗、深覆𬌗、深覆盖、咬合早接触等错𬌗畸形会影响种植体的修复位置和治疗效果。

（五）牙周健康及口腔卫生

1. 牙周炎 牙周炎已公认为是发生种植体周围炎的危险因素。观察发现种植体周围炎的软组织炎症和骨吸收与慢性牙周炎有相似之处。许多研究也证实两者之间致病菌相似。因此，术前检查口腔内牙周健康至关重要。如果有牙周病，需要先行牙周治疗，待炎症控制住后再开始种植治疗。Masanori 等收集种植体龈沟内菌斑，与种植体邻牙、对颌牙及对侧天然牙的龈下菌斑进行分析比较，发现种植体周围的微生物定植，如伴放线放线杆菌（*A. actinomycetemcomitans*，Aa）、中间普氏菌（*Prevotella intermedia*，Pi）、牙龈卟啉单胞菌（*Porphyromonas gingivalis*，Pg）、齿垢密螺旋体（*Treponema denticola*，Td）和聚核梭杆菌（*F. nucleatum*，Fn）主要来自邻牙龈下菌斑，提示通过牙周治疗减少可疑致病菌非常重要。

2. 口腔卫生习惯 检查患者口腔内菌斑、软垢、牙石量（图 3-1）。询问刷牙的次数、时间、方法及使用牙线、牙间隙刷等清洁工具情况。对于卫生条件不佳的患者需要进行口腔卫生宣教，减少口内菌斑数量。

（六）牙弓形态与位置关系

牙弓按形态可分为尖圆形、椭圆形及方圆形。上颌牙列宽 55 mm 左右，长 50 mm；下颌牙列宽 52 mm 左右，长 41 mm 左右。上牙列较下牙列宽且长。当出现牙列缺失以后，上颌颊侧骨吸收较舌侧快，下颌舌侧骨吸收比颊侧快，形成骨性反𬌗趋势，对全口种植修复重建咬合造成一定的困难。反𬌗严重的需通过覆盖义齿调整关系，无法采用种植固定修复方式。

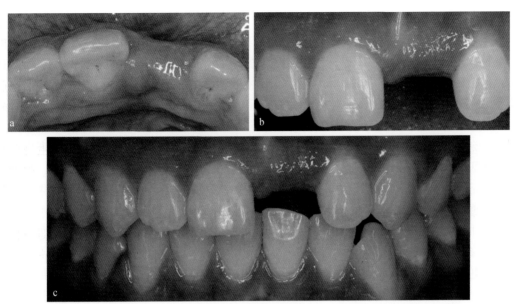

图 3-1　口内检查（a、b、c 分别表示殆面、颊侧和咬合），同时需观察软组织和口腔卫生

二、口外检查

（一）颞下颌关节

检查下颌开口度、开口型、开口是否弹响及疼痛。检查下颌运动时耳前区髁突有无正常运动及外耳道内有无压痛点和局部肿胀。

男性开口度 38 ～ 65 mm，女性开口度 36 ～ 60 mm。开口度过小主要影响后牙区域的种植和修复，甚至种植机头和先锋钻无法放置为需要的角度和位置，造成无法种植或效果不佳。

（二）唇线与笑线

唇齿关系在修复排牙和前牙美学修复中有重要参考作用。唇线为口唇静止时上唇下缘的轮廓线。笑线为微笑时上唇下缘的轮廓线。根据患者微笑时上唇下缘显露出的牙齿和牙龈的多寡可将笑线分为高笑线、中笑线、低笑线。高笑线是指微笑时暴露上前牙牙冠及牙龈乳头和附着龈，甚至牙槽黏膜。中笑线指微笑时暴露上前牙牙冠及部分龈乳头和少量的附着龈。低笑线是指微笑时显露上下前牙牙冠或下前牙牙冠为主。

（三）不良习惯的改进和预防

磨牙症可分为白天的紧咬牙和夜间的夜磨牙。需要在种植后给予夜磨牙的患者咬合垫进行夜间佩戴。部分患者认为种植牙坚韧无比，出现用种植牙开啤酒瓶盖的危险举动，造成牙冠崩瓷。术前及术后必须提醒患者改正这种不良习惯的必要性。

第四节　研究模型
Diagnostic Cast

研究模型是指使用合适的印模材料制取印模，并用石膏立即灌注成模型。取研究模型后上殆架，可以为医师提供患者口内的咬合关系，以便于制订和执行种植修复的治疗方案。临床上通常研究模型需要复制两副到三副，一副用于制作蜡型或者可能需要的临时义齿，一副用于制作外科手术导板，另一副保留用于原始的记录。

事实上对于患者，临床检查的时间是相当有限的，而使用研究模型可以将患者口内的情况复制下来，以便于医师在需要的时候详细观察，而不需要频繁地叫回患者。通常需要在研究模型上观察的有：①缺牙的数量和位置；②缺牙区牙槽嵴的宽度和高度；③殆位的咬合关系；④邻牙的情况；⑤对颌牙的情况；⑥ Spee 曲线和殆曲线的情况；⑦缺牙间隙的大小；⑧软组织的外形等。特别是龈合径在研究模型上观察更为准确，在临床检查中由于视角的原因，很多时候舌侧或者腭侧的牙尖并不是清晰可见的，而在研究模型上可以从各个角度观察获得更准确的信息。

在研究模型上制作蜡型来修复缺失的天然牙列，向患者展示最后可能的修复效果，有助于和患者沟通，增加患者的满意度。尤其是在上前牙区等美学要求较高的病例中，蜡型的制作有助于提高种植修复的美学效果。Marizola 进一步提出，单纯的蜡型可能使患者无法直观地想象出最后的修复效果，因此建议在蜡型周围使用粉色的人工牙龈来模拟天然牙齿和牙龈的形态，从而获得更为直观的效果，同时这个步骤也使患者参与到整个治疗的过程中来，增加患者对整个治疗过程的了解，降低美学纠纷的发生。此外，借助于蜡型和研究模型还可以制作出未来可能需要的临时义齿。

研究模型还可以用来帮助制作外科引导导板。外科导板通常可以分为基于模型的外科导板和 CAD/CAM 技术制作的外科导板。其中在研究模型上可以利用真空压膜等技术制作初步的塑料导板，然后在预定的种植位点打出合适半径的孔装入套管，制成最终的外科引导导板。此外，研究模型也可以作为 CT 扫描的对象，从而帮助获得患者颌骨的三维信息，进一步借助 CAD/CAM 技术制作出手术导板。使用研究模型作为 CT 采集信息的对象可以避免因患者移动及软组织干扰造成的误差，但此时则要求印模和石膏的材料具有较高的精确度。

第五节　放射线检查
X-ray Examination

种植术前的放射线检查有利于完善治疗计划和降低术中风险，减少术中、术后并发症以及获得满意的治疗效果。医生通过放射线检查能获取术区颌骨的宽度、高度及厚度，术区与邻牙的关系，邻牙的牙周状况，手术区域可能涉及的重要解剖结构及颌骨是否有异常病变等信息。一旦发现骨量不足或邻近重要解剖结构，能提前对治疗计划进行调整和充分术前准备，提前与患者沟通初步的治疗设计及相关风险。因此，放射线检查是种植治疗中必不可少的辅助检查。临床中常用的放射线检查方法有曲面体层片、锥形束计算机体层成像技术、根尖片。

一、常用放射线检查

（一）曲面体层摄影（panoramic radiology）

一张胶片可以显示全口牙列、上下颌骨、上颌窦底、鼻底、下牙槽神经管走向、颏孔位置、髁突、喙突等影像，是目前最常用的检查方法。根据临床需要，曲面体层片可以重点投照上、下颌骨或全口牙位。适合多牙位多区段，特别是后牙区种植的检查。它的优点是提供较多解剖结构信息，费用低廉，仪器较为普及。其缺点为前牙区存在影像重叠，细节部分显示不清晰。由于影像存在放大率，需参照标尺或对照钢球进行比例换算，测量上较繁琐。此外，二维的影像无法判断颌骨厚度。只能对近远中空间及骨高度进行评估。

（二）锥形束计算机体层成像（cone beam computed tomography，CBCT）技术

CBCT通过带有X线发射源和探测器的旋转机架拍摄而成。它可以提供精确的、亚毫米级、立方体体素分辨率范围在0.076～0.4 mm的图像，以三维形式重建颌面部结构。放射剂量在29～477 µSv不等，与传统的颌面部螺旋CT放射剂量（2000 µSv）相比减少76.2%～98.5%。但是CBCT曝光的放射剂量相比其他影像学检查（根尖片、曲面体层片等）还是偏高，同时CBCT依据照射范围分为小视野、中视野及大视野，随着视野增大，辐射量也增大，因此应根据临床需要作为一项辅助检查技术。

由于CBCT弥补了口内片、曲面体层片无法三维成像的不足，目前被广泛应用于颌面部和牙齿的病理检查，包括颌面部肿瘤、外伤骨折、颞下颌关节成像、三维头颅测量及种植术区的牙槽骨条件及其邻近解剖结构分析。通过CBCT三维重建后可以为种植术前提供剩余牙列、骨形态及邻牙牙根形态等重要信息。同时，利用配套的电脑软件能模拟种植手术位置；事先制订种植计划后制作个性化种植手术导板，有的软件还能模拟截骨术和牵张成骨术等手术。CBCT技术的出现利于临床与辅助检查、手术模拟、个性化设计相结合。CBCT有其自身缺点，比如存在影像学伪影、不适合反映软组织、相对其他口腔影像学检查的放射剂量仍太高等情况，应根据需要选择合适的影像学检查。

（三）根尖片（periapical radiographs）

根尖片可以显示缺牙区骨愈合的情况和邻牙牙齿倾斜方向及牙周情况。此外，在上前牙区还能看到切牙孔、腭中缝。下前牙区可见平行于牙长轴的营养管。后牙区部分在上颌有时可以看到上颌窦底的位置，下颌前磨牙区可以看到颏孔，下磨牙区有时能看到下牙槽神经管的位置。它的优势在于细微部分的影像呈现清晰，价格低廉，拍摄条件普及，放射剂量小。但局限性在于涉及大范围的种植手术时无法满足检查需要。同时，它也是二维成像，无法评估骨厚度。

二、放射线检查内容

术区骨组织的条件：

1. 骨密度及拔牙窝情况 种植区域的拔牙窝是否愈合良好，骨密度是否与周围骨组织较一致。术区是否有埋伏牙或异常影像。有无残根或异物的残留。

2. 骨的三维尺寸 测量骨的近远中径（骨宽度）、颊舌径（骨厚度）、植入方向的骨高度。近远中宽度应满足种植体直径植入及种植体距邻牙需大于1.5 mm的距离（图3-2）。例如预计植入4 mm直径的种植体，则所需近远中宽度为4 mm + 1.5 mm + 1.5 mm = 7 mm；相邻的两个种植体之间至少有3 mm的距离较为理想。因此，假设

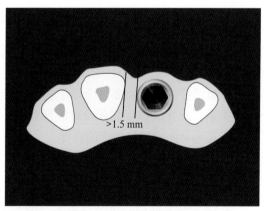

图 3-2 邻牙与种植体间距离需大于1.5 mm

为连续两颗后牙缺失，预计植入4 mm植体，则理想的近远中距离为1.5 mm + 4 mm + 3 mm + 4 mm + 1.5 mm = 14 mm。对近远中径不足的可结合正畸治疗后再种植，或采用其他修复方式代替种植术。颊舌径厚度的最低限度是种植体两侧各1 mm。如果少于这个厚度，将来有出现骨板吸收的风险。

3. 种植体与解剖结构的位置关系 种植体距下牙槽神经管、颏孔至少要有2 mm的安全距离。若高度不足可选用短植体、行下牙槽神经改道术、骨增量手术（如牵张成骨术、骨块移

植）改变种植设计或采用如 all-on-four 等方法来满足骨高度的要求。在行上颌后牙区的种植时，要留意上颌窦底的位置、窦黏膜是否有增厚影像以及上颌窦腔的分隔，还应查看是否有血管走行于窦底的位置。此外，由于上颌第一磨牙牙根距离上颌窦底接近，以及由于牙周炎等导致骨水平吸收或拔牙缺失过久上颌窦气化等原因，往往骨高度不足。可以采用经牙槽嵴上颌窦底顶冲顶术（上颌窦内提升术）或上颌窦外侧壁开窗提升术（上颌窦外提升术）来解决骨量不足的问题。

病例 3-2 答案与解析

病例 3-2

患者，男性，18 岁。

主诉：先天性无牙颌要求修复。

现病史：患者先天无牙，无义齿修复史，现因咀嚼、发育及美观等问题要求全口义齿修复。患者无高血压、心脏病及糖尿病等全身系统性疾病。

检查：

1. 皮肤　患者皮肤干燥皱纹多，头发干枯稀少，眉毛睫毛稀疏，指 / 趾甲发育不良，掌跖过度角化。

2. 面型特征　前额突出，鼻梁塌陷呈"鞍鼻"状，嘴唇外翻，眼周口周色素沉积，面下 1/3 短，面型苍老。

3. 口腔情况　口内无牙，上下颌骨发育严重不足，全景片示上颌骨萎缩至鼻底，下颌骨高度 ≤ 10 mm，唾液腺分泌正常。

诊断：外胚层发育不全性先天无牙颌。

思考题：患者种植治疗前应该做什么影像学检查？

第六节　种植治疗设计
Implant Treatment Design

　　种植治疗的设计需要在全面了解患者全身系统疾病、美学期望、吸烟习惯、牙龈生物型、咬合关系、缺牙间隙、邻牙及对颌牙状态、牙槽嵴解剖等临床情况和 X 线情况的基础上，进行以修复为导向的种植治疗的设计。

一、种植时机的选择

　　临床上对于种植时机的分类为：即刻种植，软组织愈合的早期种植（拔牙后 4 ~ 8 周），部分骨组织愈合的早期种植（12 ~ 16 周），延期种植（拔牙后 6 个月或更长）。由于种植体表面处理技术的不断改进，种植体与牙槽骨形成牢固骨结合所需的时间也不断地缩短，因此种植时机具体时间的划分也有出入，具体内容请参考第九章"即刻种植"。

二、种植修复负载方案的选择

　　纵观口腔种植的发展历史，种植修复的负载方案不断地演变，负载时间也在不断地缩短。20 世纪 80 年代早期，Brånemark 教授认为种植体需要在黏膜下 3～6 个月无负载无应力的愈合期，这更多地取决于当时医师的个人经验。随着循证医学的不断实践以及种植体的不断改进，穿黏膜愈合的方案也获得了认可。随着种植体表面处理技术的出现，尤其粗糙表面的问世，负载所需的时间大大缩短，即刻负载等方案也相继问世。目前对于种植修复的负载方案分类的具体定义较多，但所表达概念基本相同，本书介绍 Aparicio 于 2003 年提出的分类（表 3-1）。

表 3-1 种植负载时机分类

即刻修复	即刻负载	早期负载	常规负载	延期负载
种植体植入后，48小时内戴入修复体，但与对颌牙无接触	种植体植入后，48小时内戴入修复体，且与对颌牙接触	种植体植入后，48小时到3个月之间戴入修复体，且与对颌牙接触	种植体植入后，经过3～6个月的愈合期后戴入修复体	种植体植入后，在愈合期大于6个月以后戴入修复体

缩短负载时间的关键取决于：初始骨接触形成的初期稳定性，种植位点的骨量和骨质以及种植体周围新骨的生成速度。同时还需要考虑患者的全身系统性情况，比如是否有糖尿病史、骨质疏松病史等。

目前可以肯定的是，常规负载方案，即在种植体植入后经过 3～6 个月愈合期后戴入修复体的方案，是一种高预期性的能够获得良好骨结合的负载方案，也是目前临床上应用最为广泛的负载方案，在不同的种植区域和临床条件下能够获得较高的种植体留存率和种植修复的成功率。此外，在所有的负载状态下，粗糙表面的种植体的成功率都高于机械光滑表面的种植体。

在即刻负载或者早期负载的方案选择中，由初期稳定性所获得种植体的稳固不动对于愈合期内能获得良好的骨结合至关重要。在其他临床条件较为有利的情况下，下颌牙列缺失的即刻负载是一种合理的选择方案。目前单牙牙列缺损的即刻修复方案成功的报道很少，特别是即刻种植后的即刻负载方案失败率明显增高。对于上颌牙列缺失和连续多个牙缺失的牙列缺损病例的即刻负载，需要谨慎的患者选择并由经验丰富的医生来操作。

目前文献研究表明，早期负载的种植修复成功率显著低于即刻修复和常规负载。具体机制仍有待研究，但有学者认为早期负载的时间处于种植体周围旧骨吸收、新骨尚未形成的稳定性薄弱期，此时外来应力的影响将显著降低骨结合的成功率。然而随着种植体表面处理技术的改进，例如亲水性表面的出现大大缩短了种植体周围新骨形成所需的时间，因此目前早期负载的概念将相对模糊，医生应当根据患者的具体情况和所使用的种植系统选择合适的负载方案。

三、种植系统的选择

目前全世界有上百种不同的种植系统，各种种植系统的特点在概论当中已经介绍，临床医生应当根据患者的临床情况和最终修复的方案选择合适的种植系统。

在种植治疗的设计当中应当始终坚持的一个原则是以修复为导向，选择合适的种植时机、负载方案和种植系统，对于解剖情况不佳的位点，应当采用合适的骨增量和软组织增量技术，以获得良好的修复效果。

病例 3-3
答案与解析

病例 3-3

患者，女性，24 岁。

主诉：上前牙外伤后要求修复。

现病史：患者一周前因外伤上前牙根折，于我院急诊科就诊后告知无法保留，现要求种植义齿修复。患者无高血压、心脏病及糖尿病等全身系统性疾病。

检查：右上 1 根折，根折断面位于牙龈下较深，肉眼不可视。右上 2 及左上 1 未及明显异常，牙龈色、形、质可，咬合未见明显异常。患者中位笑线、缺牙处近远中间隙与左上 1 对称，牙冠呈卵圆形，牙龈生物型为中厚型。

影像学检查：CBCT 示根中 1/3 折断、唇侧骨板完整，约 1 mm，无明显垂直骨缺损，腭侧骨量充足，剩余骨高度约为 18 mm。

诊断：右上 1 根折。

思考题：这位患者可以选择怎样的种植和修复治疗方案？

第七节　其他考虑
Other Considerations

利用牙种植体修复牙列缺损和牙列缺失患者的方案由于其高预期性越来越为人所接受。所有文献报道种植体支持的固定义齿 5 年留存率都在 95% 以上，而 10 年留存率在 90% 上下，这与传统的固定义齿修复的成功率相近。

然而作为临床医生，种植修复的方案绝对不能作为唯一的选项被推荐给就诊的患者，应当全面考虑患者接受治疗后的生活质量、治疗的性价比、治疗的维护成本和治疗可能会发生的并发症等。在制订最终的治疗计划之前，必须让患者了解到所有可能的修复选项，如条件可以无牙颌的患者，除了提供种植固定修复也应提供种植覆盖义齿（implant-supported overdenture）修复方案，结合患者的意愿和依从性等确定最终的治疗方案。

进展与趋势

随着医学技术的发展及材料科学的进步，口腔种植的许多理念已发生变化。种植体的表面处理技术的进步使种植修复方案的选择更加多样化，使医生可以根据患者情况选择最合适的种植时机和负载方案。种植的适应证也在不断扩大，各种骨替代产品及成骨技术的应用很大程度上使患者的骨量不再成为一个决定性的限制因素。随着数字化种植在临床上已大范围使用，精确的外科导板及至术中导航技术以后将会有更广泛的发展空间。总而言之，口腔种植正在向骨结合时间更短、手术精度更高、适应证更广泛的方向飞速发展。

目前，种植手术的相对禁忌证仍然是研究的热点。尽管骨质疏松症和糖尿病已不再是种植治疗的绝对禁忌证，但其全身情况对种植疗效的影响还需要进一步研究。同时，长期服用双膦酸盐类药物的患者种植后出现的骨坏死及种植失败的问题随该类药物的应用逐渐暴露出来，该药物对骨密度及骨结合的影响目前还需要更多的临床观察。此外，CBCT 的问世为口腔医学的 X 线检查提供了新的方法，然而 CBCT 测定骨密度以及金属伪影等问题仍待解决。种植时间和负载方案的选择尽管已经有了大量的研究，但不同治疗方案的美学效果等仍是研究的热点。

总而言之，种植的适应证已随技术的发展而扩大，但医生仍需要对患者的全身及局部情况进行详细的评估，进行完善的术前设计，方能得到理想的临床效果。

Summary

A well-performed surgical protocol, based on preoperative examinations and treatment planning, constitutes the prerequisite for a successful future implant treatment result. Though many concepts in oral implantology have changed because of the development of medical technology and the advances of biomaterial science, the basic rules should always be followed.

Firstly, the outcome of the implant treatment not only depends on the health and bone morphology of the area considered for implants, but also depends on the medical condition of the patients. Implant surfaces have been developed in the last decade in a concentrated effort to create a faster and improved osseointegration process. Thus, indications of dental implant surgery have also been widened. The diseases such as diabetes and osteoporosis are not contraindications for dental placement anymore. However, relationship between the implant successful rate and systemic diseases should not be neglected.

Secondly, local condition of the implant site is a decisive factor which will influence the outcome of the treatment. The local condition assessment should include bone volume, bone quality, adjacent anatomical structures such as nerves, arteries, maxillary sinus, adjacent teeth, soft tissue around implants, occlusal relationships of the jaws, etc. Besides, patient should present with no ongoing pathology, diseases such as denture induced stomatits, candidosis, hyperplasia or similar mucosal disorders.Moreover, root remnants, periodontal disease, periapical disease, or jaw infection/cysts must be treated before the implant surgery. These data can be collected by intraoral inspections and radiographic examination.

After having collected all clinical and radiographic data, a treatment plan was carried out. Though the possible treatment plan options have become diversified, which would enable dentists to choose implant placement timing and loading protocols, treatment plan should be carefully worked out according to the general and local conditions of patients in order to achieve the goal of minimal trauma, less surgical procedures and better aesthetic outcomes. A wax-upprosthesis may thereafter be fabricated in order to explore the suggested result.The image-based implant therapy, which provides high accuracy images of the relevant anatomical regions and visual interactive pre-surgical planning, shall be applied.

For patients with maxilla/mandible defect, facial injury or extremely bone inadequate, consulting from maxilla-facial surgeon is necessary. Plastic surgery and bone volume augmentation should be performed, and soft tissue graft surgery should be considered before the implant placement.

Definition and Terminology

1. 研究模型（diagnostic cast）：Reproduction of actual teeth and associated oral structures used for analysis and treatment planning.

2. 种植体覆盖义齿（implant-supported overdenture）：Complete or partial removable prosthesis supported by individual or splinted dental implants and related soft and hard tissue structures.

3. 患者选择（patient selection）：Selection of patients who are appropriate candidate for a particular therapy based on risk assessment, including medical, dental, and anatomic factors, as well as smoking habits and psychologic health.

4. 牙龈生物型（gingival biotype）：Categorization determined by variable biologic or physiologic characteristic of gingival. To evaluate the gingival biotype, a periodontal probe can be placed at the facial aspect of the periodontal（orperi-implant）sulcus. It is categorized as thin if the outline of the underlying probe can be seen through the gingival or mucosa, or thick if the probe cannot be seen.

5. 双膦酸盐类药物（bisphosphonates）：bisphosphonates are an established category of drugs that function as bone resorption inhibitors by depressing osteoclast function.

6. 双膦酸盐相关性颌骨骨坏死（bisphosphonate-related osteonecrosis of the jaws, BRONJ）：current or previous treatment with a bisphosphonate；exposed, necrotic bone in the maxillofacial region that has persisted for more than 8 weeks；and no history of radiation therapy to the jaws.

（赖红昌）

第四章 种植外科术前准备

Pre-operative Procedures of Implant Surgery

口腔颌面部的种植外科手术绝大多数可在局麻下进行，常规在门诊实施，基本的术前准备事项与拔牙及其他牙槽外科手术相类似。不同的是，牙种植体为代表的颅颌面种植体多数为纯钛或者钛合金制作，属于生物惰性的外源性植入物，为了尽可能降低感染风险、提高骨结合成功率，种植外科手术应该按照无菌手术的要求和原则进行。

种植外科手术前应该做好各项准备，不仅包括患者方面的准备，例如术前体检、相关疾病治疗和控制、口腔卫生维护和戒烟等；也包括医生方面的准备，例如了解患者相关病史、确定治疗方案并与患者进行良好沟通、合理规范的术前用药、按照无菌手术要求进行术前准备等；另外，还要做好手术环境和器械材料方面的准备。只有充分做好各项术前准备工作，才能保证种植手术的顺利进行。

第一节 患者术前准备
Pre-operative Preparation of Patients

患者在接受种植外科手术前，应该保持良好的饮食习惯和作息规律，注意日常口腔卫生的维护，在与医生充分交流和沟通的基础上，对外科以及整体治疗方案的实施过程做到心中有数，理解手术并发症的原因和风险，避免过度的紧张和焦虑，并且在医生的指导下完成以下各项术前检查和诊疗准备，力争将生理和心理调整到适合手术的最佳状态。

一、术前体检

首先应进行常规的体格检查（physical examination），包括各项生命体征，例如心率、体温、血压、呼吸频率的测量和其他相关的全身检查；还需要进行辅助的血液检查，包括血细胞分析及出凝血功能、肝肾功能、血糖检查以及各种传染病（例如乙肝、丙肝、梅毒、艾滋病，简称感染四项）的筛查。根据以上检查结果，可以初步判定患者大体健康状况，给出合理的转诊和治疗建议，如果检查结果中出现外科手术的风险因素或禁忌证，则根据具体情况调整治疗计划，目的是尽可能降低治疗风险，提高治疗成功率和患者满意度。女性患者手术日期应尽量避开月经期。

二、口腔专科情况

咬合关系及余留牙齿健康情况，尤其是邻牙和对颌牙的各种病理情况及其预后都可能会对种植方案的制订和实施产生直接影响，例如错𬌗畸形、牙龈炎、牙周炎进展期、急慢性牙髓炎和根尖周炎的急性发作期等，有些会增大手术的操作难度和美学风险，有些会增高术后的感染发生率，妨碍种植体周围软、硬组织的正常愈合进程。

因此，在种植手术实施前，应该再次进行确认性的口腔检查，对可能会影响到种植手术的不良咬合关系以及软、硬组织问题进行会诊评估和干预治疗。例如：①对于错𬌗畸形问题请正畸科会诊，确认正畸-种植联合治疗计划的可行性和合理性，确定对于伸长的对颌牙以及倾斜的邻牙的处理方式；②请牙周科及口腔黏膜病科会诊，对牙龈炎、牙周炎急性发作等进行治疗和维护，对各种口腔黏膜病进行局部治疗或全身调理以缓解症状；③请牙体科会诊，对余留牙齿，尤其是邻牙的龋病及牙髓要提前进行治疗并确认治疗效果后再安排种植手术，以避免术后的邻牙炎症反应影响术区的正常愈合，或者激发邻牙疼痛，与正常术后反应性疼痛相混淆；④对张口度不足或者有颞颌关节脱位病史的患者，可以请颞颌关节病科会诊排除器质性病变，酌情进行关节功能的康复训练和合理的张口练习。

三、系统性疾病的控制

对于有内分泌系统、免疫系统、呼吸系统、循环系统等慢性系统性疾病的患者，要在术前进行复查和评估，同时积极地治疗和控制。另外，对于患者长期服用的可能影响凝血、组织愈合和骨代谢平衡的药物，需要根据患者实际病情认真评估其必要性，然后决定是否暂停或者继续服用。

近年来，以治疗骨质疏松症的双膦酸盐（bisphosphonates，BPs）为代表的骨组织代谢调控药物引起的药物相关性颌骨坏死（medication-related osteonecrosis of the jaw，MRONJ）常有发生，需要引起高度重视。

目前应用较多的是第二代和第三代含氮的双膦酸盐类药物，其中口服（例如阿仑膦酸钠、依替膦酸二钠、氯屈膦酸二钠等）或者低剂量注射此类药物的风险不大，但高剂量注射药物（例如唑来膦酸、帕米膦酸二钠、氯屈膦酸二钠注射剂等）会显著升高颌骨坏死的风险。其发病机制尚不明确，推测是因为破坏了骨组织吸收和重建的正常动态平衡：无功能的骨组织无法被清除，受损的骨组织无法被修复，新骨也就无法形成。其发病部位仅限于颌骨，可能与颌骨的代谢和改建速度较快有关。

因此，对于口服双膦酸盐类药物的患者，应该在有效控制其他系统性疾病的前提下，酌情于种植手术前至少3个月停用药物；对于口服3～4年以上或者静脉注射药物的患者，应尽可能采用非手术方式修复，如必须采用种植修复，则需要告知患者风险，征得理解和配合，谨慎实施手术。

其他系统性疾病的治疗和控制的内容广泛，请参考相关资料，这里不再赘述。

四、戒除不良嗜好

不良嗜好包括吸烟、嗜酒以及滥用药物等，对种植手术成功率影响较大且最常见的不良嗜好就是吸烟。

吸烟可能导致免疫功能低下，影响微循环及组织的新陈代谢，从而降低患者的局部抵抗力，妨碍术后种植体-骨结合的过程。其具体的影响机制可能与吸烟产生的毒副产物，如尼古丁、一氧化碳、氰化氢等有关，尼古丁可抑制红细胞、成纤维细胞和巨噬细胞的增殖，并升高血小板的黏滞度，导致微血栓形成，阻碍新生血管形成和机化过程；一氧化碳可竞争性结合血红蛋白，减少氧气的运输，从而抑制成骨细胞分化；氰化氢则可抑制氧代谢和运输所必需的酶的活性，致使骨愈合和骨结合不良。虽然吸烟影响种植体骨结合的具体机制到目前还不十分清楚，但其导致种植体早期骨结合成功率降低的现象已经被大量文献证实。

因此，对于拟接受种植手术的患者，术前戒烟至关重要。有研究显示，成功接受戒烟方案的吸烟患者的种植成功率明显提高，与不吸烟患者接近，而与仍保持吸烟习惯者有显著性差异。

关于戒烟方案如何制订，目前学术界尚有争议。有学者提出术前戒烟 2 周，术后戒烟 1 周或更久即可清除体内因吸烟产生的毒性产物，减少其不利影响。也有临床研究表明，手术前（特别是较复杂的种植手术），患者最好停止吸烟 1 ～ 2 个月，手术后还应戒烟至少 8 周，这样就可以明显降低吸烟导致的各种手术并发症的出现。

综上所述，建议拟进行种植手术的患者在手术前彻底戒烟，或者按照以上被证实有效的戒烟计划开始戒烟，以尽量减小吸烟对种植手术及术后骨结合过程产生的各种不利影响。

五、形成良好口腔卫生习惯

刷牙是最重要的个人口腔卫生维护方式，养成正确的刷牙习惯和方法至关重要。甚至可以说，刷牙方法不对等于没有刷牙，还会带来一定的危害。不掌握正确的刷牙方法，单纯增加每日刷牙次数对于口腔卫生的维护意义并不大。正常健康人每天刷牙 1 次或 2 次即可保持较好的口腔卫生，严重牙周病患者可按照医生要求每日刷牙 3 次或 4 次。

另外，对于有牙周病家族史的牙周病患者来说，到正规口腔医院或诊所进行定期口腔卫生检查和洁牙也很重要，可以客观评估刷牙效果和口腔卫生水平，及时获得合理的口腔卫生维护建议。

第二节　医生术前准备
Pre-operative Preparation of Doctors

在种植手术前，医生应该再次对患者进行口腔检查并确认手术方案，也可以根据患者的具体情况对方案做出合理的调整，还要充分与患者沟通，告知整体治疗方案的优缺点、治疗过程中的风险和注意事项等，说明可能发生的并发症及对应措施，请患者签署知情同意书等相关医疗文件。实际上，这些工作也是医患双方互相配合完成的，在此基础上，还应该做好与种植手术直接相关的几项准备工作，包括确定术前预防性抗菌药物应用方案、手术麻醉和镇静方案等，术区和术者消毒以及无菌铺单的方法则应该按照常规外科手术的原则进行，下面就围绕这几个方面的内容进行讲述。

一、患者术前用药

术前用药方案应该根据患者的健康情况、手术复杂程度等来确定，主要包括预防性应用抗菌药物、局部麻醉以及全身镇静药物。

（一）预防性应用抗菌药物

预防性应用抗菌药物（antibacterial prophylaxis）的主要目的是防止愈合初期软组织和骨组织发生感染。Burke 的研究表明，种植术前应用抗菌药物有利于种植治疗的成功，这可能是因为相对更加无菌的局部环境有利于防止感染发生。美国外科医生协会制定的关于手术切口和感染风险度的分类方法中，将各种手术的污染程度和发生感染的概率分为四个等级（表 4-1），表 4-1 中 Ⅱ、Ⅲ 和 Ⅳ 类建议预防性应用抗菌药物。可以看到，种植手术属于 Ⅱ 类——清洁-污染切口的手术，而且种植手术又属于外源性植入物手术，一旦发生植入物感染，会导致较为严重的后果，因此建议预防性使用抗菌药物。

表 4-1　手术切口分类及各类切口发生感染的概率（美国外科医生协会）

Ⅰ类：清洁切口（＜2%）
选择性手术、微创手术、无急性炎症表现，手术未涉及呼吸道、胃肠道和胆管
Ⅱ类：清洁-污染切口（10%～15%）
手术涉及呼吸道、胃肠道和胆管，种植手术和骨移植手术
Ⅲ类：污染切口（20%～30%）
被胃肠和胆管分泌物污染的手术切口
Ⅳ类：污染/感染切口（50%）
手术部位已发生感染，呼吸道、胃肠道和胆管破裂污染切口

另外，手术时间长短也与术后感染的发生密切相关，且被认为是影响术后感染发生率的第二大危险因素（第一危险因素为术区细菌污染）。通常，1 小时以内的手术发生术后感染的概率为 1.3%，而历时 3 小时的手术发生感染的概率会超过 4%。有研究推测，手术时间每增加 1 小时，发生感染的概率增加一倍。因此，对于可能涉及骨扩增等复杂外科技术、需要较长手术时间的种植手术，也应该考虑预防性使用抗菌药物以防止术后感染的发生。

对于某位特定患者的种植手术而言，如果确定了手术前预防性使用抗菌药物，该如何合理选择使用抗菌药物的种类和使用时间呢？

1. 抗菌药物种类的选择　预防性使用抗菌药物必须能有效针对最有可能导致感染的病原菌。大多数情况下，引发感染的细菌来自于术区本身。口腔感染属混合性感染，厌氧菌与需氧菌之比为 2∶1，但是厌氧菌的繁殖依赖于需氧菌为其提供一个相对厌氧的环境。相关研究证实，链球菌是口腔内感染早期阶段的主要病原菌，随后链球菌的繁殖会为厌氧菌的入侵提供条件，因此，理想的抗菌药物治疗需能有效针对上述两类病原菌。决定抗菌药物选择的另一个因素是，抗菌药物的副作用应尽可能小，包括恶心、过敏反应等。抗菌药物的杀菌能力是选择抗菌药物的第三个依据，与抑菌剂相比，选用杀菌剂对于术前预防性使用抗菌药物而言具有更多优点。

2. 抗菌药物的使用时间　抗菌药物达到足够的组织浓度是其发挥有效作用的先决条件，某种抗菌药物的预防性应用应能使血清浓度达到该抗菌药物针对某种病原菌的最小抑菌浓度的 3～4 倍，如果抗菌药物在术区已发生细菌污染后才达到有效浓度，就不能起到有效预防感染的作用。因此，建议在术前 0.5～1 小时应用抗菌药物，首量可以加倍，以确保手术时达到最佳的药物浓度。对于体格健康的患者而言，手术后持续应用抗菌药物常常不能降低外科切口感染的发生率，而短期内的有效剂量的抗菌药物应用通常就已经能达到目的。因此，是否延长抗菌药物的使用时间应该根据患者健康情况、手术复杂程度、手术并发症的风险和危害大小来综合考虑。

3. 种植外科手术前常用抗菌药物种类　抗菌药物的分类、组成结构、药理作用、适用范围、副作用以及注意事项等请参见相关参考书，这里仅简述其在种植外科的应用特点。

（1）β-内酰胺类抗菌药物：最常用的 β-内酰胺类抗菌药物是青霉素类和头孢菌素类抗菌药物，种植外科手术前半小时可以口服阿莫西林作为常规预防性用药，对于高风险手术，也可以术前静脉应用头孢唑啉。

（2）硝基咪唑类：包括甲硝唑、替硝唑、奥硝唑等，属于杀菌性抗菌药物，对厌氧菌及原虫有独特的杀灭作用，因此在口腔手术中经常使用，有口服剂型和静脉剂型，可以与 β - 内酰胺类抗菌药物联合应用。

（3）林可霉素类：包括林可霉素和克林霉素等，其中克林霉素在口腔科的应用越来越多，主要是因为其具有抗厌氧菌的能力，而该药同样具有抗需氧菌的能力（如链球菌、葡萄球菌），另外还能有效对抗脆弱类杆菌。有时，可将克林霉素针剂（300 mg/2 ml）加入上颌窦植骨材料中用于预防感染。

（4）四环素类：20 世纪 50 年代起，四环素即被应用于临床，该药属于广谱抗菌药物，对链球菌、葡萄球菌、口腔厌氧菌和革兰氏阴性需氧杆菌均有效，是种植和牙周手术的理想补充用药。

（5）喹诺酮类：喹诺酮类药物属广谱杀菌性抗菌药物，对治疗口腔感染有确切效果，第三、四代喹诺酮类抗菌药物可有效杀灭厌氧菌，可以用于预防和治疗上颌窦植骨后感染。

（6）大环内酯类：常用的代表性药物是红霉素，对大部分链球菌、葡萄球菌都有效，对一些厌氧菌也有效，当患者对 β - 内酰胺类抗菌药物过敏时可替代性选用红霉素。

（二）局部麻醉

使用局麻药的目的是保证种植手术时无痛或者缓解疼痛的程度，种植外科医生应熟练掌握各种局部麻醉药的药代动力学知识。种植手术常用的局部麻醉药是酰胺类麻醉药，这类药的毒性较低，且很少出现过敏反应，主要包括以下几种。

（1）阿替卡因：阿替卡因是一种新的酰胺类麻醉药，美国食品药品管理局在 2000 年批准该药进入临床应用，阿替卡因的分子结构与其他酰胺类麻醉药不同，该药的脂溶性更高，因此其组织渗透性更强。进入人体内的阿替卡因约有 90% 会被血浆酯酶水解，而其他酰胺类麻醉药大多是被肝所分解，因此阿替卡因的半衰期相对较短（20 分钟）。对于肝功能受损者，阿替卡因是相对安全的选择，另外，长期反复应用阿替卡因也是相对安全的。临床上常用复方制剂必兰（4% 盐酸阿替卡因和 1∶100 000 酒石酸肾上腺素）作为术区的局部浸润麻醉用药，因其中含肾上腺素，故高血压和糖尿病患者慎用。

（2）甲哌卡因：甲哌卡因在起效时间、作用时间和毒性等方面与利多卡因相类似，常用浓度为 2%（1∶20 000 左旋异肾上腺素），当不能使用肾上腺素或者手术时间不长时，也可选用 3% 甲哌卡因，临床上也常用其含有肾上腺素的复方制剂作为术区的局部浸润麻醉用药。

（3）利多卡因：2% 利多卡因常被用于浸润麻醉或阻滞麻醉，属中效局麻药物。利多卡因制剂可分为两种：一种含有血管收缩剂肾上腺素，另一种则不含肾上腺素。对于有心脏问题的种植患者，建议不要使用有肾上腺素的制剂。临床上常将利多卡因用于局部阻滞麻醉用药。

（4）布比卡因：布比卡因的药效比利多卡因和甲哌卡因长 2～3 倍，而且由于药代动力学的特性，布比卡因比其他长效麻醉药更安全，通常在持续时间较长的种植外科手术时使用，可以与利多卡因联合应用于局部阻滞麻醉。

（三）镇静镇痛

种植手术多数在局麻条件下进行，期间对患者实施镇静可以很好地辅助局麻镇痛效果。美国牙医协会曾对这类清醒性镇静做出一个定义：采用药物或非药物方法或两者结合的方法使患者的意识水平产生轻微的抑制，同时确保患者能够保持连续自主呼吸，并具有对物理刺激和语言指令做出相应反应的能力。1997 年，White 也提出了麻醉性监护（monitored anesthesia care，MAC）的概念，是指麻醉医生参与局麻患者的监测，并对接受特定治疗的患者使用镇静-镇痛药物，以解除患者焦虑及恐惧情绪，减轻疼痛和其他伤害性刺激，提高围术期的安全性和舒适性。这一理念很快在包括口腔科在内的多个医学学科中受到重视和推广。目前，种植手术镇静的常用药物有苯二氮䓬类和氧化亚氮，另外还有芬太尼及其衍生类、丙泊酚、氯胺酮等，这些药物应该由麻醉医生负责使用。

（1）苯二氮䓬类药物：苯二氮䓬类药可有效缓解患者的牙科焦虑，对大脑皮质以下具有抑制作用，并能使患者产生顺行性遗忘，这些特点非常适用于种植手术中的清醒镇静。对于某些严重焦虑患者，手术前一天晚上口服 5～10 mg 地西泮也会起到良好的作用；也可以在手术前服用三唑仑，该药口服后可迅速起效，被认为是安全有效的牙科抗焦虑药；另外，术前 30 分钟肌注咪达唑仑也被证实非常安全和有效。

（2）氧化亚氮：氧化亚氮俗称"笑气"，"笑气"的得名是由于吸入它会感到欣快，并能致人发笑。是一种室温下稳定的无色微甜味气体，用于牙科手术的麻醉实际上已经有上百年的历史，近十年来又再次受到广泛关注，在多个临床医学领域得到普及性应用，特点是使用简单、安全、可靠，是一种特别适合种植外科手术的局麻辅助手段。

（3）其他镇静药物：芬太尼（fentanyl）属于合成性阿片受体激动剂，具有强效的镇痛、镇静作用，镇痛作用产生快，但持续时间较短，可致患者嗜睡并产生欣快感，可以在术前使用。

丙泊酚（propofol）属于烷基酚类麻醉药，是一种快速强效的全身麻醉剂，其临床特点是起效快，持续时间短，苏醒迅速而平稳，不良反应少，也是一种理想的牙科镇静麻醉药。

氯胺酮（ketamine）是一种具有镇痛作用的静脉全麻药，其镇痛效果良好，尤其是体表镇痛，广泛应用于各种浅表、短小手术和诊断性检查的麻醉，特点是起效和苏醒快，但神志恢复后仍有较长时间的嗜睡状态。

二、患者术区消毒

术区消毒是指患者手术区域皮肤和黏膜的消毒，牙种植手术属于口内手术，患者消毒区域包括全部口腔以及面部的部分区域，面部与口腔内应该分别消毒。面部消毒范围应有一定的扩大，一般可以上至眶上缘平面，下至颈上线，两侧至耳前线，以保证足够的安全消毒范围为原则。

种植手术中常用的外科消毒剂（disinfectant）有聚维酮碘（iodophor）和氯己定（chlorhexidine）等，一般来说，皮肤使用的消毒剂浓度比口内黏膜的使用浓度略高。医用酒精（alcohol）也是常用的医用消毒剂之一，常用于口周皮肤和物品表面的消毒及脱碘。

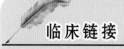
临床链接

消毒剂

消毒剂是指用于杀灭传播媒介上的病原微生物，使其达到无害化要求的化学药物。按照成分分类，有含碘消毒剂、醇类消毒剂、醛类消毒剂、酚类消毒剂、含氯消毒剂、过氧化物类消毒剂、环氧乙烷、双胍类消毒剂和季铵盐类消毒剂；按照杀菌作用强弱，可以分为高效（例如戊二醛、邻苯二甲醛、过氧乙酸、含氯消毒剂、环氧乙烷等）、中效（例如乙醇、异丙醇、酚类、聚维酮碘等）和低效消毒剂（苯扎氯铵/苯扎溴铵、氯己定、氯羟基苯醚等）。

消毒剂在许多领域都有应用，医用消毒剂是指用于杀灭医院环境中和传播媒介上的病原微生物的制剂，其主要作用是将病原微生物消灭于人体之外，从而避免感染的发生。本章所指的外科消毒剂属于医用消毒剂，特指在外科手术前用于皮肤和口腔黏膜消毒的医用消毒剂，包括：①聚维酮碘（碘伏，iodophor）：含有效碘 1% ～ 2% 的碘伏溶液用于皮肤的消毒，稀释至 0.1% ～ 0.5% 后可用于口腔黏膜的术前消毒，其作用优于碘酊，具有消毒彻底、刺激性小、着色浅的优点。②碘酊（iodine tincture）：杀菌力强，但有刺激性，皮肤消毒浓度为 2%，口腔内消毒浓度为 1%。③乙醇（alcohol）：医用酒精浓度为 75%，用于皮肤以及物品表面的消毒和脱碘，单独使用时消毒力略弱，特点是容易挥发，应远离火源。④氯己定（chlorhexidine）：又名洗必泰，刺激性小，使用广泛，皮肤消毒浓度为 0.5% ～ 1%，用于漱口液浓度为 0.1%。⑤过氧化氢（hydrogen peroxide）：又称双氧水，常用浓度为 3%，无色澄清液体，有强腐蚀性，易分解发生泡沫，用于污染伤口清洁、瘘管及脓腔冲洗。⑥苯扎氯胺（benzalkonium chloride）/苯扎溴胺（benzalkonium bromide）：又称洁尔灭/新洁尔灭，属非氧化性杀菌剂，用于双手浸泡消毒浓度为 0.1%。

三、术者消毒及铺单

（一）术者消毒的方法

手术者的消毒包括外科洗手消毒以及更换手术室的衣、裤、鞋、帽及口罩等清洁准备，还包括穿无菌手术衣及戴无菌橡皮手套等步骤，其目的是防止术区污染，其原则和方法与常规外科手术的要求相同。

近年来，多种新的高效免洗外科手消毒液陆续问世，其特点是可以迅速、高效、持久杀菌，且无毒、副作用及刺激性，其成分多为某种消毒剂（例如氯羟基苯醚）或者几种消毒剂的合剂（例如氯己定和乙醇混合制剂），这些新型消毒剂除了可用于手术前的外科手消毒外，也可用于术区皮肤消毒及手术器械的表面杀菌。

（二）无菌单铺置方法

因为口腔颌面部的外形不规则，面部及口腔内手术的铺单具有一定的难度，一般应在消毒前戴帽遮发，消毒后以消毒巾包头，术区铺消毒巾并达到足够的层数以防污染，具体方法如下：

1. 无菌单包头　主动或被动抬头，将重叠的两块消毒巾置于头颈下手术台上。头部放下后，将上层消毒巾分别自两侧耳前或耳后向中央包绕，使头和面上部均包于消毒巾内并以巾钳固定（图 4-1）。必要时可在此基础上于颈部及胸前再铺一层中单。

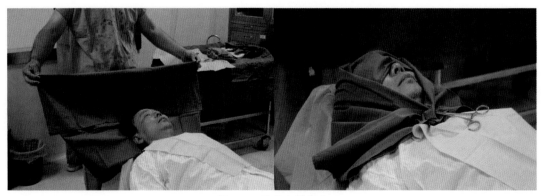

图 4-1　无菌中单包头

2. 术区铺无菌单 可以有以下几种铺单方法：①大洞巾铺置法：将洞巾一侧之孔部对准口腔，从而将面部遮盖，以巾钳或缚带固定，洞巾两侧应足够长至可以覆盖全身。②三角形手术野铺巾法：用三块消毒巾分别铺置，呈三角形遮盖术区周围皮肤，以巾钳固定。③四边形手术野铺巾法：以四块消毒巾分别铺置，呈四角形遮盖口腔周围皮肤。使用三角形或四边形手术野铺巾法均应按手术的需要，调整其大小及形状，并保证消毒区大于术野暴露区。在术野周围铺巾后，再用无菌大单遮盖全身。保证术区敷料厚度最少3、4层，术区周围敷料厚度至少2层（图4-2）。

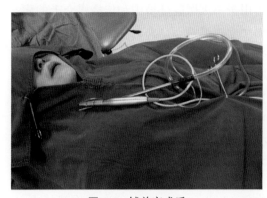

图4-2 铺单完成后

第三节 手术室准备
Operation Room Preparation

种植手术整个过程应该按照相关的操作规范和原则进行，用于种植外科治疗的应当是独立的诊疗间（图4-3），诊疗间外应当设置手臂清洁及消毒设施（图4-4），诊疗间内除了具备基本诊疗设备及附属设施外，还应当准备种植机（包括种植主机、控制踏板、马达线、种植手机）和超声骨刀（包括主机、控制踏板、手机及超声工作头）等相关专用器械（图4-5）。

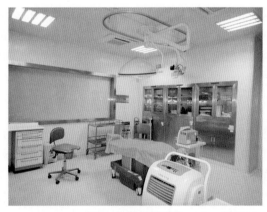

图4-3 种植治疗室

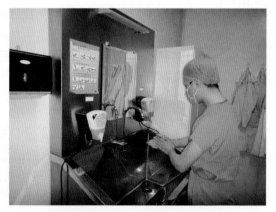

图4-4 外科洗手及消毒设施

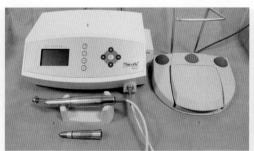

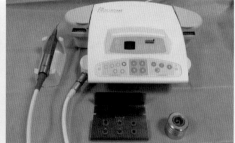

图4-5 种植机和超声骨刀

一、房间消毒

在实施种植手术的诊疗室内，地面、手术柜和治疗台均应在术前用适当消毒剂擦拭消毒，并常规使用紫外灯进行空气和表面消毒，开启手术室空气过滤系统或者使用医用空气净化消毒设备进行空气消毒。

二、手术用品和器械准备

口腔内甚难达到无菌程度，但绝不能因此而忽视无菌技术的重要性，更不能把外界污染物带入口腔内，因此，种植外科所有应用的器械和敷料均需经严格的灭菌（sterilization）处理，并在手术前再次检查物品灭菌日期或产品有效期。

1. 一次性手术用品　一次性手术衣及铺单、外科手套、无菌纱布、吸引器管、手术刀片、注射器、带针缝针等。

2. 可消毒敷料及通用手术器械　布手术衣及铺单、巾钳、组织钳、吸引器头、拉钩、刀柄、持针器、线剪、止血钳、骨膜剥离器、刮匙、治疗碗、治疗杯、骨凿、探针等（图4-6）。

3. 种植专用器械　不同的种植体品牌都有相对应的专用种植手术器械，包括球钻、先锋钻、麻花钻、肩台钻、攻丝钻、种植体

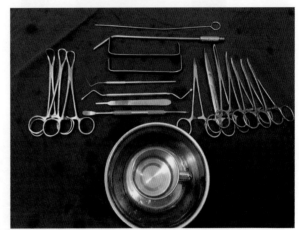

图 4-6　通用手术器械

携带器、螺丝刀、扭矩扳手、方向指示杆、延长杆等，一般都会按照一定次序和位置摆放在种植专用器械盒中（图4-7），可以整体进行高压蒸汽灭菌法消毒。

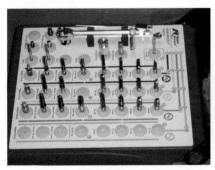
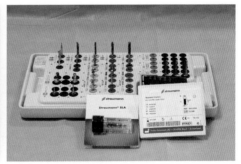

图 4-7　种植专用器械

4. 其他种植专用手术工具　根据患者的种植手术方案，还有可能用到其他专用的手术工具，例如上颌窦底提升用骨凿、上颌窦底黏膜剥离器械、骨挤压器械、骨劈开器械、取骨器械等等（图4-8），以上器械均可采用高压蒸汽灭菌法进行消毒。

三、手术药品和耗材的准备

1. 局麻药品　阿替卡因、甲哌卡因、利多卡因、布比卡因等（参见术前用药）。

2. 种植体　除了按照手术计划准备相应的品牌及型号之外，建议在各个型号种植体都留出足够的备用数量，以备手术方案临时改变等意外情况。

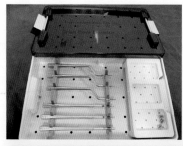
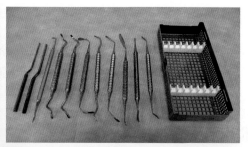
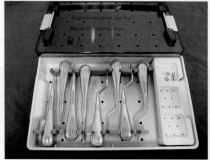
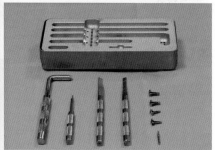
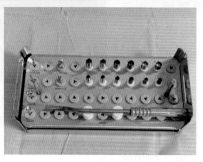

图 4-8　其他种植专用手术工具

3. 植骨材料　人工骨替代品（如不同品牌的骨颗粒、骨胶原等等），生物屏障膜（包括不同品牌的不可吸收、可吸收屏障膜）。

4. 急救药品　肾上腺素、氧气等。

进展与趋势

对于种植外科手术来说，全面充分的术前准备是确保患者安全和手术成功的必要条件之一，随着口腔治疗"无痛、无交叉感染、无远期障碍"的三无理念逐渐被认可和推广，术前预防性抗菌药物的使用、术中镇痛镇静技术以及规范的消毒灭菌技术等都受到越来越多的重视。

一、预防性应用抗菌药物

实际上，目前国际学术界对种植术前抗菌药物的应用还有不少争议，然而由于各个医疗单位之间、各个地区乃至各国之间对于抗菌药物的使用范围和原则各不相同，患者具体情况也大相径庭，对于在口腔内这样一个非清洁伤口区域进行的外源性植入物手术，尤其是对于一些难度较大、手术时间较长的骨扩增手术，可以建议术前预防性使用抗菌药物。当然，预防性抗菌药物的应用因人而异，应根据患者的基本情况、既往病史、种植手术方案的不同制订个性化的术前抗菌药物应用方案。

二、无痛技术的应用

所谓无痛技术，可以简单理解为全身镇静＋局部麻醉的技术。种植手术前，以适当方式给予患者一定的镇静药物可以有效防止患者过分焦虑、紧张的反应，将术中疼痛不适明显降低，提高围术期的安全性和舒适性。在此基础上，应用高效、安全的局麻药物，辅之以计算机辅助局部麻醉系统、高速高压喷射器等新技术，就可以真正做到手术的无痛化。

三、无菌技术的应用

种植外科手术是否需要严格的无菌技术也是有争议的，有学者认为口腔本身就是有菌环境，种植手术只需要按照清洁手术的原则实施即可，不需要严格的消毒、铺单和穿无菌手术衣。然而为了尽可能消除术中污染导致的术后种植体感染、确保种植手术的高成功率，目前我们还是建议种植手术应该严格按照无菌手术的原则来进行。

Summary

For a successful surgical placement of dental implant, fully pre-operative preparation is the first step and regarded as a prerequisite. Generally, pre-operative preparation could be categorized into three aspects, that is, patient preparation, doctor preparation and operation preparation.

First of all, the patient is suggested to have general and oral health conditions re-examined before the surgery. Also, it is necessary to treat and control systemic disease under supervision and help from the medical professionals. Any local disease of hard and soft tissue, which would probably compromise the post-surgical results, should be diagnosed, evaluated and treated. Planning of quitting smoking should be made and strictly adhered, which is essential to prevent as much unfavorable effects from nicotine as possible.

Secondly, the doctors would also make full preparation before the surgery. Implant treatment planning should be reconfirmed by the surgeon on the basis of oral check-ups and X-ray examination. An alternative planning should be prepared in case some accidents happen. Informed consent must be obtained and signed by the patient. Presently, pre-operative antimicrobial prophylaxis has been attracting more and more attentions, although many controversies still exist. Beta lactam, lincomycin and nitroimidazole antimicrobials are commonly used before and after implant surgery to prevent possible infection, especially for the GBR and bone grafting surgeries. Besides local analgesia, monitored anesthesia care (MAC) is also considered as a necessary complementarity for implant surgery. Administration of benzodiazepines and nitrous oxide is well accepted nowadays. Other general sedation agents, such as fentanyl, propofol and ketamine could also be used by the help of anesthetic professionals. Although implant surgery is regarded by some scholars as a kind of clean surgery instead of aseptic one, it is strongly suggested surgical hand-washing, disinfection and dressing be performed before the surgery according to general aseptic surgical techniques.

Thirdly, as for operation room preparations, besides disinfection of OR and surgical instruments, surgical material including dental implants, bone substitutes and barrier membranes, as well as emergency medications, should be prepared ahead of the implant surgery.

Definition and Terminology

1. 预防性应用抗菌药物（antibacterial prophylaxis）：Prescribed for patients pre- or peri-operatively to prevent postsurgical infections. Widely used with different regimens, although no consensus exists for use in routine procedures. Clinician may routinely use it in patients with large-volume augmentations（eg, block grafting, sinus augmentation）or in patients（such as diabetics）with compromised wound healing. In patients with a risk of endocarditis, a standard regimen has been established and is recommended for certain types of dental procedures.

2. 麻醉性监护（monitored anesthesia care, MAC）：Instances in which an anesthesiologist has been called upon to provide specific anesthesia services to a particular patient undergoing a planned procedure, in connection with a patient receives local anesthesia or, in some cases, no anesthesia at all. In such a case, the anesthesiologist is providing specific services to the patient and is in control of his or her vital signs, and is available to administer anesthetics or provide other medical care as appropriate.

3. 消毒剂（disinfectant）：Substances that are applied on non-living objects or the outside of the body to destroy vegetative forms of harmful microorganisms（as bacteria and fungi）. Disinfection does not necessarily kill all microorganisms, especially resistant bacterial spores; it is less effective than sterilization, which is an extreme physical and/ or chemical process that kills all types of life. Disinfectants are different from other antimicrobial agents which destroy microorganisms within the body.

4. 灭菌（sterilization）：A term referring to any process that eliminates（removes）or kills all forms of microbial life, including transmissible agents（such as fungi, bacteria, viruses, spore forms, etc.）present on a surface, contained in a fluid, in medication, or in a compound such as biological culture media. Sterilization can be achieved by applying the proper combinations of heat, chemicals, irradiation, high pressure, and filtration.

（马　威）

第五章　种植外科基本技术

Principles of Implant Surgery

第一节　基本原则
Basic Principles

　　口腔种植手术是指采用外科手术方法将金属钛等生物相容性材料作为人工牙根植入上、下颌骨并通过骨结合后形成的牢固基桩来支持义齿的一种新的技术方法。口腔种植修复能否在复杂口腔环境中长期行使其功能，关键取决于种植体能否获得并长期维持骨结合。而种植体植入的外科操作是获得良好的长期种植体骨结合的基本条件。符合基本原则的规范的微创而准确的种植外科手术是 Brånemark 现代种植学理论的主要内容之一，也是种植外科手术必须遵循的原则之一。

　　口腔种植外科手术需要遵循外科基本原则，同时结合具体手术特点，主要包括以下几点：

一、外科无菌原则

　　口腔种植外科属于口腔颌面外科手术范畴，应在专门的手术室内进行，手术器械和种植器械需要常规高温高压消毒。术者除了佩戴帽子口罩，还要求更换手术衣，常规消毒洗手、戴消毒手套。要求对患者进行常规消毒铺巾，患者的消毒包括口腔消毒及术区面部消毒。另外在种植手术中，要保证术区和种植体表面不受污染。与早期种植系统不同，目前常用的种植体表面都经过特殊处理，包括种植体表面的酸蚀的喷砂等，术中要避免器械、手套等直接接触种植体表面造成污染，影响骨结合。另外，也尽量减少种植体暴露于空气中的时间，减少污染的机会。

二、微创原则

　　种植手术通常在局麻下进行，与外伤、肿瘤等口腔颌面外科手术相比，术区局部解剖结构清晰，手术步骤相对简单，要求手术尽量微创。避免粗暴操作，防止过度剥离黏骨膜破坏局部血供，减轻术后水肿等不良反应，减少患者的不适感。

　　防止骨热损伤是种植手术微创原则的重要内容。种植体早期脱落多发生在术后一个月内。骨组织热损伤是一个非常重要但同时又常常被人们所忽略的原因。研究显示，骨热损伤的临界温度是47℃。超过47℃ 1分钟，便可造成骨细胞坏死。坏死的骨组织通常被纤维组织所替代，容易引起局部感染，最终导致种植体松动、脱落。

　　为避免骨热损伤，在种植窝洞预备过程中，要参考不同种植系统厂家对于种植工具盒中钻的转速建议。因钻的材料、形状和切割方式不同，转速有所差别，但最高转速不应超过2000 r/min。即使是同一个种植系统，在逐级预备种植窝洞的过程中，不同的钻，建议的转速也有不同，需要参考厂家推荐，结合临床骨床密度进行预备，避免任何不必要的骨压迫或骨细胞热损伤。

术中通过内冷却管或外冷却管，低温生理盐水冲洗术区和钻。术者应采用提拉式备孔，有利于将骨屑带出种植窝，使低温盐水能进入种植窝，达到冷却降温目的。各种种植系统钻材料的切割锋利程度不同，应根据厂家推荐或临床经验，在使用一定次数后及时更换，保持钻的锋利性。

三、防止副损伤原则

牙种植术主要在颌骨范围内进行，术者要熟悉颌面部组织解剖，尤其是上颌窦、颏孔、下齿槽神经管等组织结构，避免将钻头或种植体穿入上述组织。此外，应对颌骨骨量不足或骨凹有充分估计，避免骨侧壁穿孔。术中要注意钻的长轴方向，避免邻牙牙根的损伤。

四、初期稳定性原则

种植体的初期稳定性是未来骨结合的基础。获得初期稳定性需要注意以下几个方面：

1. 逐级备洞，保证备洞精度　不同的种植系统应采用各自的种植工具，术中逐级备洞，使种植窝逐渐扩大，保持其精度，避免术中反复提拉而导致孔的直径变大，以确保形成的种植窝的大小、直径与种植体吻合。

2. 骨质疏松患者，采用级差备洞　使用较小直径的钻，使得窝洞直径明显小于种植体，种植体植入时对窝洞骨质的积压有助于初期稳定性的获得，并提高局部骨质密度。必要时，采用骨挤压器辅助窝洞预备成形。

3. 保护牙槽嵴表面皮质骨　种植体植入时需要颈部皮质骨获得初期稳定性。在术中修整牙槽嵴以及球钻定位时，尽量避免过度预备，尤其是骨质疏松的术区，皮质骨较薄，避免由于骨皮质的丧失而导致初期稳定性不佳。

如果种植体植入牙槽骨后就存在一定的松动度，种植体与骨壁间有较大间隙，软组织会长入其中，无法获得良好的骨结合。

四、尽量保留健康的附着龈原则

种植体周围软组织的成功愈合和长期稳定是种植成功的关键因素之一。种植体颈部有一定宽度的角化龈有利于形成良好的软组织封闭，抵抗口腔内细菌的侵入、修复操作和咀嚼过程中造成的机械创伤。术中应尽可能保留附着龈，以利于形成良好的龈袖口。

五、生物学为导向原则

种植体在三维方向上位于理想的位置与轴向是保证上部结构修复成功的前提，也是保证长期成功的重要因素。种植治疗早期，研究的重点是如何获得骨结合。在成功骨结合的基础上，种植治疗的最终目标为获得长期稳定的功能和美学修复。种植体良好的三维位置有利于获得模拟天然牙的修复体，维持健康稳定的种植体周软组织。

种植体的三维位置包括唇舌向、冠根向和近远中方向以及种植体之间的间距。而种植体植入的轴向对后期修复也有很大影响，尤其在美学区域，避免轴向偏唇。种植体植入时平台应当位于安全带内。唇舌向上，安全带位于理想修复体外形高点的舌侧，种植体植入后唇侧应保留或重建出 2 mm 以上的骨壁厚度。在近远中方向上，种植体应距离邻牙根面至少 1.5 mm。相邻种植体之间的最小间距至少有 3 mm。

第二节　外科切口设计与翻瓣
Surgical Incision and Flap Design

一、切口与瓣设计的基本原则

（一）瓣的设计基本原则

当种植治疗中设计外科切口，涉及黏骨膜瓣的形态和剥离范围，瓣应该设计得既能保存种植位点血管供应，也能保存牙槽嵴的周围形态以及前庭沟形态。如未能做到，因瓣边缘的循环受损导致创口裂开的情况将增加。瓣的设计应便于识别重要的解剖形态，同时提供种植器械进入的途径和便于手术导板的应用。只要有可能，瓣的设计应允许术者进行局部取骨，种植体植入过程中如果遇到意外的骨缺损需要移植自体骨，就可以避免采取另外一个术区取骨。此外，为将细菌污染降到最低，瓣的设计应使创口关闭位置远离位点扩增部位。当潜入式种植体进行基台连接或植入非潜入式种植体时，瓣的设计应有利于附着性软组织环绕种植体穿龈部位，有利于软组织结构进行适应性改变，在软组织结合期间，提供形成稳定的种植体周软组织环境所需要的解剖成分（上皮和结缔组织），从而保护下方牙槽骨的水平。为了便于操作，种植治疗中使用的瓣的设计必须有利于剥离、复位和在手术位点无张力缝合。种植体植入的外科手术的切口和瓣设计与种植位点位置、缺牙数量、软硬组织条件等因素相关，多数学者认为种植手术切口和黏骨膜瓣的设计应考虑下列因素：

1. 软组织瓣有足够的血供，不至于发生术后坏死或伤口裂开。
2. 保存牙槽嵴和龈颊沟的形态。
3. 提供足够的手术视野。
4. 为种植器械和手术引导装置的使用提供宽敞的术区。
5. 为局部取骨提供手术入路。
6. 便于识别重要的解剖结构，避免损伤相邻的重要解剖结构。
7. 当手术区域行骨增量手术后，软组织瓣仍能提供较为良好的软组织封闭。
8. 细菌污染降到最低。
9. 有利于形成或经二期手术形成种植体周围的附着龈结构。

传统用于种植治疗的两种基本的瓣的设计根据术区水平切口的定位（前庭沟或牙槽嵴顶）来区分。Brånemark 等最初在无牙颌的下颌种植体植入时推荐前庭切口。Buser 等人也提倡用改良的前庭沟切口，使得软组织瓣可以覆盖下颌骨局部骨扩增。虽然在下颌牙槽嵴局部扩增治疗中应用的前庭瓣大多数都获得了成功，但前庭瓣处理起来比较困难，而且经常需要大量剥离骨膜来为种植器械提供充分的术区，此外，前庭瓣设计还会妨碍手术导板应用，改变牙槽嵴和龈颊沟的表面形态，很少能够达到种植治疗中瓣的最佳设计标准。

相反，在大多数种植手术中，行嵴顶切口的颊侧瓣设计为外科医生提供了实用、有效的软组织处理方法。这个瓣的设计临床适用范围广，很容易改良，达到期望的手术目标。通过嵴顶周围切口和一个或多个种植位点近中和远中的曲线斜形的垂直松弛切口，确定了种植手术的颊侧瓣轮廓。通过改变嵴顶周围切口的位置及倾斜度，颊侧瓣对潜入式和非潜入式种植手术都适用。同样的瓣设计可用于潜入式种植体的基台连接和非潜入式种植体植入。潜入式种植体植入时，瓣的设计不同之处只是在于嵴顶周围切口的位置和倾斜度，以及舌侧或腭侧瓣的剥离程度方面。

（二）整形外科原则在切口设计的应用

1. 斜面形切口　种植手术和位点组织增量治疗中采用整形外科的斜面形切口，与传统技术相比具有显著的优势。切口倾斜可以扩展创口边缘面积，增加复位后瓣的表面贴合面积，增强早期愈合中创口复合体的稳定性，可以减少瓣边缘裂开的发生，大大提高切口处的美观效果。而且由于瓣的收缩减少，出现凹痕和瘢痕的情况也会较少。切口适当倾斜，瓣边缘的厚度从部分到全厚逐渐增加，并与同样倾斜的对侧瓣边缘紧密贴合，会掩饰切口线瘢痕，而且形成的瘢痕透光性增加，与垂直组织面的切口相比，更不显眼。

当种植治疗中行斜面形切口时，刀刃与组织表面成近似45°角，朝向瓣的中心。在牙槽嵴顶切口时，采用比较窄小的刀片可以方便获得正确的角度。斜面形切口的瓣复位贴合后，切口线立刻变得不显眼了。

2. 整形外科技术在松弛切口的应用

（1）松弛切口的设计要尽量在不显眼的地方：从美学效果讲，切口直接位于或平行于天然解剖标志，如牙间沟和膜龈联合，可以很容易地掩饰曲线切口，和直线切口相比更不显眼。而且，如果可能，尽可能避开上颌中切牙位点。

（2）曲线松弛切口的应用：曲线松弛切口是整形外科一项基本技术，与直线松弛切口相比较，具有明显优势。应用曲线切口时，瓣内包含的黏膜组织量更大，从而增进其整体弹性，这有利于瓣的被动适应，并在必要时将黏膜瓣向冠方推进而不会影响瓣的边缘组织血运供应。一个沿曲线路径的切口，要长于直线切口，在关闭创口时，曲线设计增加了切口的长度，有利于减小瓣复位的张力，减少伤口裂开的风险。

当进行大量的位点组织重建治疗时，需在离种植位点更远处单个或多个牙位（位点近中或远中第二或第三个牙间区域）开始切口，从而增宽瓣的基底部。这将获得扩大的曲线瓣设计。这一改良可以保证大量硬组织和软组织移植物表面的瓣无张力覆盖，从而更容易被动关闭创口。

（3）反折切口的应用：反折切开可以进一步增加切口线的长度，增加瓣的拉伸范围，在

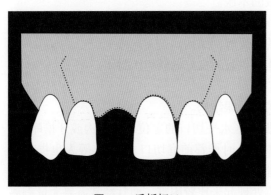

图 5-1　反折切口

不超过瓣的弹性极限情况下使瓣得以额外冠向拉伸，而不会影响瓣边缘的血液循环（图5-1）。传统的减张方式采用骨膜松弛切口，因横穿瓣的基底而减少了瓣边缘的血液循环。如果位点组织重建治疗中（如进行各种骨增量）采用曲线斜面型瓣设计并联合使用反折切口，因反折切口的张力释放作用，则很少需要骨膜松弛切口减张。进行反折切口时，黏膜组织要处于绷紧状态下。这样做可以保证张力释放切口的精确位置和角度。

二、瓣的处理考虑

种植软组织处理的主要目标是建立健康的种植体周软组织环境，提供形成保护性结缔组织封闭所需的结缔组织和上皮。此外，当在美学区域进行种植治疗时，在接受修复位点，必须

重塑软组织结构和表面形态，获得自然的外观。为实现这些目标，外科医生必须仔细保存和巧妙处理种植位点现有的软组织，以及在需要时，进行软组织扩增。

种植体周软组织瓣的轮廓设计，首先保证最佳的舌侧和腭侧软组织环境。瓣的设计应该保证，在种植体计划穿龈部位的舌侧或腭侧要有足够宽度的质量良好的附着龈组织。以这种方式设计瓣很实用，因为以后很难纠正发生在舌侧和腭侧区的软组织问题。在种植手术前，应该评估与种植体穿龈部分相关的附着性组织的质、量和位置。然后外科医生就能决定需在哪里做切口，需要采取哪些外科手术处理现有的软组织，从而在每个病例建立稳定的种植体周软组织环境。

潜入式及非潜入式植入方式瓣的处理特点

1. 潜入式种植体植入　当植入潜入式种植体，颊侧瓣必须设计成能保存位点的血液供应和牙槽嵴以及龈颊沟的表面形态。嵴顶切口斜向舌侧或腭侧。切口起始于牙槽嵴顶舌侧或腭侧表面，而刀片成角度以便和下方的骨接触。翻起颊侧瓣暴露全部牙槽嵴顶，为种植器械提供充分的操作入路。舌侧或腭侧瓣不需要剥离或最小程度剥离，更有助于保存骨膜血循环，在以后关闭创口时为颊侧瓣的固定保存足量的附着性组织，提高了创口复合体的稳定性，减少了术后创口裂开的发生，并且保存了牙槽嵴和龈颊沟的表面形态。

2. 非潜入式种植体植入　尽管还没有提出建立稳定的种植体周软组织环境所需的最小附着组织宽度，但目前更倾向于在种植体周围最好有不小于 2 mm 的附着龈宽度。为了在种植体的穿龈部位形成良好的软组织附着结构，应尽量保证在切口舌侧有大约 2 mm 宽度的附着性组织或质量良好的舌/腭侧黏膜。现有软组织的量和位置将指导切口的定位。嵴顶切口的位置通常比潜入式种植体植入时的切口更接近牙槽嵴中间的位置。

三、不同部位种植治疗中切口和瓣的设计及处理考虑

（一）下颌种植治疗中切口和瓣的设计及处理考虑

1. 下颌无牙颌　牙槽嵴顶切口范围要超过拟行种植体植入或需暴露的区域，整体瓣的设计还包括后牙区的松弛切口和中线处的垂直切口。这个瓣的设计提供了极好的外科器械入路，方便使用外科引导模板。嵴周切口向后面延长，可以迅速、容易地剥离后面松弛切口区的牙周组织，从而方便在最初翻开颊侧瓣。而且延长切口的范围方便局部取骨，也可以通过侧方软组织推进术获得创口一期关闭和种植体穿龈结构周围软组织环形封闭。

舌侧要尽量保证足够的附着龈。另外舌侧翻瓣应减到最小，以保存来源于舌侧牙周组织的血液循环，并在关闭创口时为颊侧组织缝合提供锚固。遵守这一外科技术可以提高创口复合体的稳定性并减少术后创口裂开的发生。

当计划植入潜入式种植体，行牙槽嵴顶偏舌侧切口。刀片方向垂直，使瓣边缘轻度向舌侧倾斜。采用嵴顶偏舌侧切口，将骨预备过程中舌侧翻瓣的需要减到最小。

在种植体植入后，通过水平褥式缝合，将两侧颊侧瓣的前角和舌侧附着龈相缝合。这种缝合使得两侧颊侧瓣边缘对齐。然后使用水平褥式缝合或简单间断缝合迅速获得种植体表面的封闭。在术后早期，褥式缝合更不易因临时修复磨损而裂开。建议交替单纯间断缝合和褥式缝合以获得种植体植入区创口的关闭。在潜入式种植体表面获得无张力关闭后，远中的延长切口以更简单的方式完成缝合关闭。

2. 下颌牙列缺损　在下颌牙列缺损的情况下，应根据潜入式或非潜入式种植体植入的需要调整嵴顶切口的定位和倾斜度。在需要进行位点骨增量操作时，应向近中或远中行曲线松弛切口，刀片向瓣的中心倾斜。

（二）上颌种植治疗中切口和瓣的设计及处理考虑

当腭黏膜过厚或组织健康状态不够理想时，需要在术中削薄腭侧组织。这可以通过锐性分离的方法切除该区域的结缔组织，减少组织厚度。否则，腭侧组织过厚，食物残渣容易堆积，并妨碍对这些区域进行日常所需的口腔卫生维护。

1. 上颌无牙颌 上颌无牙颌切口和瓣设计及处理考虑与下颌无牙颌基本一致，稍加变化即可用于上颌无牙颌的种植手术。

当计划植入潜入式种植体，应用向腭侧倾斜的嵴顶偏腭侧切口。向腭侧倾斜的嵴顶偏腭侧切口可以暴露全部牙槽嵴，在骨预备过程中减小了腭侧翻瓣的可能性。在种植体植入后，颊侧瓣复位，并将其缝合锚固在仍附着于骨面的腭侧组织。

在植入非潜入式种植体时，牙槽嵴周切口位置通常更接近嵴顶正中，腭侧需要少量翻瓣，以便于骨预备或基台连接。削薄过厚的腭侧瓣。

前庭沟深度的不足给外科医生和修复医生造成了软组织处理难题。在非潜入式种植体植入时，瓣的设计应能加深前庭沟，为口腔卫生维护提供便利途径。

2. 上颌后牙区 牙槽嵴顶正中切口，其优点是入路短、暴露好。牙槽嵴顶偏腭侧切口，其优点是有利于腭侧附着龈向唇侧转移，增加唇侧的附着龈宽度。

3. 上颌前牙区切口 上颌前牙区常因骨量不足需在种植同期行牙槽突骨增量术，同时，手术切口又与后期软组织成形的美学效果息息相关，故上颌前牙区的手术切口必须考虑以上两个因素。上颌前牙区无论是单牙还是多牙，种植的手术切口一般均行松弛切口，向上翻起黏骨膜瓣，暴露受植床。曲线斜面形切口结合张力释放反折切口，瓣内包含的黏膜组织量更大，切口线延长，瓣的整体弹性增加，有利于冠向复位软组织，覆盖骨增量区域，达到无张力缝合。而且斜面形切口伤口对位更加精确，术后瘢痕小。

第三节　种植体植入术
Implant Placement

种植手术是整个种植修复工程的基础，而优良的设备、器械和精细规范的操作技术，则是确保外科种植成功的主要因素。

一、种植外科采用逐级备洞

通过直径逐级增大的钻头，进行逐级备洞（graded drilling）。逐级备洞的主要目的是：①保证种植体植入准确的位置与轴向；②保证整个手术过程中钻头产热小，防止洞壁表面骨组织热损伤。

二、种植外科的器械与设备

国际上成熟的种植系统均提供一系列逐级备洞的器械与工具。牙种植系统的专用手术设备和器械主要由种植机和种植窝洞制备、种植体植入的手术器械几部分组成。

1. 种植机 种植机为种植手术的主要设备，分主机和手机两部分。临床中常用的种植机有体积大小之分，也有附加功能有无之分，但基本功能相似。主机提供可控的动力电源，可通过液晶图标或面板图标控制按钮进行高速切削与低速运转的切换。控制台有控制转速、扭力、水量以及手机转速比的按键，以及正、反转的转换。其LED显示屏能显示每分钟转速（rpm）

等。大部分调节在机器面板进行，部分可通过脚踏开关操作。

一般种植体的手机分高速与低速两种，操作时分别使用。手控或脚控按钮可切换到相应的速度标志和扭力。手机上冷却管有内冷却和外冷却之分。

2. 手术器械 几乎所有的种植系统都配有专用器械，生产厂家通常将这些器械工具组合成专用的器械工具盒，以配套相应的种植体。主要包含球形导钻、先锋麻花钻、成形钻、肩台钻和攻丝钻。此外，在种植手术中需要应用的辅助工具还有方向指示杆（深度测量尺）、种植体输送器、螺丝刀和手动扳手（带或不带扳手）。

此外，还包括种植手术常用的辅助外科器械及其他专用器械，如上颌窦底提升植骨器械，以及其他辅助外科器械。

三、基本手术步骤

1. 麻醉 种植手术一般采用局麻，可选择神经阻滞和浸润麻醉。最常用的是浸润麻醉，尤其是上颌骨骨质疏松，浸润麻醉效果良好。下颌后牙区皮质骨厚、骨质致密，神经阻滞麻醉效果充分。但只要选择正确的注射位置、方法和麻醉剂及用量，局部浸润麻醉的效果也很好，即使手术时钻针达到颌骨深度，只要没有接近下齿槽神经管，一般也不会有不适的感觉。因为神经未被麻醉，操作中器械一旦接近神经，患者会有异常的感觉，可提示术者避开此处，减少神经损伤的风险。

种植手术口内局部浸润麻醉可选酰胺类麻醉注射剂，注射时痛感较低，起效相对较快，麻醉持续时间相对较长，药品过敏发生率低。配合使用无痛麻醉仪，减慢麻醉药物推入的速度，可以减少注射时的疼痛，避免血压过快升高。

2. 切口、翻瓣 在牙槽嵴顶或稍偏牙槽嵴顶腭侧做一个水平切口，全层切开黏骨膜，直到邻牙龈沟。使用骨膜剥离器紧贴骨面将整层骨膜从骨上翻起黏骨膜瓣，暴露手术区及颊舌侧骨缘。尽量去净骨表面粘连的软组织和残存的肉芽组织。种植区骨面过锐骨尖将影响黏膜愈合和种植体袖口形态，需采用球钻或咬骨钳修整骨面。拉钩或骨膜剥离器帮助翻起软组织瓣，便于术中充分显露。

游离端或无牙颌种植，以及需进行骨增量的位点，需增加附加切口。

3. 种植窝预备 切口设计与翻瓣后，在充分生理盐水冷却下进行种植窝洞的逐级备洞。具体操作过程为：①球钻定点：一般用直径 2.2 mm 左右的球钻，确定种植体在骨表面的近远中及颊舌向位置。在前牙美学区域建议采用外科模板，保证定点在近远中和唇舌向的准确性。在设计的种植体中心位置对应的骨面上预备浅凹，作为下几级钻继续预备的中心点。不建议采用直径过大的球钻做第一定点钻。通过球钻定位可以大致了解皮质骨的厚度和骨质情况，并防止下一步导向时钻针在骨面上侧滑。球钻预备的深度大致为其半径，骨质疏松的患者，骨皮质很薄，定位时球钻已经进入骨松质。② 2 mm 左右先锋麻花钻确定种植体的深度与轴向：注意仔细评估局部骨量，避免损伤重要的解剖结构，CAD/CAM 模板有助于提高手术精确度。垂直骨量充足时，可直接达到预定深度。否则，在钻入深度 6 mm 左右时，放入方向指示杆（direction indicator），检测初步预备的近远中、唇腭向及种植体的轴向，并观察指示杆外延伸展的方向与对颌牙的咬合关系。以便在偏离时及时调整，然后再预备至所需深度。③ 2.8 mm 左右的先锋麻花钻同轴扩大窝洞：可以先用 3 mm 左右球钻修整骨平面、进一步扩孔以及纠正植入位置。再次将方向指示杆（深度测量尺）放入窝洞内，检测种植体窝洞位置、深度、轴向。在多牙缺失位点植入两个以上的种植体时，应将测量杆留在种植窝，作为第二个种植窝预备参照物，尽可能保持植入的种植体相互之间的平行或长轴方向的一致性。④根据位点的骨量和拟采用的种植体型号，通过直径逐级增大的成形钻预备至所需直径。在此过程中，仅可对窝洞的位置轴向做小的调整。以上操作都应注意手机转速不宜过高，在 1000 r/min 左右，有些种植系统要求在使用特定骨钻时，强调速度控制在 800 r/min 以下进行，提拉式预备，始终保持充分的生理盐水冷却术区和钻头，避免过度骨创伤。⑤肩台钻：只有在下颌骨皮质很厚的情况下使用平行壁种植体颈部存在较大级差时才使用。注意避免因肩台钻的使用，影响种植体植入的初期稳定性。⑥攻丝：上颌因骨质疏松，很少使用攻丝。对于骨密度较硬的位点，尤其是下颌位点，根据所采用种植体的自攻性能，通过攻丝钻进行骨孔内螺纹的全程或部分制备。攻丝深度一般至种植窝深度的 2/3 即可，剩余部分依靠种植体的自攻作用。对于非埋入式种植体来说，避免过度攻丝而导致初期稳定性下降。在选用机动攻丝操作时，仍需持续水冷却。途中若停止，说明扭力不够，此时可加大扭力继续攻丝，直至底部后反转退出。操作时最初放置攻丝钻的方向要与种植窝轴心一致，不能偏斜，开始加之少许压力，之后顺其自然旋入。遇阻力较大可退出后反复攻丝，避免暴力操作。

先锋钻和扩孔成形钻都标有刻度，每次扩孔都要注意深度。部分种植体系统先锋钻和扩孔钻尖端都呈锥状，深度为 0.3 ~ 0.4 mm，不包括在设计深度内，因而实际预备深度还要相应增加。同时，避免预备过深。

4. 种植体植入　因种植体表面都经过了特殊的处理，以促进骨结合，故种植体就位时，应避免手套、牙、唾液等物触及种植体表面，应用专门设计的输送工具直接将种植体植入备好的洞形中。

种植体的植入可以选择机动法或手动扳手植入法。机动法植入种植体：将预选长度与直径的种植体通过连接器装入手机，选择种植体相应档位，逐渐增大扭矩。一般在种植机设定扭矩已达 35 N·cm，而种植体已有 2/3 以上长度进入骨内，可换用手动扳手继续旋入至预定深度。若阻力过大，超出 50 N·cm，应考虑退出种植体，重新攻丝甚至窝洞预备后再植入种植体。扭矩过大时强行植入，不仅会造成边缘皮质骨的过大应力，而且有可能导致种植体传送螺丝折断，甚至种植体壁的裂开，尤其是对小直径内连接种植体而言，风险更大。

在种植体植入过程中是否需要水冷却，不同种植体表面处理和设计要求不同，有些种植体在植入时强调勿用生理盐水冷却。所以具体操作要详细了解厂家使用指南。

种植体就位后应该在各个方向上没有任何动度，称为初期稳定性。良好的初期稳定性是成功骨结合的前提。良好的初期稳定性一般要求植入扭矩一般在 20 N·cm 以上。种植体顶缘与骨面平齐或骨面下 0.5 mm 左右。对于带有光滑颈圈的种植体，光滑颈圈位于骨面上软组织龈缘下方。初期稳定性良好采用非埋入式种植，直接安放愈合基台。埋入式愈合时，安放愈合螺丝。生理盐水冲洗术区，复位修整黏骨膜瓣，褥式或间断缝合，关闭创口。

四、术后处理和注意事项

手术后的处理包括影像学检查、术后用药和术后医嘱等。

1. 术后需要常规拍摄 X 线片，检查种植体在骨内的位置。对于解剖风险高的情况，为确定种植体与邻近解剖结构的关系，手术当日尽快拍摄，如有问题，早发现早处理。低风险临床情况下，也可于复诊时再拍摄术后 X 线片，作为后期检查边缘骨吸收的依据。

2. 术后应针对具体术式给予详细医嘱。术后 24 小时内不要刷牙和过频漱口，早期给予术区冰袋安抚冷敷，减轻术后肿胀。术后尽量不吸烟饮酒。术后注意休息，避免剧烈运动。

3. 术后常规使用口服广谱抗生素 3 ~ 5 天，口腔消毒含漱液餐后含漱 1 ~ 2 周。手术创伤较大的患者，可适量口服地塞米松 3 天，减轻局部水肿。术后 1 ~ 2 日可口服止痛剂，一般手术 24 小时之后，患者不会有持续或剧烈的疼痛。

4. 调改临时义齿，不能压迫组织面而影响伤口的愈合。

5. 术后 7 ～ 10 天拆线。采用可吸收缝线不需拆线的患者，通常也应于术后 1 ～ 2 周复诊，观察伤口愈合情况，对于并发症需及时发现及时处理。

第四节　种植二期手术
Second Stage Surgery

种植体植入后，一般 3 ～ 6 个月即可行二期手术，暴露种植体，连接愈合基台。不同的种植系统其二期手术略有差异，但目的基本相同。同时，种植体二期手术要检查评估骨结合的状态以及种植体周围软组织状态。一般来说，缺牙区域因缺乏生理性刺激，常见硬组织吸收和软组织萎缩，特别是附着龈宽度不足或缺如。所以，尽可能在二期手术时保留软组织和附着龈，必要时通过自体组织移植恢复或重建种植体周围软组织结构。

一、种植二期手术的软组织处理方法

二期手术通常使用三种不同的软组织外科方法以获得期望的缝合效果，达到环绕种植体穿龈结构的附着性软组织封闭效果：切除性塑形法、旋转瓣重建法和侧方瓣推进法。在大多数临床情况下根据指导原则采用上述软组织外科处理，都会取得稳定可靠的效果。具体应用哪种外科处理方法，主要应根据种植位点颊侧的附着龈宽度。这些外科策略经常需要联合使用。

1. 切除性塑形法　当颊侧附着龈宽度在 5 ～ 6 mm，可以进行切除性塑形，以便于环绕种植体穿龈结构的软组织达到环形封闭效果。在切除性塑形后，软组织与种植体穿龈结构贴合，使得环绕种植体穿龈结构的软组织形成环形封闭。

2. 旋转瓣重建法　当颊侧瓣剩余的牙龈组织宽度在 4 ～ 5 mm，推荐使用 Palacci 提倡的牙龈乳头重建方法。这一方法易于创口初期缝合，易于获得绕种植体穿龈结构的软组织环形封闭，同时维持充足的环种植体穿龈结构的附着性组织带。使用窄刀片锐性分离组织，形成颊侧瓣的蒂部，被动旋转后填充种植体间空隙。牙龈乳头重建法比切除性塑形法切除的组织量更少，因为形成的软组织蒂可以用来获得种植体间的软组织覆盖和创口一期关闭。只有在下方骨组织和种植体穿龈结构能支撑种植体间的软组织蒂时，这项技术才能成功用于重建牙间乳头。该技术的一项改良应用是使用腭侧瓣形成的蒂，也能在旋转后填充种植体间空隙，在上颌腭侧组织较厚的情况下尤其有用。

3. 侧方瓣推进法　当颊侧附着龈宽度在 3 ～ 4 mm，使用侧方瓣推进法，以方便初期缝合和种植体穿龈结构的软组织环形封闭。这一方法尤其适合于无牙颌或后牙缺失种植病例，此时种植位点附近存在充足的附着性组织带。外科医生只要将附近区域的附着性组织侧向移位，就可以获得创口一期关闭，并形成种植体穿龈结构的附着龈环形封闭。

二、手术步骤

首先根据一期手术记录、根尖片等影像学检查以及临床检查结果，初步判定种植体位置。切口设计与翻瓣：一般种植体二期手术切口多采用牙槽嵴正中切口，以便减少创伤，顺利暴露种植体（软组织美学处理及重建除外）。若可明确种植体的位置，在其覆盖螺帽上方做与牙槽嵴一致的弧形切口，一次切透黏骨膜，若有多枚相距较近的种植体，可采用单一连续切口，用骨膜剥离器贴骨面剥离，充分显露覆盖螺帽及外延 2 mm 周缘区。

暴露种植体后，在未旋出愈合帽之前，判断评估骨结合情况，并去除覆盖于愈合帽上方的多余骨质，然后旋出愈合帽，冲洗种植体内腔及周围组织，根据局部黏骨膜的厚度选择适宜长度的愈合基台，旋入就位。要注意观察种植体颈部周围有无骨吸收和纤维组织包绕，仔细清除纤维组织。

选择愈合基台：愈合基台的功能是引导软组织袖口形成。愈合基台高度稍高于黏膜缘平面，但不能与对颌牙有接触，既可以起到支撑作用，又有利于食物对周围软组织的生理性刺激，且封闭效果较好。黏膜厚度大于 3 mm 时，一般应修薄黏膜厚度，旋入愈合基台，旋紧愈合基台的力量为 10 ～ 15 N·cm，可用扭矩扳手控制，以防止其松动脱落。软组织瓣对位，间断缝合，关闭创口。

第五节　常见并发症
Common Complications

种植外科，尤其是牙种植术，既与其他牙槽外科手术的并发症有共性，又有其特有的并发症。术前充分的评估和术中严格遵循手术原则以及严谨的操作过程，能最大限度减少并发症的发生。常见的牙种植手术并发症包括：

一、术中骨穿孔

骨穿孔发生的原因主要是局部骨量不足，在上、下颌前牙区尤其常见。上、下颌前牙区常常存在唇舌向（水平）骨量不足，制备种植窝洞时，容易发生骨板穿孔。另外，术者在术前检查评估不足以及术中窝洞预备过程中钻长轴方向偏离，也是导致术中穿孔的重要原因。对于骨宽度明显不足的临床情况，应考虑一期植骨二期种植。

种植手术中若发生骨穿孔，但不影响种植体的三维位置或初期稳定性，可对穿孔区域进行骨增量。尽可能局部刮取或钳取自体骨，与骨代用品，如脱蛋白牛骨颗粒（DBBM）混合后，植入穿孔区域，表面覆盖可屏障膜。如果穿孔影响种植体初期稳定性的获得，或者严重影响种植体三维位置及轴向，应终止种植体植入术，局部植骨延期种植。

二、副损伤

1. 神经损伤　术中钻头或种植体穿入下颌神经管或颏孔是种植手术比较严重的副损伤。如果在植入种植体之前发现，应考虑是否植入种植体及选择足够安全的种植体长度。如果在植入种植体之后拍摄 X 线片发现，应及时取出种植体或将种植体旋出一定深度。术后给予口服地塞米松以及神经营养类药物。因神经损伤并发症症状持续时间往往比较长，无特别有效的治疗手段，应特别注意预防此类并发症的发生。术前进行精确的影像拍摄和测量，确定下齿槽神经管和颏孔的位置及可用骨高度，术中备孔不宜过深。必要时通过 CBCT 及 CAD/CAM 外科模板，提高手术的精确度。

2. 上颌窦穿孔　上颌后牙区缺失位点，临床常见牙槽嵴顶至上颌窦底的剩余骨量不足的情况，往往需要通过上颌窦底提升技术达到常规长度种植体的植入。使用全景片检查时，影像不清晰或忽视影像的放大率时，较易发生上颌窦穿孔。因此，常常需要 CBCT 对上颌后牙可用骨高度精准测量，选择适宜的手术方案，包括必要时先进行上颌窦底提升获得充分的骨高度后，延期种植。同期种植时，手术过程中注意钻针的深度及方向。

上颌窦穿孔较小且不影响植入常规长度种植体，可以不做特殊处理，术后密切复查和随诊，术后预防性抗感染治疗。对于穿孔较为严重的，可同期进行经侧壁开窗的上颌窦底提升，修补穿孔，术后进行抗感染治疗。

3. 种植体无初期稳定性　种植体植入时无初期稳定性多见于骨质疏松的临床情况，另外，术者在操作时种植窝制备时过度预备，反复提拉过多，也是一个主要因素。术前应充分考虑骨的解剖结构特征，在术中球钻定位及先锋钻导向时，术者应对骨质密度有更进一步的评估，根据骨密度类型，决定成形钻及攻丝钻的使用。对于骨质疏松的患者，必须要攻丝制备螺纹，必要时采用级差备洞。

进展与趋势

精确、微创的外科操作一直是种植外科的基本原则，也是种植体获得成功骨结合的要点。近年来，手术的切口设计越来越提倡微创、减小剥离范围，以减小手术创伤和患者术后不适。对于软硬组织条件良好的病例，不翻瓣种植技术为越来越多的学者所提倡，现阶段研究显示，不翻瓣技术的长期效果与传统方法无明显差别。而对于软硬组织条件并非十分理想的病例，使用 CAD/CAM 导板引导下的种植手术也能实现不翻瓣或是减小手术剥离范围。逐级备洞的外科原则仍然是基本要求，各个系统所使用的外科器械也大同小异，但是不同种植体的外形设计却能影响种植体植入和初期稳定性，甚至是远期效果。自攻性强的种植体容易获得较好的初期稳定性，甚至可以在最后的种植体植入阶段改变植入角度和轴向；双螺纹的设计可以加快植入速度；逐级加深的螺纹则有利于应力分布。不同的颈部连接设计也可能影响种植体的最大输送扭矩。上颌前牙种植体周围软组织瓣的处理也一直是研究热点，二期术时有多种方式重建正常软组织形态，而采用结缔组织移植的方法可以改善患者的牙龈生物型，获得更加丰满的软组织形态。

Summary

This chapter mainly described some basic surgical rules of oral implantology. Accurate and minimal invasive surgical technique proposed by Brånemark is the basic principle of modern implantology. The flap should be designed to guarantee enough blood supply, preserve the papilla and vestibular outline, and provide clear surgical visual field and space for instruments accession. The damage of nearby vita structure should be avoided. To preserve or reconstruct enough attached gingiva around the emergence area is crucial for long term clinical result. Different locations and edentulous status also influence the incision strategy. Graded drilling insures the correct implant position and angulation, and prevents excessive heat during drilling, which is detrimental to the bone tissue. Each implant system has its own surgical kit, the surgeon should exactly follow the instruction provided by the company. The implant surface should be untouched before insertion into the bone cavity. Insertion torque between 30 ～ 50N·cm is appropriate for good primary stability. Tension free wound closure can be achieved by mattress suture combined with interrupted suture. Soft tissue can be modified during the second stage for a better aesthetic results by many ways of surgical intervention.

Definition and Terminology

1. 先锋钻（pilot drill）：Rotary cutting instrument used to create crestal openings in bone for purpose of directing subsequent osteotomy preparation.

2. 指示杆（direction indicator）：Device that fits into the osteotomy or implant at the time of surgical placement.

3. 初期稳定性（primary stability）：The degree of tightness of an implant immediately after placement in the prepared osteotomy. An implant is considered to have initial stability if it is clinically immobile at time of placement.

（陈　波）

第六章 颌骨不同区域的种植外科技术

Implant Placement in Different Area of Jaws

由于上、下颌骨不同区域的解剖结构与生理功能不同，牙齿承受𬌗力的大小与方向也不同，所以对颌骨不同区域种植体植入的位置、轴向、深度要求也不一样，本章就不同解剖部位分别介绍种植体植入的基本原则。

第一节 下颌无牙颌种植
Implant Placement in Edentulous Mandible

下颌无牙颌的种植修复设计愈来愈多地采用种植体支持的覆盖义齿修复，而其上部结构多见杆式结构、切削杆结构、球帽式结构、双套冠结构、按扣式以及磁性上部结构。无论其上部结构如何，种植体植入理想的位置与轴向并获得良好的骨结合是其前提。另外，下颌无牙颌种植修复还要注意黏膜厚度、附着龈宽度、牙槽骨厚度，必要时须行软组织成形术。

一、手术切口

下颌无牙颌种植体植入的外科入路一般多采用牙槽嵴顶正中切口，至牙槽嵴顶骨面（图6-1）。其优点是暴露容易且充分，颊舌侧均可保留一定的附着龈，有利于种植体颈部的清洁与维护。

二、种植体植入的部位

下颌无牙颌种植的部位多选择下颌颏孔区，该区域一般在无牙颌状态时仍有足够的骨量以植入种植体，且骨质较好，这对于无牙颌的老年人而言极其重要，因老年人骨质质地均较疏松。该区域植入种植体的修复宽容度大，修复方式多为种植体支持的可摘修复。

由于下颌在功能运动，特别是在功能性负重时，下颌骨体部

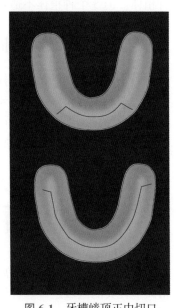

图6-1 牙槽嵴顶正中切口

会有一定程度的弹性运动，而非刚性结构，故有学者建议下颌无牙颌行种植体支持的固定修复时，行分段固定修复。

三、种植体数目

下颌无牙颌种植时，植入颏孔区的种植体数目（图 6-2）：

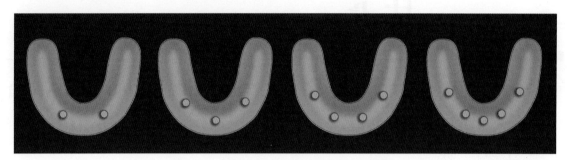

图 6-2　下颌无牙颌植入种植体数目及分布

1. 2 个 /3 个种植体　种植体主要用于固位及部分支持义齿作用，适用于患者年龄较高，希望易于清洁的情况。2 个种植体支持的义齿一般为覆盖义齿，其固位效果较好，但受力不够理想。可行球帽式覆盖义齿、锁扣式覆盖义齿、磁性固位覆盖义齿、杆卡式覆盖义齿等修复方式。种植体位置在下颌中线两侧各 10 mm 处，即种植体中心间距离 20 mm 为宜，过大会影响舌运动，过小则固位不良。如果解剖条件和患者经济条件允许，也可在下颌颏孔区植入 3 个种植体，远中的 2 个种植体位于颏孔近中 5 mm 处，中央的种植体位于下颌中线处。3 个种植体支持的修复体仍以活动修复为主，类似于 2 个种植体的修复方式，但其固位力较 2 个种植体好且在前后向抗旋转的性能较 2 个种植体好。

2. 4 个种植体　较为常用，修复的宽容度较大，可选择多种上部结构修复。种植体位置一般是远中的 2 个种植体应位于颏孔近中 5 mm 处。中线两侧的 2 个种植体距各自远中的种植体间至少应有 7 mm 的距离。

3. 5 个种植体　如设计行切削杆上部结构，亦可植入 5 个种植体，即在中线处再植入 1 个种植体。但 5 个种植体不适合球帽式上部结构，也不适合杆卡式结构。

四、下颌无牙颌种植固定修复

若下颌无牙颌的解剖条件允许，即在前后牙区均有足够的水平和垂直骨量，同时上、下颌骨位置关系正常，也可植入 4 ～ 6 颗种植体，支持一个固定修复体，远中的种植体至少要位于第一磨牙位置。固定修复体可以是分段式金瓷桥体修复，现在多为一体式整体修复（钛支架或氧化锆支架），详见第十八章。

第二节　下颌后牙区种植术
Implant Placement in Posterior Mandible

下颌后牙区，特别是游离端缺失的种植义齿修复被认为是疗效显著的修复方法，但也是种植风险较大的区域之一。首先是下颌后牙区𬌗力负重较大，种植体负担重；其二，下齿槽神经在该区域骨内穿过，要避免损伤的风险。

一、手术切口

下颌后牙区种植手术切口一般采用牙槽嵴顶正中切口，其近远中方向绕邻牙颈部分别向近远中做延伸切口，以充分暴露术野（图6-3）。其优点是术野暴露充分，根据植入种植体的需求，既可选择完全关闭伤口，也可选择连接愈合基台后修整软组织关闭剩余伤口，术后组织肿胀轻。若缺牙部位是游离端，可向近远中颊侧做适当附加切口，以暴露术野（图6-4）。

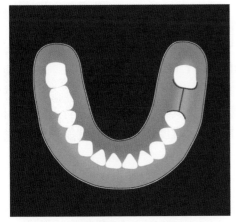

图6-3　绕邻牙颈部的牙槽嵴顶切口

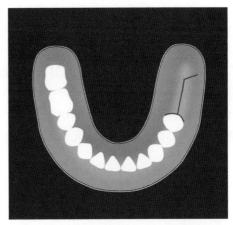

图6-4　下颌后牙游离缺失时远中颊侧附加切口

二、种植体的三维空间位置

下颌后牙区种植体植入必须位于下齿槽神经之上至少1 mm，以确保下齿槽神经不受损，这是该区域种植手术的基本原则。有报道称，根据下齿槽神经在下颌骨体的走向，可避开下齿槽神经植入足够长度的种植体。但多数报告认为，该方法因过多考虑下齿槽神经管的位置，往往导致种植体植入的轴向不理想，后期修复困难，故较少采用。当下齿槽神经位置距牙槽嵴顶小于7 mm，可以考虑下齿槽神经解剖术，游离下齿槽神经，植入足够长度的种植体。该方法手术风险大，不作为常规方法。

由于正常生理牙列的覆𬌗覆盖关系，正常情况下，下颌后牙区植入种植体的轴向在冠状面上应正对于上颌后牙的舌尖颊斜面（图6-5），以保证修复后种植体的轴向受力及长期效果。

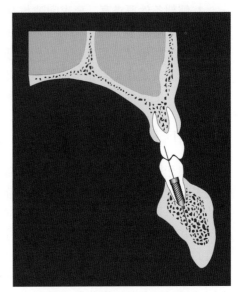

图6-5　下颌后牙种植体轴向

有报道认为，植入3个以上种植体，则尽可能使种植体不要排列在一条直线上，以更有效地拮抗侧向受力，但临床实践中往往由于牙槽嵴顶宽度所限，难以实现。

三、种植体数目

1.下颌后牙区种植修复时植入种植体的数目一般等同于缺牙数目，如当下颌第一、第二磨牙均缺失，形成游离端缺失时，一般植入2个种植体修复。

2. 当下颌第一、第二磨牙缺失，但对殆仅有第一磨牙时，可只修复到下颌第一磨牙，即植入 1 个种植体，支持游离缺失状态下的第一磨牙。

3. 当仅为下颌第一磨牙缺失种植时，因其间隙较大、生理受力也大，植入种植体的直径、长度也有要求。一般情况下，若其近远中间隙小于 13 mm，且骨量高度 > 10 mm，植入 1 个常规直径与长度的种植体，如直径 ≥ 5 mm、长度 ≥ 9 mm 的种植体，则可满足修复及受力需求。反之，有报道认为需考虑增加骨量或正畸缩小间隙后植入种植体。

第三节　上颌前牙区单牙种植术
Single Implant Placement in Front Maxilla

口腔种植修复在早期成功地用于下颌无牙颌修复以后，其经验亦被用来进行上颌前牙区单牙种植修复。然而，上颌前牙区单牙种植修复的要求很高，难度远远大于无牙颌种植。

一、上颌前牙区单牙种植的问题

上颌前牙区因其特殊的位置和解剖结构，种植修复通常会面临更多的问题。

1. 骨量不足　上颌前牙缺失后，由于生理性吸收，患者就诊时常常伴有缺牙部位骨量的不足。据统计，60% ~ 80% 的上颌前牙缺失患者在种植时需行不同程度与方法的植骨术。

2. 种植体位置要求高　上颌前牙种植时，对种植体的位置与轴向要求极高，因其直接影响修复的美学效果。

3. 解剖条件要求高　要求间隙与对侧同名牙类似，要求正常覆殆覆盖关系，正常龈殆距离。

4. 美学要求高　如果微笑曲线高，则美学效果不但涉及单纯修复体的美学问题，还涉及修复体根方牙龈美学效果，包括颜色、质地、轮廓、膜龈连合线。所以，微笑曲线位于牙齿高度以内，修复难度小；若微笑曲线位于牙龈上，则修复难度大。

总之，上颌前牙区种植修复是牙种植修复里难度较大的一种类型。现分步讨论。

二、临床检查

1. 缺牙原因　缺牙原因直接关系到缺牙区牙槽嵴的解剖形态。一个因长期牙周病或根尖周病缺失的牙齿，其唇侧骨板大都因炎症吸收而缺失。而一个外伤根折的患牙则可能伴有唇侧骨板的骨折，若外伤直接造成牙齿缺失或已急诊拔除患牙，则可能存在其唇侧骨板外伤性缺失，要预计其植骨的量与方式。因不能治疗的龋坏牙根或外伤尚待拔除的根折牙，则有可能是即刻种植的适应证。

2. 缺牙区的解剖形态　有无明显的软、硬组织缺损，硬组织厚度可通过专用测量针探知，亦可通过 CT 确定。附着牙龈是否充分，膜龈联合线位置是否与邻牙区一致，若上述解剖条件不理想，则可预见其种植修复的美学效果会严重受限，此时要计划是先行该区域软、硬组织重建后再行二期种植，还是种植时同期行软、硬组织重建。

3. 微笑曲线与牙列状态　微笑曲线过高，牙列不齐都会加大美学难度，应建议患者正畸排齐牙列，并及时向患者解释修复后的美学问题。

4. 咬合关系　龈殆距离过小，深覆殆、对刃殆及各种错殆等不利于种植修复或修复后的长期效果。应在纠正不良的咬合关系之后，再行种植修复。切忌勉强种植，导致长期效果差。

5. X 线检查　种植体植入术前，X 线检查均应行曲面体层片检查。即使单牙缺失亦应如此。需判断相邻的颌骨主要解剖结构、缺牙间隙有无异常、邻牙位置等。在怀疑邻牙根尖有病征时，需加拍牙片以确诊。若有条件，应加拍缺牙区矢状位 CT 片，其能提供牙槽突骨量的准确信息以及应患者要求解释手术设计、植骨的必要性等。但 X 线检查无法对软组织状态提供足够的帮助信息。

通过上述临床及 X 线检查，一般可对是否为种植修复的适应证、手术的难易程度、修复的效果包括美学效果做出初步判断。对非适应证的患者则可提供其他修复建议。

三、手术切口

上颌前牙区单牙种植体植入的手术切口，在不存在嵴顶或颊侧骨缺损的情况下，一般只做牙槽嵴顶正中切口即可；若存在骨量不足需做骨增量时，则需做颊侧黏膜附加松弛切口，以充分暴露术野行骨增量术（图 6-6）。

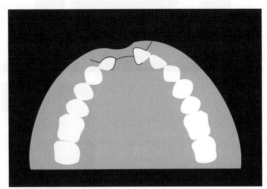

图 6-6 上颌前牙嵴顶切口及附加切口

四、位置与轴向

1. 种植体植入深度 上颌前牙区种植体植入的深度与骨结合、良好的牙龈外形及理想的修复美学效果有直接关系。研究认为，当缺牙后，牙槽嵴顶垂直向至少有 1 mm 骨质发生吸收，所以在上颌前牙区域种植体植入时，其肩台应低于邻牙的釉牙本质界 2～4 mm，才能给种植体基台留出足够的垂直空间进行修复，并使修复体具有从龈下向龈上自然过渡的美学效果。

当种植体肩台与邻牙釉牙本质界的距离小于 2 mm 时，即种植体的植入深度不足时，则修复体与邻牙的形态不易协调。当种植体肩台在根方低于邻牙釉牙本质界大于 4 mm 时，为补偿其位置过深造成的美学效果的不协调，常常需要较深的上部结构位于龈下和增加较多的软组织来覆盖修复体，其长期效果不佳，且易发生种植体周围炎症。故上颌前牙区种植体在垂直方向的植入深度不应大于邻牙釉牙本质界 3 mm 过多，而应恰好在 3～4 mm 之内（图 6-7）。

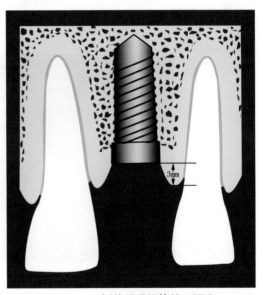

图 6-7 上颌前牙种植体植入深度

2. 种植体的轴向 上颌前牙区种植修复的功能及美学效果取决于种植体的位置与轴向。特别是种植体轴向的轻微偏差，可能引起其美学效果较大的区别。为取得成功的种植修复，上颌前牙区的种植体植入必须根据上部结构修复要求确定种植体的前后轴向。从侧面观，理想的种植体的轴向延长线应位于邻牙切缘以内（图 6-8-1a）。从𬌗面观，其位于原缺牙的舌隆突的位置（图 6-8-2），如过于偏唇侧，则修复困难（图 6-8-1b）。如过于偏腭侧，患者感觉不适（图 6-8-1c）。

3. 种植体的选择 为保证种植修复后牙龈乳头和其他软组织形态的美学效果，有研究认为，种植体距天然牙至少有 1.5 mm，同时认为颈部膨大的种植体易造成嵴顶部的软硬组织退缩，导致修复后金属暴露，美学效果差，而平台转移的种植体更加有利于维持软、硬组织的稳定（图 6-9）。

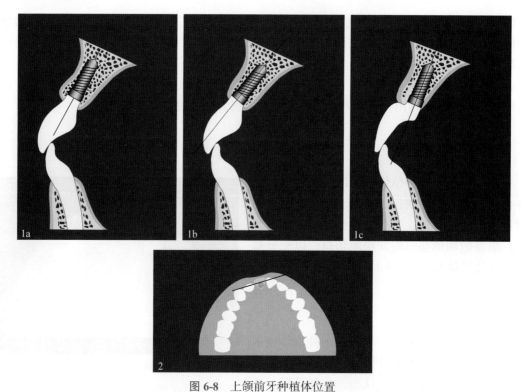

图 6-8　上颌前牙种植体位置

1. 种植体轴向（**1a.** 种植体轴向从前牙舌隆突穿出；**1b.** 种植体轴向偏唇侧；**1c.** 种植体轴向偏腭侧）；
2. 殆面观种植体颊舌向位置

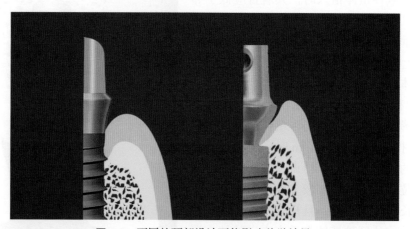

图 6-9　不同的颈部设计可能影响美学效果

第四节　上颌前牙多牙缺失的种植修复
Multi-implant Placements in Front Maxilla

一、上颌前牙多牙缺失种植修复的问题

上颌前牙多牙缺失的种植修复，必须特殊考虑的有两个问题。其一，多个种植体必须均在三维方向上位于理想的位置与轴向；其二，种植体之间的牙龈乳头重建。前牙多牙种植修复不仅要求恢复生理功能，同时还要求恢复其美观功能。如前所述，这就需要种植体在三维方向上位于理想的位置与轴向，但多牙缺失种植时，缺乏参照物，定位效果困难，故建议尽可能应用

外科引导模板，确定多个种植体在三维方向上的准确位置。重建种植体之间的牙龈乳头是上颌前牙多牙种植修复的难点。由于缺牙区牙槽间隙骨组织吸收，牙间乳头发生退缩，种植修复后该区域极易出现黑三角，直接影响美学效果。一般应该在种植手术或Ⅱ期手术时进行纠正。

二、局部解剖条件

上颌前牙多牙缺失时对局部解剖条件有一定的要求（表6-1）：

表6-1　上颌前牙多牙缺失种植修复的解剖要求

	近远中距离	牙槽嵴顶厚度	龈𬌗距离	牙龈厚度
2个牙位缺失时	≥ 15 mm	6 mm	4 mm	2 mm
3个牙位缺失时	≥ 19 mm	6 mm	4 mm	2 mm
4个牙位缺失时	≥ 25 mm	6 mm	4 mm	3 mm

若以上局部解剖条件不能满足，则种植修复的美学效果严重受限，须在配合检查之后，种植计划之前就向患者解释清楚。若近远中距离小于理想距离，可考虑减少种植体数量以达到较理想的软组织美学效果。两个相邻的种植体间至少有大于3 mm的间隔，才有可能维持种植体间的软、硬组织形态，避免黑三角（图6-10）。如存在近远中距离过大、过小和（或）龈𬌗距离过大、过小时，须取研究模型，进行试排牙，与患者沟通后确认通过正畸方法或后期修复方法进行

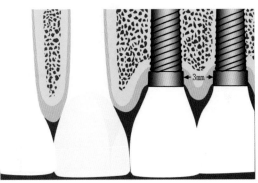

图6-10　上颌前牙相邻种植体间距离

纠正或弥补。当存在骨量不足，软组织缺损时，也应在种植手术时或二期手术时通过各种软、硬组织成形技术重建缺牙区正常软、硬组织量和解剖形态，以利于种植体长期稳定及最大程度重建缺牙区美学效果。

三、其他影响美学效果的因素

1.患者对种植修复美学效果的期望值过高　患者，特别是年轻患者，往往在上颌缺牙后对修复的美观效果要求高于功能效果。也往往对种植修复的期望值高于其现实性。如果在治疗前没有对患者的期望了解清楚，没有及时详细地给患者做一合乎实际情况的咨询和解释，则有可能在修复后未能达到患者的期望值。

2.微笑曲线过高，位于牙龈上方　此时，上颌前牙多牙种植修复要达到理想的美学效果，则难度增大，且软组织的生理学改建机制及结果难以精确地通过手术方法预测和控制，须将其难度向患者解释清楚。

3.种植区域骨组织有垂直方向上的骨吸收　垂直方向上的骨吸收在种植手术时较难以矫正，而其恰恰对美学效果有影响。修复后牙冠长度较长，与邻牙不协调；若仅行软组织成形来掩饰垂直向骨高度不足，则上部结构及烤瓷冠过多位于龈下，易形成种植体周围炎症及唇侧牙龈退缩。

4.牙龈厚度　多牙种植时，其区域若牙龈厚度小于3 mm，很难形成牙龈乳头，软组织移植是增加牙龈厚度、改善牙周生物型的可行方法。

5. 牙槽突唇侧凹陷 当牙齿缺失后，生理性骨吸收往往使上颌牙槽突唇侧出现凹陷。尽管其厚度仍可顺利植入种植体，但该凹陷会影响修复的美学效果。

6. 邻牙的牙周状态 研究认为，上颌前牙种植修复体周的牙龈乳头取决于邻牙的牙周状态。正常生理状态下，相邻两天然牙间的牙槽间隔会支持牙龈乳头的丰满度，即充满牙间隙，该间隔顶点距两牙冠邻面接触点之间距离≤5 mm，则两牙间隙会被牙龈乳头充满。当种植体相邻天然牙时，其宽容度变小，种植体和天然牙间的牙槽间隔距两牙冠邻面接触点不能大于4.5 mm，两个种植体间的牙槽间隔距两牙冠邻面接触点不能大于3.5 mm，否则会出现牙龈乳头不能充满其间隙，即黑三角（图6-11）。如果种植体相邻天然牙周有病变，则会导致骨吸收，必然发生牙槽间隔顶点的高度降低，继而种植修复体与邻牙间隙出现黑三角。

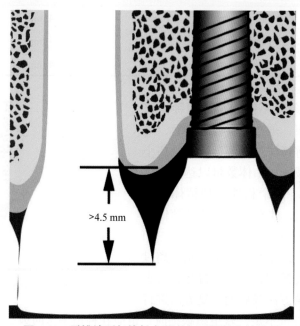

图 6-11　牙槽嵴顶与接触点距离与牙龈乳头的关系

第五节　上颌后牙区种植术
Implant Placement in Posterior Maxilla

上颌后牙区是种植体植入难度较大的区域之一。原因是上颌后区的解剖位置及形态较为复杂，使其生物力学特点较为复杂。上颌窦腔的存在限制了常规方法种植体植入的可行性，并且上颌后牙区在牙齿缺失以后牙槽骨质与量的生理性改变直接影响了种植体植入的可能性。

1. 手术切口 上颌后牙区种植手术切口一般采用牙槽嵴顶正中切口，其近远中方向绕邻牙颈部分别向近远中做延伸切口，以充分暴露术野。其优点是术野暴露充分，根据植入种植体的需求，既可选择完全关闭伤口，也可选择连接愈合基台后修整软组织关闭剩余伤口，术后组织肿胀轻。若缺牙部位是游离端，可向远中颊侧做适当附加切口，以暴露术野（同下颌后牙区切口）。

2. 由于下颌后区牙轴的舌倾，上颌后牙的天然轴向一般颊向倾斜以适应下颌牙的功能性位置。上颌后牙种植体轴向在上颌冠状断面上对应于下颌牙的功能颊尖上（图6-12）。

3. 种植体数目 参考下颌后牙区种植体数目考虑。

4. 特殊处理 上颌后牙缺失以后，往往伴有牙槽突垂直向与颊侧骨板的吸收，导致种植时牙槽突骨量不足。一般来说，若上颌后牙区牙槽嵴宽度≥8 mm，牙槽突骨量高度≥11 mm，植入种植体可位于较理想的位置与轴向，反之，则需行特殊处理，如上颌后牙区牙槽突颊侧上置法植骨术、上颌窦提升植骨术等以纠正骨量不足。若上颌窦底下方牙槽突高度<6 mm，应考虑上颌窦底植骨术。若上颌后牙区牙槽突宽度≤6 mm，种植体植入的轴向会受到一定限制，上部结构修复时则有可能需要进行必要的技术调整。由于上颌后牙区牙槽突骨质在缺牙后较为疏松，故在种植备洞时，尽可能采用级差备洞的方法备洞，植入种植体，以取得良好的初期稳定性。上颌窦底提升植骨技术、骨引导再生膜技术、植骨后种植体周软组织重建技术等口腔种植外科技术不在本章里详述。

5. 双尖牙区的种植术 上、下颌双尖牙区的种植外科手术可参考上、下颌后牙区的种植外科原则。

6. 上、下颌后牙区同时植入种植体时，也应遵循其解剖生理的轴向（图 6-13）。

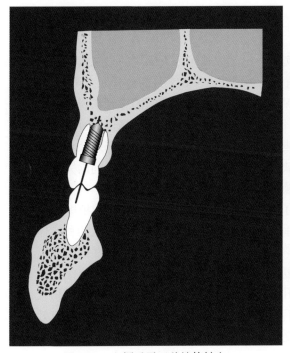 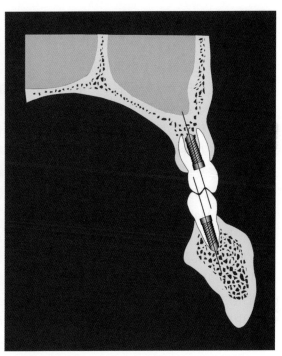

图 6-12 上颌后牙区种植体轴向　　　　　　　　图 6-13 上、下颌后牙区同时植入种植体轴向

第六节　上颌无牙颌种植修复术
Implant Placement in Edentulous Maxilla

上颌无牙颌由于缺牙前的牙周病变造成的骨吸收或缺牙后的生理性改建吸收，常常伴有骨量不足，特别是上颌后牙区上颌窦的解剖存在，使得上颌无牙颌种植修复附加骨增量手术的概率远远大于下颌种植修复。上颌无牙颌种植修复设计可选择种植覆盖义齿修复，固位方式可以为球帽式、locator，较为常用的是种植双套冠或分段式切削杆固位。一般在行双侧上颌窦底植骨术后，在双侧尖牙、第二前磨牙、第一磨牙共植入 6 枚种植体支持一个可摘义齿修复体，固位效果良好。当上、下颌位置关系正常时，也可考虑上颌用 6～8 枚种植体支持一个固定修复体。此时种植体应当精确地位于设计的牙位上。近年来有报道上、下颌各采用 4 个种植体进行的一体式固定修复也取得了良好的临床效果。在设计修复方式时应当注意的是，种植覆盖义齿较种植固定义齿对上、下唇支持的效果好，这对于牙槽突重度骨吸收患者的修复美学效果有重

要临床意义。关于无牙颌种植修复种植体的位置及修复方式可参考第十八章。

第七节　无牙颌种植即刻修复技术
Immediate Implant Restoration of Edentulous Jaw

在因为各种不同原因造成牙列缺失后，不同的患者，颌骨不同部位会发生不同的解剖生理性改建，改建后若颌骨的三维骨量能够满足种植体植入，则可直接植入种植体进行修复，其原则应遵循无牙颌修复设计原则，按照修复设计的要求在相应的位置植入一定数量的种植体，该内容在无牙颌种植修复一章介绍，此处不赘述。这里仅就无牙颌种植即刻修复技术进行简单介绍。

一、"all-on-4"的理念与实践

种植修复经过四十余年的基础研究和临床实践，已经取得了令人满意的临床效果。但经典的种植修复程序要求拔牙后 2～4 个月植入种植体，再经过 3～6 个月的愈合期方可进行修复。对于那些由于各种原因导致口内剩余牙齿无法保留，即将转变为无牙颌的患者来说，拔除剩余牙齿或常规种植后勉强佩戴数月过渡义齿等待骨结合完成，被认为是最为痛苦的过渡期，常常令许多患者对种植望而却步，迟迟不能下决心拔牙和接受种植治疗。拔除全部剩余牙后即刻种植、即刻修复可明显地缩短疗程，避免患者的缺牙期，在种植体植入后最短时间内完成义齿修复，即全颌即刻种植修复，一直是国际种植学领域研究的热点。

Paulo Malo 于 2003 年和 2005 年先后报告了下无牙颌、上无牙颌 all-on-4 种植即刻修复的理念。即无牙单颌植入 4 枚种植体：颌骨前部垂直轴向植入 2 枚种植体，后牙区的种植体向远中方向倾斜植入。通过使用特殊的角度基台调整使 4 个种植体的上部结构取得共同就位道，完成 4 个种植体支持螺丝固位的即刻固定义齿修复。上颌远中 2 枚种植体植入位于上颌窦前下方的骨组织里，避开上颌窦，避免了上颌窦底提升植骨，下颌后部两种植体从颏孔前部植入，斜向远中穿出，避免损伤下齿槽神经。上、下颌后部的种植体斜行植入，从远中穿出，有效地减小义齿悬臂梁的长度，使颌骨后部的种植体所受杠杆力减小，使整个义齿受力更为合理，固定义齿可修复到第一磨牙。

二、适应证

1. 因重度牙周病或其他原因最终将成为无牙颌并且要求固定修复的患者，面型外观美学因素符合无牙颌固定修复的基本要求。

2. 上、下颌牙槽嵴宽度 ≥ 5 mm，双侧尖牙之间的牙槽嵴最小骨高度 ≥ 10 mm，至少允许单颌植入 4 颗长度 10 mm 以上的种植体。并在种植体植入时能够获得 > 35 N·cm 扭矩的初期稳定性。

三、临床过程

（一）手术过程

1. 有余牙的患者采用微创原则拔除单颌全部无法保留的患牙，彻底搔刮拔牙窝，3% 过氧化氢和 0.2% 氯己定交替冲洗，彻底清除感染灶，修整牙槽嵴顶，磨除过尖、过锐、过突

部分。

2. 根据患者颌骨的解剖形态，在颌骨前部轴向植入 2 枚种植体，种植体可位于牙槽窝内，也可位于骨量较好的牙槽间隔上，远中部位根据情况倾斜或垂直植入种植体，单颌植入 4 ～ 6 枚种植体，均要避开上颌窦和下齿槽神经管（图 6-14）。

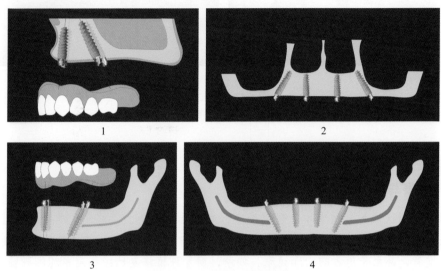

图 6-14　远中倾斜的种植体
1. 上颌侧面；**2.** 上颌正面；**3.** 下颌侧面；**4.** 下颌正面

3. 采用级差备洞技术并尽可能植入长种植体以利用双层骨皮质使其初期稳定性能达到 35 N·cm 以上，方可即刻修复。倘若种植体旋入扭矩小于 35 N·cm，一般不建议进行即刻修复。倾斜植入的种植体穿出部位为第二双尖牙远中或第一磨牙𬌗面。种植体直径为 3.75 mm 或 4.0 mm，长度 10 mm 以上。种植体植入后安放专用的修复基台，根据情况分别安放直修复基台或以 30°/17° 基台调整角度，使各个种植体在基台水平取得共同就位道。基台完全就位后分别以 35 N·cm 或 15 N·cm 的力锁紧。覆以愈合帽后严密缝合。术后即刻拍全口曲面体层片，确认基台完全就位。

（二）修复过程

手术完成后即刻在专用基台上将转移杆钢性连接后制取基台水平印模。灌制模型、在暂基托上确定颌位关系并试排牙。确认颌位关系无误，垂直距离、丰满度、中线位置均满意后，应用种植修复相应配件，采用注塑技术于术后 5 ～ 7 小时完成即刻修复的树脂牙义齿。根据远中种植体穿出的位置不同，即刻修复义齿为 10 ～ 12 个人工牙的树脂义齿。戴牙时确认义齿与基台之间达到被动就位，通过连接于基台上的纵向螺钉将义齿与种植体的基台相连固定，实现纵向螺钉固定的即刻义齿。义齿自两个远端种植体螺丝孔处分别向远中延伸 5 ～ 7 mm，相当于一个双尖牙宽度。义齿完全就位旋紧螺丝后调整咬合。咬合调整原则：种植体支持的区域承担咬合力，𬌗力分散均匀，避免局部的应力集中。义齿在正中𬌗位时广泛接触，临时修复体注意使远中游离端悬臂梁区域在咬合状态的各个位置均无咬合接触。嘱术后 2 个月内进软食，每餐后保持义齿清洁。

（三）终末修复

终末修复采用内置钛合金支架或全氧化锆的固定修复方式。下颌即刻修复 4 个月后，上颌即刻修复 6 个月后可进行终末修复（图 6-15）。终末修复时所有牙位在正中𬌗位时广泛接触。

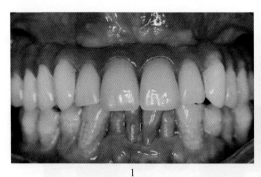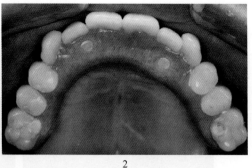

图 6-15　终末修复
1. 终末修复正面观；**2.** 终末修复𬌗面观

进展与趋势

　　颌骨不同区域的种植术中，研究最多、难度最大的是上颌前牙美学区域。上颌前牙区缺失通常伴有软、硬组织缺失，需要术前或术中重建。该区域的修复效果直接影响到美观、发音，甚至是患者的心理健康。如今，前牙种植修复已经不是单纯的种植体植入，而是需要综合考虑，序列治疗。拔牙窝保存、硬组织重建、软组织移植、正畸牵引、临时冠塑性牙龈等都是前牙美学区域种植可能应用到的技术，需要医生了解各项技术的适应证，并且充分与患者沟通。近年来，上颌前牙区域即刻种植，即刻修复的研究较多，大多研究认为上颌前牙区域即刻种植、即刻修复能够取得最理想的美学效果，优于传统的延期方案。但是需要严格选择适应证，远期效果及原理也需要进一步研究讨论。

　　无牙颌种植即刻修复也是近年来研究的热点问题。短期研究表明，种植体存留率与传统的修复方式并无明显差异，但是患者过渡时期的舒适度显著提高。对于单颌不能保留余牙情况，拔除后即刻种植、即刻修复也能取得满意的临床疗效。All-on-4 技术使用倾斜种植体有效解决了骨量不足时无牙颌的种植即刻固定修复问题。有研究认为其长期效果是可预测的。

Summary

　　This chapter mainly describes the principle and key issue of implant placement in different area of jaws. The incision should be designed as less invasive as possible on condition that the surgical area is essentially exposed. The bone of the frontal mandible has the most suitable quality for implant placement，and it is also the first choice of location for implants in edentulous patient. Due to the vita structure such as the mandibular nerve and the maxillary sinus，the implant depth should be carefully controlled in the post area of jaws. Bone augmentation procedure should be adopted if necessary. In the molar area，the implant axis should be parallel to the axis of nature teeth as the chewing force can be conducted along the long axis of implant to the jaw. To restore the frontal maxillary teeth with implant is the most challenge work in implant treatment. The correct three dimensional implant position is the prerequisite of achieving aesthetic result for implant restoration. Multiple teeth lose in the frontal maxilla makes it even more challenging. Insufficient soft tissue could bea very common clinical problem. The doctor should carefully evaluate the soft and hard tissue conditions before, inform possible aesthetic risks and explain clearly to the patient. Immediate fixed implant restoration of edentulous patient is a new trend in recent years，All-on-4 concept solves the inconvenience for the patients with edentulous or hopeless teeth during the treatment period and also shows predictable clinical result.

Definition and Terminology

1. All-on-4：The technique for full arch rehabilitation is a surgical and prosthodontic procedure. It consists of the rehabilitation both edentulous maxilla and mandible with fixed prosthesis by placing four implants in the anterior jaw，in which two implants in front will be straight and the other two in posterior would be tilted. The fixed prosthesis with 12 to 14 teeth supported by 4 implants will be finished immediately on the day of surgery.

2. 笑线（smile line）：Imaginary line following the contour of the upper lip in the act of smiling. The contour of the lower lip generally parallels the curvature of the incisal edges of the maxillary anterior teeth. In arranging maxillary artificial teeth，the incisal-occlusal plane parallels the smile line to project a pleasing appearance.

3. 黑三角（black triangle）：Missing papilla between teeth when the interproximal bone has been reduced in height. The black triangle is considered as an aesthetic compromised status.

（林　野）

第七章 骨量不足的种植外科手术

Surgical Techniques for the Reconstruction of Edentulous Deficient Alveolar Ridges

失牙后牙槽嵴失去功能刺激，会很快出现明显吸收。如果失牙后未能及时进行干预，则在牙种植治疗时，很多患者出现较明显的牙槽嵴萎缩，不能满足牙种植所需的牙槽嵴骨量要求。在牙种植前常需要对牙槽嵴骨量不足的病例进行不同程度的骨增量手术。在众多骨增量技术中，虽然人工骨（artificial bone）、异种骨（xenograft bone）及异体骨（allograft bone）也有大量成功的报道，但自体骨（autogenous bone）仍被普遍认为是最好的骨增量材料，本章主要介绍自体骨原位扩张及自体骨移植在种植前骨增量中的应用。

第一节 牙槽嵴骨增量技术的基本原则
Basic Principles in Alveolar Ridge Augmentation Procedures

在种植义齿修复时，使用骨增量来重建萎缩的上、下颌骨已经过大量临床实践，其有效性及可靠性已有大量基于循证医学原则的研究报告。然而，牙槽嵴骨增量（alveolar ridge augmentation）手术的临床效果与操作者对骨的解剖生理状况的掌握以及临床实践经验密切相关。因此，根据骨愈合中的自然规律，掌握手术方案制订及操作中的一些基本原则，才能获得预期治疗效果，避免并发症的发生和发展。

一、规范的术前检查与评估原则

良好的术前评估与掌握充分的解剖知识可以减少并发症的发生。合适的供区选择、外科技巧以及密切随访是获得成功的保证。

曲面体层片以及根尖片可用于评估骨缺损、周围的牙齿以及局部解剖形态。CT对骨缺损的三维观察十分有用，也能用于评估口内供骨区的情况，有助于决定所需移植骨的大小以及取骨的部位。结合使用种植设计软件与CT扫描，更加精确地评估患者所需重建的骨量。使用计算机扫描制备颌骨的立体光刻模型，通过拾架研究模型及诊断蜡型的研究分析等，可把握牙槽嵴形态与预期修复结果的关系。在骨移植手术中，选择合适的供区提供足够的骨量，设计预期修复体位置的模板，以使种植体能植入到理想的修复位置，也是术前诊断评估很重要的一个方面。

二、供骨区选择的微创化原则

选择伤害最小的部位并且以伤害性最小的手术方式采取自体骨是牙槽嵴骨增量技术的一个原则。在牙槽嵴严重吸收患者牙种植前的骨增量技术中，自体骨移植被认为是预期效果最佳的选择，但同时也是增加手术创伤及手术并发症的重要原因，临床医生应根据治疗需要及供骨区特点选择创伤最小的手术方案。

供骨区的选择由以下几个因素决定：受骨区的情况，骨缺损的大小，骨缺损修复所需的骨量，需要取块状骨还是颗粒状骨，以及患者的要求及医生的经验。选择一个能提供足够骨量的供骨区，使种植体能植入到理想的修复位置，而且是患者愿意接受的，医生又有较多经验的供骨区，这是诊断评估和治疗计划制订中很重要的方面。

供骨区可取骨量由大到小排序如下：髂骨（ilium）、胫骨近端、头颅骨（calvarium）、肋骨、下颌升支及颊板区、下颌骨颏部、上颌结节。尽管髂骨最常用于较大颌骨缺损的重建，但是它具有以下缺点：需要手术室、全身麻醉、手术后需住院以及术后可能有步态的改变。口腔以外部位取骨一般较难为患者所接受。近年由口腔内选择供骨区的临床实践被多数牙种植的医生和患者接受。在口腔内，也就是颌骨解剖区内选择供骨区，可于门诊局部麻醉下手术，可减少手术和麻醉时间，避免了皮肤上的瘢痕。常见的口腔内颌骨区自体骨块供骨部位包括下颌骨联合处（mandibular symphysis）[也称颏骨块（chin block）]、下颌升支（mandibular ramus）、颧骨支柱（zygomatic buttress）等。颌骨区取骨的缺点是能取到的骨量有限，所以在口腔内颌骨区取骨进行骨增量手术者，通常需要配合非自体骨增量材料的应用。

三、手术操作原则

1. 软组织处理原则　确保骨增量手术成功的要点之一是保证进行了骨增量的手术区在密闭无菌的环境内愈合，因此，保证术后创口的关闭是骨增量技术中的一个重要环节。在进行了牙槽嵴劈开破坏了原有的血供以及游离骨块移植后，尚未建立成熟的循环之前，骨的抗感染能力较差，此时如受区存在感染或污染或因创口裂开而致移植骨暴露于口腔内微生物环境中，则可导致手术失败。而术前对可能导致软组织愈合不良的因素都能有效地去除并在手术中尽量保护软组织的修复能力则是骨增量手术的一个重要原则。

如果术区软组织存在炎症、术后不能确保创区可靠地关闭时，应于骨增量手术前对骨增量术区软组织进行必要的处理。如病灶牙根或松动牙应于术前拔除，进行必要的牙周洁治等。且拔牙最好是于术前两周进行，这样两周后软组织已经愈合，由于病灶去除且经自身的清理抗病机制，清除了局部可能存在的感染源，使得骨增量手术中确保无菌状况较为容易。

吸烟可影响软、硬组织的愈合和重建，因此，术前应建议吸烟患者考虑戒烟或减少吸烟的量，并在术前将此风险与患者进行足够的沟通，以获得患者的理解和配合。

在手术切口设计中，应当使用宽基底瓣，确保黏骨膜瓣充足的血供，采用扩大松弛切口、充分翻开黏骨膜瓣、骨膜松弛切口等措施来使骨增量术区的软组织达到无张力缝合。受区切口原则上不应设计在植入材料的部位。最常用的切口设计是角形或梯形，黏骨膜瓣应有一宽的基底，确保充足的血供，受区切口原则应与植入材料的部位有 2 mm 以上的距离（图 7-1）。

2. 无菌操作原则　手术操作时保持术区及移植骨块的无菌状况是保证手术成功的必要条件。由于移植骨块在进入受区后，在相当长一段时间内处于无血供、无自身抗感染能力的状况，因此，确保移植过程中的无菌操作，防止对移植骨及受区的污染，是手术中必备的措施之一。

3. 移植骨块活性保持原则　通常自体骨在刚离体时尚有部分具有活性的成骨细胞或前驱细胞，在手术过程中应尽量保护这些细胞，以利于骨块的生长及愈合。取下的自体骨应保存于生理盐水中，有研究证实，将自体骨块在室温下（22℃左右）保存于生理盐水中，4小时内仍可以保持95%以上的骨髓细胞活性。也有学者建议将其保存于血小板富聚抗凝血浆（anti-coagulated platelet-rich plasma）中。总体来说，切忌将骨块置于干燥环境下导致脱水，或浸泡于低张性溶液（如蒸馏水）内。

4. 受区预备　受区预备的原则是增加局部血供或局部营养，促进移植骨块尽快完成血供的重建并避免愈合过程中因缺乏营养来源出现细胞坏死，导致死骨形成。受区应有良好的血供，皮质骨较厚时应去皮质化。

自体骨离体时部分具有活性的成骨细胞或前驱细胞，在愈合初期（3～5天内）仍需依赖受区内血浆来营养维持细胞活性，这时受区良好的血供就显得尤为重要。对受骨区进行去皮质化，使之与移植骨块紧密贴合，有利于骨块的重新血管化以及骨愈合（图7-2）。

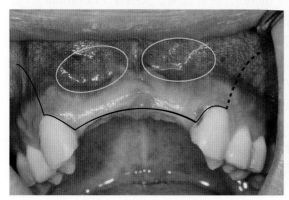
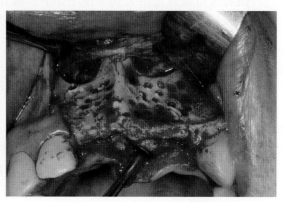

图7-1　最常用切口设计是角形或梯形，黏骨膜瓣应有一宽的基底，确保充足的血供，受区切口原则应与植入材料的部位有2mm以上的距离

图7-2　受区于皮质骨上钻孔行去皮质化操作，使骨髓腔内的细胞及细胞因子易于进入植骨区

5. 移植骨固定和制动　新生血管形成及建立血流灌注通常需要2～3周的时间，而此时间与移植骨的大小及受区血供有关。新生的微血管通常较细（6～8μm），也极脆弱，此时如果有任何的挫动，则可导致损伤。因此，移植骨块必须有良好的固定和制动，并且要尽量避免来自外界的干扰，如活动义齿等。

四、遵循骨修复生理进程的手术治疗原则

在任何骨增量手术中，都不同程度涉及骨增量材料的应用。骨增量材料可以是来自自身的供骨区，也可以是人工骨替代材料。理想的骨增量材料应具备以下特点：

1. 骨生成作用（bone regeneration）　移植物内含成骨细胞，能在受区继续保持骨再生作用。

2. 骨诱导作用（osteoinduction）　能诱导受区组织形成新骨。含骨成型蛋白（bone morphogenetic protein，BMP）等成分。

3. 骨传导作用（osteoconduction）　移植物形成一支架，为新骨沉积提供一合适的物理架构，使邻近的骨组织沿支架长入。

目前除了自体骨增量材料能具备以上所有3个特点外，绝大部分骨增量材料仅具备骨传导作用。这也是自体骨被认为是骨移植材料应用的金标准的原因。

游离自体骨必须要再血管化才能发生骨结合。松质骨的再血管化较皮质骨更快。松质骨内仍保留着丰富的骨细胞，这些骨细胞能生产合成类骨质，有较强的骨再生能力。致密的皮质骨起到骨引导的作用。随着时间的延长，骨移植物逐渐改建并被新生骨所替代（爬行替代）。

自体骨本身具有与骨形成有关的细胞及细胞因子，在手术过程及愈合过程中，如果从供

区断离了血供的骨块能继续保持细胞的活力及细胞因子活性，则该骨块就能在受区自行生长代谢。如果该过程中，骨块内细胞失活，则该骨块失去了骨生成作用；如果细胞因子失活，则进一步失去了骨诱导作用，则其在骨生成的过程中，仅能起到支架作用，其成骨效能较差。

所以在手术操作过程中应尽量保护骨的活力，并应根据手术操作后骨块的情况决定手术方案。如果操作中骨块已完全断离，其在异位重建血循环期间需要来自邻近骨组织的营养，这时就不应选择同期植入种植体，以保证骨块与受植床充分贴合。并且通过受植床的去皮质化等操作，利于移植骨的修复重建进程。如果骨块移位后还有血供，如骨劈开增量操作时，骨块未完全断离，此移位的骨块能继续维持前述三个特点，其修复重建效能较强时，可考虑同期植入种植体，从而加快失牙的修复时间。

移植物在骨愈合的过程中发生骨吸收是必然的。而骨的吸收与移植骨的特性、来源等有关。在手术前应考虑到供区骨的特性，皮质骨与松质骨的比例、形态（骨块或骨屑），骨量的多少，不同胚胎发生来源等。通常松质骨、骨屑、软骨内成骨来源的髂骨等吸收较为明显，而皮质骨、块状骨以及膜内成骨而来的颏部骨块、下颌升支等吸收较少，手术设计时应根据骨增量的需要以及预期的骨吸收程度在对骨缺损进行修复时进行必要的过度矫正以补偿骨吸收。另外，用吸收率较低的异种／人工材料覆盖移植骨（加盖或者不加盖膜）可以减少骨吸收。

五、经济和生物成本最小化原则

在满足患者的要求基础上，应根据患者选择手术方案时需要承担的经济及所受身心上的创伤综合考虑，减小不必要的经济负担及手术创伤。例如在条件允许时考虑选择短种植体和（或）小直径种植体或较为简单的骨劈开方案而免于实施损伤及花费较大的其他骨增量手术。

第二节　牙槽嵴骨增量的翻瓣设计及外科入路
Flap Design and Surgical Access for Alveolar Ridge Augmentation

牙缺失后在牙槽嵴中份留下了一个血管化较差的区域，称为黏膜白线（mucosal linea alba），此线位于角化黏膜内。切口设计于黏膜白线部位，可有效保存黏骨膜瓣的天然血管通路及神经支持，是切口设计的较理想位置。在无牙部位通常采用牙槽嵴顶切口入路，也就是无牙区嵴顶中线处的黏膜白线部位（图 7-3）。在有牙部位则是围绕牙龈沟切口，此处切开也对唇颊侧及牙周膜处的血管及神经影响较小（图 7-4）。两类切口皆是切开并全厚翻瓣，也就是在骨膜下将黏骨膜从骨面上翻起，这有利于保存骨膜上的神经血管，减少愈合后的瘢痕形成。另外，全厚切口进入并由骨膜下翻开出血最少，且角化黏骨膜有较好的

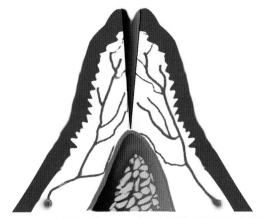

图 7-3　牙槽嵴顶切口，可较少损伤颊舌侧的血管及神经

韧性，易于植骨后创口的缝合关闭。单纯牙槽嵴顶切口或龈沟切口常不能足够地显露术野，除嵴顶或（及）牙龈沟切口外，通常还需要一个或两个垂直松弛切口，以便充分地显露术野并有利于随后软组织瓣的减张操作。

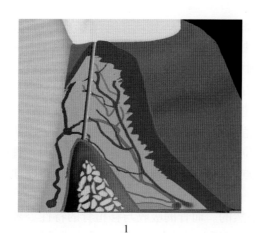
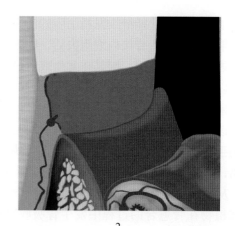

1   2

图 7-4   牙龈沟切口示意图
1. 在牙龈沟处切口，减少了来自牙周膜与来自唇颊侧的血管及神经损伤；
2. 龈沟切口并从骨膜下翻开唇颊侧黏骨膜瓣对断面两侧血管神经影响较小

第三节   牙槽嵴劈开技术
Ridge Splitting Technique

牙槽嵴劈开技术（ridge splitting technique）又称牙槽嵴扩张术（ridge expansion technique），这种手术适用于牙槽嵴宽度不足，而高度尚能满足种植需要的情况。通过手术方法，将牙槽嵴从中间劈开，形成完整的颊、舌侧皮质骨板，将种植体植入劈开的间隙内，剩余的间隙则填入骨代用品。如果劈开后种植体不能满足种植体植入对初期稳定性的要求，或者不能满足种植体植入并保持在正确的方向和位置时，则可先植入骨代用品，二期进行种植手术。骨劈开技术的优点在于其扩大了种植适应证的范围，充分利用了现存骨量；另外，将唇颊侧皮质骨板推移向外而不是在种植窝预备过程中去除，最大限度地保存了现有骨量，简化了手术，可以避免较为复杂的块骨移植等手术。在国际口腔种植学会第四次共识性研讨中，专家们按照循证医学的原则，分析了大量文献，并结合世界著名专家的观点得出这样的结论：在适应证选择适当的患者中，牙槽嵴劈开扩张技术可以有效地改善轻度吸收的无牙牙槽嵴的情况；种植体植入牙槽嵴劈开扩张技术增加骨量的植床，其种植体存留率与植入天然骨内的种植体相似。

一、术前检查

术前应进行必要的病史资料收集，如全身状况能否耐受手术，有无影响骨代谢的系统性疾病，用药史中有无静脉应用双膦酸盐等。检查包括口腔检查、影像学检查、血液检查等。结合病史资料，排除手术禁忌证。由于骨劈开骨增量技术主要适用于牙槽嵴厚度不足者，而厚度的检查采用普通的 X 线平片无法显示，可采用 CBCT 观察厚度的情况，并了解其在唇（颊）舌侧骨板间是否含有松质骨，后者的存在直接关系到能否顺利劈开牙槽嵴以及能否同期植入种植体。

二、适应证

1. 牙槽嵴轻度或中度骨量不足，需要同期植入种植体者，牙槽嵴宽度应在 3 mm 以上，这样才能保证唇侧骨板能够完整地移向唇颊侧，并能保持根方的牙槽嵴不断裂。

2. 牙槽嵴中央必须有松质骨。在严重的牙槽嵴萎缩时，有时唇舌侧皮质骨板已经融合在一起，这时手术操作就较为困难。

3. 主要适用于上颌骨。骨劈开牙槽嵴扩张的技术基础是骨组织的弹性特征，上颌骨骨质较为疏松，外层骨板较薄，可以允许较大的移动而不致折断，而下颌骨通常骨质骨板较为厚实，基本没有弹性，在扩张时较易折断。

4. 过度唇倾的牙槽嵴并不适合应用该手术，因为这会在扩张之后导致更加唇倾，给后续修复带来困难。

5. 如果劈开后种植体不能满足种植体植入对初期稳定性的要求，或者不能满足种植体植入并保持在正确的方向和位置时，则可先植入骨代用品，二期进行种植手术。

三、手术步骤

1. 局部麻醉。

2. 切口　可根据骨劈开扩张所需的术区大小设计角形切口或梯形切口，原则上松弛切口的位置应距离骨劈开线 2 mm 以上。

3. 骨劈开　先用裂钻或超声骨刀预备出利于骨劈开器械进入的凹槽，再将骨劈开器械刃端置于凹槽内，通过敲击使骨凿切入牙槽嵴内，小心勿穿通唇侧或腭侧骨板，直到设计深度后，更换较厚的骨凿，直至所需的宽度。牙槽嵴萎缩较严重时，有时不能将牙槽嵴平均劈开，这时应保证腭侧骨板完整，唇侧骨板劈开如有穿通或断裂，可先配合 GBR 技术完成骨增量，二期植入种植体。

也可直接用一薄刃骨刀从牙槽嵴顶处轻敲凿开皮质骨后，逐步进入预定深度，直到术区整个沟槽有一定的长度并达预定深度，将骨刀插入，采用杠杆原理撬动唇腭侧骨板使之扩开。用力要恰到好处，尽量避免皮质骨折断。唇舌侧骨板分开后，最好能保留部分松质骨衬里，这样植入后骨愈合会更可靠。应用骨凿放于每个部位，用柔和的指部力量推挤和旋转，有助于获得所需宽度。由于上颌牙槽嵴骨质疏松，通过扩张至预定深度后常可同期植入种植体。应先尝试仅作嵴顶处劈开，利用上颌牙槽嵴的弹性宽容度扩张后植入种植体，这样两侧骨板未断开，愈合期来自两侧骨板的血供有利于骨的再生和修复。如果扩张有困难，可以增加垂直于嵴顶处平行切口的纵向松弛截骨线，可先增加一侧的纵向松弛截骨，在扩张操作无法达到足够的扩张大小时再增加另外一侧。

有学者介绍，牙槽嵴劈开骨增量技术操作时先用咬骨钳或骨凿修整、骨锉锉平形成一窄平台，然后在此平台上进行下一步的操作。但由于牙槽嵴的骨高度很重要，这种方式通常要损失牙槽嵴高度，一般不要轻易采用这种方式。哪怕是刀刃状牙槽嵴，在保证了原来高度的基础上植骨或 GBR 骨增量加宽牙槽嵴，会大大减少治疗难度并增加治疗效果的可预期性。相反，在已经损失了高度的基础上再要植骨提高则明显增加了治疗的难度并增加了治疗效果的不可预期性。

4. 骨劈开后的处理　扩张并同期植入种植体后如果近远中部位遗留的间隙小于 2 mm，可不做处理，大于 2 mm 则应在间隙中充填骨代用品，后者有利于新骨的生成并可防止可能出现的骨吸收。由于骨块劈开扩张时，唇侧骨块有一定程度的移位，原有的血供会受到一定程度的影响，术后移动后的骨块会出现吸收，通常需要结合屏障膜和骨替代材料的应用，防止表面的吸收并有利于内部的骨重建。下颌骨由于皮质骨较为致密，可塑性较差，进行骨劈开手术时有可能出现骨块完全折断，因此在下颌骨劈开骨增量设计时应有相应的应对预案。如术中颊侧骨块折断后，可于骨块下垫两个小骨块，螺丝或钢丝固定，骨块间植入自体骨屑或人工骨（图 7-5～图 7-7）。

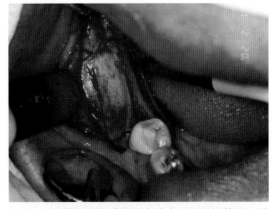

图 7-5　下颌骨的皮质骨较为致密，可塑性较差，进行骨劈开手术时如果不做下截骨线，骨块较难移动，加了下截骨线后，则可能在向外侧移动时完全断离

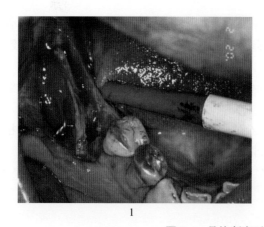
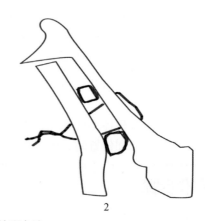

图 7-6   骨块断离后处理方法
1. 颊侧骨块断离后，于骨块下垫两个小骨块，钢丝或螺丝固定；2. 示意图

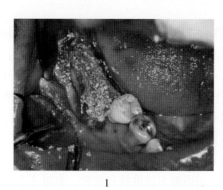
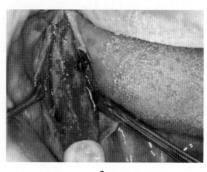

图 7-7   骨块固定后处理及效果
1. 骨块间植入自体骨屑或人工骨；2. 术后6月骨增量效果

5. 关闭伤口   采用间断或褥式加间断缝合关闭伤口，如组织覆盖不足，则需潜行剥离松解骨膜，使黏骨膜瓣在无张力状态下覆盖伤口，一期缝合。做了松弛处理后关闭伤口的操作后常有前庭沟变浅，二期手术时必须进行前庭沟成形术。

6. 术后护理

（1）术后24～48小时内冷敷。

（2）口服抗生素7～10天，使用漱口液。

（3）给予适当的镇痛药物。

（4）术后3天、7天、14天观察伤口愈合情况。

（5）口内缝线10～14天拆除。

（6）术后应进软食，避免术区受到外力的干扰，尤其是唇（颊）侧应确保术后无干扰下愈合。

7. 二期手术   术后3～6个月拍摄X线片，观察骨劈开区骨创愈合情况。未同期植入种植体者，术后根据骨愈合情况可在术后3～6个月完成二期植入，如果同期植入了种植体，应根据牙槽嵴在术前骨量不足的严重程度、术中创伤的大小及X线片观察的种植体骨结合情况确定二期修复时间。一般也是在术后3～6个月完成上部结构的制作和修复。

8. 手术要点   尽量植入较长的种植体，以保证种植体的初期稳定性。

手术中尽量不要破坏牙槽嵴原有的高度。在牙槽嵴骨增量手术中，增加宽度相对来说容易达到理想的效果，但增加高度就比较困难，所以手术中尽量不要破坏牙槽嵴原有的高度，以保证牙槽嵴高度修复的可预期性。

劈开的力度适中，尽量保证皮质骨板完整。

配合 GBR 技术。由于骨劈开后，被劈开移位了的唇颊侧骨板血供已受到不同程度的破坏，破坏的程度越严重，术后吸收就会越严重，配合 GBR 技术则可有效避免过度吸收。

第四节　外置法植骨技术
Onlay Bone Grafting

外置法植骨（onlay bone grafting）技术是指块状骨嵌贴于受区骨面，增加牙槽嵴骨量的手术方法。在众多骨增量技术中，外置法植骨技术是应用较多的骨增量手术，这种手术可有效地改善严重吸收牙槽突的高度和厚度，使原本不能种植或难以种植患者的拟种植区骨量达到满足牙种植的基本要求。该术式所需的块状骨可取自髂骨、颅顶骨等。但由于在身体其他部位取骨难于为患者所接受，采用颌骨局部供骨则因其具有手术简单、可在门诊局麻下完成手术、植入后骨吸收较少等优点成为临床使用较多的手术方式。

一、游离骨块移植后愈合的生理过程

外置法植骨是采用游离骨块移植，在手术设计及操作中我们应该了解游离骨块移植后愈合的生理过程。

游离骨块根据供骨区的不同，分为软骨内成骨来源或膜内成骨来源，前者如髂骨、胫骨，后者如下颌骨、颅骨等。

游离骨块由于具备正常骨组织的物理架构，而且来自自身的组织，没有免疫原性，富含血管和细胞，具备直接成骨（osteogenesis）及骨诱导与骨传导能力。

游离植骨块的成骨能力与植骨块内成活的骨细胞密切相关，有研究报告，通过微创手术、最短的离体时间以及最佳的保存方法处理的新鲜自体骨的成骨细胞和骨细胞能成活，并具备形成新骨的能力。而早期有生命的移植骨细胞形成的新骨通常对术后 4 ～ 8 周的骨痂形成非常重要。若植入时移植骨无活细胞成分，骨形成将会延迟。富含松质骨的植骨块内具有较多活性细胞成分，具有较强的成骨能力。

自体骨块移植后最初的几周显示为编织骨充填于受区骨与移植骨之间，紧接着就是受区骨组织生长进入移植骨块内。一个典型的组织学现象就是哈弗斯系统（骨单位）从受区骨向移植骨内隧道状进入形成新骨。此生长过程持续至移植骨完全被新生骨单位取代而与受区形成一个整体。而骨重建的过程可能持续数年。

原则上手术将骨块植入到缺损区时应与受区骨面建立紧密的接触，为达此目的，通常需修整受区骨面与移植骨块，使之紧密贴合。按此原则，在移植骨与受区骨之间除了自体骨屑以外，不应有其他骨替代材料或其他外源性材料。移植骨块成活的另外一个因素是稳定固定骨块。如骨块不能稳定，则可导致新生血管的破坏，进而导致组织细胞缺氧，局部纤维化，甚至骨块坏死。随着骨块的再血管化，局部的成骨细胞被激活，在骨块表面沉积新生骨。移植骨块内的细胞和基质有骨诱导能力，诱导随着新生血管长入的成骨前驱细胞的转化及分化，同时植骨块表面对新分化的细胞有骨传导作用。虽然再血管化进程能保存移植骨块内细胞的活性，但很多细胞仍会在操作及愈合过程中死亡，植骨块表面的细胞及手术中暴露的细胞会发生坏死。因此，在愈合期存在与成骨过程并存的清除坏死组织的破骨过程。

4 ～ 6 个月以后，骨块已能稳固地附着于受区骨面，此时可取出固位螺钉。如前所述，移植骨块的完全重塑可能持续数年，其与患者年龄、个体的骨改建速率等有关。由于移植骨块外侧（近骨膜面）可出现吸收，牙种植不建议等待更长时间。

移植骨块外表面不同程度的吸收会与内部的骨重建同期进行，表面的吸收会使骨表面变得较为平坦，尖锐的边缘会变得较为圆钝。骨块的吸收程度与植骨块的组织成分有关，如髂骨的移植骨块多为松质骨，移植后吸收较多且吸收的量难以预期。下颌骨外斜线处骨质多为皮质骨，移植后吸收少。屏障膜和骨替代材料的应用有助于防止表面的吸收并有利于内部的骨重建。

移植骨块的胚胎发育时期组织来源不同，细胞的信号传导机制不同，分化过程及骨组织生理过程也不相同，也影响移植骨块的成活与改建。成骨过程有两种方式，即膜内成骨和软骨内成骨。膜内成骨是在间充质分化成的原始结缔组织膜内发生的。软骨内成骨是由间充质先分化成软骨，然后软骨逐渐吸收，形成骨组织。颅颌面骨来源于外胚叶间充质细胞，为膜内成骨方式，而躯干骨来源于中胚叶间充质细胞，为软骨内成骨。颅颌面骨与躯干骨完全不同的信号传导机制与基因调控机制使得二者的成骨过程完全不同，被认为是可能影响移植骨块成活与吸收改建的因素之一。

目前的研究认为，移植骨块内的松质骨由于存在丰富的血管与细胞成分，有利于植骨块的血管化与新骨生长，而其外层的皮质骨较为致密且移植后较少吸收，比松质骨能更好地维持骨增量效果。因此，从生物学角度来说，如有可能，富含血管细胞成分的松质骨与致密的皮质骨共同组成的移植骨块是最佳的移植材料。而且相同胚胎来源的植骨块更易成活，吸收更少，更有利于骨结合的长期稳定。

二、适应证

Brånemark 根据种植体的结构以及牙种植体植入骨内骨结合的基本理论及临床经验提出，种植区域牙槽嵴的高度应大于 10 mm，厚度应大于 5 mm，否则不适宜做种植。外置法植骨技术则适用于牙槽嵴萎缩，残余骨量达不到以上要求的种植前治疗，不但适用于缺牙区域宽度不足的唇颊侧植骨，也适用于垂直高度不足时的植骨。

三、术前检查

植骨手术前应进行必要的病史资料收集，如全身状况能否耐受手术，有无影响骨代谢的系统性疾病，用药史中有无静脉应用双膦酸盐等。检查包括口腔检查、影像学检查、血液检查等。临床检查应评估缺牙区骨的质和量，并据之判断需要移植的骨量，确定供骨区。术前还需对供区进行必要的检查，如局部炎症情况、解剖结构及骨质骨量的情况等。如考虑下颌颊板区取骨，则应检查颊板区的厚度及大小。影像学检查可以评估缺牙区三维方向骨缺损情况、邻牙的情况、重要解剖结构的部位及其与术区的关系。对供区还可了解供区解剖形态、可提供的骨量、重要的解剖结构及骨密度等。通常曲面体层片可以提示下颌神经管走行的方向和位置，以及颏孔的部位。头颅侧位片可以确定颏部的骨量及取骨区周围牙根的位置，在取骨时可根据其确定截骨线与牙根间的安全距离。颌骨 CBCT 则能提供颌骨内受区及供区三维方向上的足够信息。其他部位取骨时，也要根据需要拍摄相应的 X 线片。

四、手术操作

1. 局部麻醉。

2. 切口　切口的设计与植入部位、种植体数量及缺牙数有关。一般是牙槽嵴顶切口，加上单侧松弛切口（角形切口）或双侧松弛切口（梯形切口）。松弛切口的位置应设计在离开移植骨块 2 mm 以上的部位，避免无自身血供的骨块影响切口的愈合并且增加渗漏及细菌污染的风险（图 7-1）。

黏骨膜瓣的剥离及翻起过程中应注意保持其完整性，应尽量在骨膜下剥离翻起。在上颌前牙区，往上需剥离至梨状孔的下缘，露出部分鼻腔黏膜，在植骨后伤口关闭前做软组织松弛处理时应避开此黏膜，以免切透后导致植骨区与鼻腔相通，增加感染的风险。但在剥离至鼻前棘（anterior nasal spine）时，其上的软组织不可完全剥离，以免导致术后患者鼻翼变宽或鼻尖中线偏移。

3. 取骨区选择 常用的供骨区为下颌升支及下颌颊板区、颏部及髂骨。外置法植骨技术的骨块多取自下颌骨颏部及下颌颊板区。一般来说，皮质骨含有较多的骨形成蛋白（BMP），但由于细胞成分少，较为致密，成活较为困难，而一旦成活后吸收较少；松质骨则富含细胞成分，疏松的结构有利于血管生长进入，较易成活，但容易吸收。下颌骨颏部既有较厚的皮质骨（3～6 mm 厚），又有较为丰富的松质骨，较易成活。下颌骨外斜线处则主要为皮质骨，一般在第一、第二磨牙颊侧处皮质骨可有 3 mm 以上的厚度，越向后则皮质骨越厚，有时取下的骨块主要为皮质骨构成，这种骨块则较易形成死骨。手术切取骨块时，骨切开线在保证不损伤深部重要结构的前提下，尽量深入到骨髓内，这样在用骨凿取下骨块时，在皮质骨深面就会有足够厚度的松质骨附于其上。髂骨由于组织学来源与牙槽嵴不同，且主要为松质骨，虽然成活容易，但与口腔内供区相比，吸收更为明显。

虽然下颌骨局部供骨成活后骨吸收明显少于传统的肋骨或髂骨，但相对于骨代用品（如 Bio-Oss）来说，吸收仍较为明显，因此，在全部用自体骨移植者，二期手术时间不应超过 6 个月，尽可能早地植入种植体，使骨尽早接受生理性刺激，防止吸收。

4. 植骨 移植骨块的稳定、固定及确保与植骨床密切贴合是保证移植骨块愈合的基本条件。放置骨块前，应先做适当修整，使骨块能较好地与受区骨面吻合，可用骨剪、骨锯或骨钻等将取下的骨块进行适当的修整，以使之与受区的解剖形态吻合。在修整时应保证骨块夹持稳定，避免掉落或被骨锯或骨钻挂飞。植骨块应固定牢靠并与骨面紧贴。修整合适后的骨块需制备固定螺丝进入的孔洞，此孔洞的直径应与固定螺丝的直径相同，如果小于固定螺丝直径，可能在旋入螺丝时导致骨块断裂。孔洞制备后再以一圆钻将洞口处修一半圆形凹陷，以利于固定螺丝的头部进入此凹陷并与骨块外面平齐。可采用 2 mm×7 mm 或 2 mm×10 mm 规格的钛制螺钉。多数情况下固定一个螺钉即可，骨块较长者可固定两个螺钉。在放置骨块前应先在受区皮质骨上进行去皮质化处理。去皮质化指的是通过外科操作，穿破皮质骨，使骨髓腔的细胞及血浆成分能从破损处溢出，进入骨增量区域，促进血供重建与骨再生。常用的方法是在皮质骨上钻数个孔洞（图 7-2），也可用超声骨刀或骨凿于皮质骨上形成数个裂缝。去皮质化后将骨块的骨髓面与受区骨面相对，植入缺损区，用钛制螺钉旋紧加压固定。虽然有学者认为骨块放置时皮质骨面与受区皮质骨面相对亦可成活，但最好将骨髓面与受区骨面贴合，这样有助于血管生长进入，血供重建。骨块固定后小心地将锐利的边缘修整圆钝。原则上骨块应距离邻近牙 1 mm 以上，因为软组织与邻牙相接处无法保证严密的封闭，可增加渗漏及细菌污染的风险。另外，移植骨块也应距离切口 2 mm 以上，以免渗漏及细菌污染并且避免无血供的骨块影响切口的愈合。块状骨植入后，其与受区骨面间的台阶及小的遗留缝隙可用碎骨屑或人工骨粉填平。另外，口腔内供骨时通常所取到的骨量较少，也应配合人工骨粉及引导骨再生技术才能获得理想的骨增量效果。

5. 关闭伤口 采用间断或褥式加间断缝合关闭伤口，应保证在无张力情况下关闭缝合创口。

6. 术后常规护理

（1）术后 24～48 小时内冷敷。

（2）口服抗生素 7～10 天，使用漱口液。

（3）给予适当的镇痛药物。

（4）术后3天、7天、14天观察伤口愈合情况。

（5）进软食，避免术区受到外力的干扰。

（6）术后7～10天拆除供区缝线。

（7）口内缝线10～14天拆除。

（8）术后3～6个月拍摄X线片，观察植骨块愈合情况，如果同期植入了种植体，可同时观察种植体骨结合情况。

（9）未同期植入种植体者在平均植骨15周（12～24周）后行种植体植入。

五、典型病例

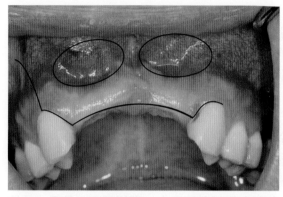

图7-8　前牙区牙槽嵴萎缩，术前在拟植骨区进行切口设计

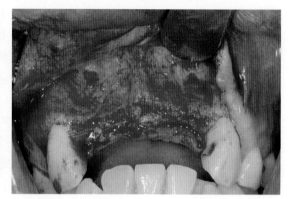

图7-9　翻开黏骨膜瓣，显露骨缺损区

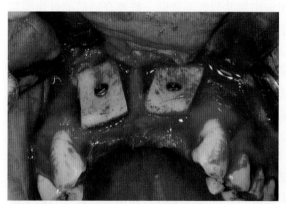

图7-10　植入自体骨块

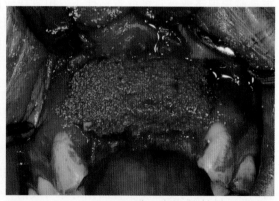

图7-11　填入人工骨粉将骨块周围台阶填平并过量植骨

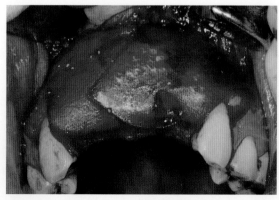

图7-12　覆盖胶原膜

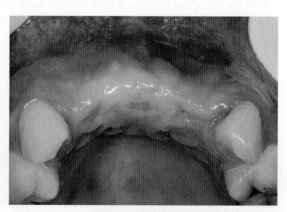

图7-13　术后6个月

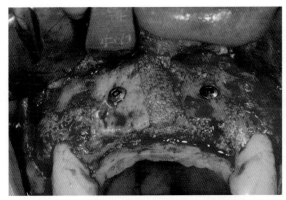

图 7-14　翻开黏骨膜瓣，可见骨修复理想

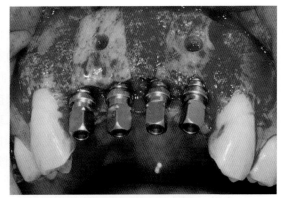

图 7-15　植入种植体

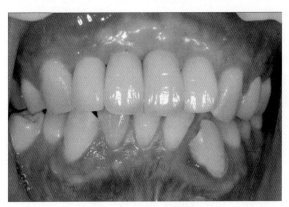

图 7-16　完成失牙修复

第五节　取骨技术
Bone Harvesting Methods

在上颌骨牙槽嵴严重吸收患者牙种植前的骨增量技术中，自体骨移植被认为是预期效果最佳的选择。自体骨的供骨区可来自胫骨、髂骨、头颅骨、肋骨等多个部位，但由于在口腔以外部位取骨，较难为患者所接受。由口腔内选择供骨区的临床实践被多数牙种植的医生和患者接受，在口腔内选择供骨区，可减少手术和麻醉时间，避免了皮肤上的瘢痕。近年来，在牙种植前骨增量的手术中，除少数特殊病例还会采用髂骨及胫骨作为供骨来源之外，大量的临床报道中，种植前骨增量的手术供骨来源都是下颌骨颏部、升支及下颌骨颊板区获取的块状骨以及颗粒状骨。

一、下颌骨正中联合部（颏部）

颏部是口内能提供较大骨量的区域。两颏孔间的平均距离为 5 cm。据研究，此区域取骨量可达到 5 ml。

下颌骨颏部位于面颌部前份，手术时视野清晰，取骨入路容易，可提供相对丰富的松质骨及皮质骨来源，是术式相对简单的取骨区。颏部骨胚层来源与受区相同，在牙槽嵴骨增量技术中是常用的块状骨供骨区。

1. 植骨术前的临床检查　术前除进行前述植骨手术前应进行的必要检查外，需对颏区进行必要的检查，如局部口腔卫生，有无牙周或牙根的病变，局部解剖结构及骨质骨量的情况等。

通过曲面体层片检查颏孔的部位，了解下颌神经越过颏孔先向前然后再向后穿出颏孔的走行路径。通过头颅侧位片了解颏部的解剖结构，取骨区周围牙根的位置，确定截骨线与牙根间的安全距离；还可测定下颌骨前牙区的前后径以确定可取骨量。利用根尖片能更精确地测量牙根长度。必要时可加摄颌骨 CBCT，以更好地设计截骨线位置及截骨深度并了解可供骨量。

由于存在个体差异，术前应对患者的骨缺损类型、性质有充分了解，对颏部的解剖情况也应心中有数。此处的唇侧皮质骨平均厚度为 1.3～2.5 mm，其厚度向靠近下颌下缘方向逐渐增厚。松质骨的厚度为 3.3～6.8 mm，接近牙根的地方最薄。通常可以通过头颅侧位片或 CT 影像来评估。CT 扫描以及曲面体层片能够评估该区的可供骨量。头影测量片可测定下颌骨前牙区的前后径。根尖片能更精确地测量牙根长度。

2. 麻醉　用含 1∶100 000 肾上腺素的 2% 利多卡因施行双侧颏孔或下齿槽神经孔阻滞麻醉和前庭沟局部浸润麻醉。在下颌骨的基底部，当需要显露下颌下缘时，有时还需要额外的局部麻醉来阻滞来自颈神经的感觉支配。

3. 切口　切口的设计可有三种方式，即沿龈沟横向切口加两侧松弛切口（以下简称龈沟切口）、膜龈联合下方前庭区的横向切口（以下简称前庭区切口）及附着龈横向切口加两侧松弛切口（以下简称附着龈切口）三种手术切口方式。

（1）龈沟切口：龈沟切口就是沿一侧下颌尖牙至对侧尖牙，用 11 号尖刀片与牙长轴平行的方向，从牙龈沟底部切开牙颈部的软组织附着直达牙槽嵴顶部，并于双侧尖牙的中点或远中部位做两个垂直于此横行切口的松弛切口，然后从骨膜下翻起颏部唇侧的软组织附着，显露颏部取骨区。这种切口设计的优点是颏部取骨区的显露主要是从骨膜下翻起，可避免切断颏部的肌肉附丽，可减少由肌肉渗血导致的术后淤血及水肿；取骨后伤口关闭时，由于组织瓣的上端是附着龈，较为坚韧，利用牙齿作为悬挂，将其通过悬吊式缝合复位，术后不易出现伤口裂开。缺点是可能导致术后牙龈退缩，如原有牙龈退缩的牙周病患者，临床更需避免这一副作用。

（2）前庭区切口：前庭区切口是设计在膜龈联合下方前庭区的横向切口，操作时助手将下唇牵开，于下颌移行皱襞下 3～4 mm 处做平行于移行皱襞的切口，从尖牙至对侧尖牙之间，切开黏膜及颏肌至骨膜下。由于颏孔一般位于下颌第一前磨牙与第二前磨牙之间，限制切口不超过尖牙区则可避免伤及颏神经及其分支。于骨膜下分离，向下翻起黏骨膜瓣，显露颏部骨面后按常规方式取骨（图 7-17）。前庭沟切口处组织瓣通常较为松弛，通过有限的切口通过牵拉也很容易到达颏部，但由于通常要切断颏肌，肌肉的损伤会造成更多的软组织渗血，还有可能形成口内瘢痕。

（3）附着龈切口：附着龈切口是于附着龈上做平行于前牙殆平面的横向切口，并于双侧尖牙远中处做垂直于附着龈切口的松弛切口。注意切口尽量平分附着龈，于骨膜下分离并将黏骨膜瓣向下翻（图 7-18）。由于附着龈在下前牙区相当菲薄，翻起黏骨膜瓣时从牙槽嵴上剥离附着龈时要小心勿将其撕裂，以免增加缝合关闭伤口的难度。一旦附着龈剥离后，下一步从骨膜下翻起黏骨膜瓣就比较容易了。向下翻起黏骨膜瓣，充分显露颏部骨面后，进行下一步的取骨操作。附着龈切口方式的优点是附着龈处伤口愈合后通常无明显的瘢痕形成，切口未涉及牙龈沟，可避免牙龈退缩，另外，此处入路翻开黏骨膜瓣，操作一直都是在骨膜下进行，可避免伤及肌肉，可减少由肌肉渗血导致的术后淤血及水肿；取骨后伤口关闭时，由于组织瓣的上端有一部分附着龈，较为坚韧，利用牙齿作为悬挂，将其通过悬吊式缝合复位，术后不易出现伤口裂开。

4. 取骨　暴露颏部后，设计取骨的切口。下牙槽神经从颏孔穿出之前，会先向前行约 3 mm 然后再转向后上，因此，取骨时两侧的垂直截骨线应位于颏孔前 5 mm 以上。另外，为了避免损伤下前牙，取骨时上缘的截骨线应至少距离下颌尖牙牙根尖 5 mm（图 7-19）。下牙

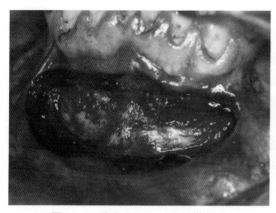

图 7-17 前庭沟切口，显露供骨区

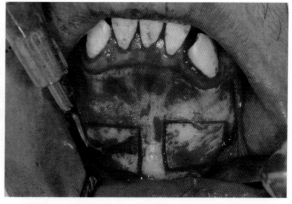

图 7-18 附着龈切口，显露供骨区并行截骨操作

槽神经从颏孔穿出后，走行于骨膜上软组织内，由内而外分布于下颌前牙及前磨牙颊侧的软组织、下唇及颏部，支配这些区域的感觉，在下颌尖牙及前磨牙部位较靠近口腔侧，因此，在此区域的手术应注意避免伤及这些分支甚至主干。

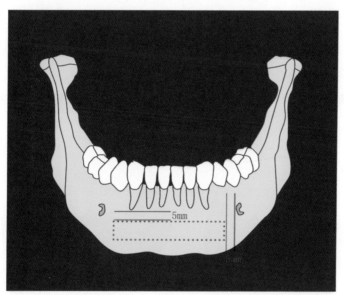

图 7-19 下颌颏部截骨线设计

下截骨线首先应不破坏下颌下缘的完整性。舌侧骨板在手术时应避免穿过，以免导致口底出血。

为了保持颏部的外形，通常截骨线为两个长方形，保留颏隆突中线处的唇侧骨板，以维持颏部外形凸度（图 7-18），但这样会使取骨量减少，所以在取骨量较多时，做一完整的越过颏隆突的长方形截骨，取骨后再通过填塞骨代用品来恢复其外形。唇侧皮质较厚，可以使用裂钻或者超声骨刀将骨切开。切透皮质骨达松质骨后，用单面凿沿着骨切开线轻轻敲击，将骨块从基底部折断橇起。也可将块状骨分割成矩形骨块，分段获取。分成两个骨块后更容易获取，因下颌骨颏部内侧的松质骨通常较致密，骨凿如未进入骨块的舌侧面，较难分离骨块，先取出一块后，骨凿即可以较易从第二块骨块的舌侧进入撬起。为了取到较多的松质骨，在做长方形截骨线时，其深度最好能达到舌侧骨板的髓腔侧，这样就能在橇起骨板的时候带出较多的松质骨。虽然可以在移除块状骨后使用刮匙等工具获取一些松质骨，但是能挖出的量十分有限。较少或者颗粒状的骨移植时，可使用环形钻、骨收集器、骨挖器来获取颗粒状骨。供区的伤口缝合可在骨块植入受区后再进行，这可以缩短取骨与植骨之间的时间，有利于保存移植骨块的活性。

5. 取骨区骨创的处理　在颏隆突处保留了一个条形唇侧骨板的患者，通常在移除块状骨后，可以将止血材料，如胶原或明胶海绵置于松质骨表面即可，骨创一般能自行修复。当获取较大的骨块时，供区应使用骨替代材料，如羟基磷灰石，来维持颏部唇侧的外形，以免在愈合期软组织塌陷进入骨腔，导致新骨无法进入骨缺损区。

6. 关闭伤口　前庭沟切口方式者，应分层缝合，保证在无张力情况下，用间断或褥式加间断缝合关闭前庭沟切口。深层组织使用可吸收线缝合，表层黏膜可使用可吸收或普通缝线缝合。龈沟切口及附着龈切口则采用悬吊式缝合方式关闭伤口（图 7-20 ～ 图 7-22）。

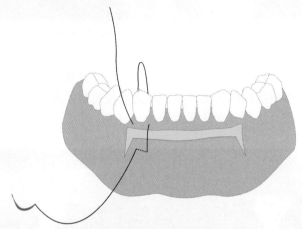

图 7-20　缝针从颊侧尖牙与双尖牙牙间乳头处穿向舌侧，再从舌侧尖牙与侧切牙间穿向唇侧，穿过下游离瓣后于唇侧打结

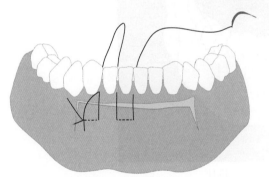

图 7-21　继续按悬吊式缝合法关闭伤口

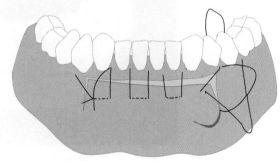

图 7-22　最后按图示方式打结

7. 术后护理

（1）术后使用压力绷带包扎颏部，以减少水肿、血肿形成及切口裂开。

（2）术后口服抗生素 7 ～ 10 天。

（3）给予适当的镇痛药物。颏部取骨的术后疼痛比较明显。术后可应用长效局麻药，如布比卡因行下颌神经阻滞麻醉，可以延迟疼痛的发生。

（4）口内缝线术后 14 天拆除。

（5）术后应进软食，避免术区受到外力的干扰。

颏部供骨的手术方式以往采用前庭区切口，但前庭区切口由于切口部位组织较脆弱，在咀嚼等功能性活动时创口有一定的张力，术后较易出现裂开（图 7-23）；由于切口处常需切开颏肌，术后水肿及淤血较为明显；另外，术后会形成较明显的瘢痕。

有学者于颏部取骨时，采用分层切开的方式，使黏膜切口与黏膜下切口错开，缝合时先将骨膜及肌层缝合，然后再缝合黏膜层，该作者认为，这样可保证黏膜在无张力的情况下愈合；

也有学者于颏部手术时，采用从下唇黏膜面切口进入的方式，但这些都增加了手术的难度，并且也不能减少术后的水肿、淤血及瘢痕。

附着龈切口术式，缝合时较易通过悬吊式缝合方式关闭伤口，由于翻起的黏骨膜瓣上端有宽度 1 mm 以上的附着龈，有一定的韧性，不易撕裂，加上缝合时缝线在活动瓣上的走行类似于褥式缝合，不易撕裂组织；在切口的上方则悬吊于牙齿上，不会影响软组织。需要强调的一点是，本术式中，伤口的缝合是决定术后有无伤口裂开的最重要一环，最好是采用悬吊

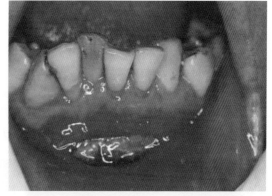

图 7-23　前庭沟切口术后 6 天出现伤口裂开

式缝合法关闭伤口，如果采用常规的软组织上的缝合方法，由于切口上端的软组织少而薄，极易撕裂，即便是采用褥式缝合也很难避免伤口裂开。附着龈上的瘢痕基本不可见；两个松弛切口处也无明显的瘢痕，这可能是与该切口处于前庭沟处黏膜完全无张力的部位有关（图 7-24，图 7-25）。

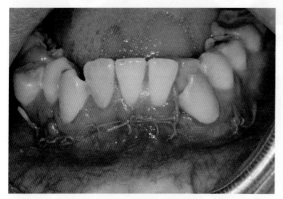

图 7-24　术后 10 天，伤口已基本愈合，瘢痕不明显

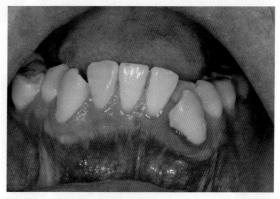

图 7-25　附着龈切口设计术后 3 个月，已无手术痕迹

在颏部取骨时注意颏孔处的神经血管束，一般是先从双侧尖牙之间做横切口达骨面，初步翻起黏骨膜瓣，再于每侧尖牙远中松弛切口分层切开黏膜、黏膜下及骨膜，在分层切开时常就能分离出颏神经，在保护下分开邻近的软组织。取骨时根尖下方的动脉有时可断裂出血，可用细纱条堵塞压迫片刻后即可止血，一般不要使用骨蜡止血，以免遗留异物。

二、下颌升支及颊板区

下颌升支及颊板区是目前种植前骨增量中选择较多的取骨部位，是一个理想的供区，它具有创伤小、术后并发症少、不影响患者的外形及功能等优点。另外，下颌骨为膜内成骨，与受区骨的胚胎来源一致，植骨后吸收少。这个取骨区在许多相关文献中称为下颌升支取骨区或下颌升支及外斜线取骨区，实际的取骨范围是在下颌升支喙突下方、升支前 1/3 的部位以及下颌骨颊板区部位（图 7-26）。

下颌升支及颊板区的取骨范围大小在 30 mm×

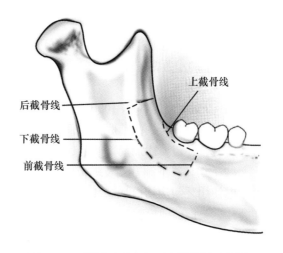

图 7-26　下颌升支及颊板区取骨范围示意图

10 mm×4 mm 左右，取出的骨块大致呈长方形。单边的骨块可用于 1 ～ 3 个牙范围的牙槽嵴骨增量。必要时，可在两侧下颌升支及颊板区部位采取。

下颌骨颊板区（mandibular buccal shelf）指的是颊侧从牙槽嵴到外斜线的部位，主要结构是下颌体颊侧皮质骨。颊板区从第一磨牙颊侧中线开始，向下颌升支方向，逐渐向颊侧隆起，在牙根与外斜线间形成一个平台，越向后越宽，颊侧骨板与牙根的距离越大；颊板区向前牙区方向骨板与牙根关系密切，硬骨板与牙根间几乎没有松质骨；所以下颌骨颊板区的取骨部位通常是在颊板区偏后方，以第一磨牙颊侧中线为界，向后至下颌升支前缘（图 7-27 ～图 7-29）。

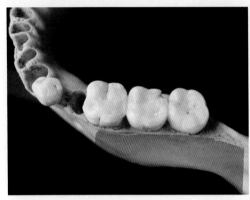
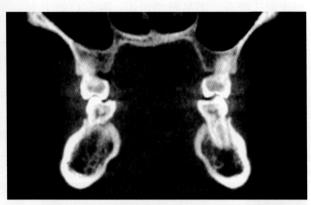

图 7-27　颊板区在第一磨牙远中根之后，在天然牙与外斜线间形成一个平台，越向后越宽　图 7-28　第一磨牙近中根的颊侧骨板与牙根间几乎没有松质骨

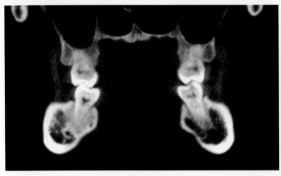
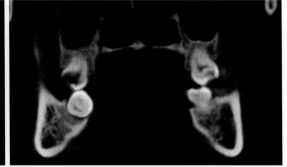

图 7-29　颊板区在第一磨牙远中根之后，隆向颊侧，形成一个平台，越向后越宽，图示从第二磨牙及第三磨牙颊侧逐渐增宽的颊板区平台，硬骨板与牙根间有较多的松质骨
　　1. 第二磨牙颊板区平台较宽，颊侧骨板与下牙槽神经间还有较厚的松质骨；2. 第三磨牙的颊板区平台更为增宽

1. 取骨术前的临床检查　术前除进行前述植骨手术前应进行的必要检查外，需通过曲面体层片检查颏孔的部位，了解下牙槽神经的走行路径，了解有无阻生牙等。使用 CBCT 扫描可分析和评估骨性解剖标志，如下颌升支、外斜线、下颌神经管等。下颌升支的平均前后径为 30 mm，下颌小舌常位于后 1/3。

2. 手术方法

（1）麻醉：用含 1∶100 000 肾上腺素的 2% 利多卡因施行双侧颏孔或下齿槽神经孔阻滞麻醉和下颌后牙区颊侧前庭沟局部浸润麻醉。当显露升支的外侧面较为深入，涉及咬肌及下颌角部位时，还需要添加局部麻醉，以阻断颈丛的神经支配。

（2）切口：下颌升支及颊板区骨块手术切口的设计可有三种方式，若取骨区牙列完整，则可考虑使用牙龈沟切口加磨牙后垫前斜向松弛切口；若取骨区无牙，则可采用牙槽嵴正中切口加磨牙后垫前斜向松弛切口；第三种切口方式是前庭沟切口，此切口方式不论是否有牙均适用。

1）牙龈沟切口加磨牙后垫前斜向松弛切口方式：从第二前磨牙近中的牙龈沟开始，向远中切开牙龈沟，然后在磨牙后区向远中约呈 45° 角斜向颊侧形成磨牙后垫前斜向松弛切口，前方通常勿需再做松弛切口（图 7-30）；有时为了更好地显露，牙龈沟切口从第一磨牙的近中开始，并于此处做一垂直松弛切口（图 7-31）。

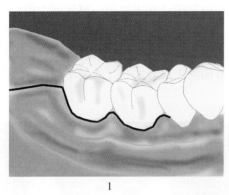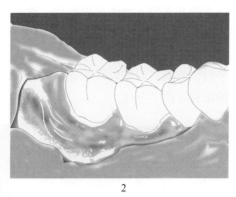

图 7-30　牙龈沟切口加后松弛切口
1. 从第一磨牙近中开始，沿牙龈沟切开直达骨面，在接近磨牙后垫时向远中约呈 45° 角斜向颊侧外上方向切向下颌升支前缘；
2. 从骨膜下翻起颊侧黏骨膜瓣

2）牙槽嵴正中切口加磨牙后垫前斜向松弛切口方式：此方式用于后牙区无牙时。牙槽嵴正中切口就是在无牙区嵴顶中线处的黏膜白线部位全层切开黏骨膜直达骨面，在切口的远中加磨牙后垫斜向松弛切口，也就是在切口接近磨牙后垫时沿其外侧缘向远中约呈 45° 角斜向颊侧外上方，切向下颌升支前缘。如果前磨牙存在，在切口前方于前磨牙龈沟处切开（图 7-32）。

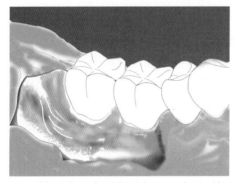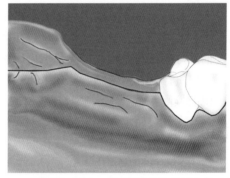

图 7-31　牙龈沟切口加后松弛切口，为了更好地显露，可于第一磨牙近中增加一垂直松弛切口

图 7-32　牙槽嵴正中切口加磨牙后垫前斜向松弛切口入路示意图。无牙区沿牙槽嵴顶切口，在接近磨牙后垫时向远中约呈 45° 角斜向颊侧外上方切向下颌升支前缘，前磨牙存在时，前磨牙龈沟处切开有助于充分显露术野，但在前磨牙部位翻起时注意保护颏神经

3）前庭沟切口方式：于前庭沟游离龈距离第一磨牙膜龈结合线至少 3 mm 处切开，平行于下颌尖牙与前磨牙颊面连线切向下颌支喙突，切口线向前延伸至下颌第一磨牙的颊侧。如要再向前延伸利于显露时，在前磨牙区应注意颏孔的位置及颏神经的分支（图 7-33）。

三种切口入路方式向上皆不要高于咬合平面 5 mm，也就是不要超过颊脂垫尖的位置，以免切开后导致颊脂垫脱出干扰术野，也可避免伤及颊动脉而增加出血量。

（3）翻瓣：切口完成后于骨膜下从下颌体翻起黏骨膜瓣，显露下颌升支及下颌体后份外侧骨面。通常在翻起黏骨膜瓣时可先见到颊肌的附丽，将骨膜分离器置于颊肌附丽的内侧，在骨面上沿下颌升支的方向上下滑动将黏骨膜瓣翻起，翻起黏骨膜瓣后骨膜剥离器可沿下颌升支的表面向深部分离，如有需要，最深可至约 15 mm 处。向前下剥离至第一磨牙近中处。有时为了较好显露，翻瓣部位可延向前磨牙处，但在前磨牙部位翻起时需注意保护颏神经。

（4）取骨：取骨区包含下颌升支与下颌体部的颊板区部位，暴露下颌升支及下颌体后份外侧骨面后，设计取骨的切口。取骨块的大小由受区所需的骨量决定。如果单纯切取颊板区骨块，骨块呈长方形，有上、下、前、后四条截骨线。上截骨线从下颌第一磨牙远中根的颊侧开始，向后达下颌升支与下颌体交界稍后；前截骨线通常设计在下颌第一磨牙远中根的颊侧；如只截取颊板区骨块，后截骨线设计在下颌升支与下颌体交界稍后，如需同时采取下颌升支骨块，后截骨线则是位于喙突下，平行于𬌗平面，由前向后切开皮质骨（图7-26）；下截骨线与上截骨线平行，与前、后截骨线相连。截骨刀的方向除上截骨线与牙长轴平行外，其余截骨线皆与牙长轴垂直（图7-34）。

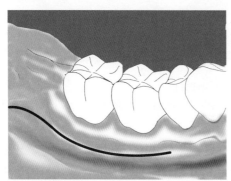

图7-33　前庭沟切口。距离第一磨牙膜龈结合颊侧至少3 mm处切开，平行于下颌尖牙与前磨牙颊面连线切向下颌支喙突

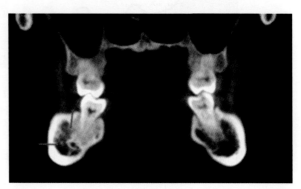

图7-34　示上截骨线与牙长轴平行，下截骨线与牙长轴垂直

　　操作时根据下颌骨颊板区的宽度，可用直手机，采用小圆钻或裂钻，在升支与外斜线部位钻孔，确定上截骨线的位置，此截骨线在磨牙的颊侧至少应保留2 mm。骨钻垂直于骨板平面，与牙长轴平行的方向先钻孔定位，然后用裂钻或超声骨刀将此钻孔连接成线。钻骨或锯骨的深度以穿过皮质骨，有落空感或见到来自松质骨内的出血即可。前截骨线通常设计在下颌第一磨牙远中根的颊侧，垂直于水平截骨线，从上而下10～12 mm。后截骨线的设计则根据是否要截取下颌升支骨块而定，如果是仅采取颊板区骨块，设计在下颌升支与下颌体交界稍后，也是垂直于水平截骨线向下与前截骨线相同的长度切开皮质骨。垂直切口在接近下牙槽神经投影表面时，切入的深度限定在3～4 mm，应逐渐加深，在穿过皮质骨后见到来自松质骨内的出血时不能再深入，以免伤及下牙槽神经。下截骨线与上截骨线平行，与前后截骨线相连，与颊侧骨板及牙长轴垂直的方向截断皮质骨，可采用超声骨刀或较大的球钻来完成。由于下截骨线位置深在，视野不清，操作较为困难，而且此截骨线可能位于神经管的表面，所以不宜过深，以刚穿透皮质骨即可。如果取骨区需包含下颌升支骨块，上截骨线在向后达下颌升支与下颌体交界后，需继续向上，沿下颌升支前缘，在升支的内侧至少应保留3 mm做截骨操作，上可达喙突下；此时后截骨线则是从喙突下，平行于𬌗平面，由前向后切开皮质骨，颊板区的下截骨线则在越过下颌体与升支交界后，弧形向上与后截骨线相连，这样取下的骨块将是略带弧度的长条形。

　　完成各截骨线切口操作后，先用一薄的骨凿通过敲击锲入骨内，此时注意骨凿的方向应与下颌升支的外侧平面平行，以免误伤下牙槽神经。然后再换用较厚的骨凿通过敲击锲入骨内，进一步将骨块向颊侧撬动掀起。

　　由于下颌升支前缘处的骨板较薄，骨量不大，且主要是皮质骨，所以临床上更多的情况是仅仅采取下颌骨颊板区的骨块。后者骨量较大，含丰富的松质骨及较厚的皮质骨，形态及大小上更适用于牙槽嵴增量。

　　（5）取骨区骨创的处理：取骨后要将形成的锐利边缘修整圆钝，如有明显的出血，可用骨蜡填塞止血。如果移除块状骨后出血不明显，可用明胶海绵填塞于松质骨表面，骨创一般皆能自然修复，目前还未出现过有修复不佳所致外形或功能上并发症的报道。

（6）关闭伤口：采用间断或褥式加间断缝合关闭切口，一般此处的软组织较为松弛，通常不用做任何减张处理就可在无张力情况下关闭伤口。

3. 术后护理

（1）术后 24 小时内冰敷，以减少水肿、血肿形成。

（2）术后口服抗生素 7 ～ 10 天。

（3）给予适当的镇痛药物。

（4）术后 14 天拆除缝线。

三、髂骨

髂骨（ilium）是临床上研究最多、移植效果较好的自体骨供体之一，其特点为：①供骨区骨量大，可满足大部分牙种植骨增量手术的需要；②有较为厚实的皮质骨，在颌骨受区能较为方便地修整成合适的长度、宽度及曲度；③具有丰富的松质骨及含有大量骨细胞和血管的骨髓，再血管化进程较快，植入后能较快成活；④骨块或骨屑的采取操作较为容易和安全。

1. 髂骨供骨区的应用解剖

（1）骨骼：髂骨取骨的时候不要太靠近髂前上棘（anterior superior iliac spine），因为髂前上棘与髂前下棘之间有一个凹陷，如果截骨区太靠近髂前上棘，会增加髂骨前翼折断的风险。由于该区域有许多控制大腿屈曲及外展的肌肉附着，若发生断裂，则会明显影响患者术后的活动并延长恢复期。

（2）血管：髂骨前段主要的血供来自旋髂动脉、旋髂深动脉及旋髂浅动脉。

（3）肌肉：髂前上棘上有几条重要的肌肉附着，腹外斜肌、阔筋膜张肌的肌腱在髂前上棘处汇合，取骨时，切开皮肤及皮下组织后，可见一白色发亮的筋膜，就是这两条肌肉融合在一起的肌腱。阔筋膜张肌由髂前上棘的外侧向下，经膝关节外侧，附着于惹迪结节（Gerdy's tubercle），主要功能是使大腿屈曲、外展及向内旋转。缝匠肌由髂前上棘斜向内下方，经膝关节内侧，止于胫骨上端粗隆内侧面，主要功能是使髋关节屈曲及外旋，并使膝关节屈曲和内旋。直接附着于髂骨外侧面的肌肉有臀大肌（gluteus maximus muscle）、臀中肌（gluteus medius muscle）及臀小肌（gluteus minimus muscle）。其中臀中肌及臀小肌较靠近髂前上棘，这两条肌肉皆附着于股骨大转子，主要功能是使大腿外展，在行走时则可单脚稳定身体。髂骨内侧面的肌肉有髂肌和腰大肌。这两条肌肉的主要功能是使大腿屈曲，使下肢能跨步向前。

（4）神经：此区域涉及的神经有髂腹下神经、肋下神经和股外侧皮神经（lateral femoral cutaneous nerve），都是感觉神经。股外侧皮神经来自腰椎第二及第三节，向下穿过腹股沟韧带下方，支配大腿外侧皮肤的感觉。据统计，有 2% ～ 3% 的股外侧皮神经走行较为表浅，越过腹股沟韧带上方，与肋下神经并行，很靠近髂前上棘。髂腹下神经来自腰椎第一及第二节，从腰大肌侧方穿出，向下走在腰方肌上方，越过髂前上棘，支配臀部侧方的感觉，肋下神经来自胸椎第 12 节，支配鼠蹊部的感觉。

2. 手术操作

（1）麻醉：在全身麻醉下手术。

（2）切口：术前按术区要求常规备皮，手术体位为仰卧位，为了便于操作，可用沙袋将术侧臀部垫高，以使髂嵴突出。

消毒铺盖后，摸到髂嵴，按照取骨范围在皮肤画出标记，先由助手将髂嵴内侧皮肤向中线方向推压，使髂嵴表面皮肤移向嵴的内侧，然后平行于髂嵴切开皮肤和皮下组织。这样做切口的目的是完成手术后，创口滑向髂嵴外侧，可避免切口正对髂嵴而承受过大的张力，亦可避免愈合后的切口受到摩擦和压力。切口线前端起于髂前上棘后方 1 ~ 1.5 cm 处，避免损伤肋下神经（subcostal nerve）及股外侧皮神经。切口向后的长度根据需要采取的骨量而定。切开皮肤、皮下组织及覆盖在髂嵴上的肌层及骨膜。翻开显露髂嵴及腹侧皮质骨，应小心地保持在骨膜下剥离，以免伤及旋髂深动、静脉。可根据需要采取的骨量决定剥离的范围，一般是向内翻开骨膜至髂嵴下，深达切口下 4 cm，外侧翻开至髂嵴边缘。充分显露后，先根据需要采取的骨块大小用裂钻定位，确定截骨范围，小心保护好周围的软组织后，使用横切长锯及骨凿进行取骨。从髂骨内侧皮质切取带松质骨的皮质骨块时，应从距离髂前上棘至少 1 cm 处的顶部开始行截骨术。截骨切口为沿髂嵴的长轴做纵行切口，在此骨切开处做前后两个垂直切口，两个切口皆在骨膜下向下切开皮质骨。只取单层皮质骨时，可沿着髂嵴长轴切开，保留对侧的皮质骨；用骨锯截骨，也可应用一尖利的 2 cm 宽骨凿做截骨操作，应用骨凿撬动，使之向侧面橇起，取下带松质骨的皮质骨块，接着可用骨钳等继续取出松质骨，取骨过程均应保持外侧皮质骨完整。将取出的骨髓置于充满盐水的玻璃器内，取骨操作完成后，充分冲洗，填塞止血或使用血小板凝胶以减少骨内出血，必要时可用骨蜡止血。由于髂翼维持骨盆上部的外廓，其内侧面较光滑，骨膜与肌附丽易于分离，通常仅切取髂嵴内侧及其续连的髂翼内侧骨板，以保持骨盆的外形，不采取外侧皮质骨则可不用剥离髂嵴外侧的肌肉，使阔筋膜张肌（tensor fasciae latae muscle）、臀中肌及臀小肌的附着保持完整，可减少术后行走时的疼痛感、步态不稳等现象并缩短恢复期。

当需要更厚的骨块来进行骨增量手术时，可以切取髂嵴全层获取皮质骨块。沿着髂嵴的外侧皮质翻起臀肌附着。这种移植骨块通常是用于严重萎缩的颌骨重建。这时应从距离髂前棘更远的地方切取，否则，剩余髂前棘段的骨容易发生骨折。取骨后使用骨锉将髂骨的皮质骨边缘打磨光滑。术后，可以在取骨位点的松质骨表面放置止血材料，如明胶海绵。

取骨后如果是切取了全层髂骨块，可采用移植材料植入以利供区骨修复解剖外形至切除前水平；但如果仅是截取单层皮质骨，可直接缝合，骨创常可自行修复。冲洗后分层缝合，注意阔筋膜层及其他层的缝合，保证能解剖复位，皮下组织和皮肤分层缝合。缝合结束前在骨膜下放置一小的橡皮引流条，在切口下缘以下约 2 cm 穿出，用缝线缝于皮肤上。

3. 术后护理

（1）术后 24 ~ 48 小时内冷敷。

（2）预防性抗感染治疗 7 ~ 10 天。

（3）给予适当的镇痛药物。

（4）引流条术后 2 ~ 3 天去除。

（5）术后 7 ~ 10 天拆除缝线。

（6）术后 1 周之内勿用患侧全腿负重，术后 6 周应避免运动及搬举重物。

四、胫骨

胫骨近端作为供骨区与髂骨相比，最大的优点是能在门诊进行手术，可以在局部浸润麻醉及静脉辅助镇静药物下进行。可以获得大量松质骨，该取骨区可以取得多达 40 ml 的松质骨，并且并发症发生率较低。术前行腿部备皮，将腿部垫高，膝盖微屈，消毒铺盖后，用无菌手术标记笔标记手术切口，再用含有血管收缩剂的局麻药沿着手术切口行浸润麻醉，然后，将局麻针直接插入骨组织进一步浸润麻醉这些区域。于腿部前外侧面位于惹迪结节上的皮肤做 2 ~ 3 cm 的斜行切口。惹迪结节是一个骨性突起，位于胫骨关节平面下 1.5 cm 处。该区域没有重要的神经及动脉。一般没必要使用止血带，使用电刀止血即可。逐层切开皮肤、皮下及髂胫束的表层后，即可见到骨膜，在骨膜上做一个带有辅助松弛切口的斜行切口。翻起骨膜，显露供骨区。在皮质骨制备出 1.5 cm 大小的窗口，另外，还可使用 10 mm 直径的环形钻取骨。有环钻钻入时注意控制钻针的方向，靠内侧和下方一些，以避免损伤膝关节。胫骨近端的皮质骨相当薄，可以较容易地将皮质骨成块状撬下，用于牙槽骨缺损的重建。取下皮质骨后可用刮匙挖取松质骨。取骨后填入明胶海绵止血，分层缝合伤口。术后膝盖部位弹性压力绷带包扎并使用冰敷。术后患者可以行走，休息时保持腿部抬高体位，数天后患者可恢复常规活动，4～6 周内应避免剧烈运动及术侧腿部完全负重。

第六节　牙槽嵴骨增量并发症
Complications in Alveolar Ridge Augmentation

如同其他外科技术一样，牙槽嵴骨增量也有其特有的并发症。正确的诊断技术、手术方案以及严谨的操作过程能避免手术本身所潜在的许多并发症。

一、供区并发症

1. 口腔内供骨区　颏部、下颌升支及下颌颊板区是骨移植手术的口腔内常用供骨区，三个部位都可有愈合期的疼痛、肿胀、淤血、术后感觉异常等表现。颏部、下颌升支或下颌颊板区取骨后形成的骨缺损，一般可完全愈合而不出现外形的改变。早期的手术方式是取骨后常规植入骨代用品，但由于骨代用品在某种程度上是一种异物，对伤口的愈合会有一定影响，所以目前在临床上一般仅填入明胶海绵，起到止血作用并有一定支撑作用，术后取骨区皆能自行修复，不会造成外形上的改变。

（1）颏部：与口腔颌面部的其他供区相比，颏部术后并发症的发生率更高。下前牙感觉异常是术后常见的并发症。如切牙管神经在取骨过程中受损，患者会有切牙感觉异常，此时多数不需要做根管治疗，在 6 个月内可以自行修复。但有个别患者也会因牙髓受损，导致下切牙变色或者继发性牙本质形成。颏部取骨的患者还可出现术后颏部和下唇感觉障碍，常见的是下颌前牙或颏部下缘迟钝感（dullness）。但只要遵循手术操作要点，确保不伤及牙根及颏神经，这种迟钝感会逐渐减轻、适应或消失。有时恢复时间会较长，少数患者会持续半年以上，但这种感觉障碍不会导致牙髓坏死，也不会影响下唇及颏部的运动。

有的患者可出现颏部气候官能症，即在寒冷的天气会觉颏部感觉异常。这种情况大多数可恢复正常，但是仍给患者造成困扰。术前应就手术会导致牙齿以及颏部感觉的异常与患者有足够的沟通。

由于颏部取骨者可能有术区的感觉障碍，患者会主观感觉颏部外形有改变，但目前尚未有术后颏部软组织外形改变的报道。

颏部取骨量的多少还与供区损伤和并发症发生率有关。取骨导致下颌联合部骨折是一个潜在的并发症，术前应对颏部高度、厚度有一仔细的分析和评估。下截骨线位置应设计在下颌下缘的皮质骨的上方，截骨切入的深度原则上不要穿过舌侧骨板，取骨操作时不要用力过猛，一般可避免骨折的出现。

（2）下颌升支及颊板区

1）术后肿胀及张口受限：在下颌升支及颊板区取骨者，术后肿胀较为严重，可出现张口受限和咀嚼困难。从下颌升支及颊板区所取的骨量的多少与术后供区损伤和并发症没有明显相关性。术后张口受限的原因：手术区进行软组织剥离时，可能会损伤咬肌；术后局部区域的肿胀也可激惹咬肌，导致术后张口受限。预防：手术时应避免过大范围剥离软组织，尽量不要侵犯咬肌附着点。处理：服用止痛药及糖皮质激素（例如地塞米松）减轻水肿，一般可逐渐恢复。

2）舌神经损伤

①原因：位于磨牙后垫处的切线如果过分偏向舌侧，就有可能伤害到舌神经。

②预防：在切开前，应通过触诊确定下颌升支的位置，在磨牙后垫处的切线应略呈45°沿磨牙后垫外侧缘偏向颊侧，并且翻瓣操作应于骨膜下翻开。

3）颊神经损伤：当需要切取较大骨块，前庭沟切口线需要延伸到前磨牙处时，有时可有颊神经支配区域的感觉障碍，但相对于颏部来说，下颌支或下颌外斜线术区出现感觉障碍的概率较低。

4）下牙槽神经：Tsuji 等对日本人下颌骨的解剖研究发现，以下颌角为分界，在近心端（向下颌髁突方向）的下牙槽神经走向较偏向颊侧，可有20%以上的患者下颌升支内的下牙槽神经管与颊侧皮质骨接触，甚至与其融合，而远心端（向下颌体方向）的下牙槽神经走向逐渐偏向舌侧。所以下颌升支及外斜线部位取骨时，如果尽量以下颌角前方区域为主，则伤及到下牙槽神经的可能性就会大大降低，另外，术前对取骨区神经管的位置通过 CBCT 进行细心的分析和评估可减少手术的盲目性。

2. 口腔外供骨区

（1）髂骨：髂骨取骨术后的并发症包括疼痛、感染、感觉异常、血肿、步态障碍、外观畸形、瘢痕形成。缝合伤口时注意消除死腔，并在缝合后采用适当的引流措施，可以避免术后血肿的形成及并发感染。形成血肿时，应及时进行引流处理。只要能有效地消除死腔，避免血肿形成，伤口深层的感染较少见。但是表层皮肤的感染稍常见。

术后感觉异常是较常见的并发症。一般来说，髂骨部位供骨者多数在术后3周内就无疼痛。但可有部分患者术后疼痛的时间持续数周到数月不等。有研究观察到有11%的患者在术后2年仍觉得有疼痛、步行不适，以及可能因股外侧皮神经、肋下神经和髂腹下神经的皮支损伤导致大腿外侧皮肤的感觉障碍（感觉迟钝、皮肤烧灼感等）。股外侧皮神经穿过髂窝，然后穿行于髂嵴之下，在切开的过程中或者向内牵拉髂肌时可损伤该神经，神经损伤的概率约为10%，并与取骨的大小相关。髂腹下神经的外侧皮支横跨髂嵴，在手术过程中可能被切断或牵拉，切断后可出现大腿外侧和臀部感觉迟钝。该并发症通常可以在1～6个月内恢复。

手术先由助手将髂嵴内侧皮肤向中线方向推压，使髂嵴表面皮肤移向嵴的内侧，再平行于髂嵴切开皮肤和皮下组织，这样手术切口实际上位于髂前上棘外侧1～2 cm 处，可避免把神经横向切断，也可避免切口正对髂嵴而承受过大的张力，亦可避免愈合后的切口受到摩擦和压力；另外，在术中牵拉髂肌时动作尽量轻柔，避免对神经的牵拉损伤。术后由于创口的瘢痕牵拉等，可导致轻度的步态障碍，这通常是暂时的，待肌肉修复完善后会消失。切口长度一般控制在4 cm 左右，并且尽量位于比基尼线的内侧，这样在术后形成的瘢痕就会较隐蔽。具有瘢痕体质的患者，术后局部注射类固醇激素有减少瘢痕形成的作用。

如果手术取骨量较大，有可能导致髂骨翼的骨折。但髂骨翼部位无重要结构，骨折后可自行愈合，所以可采取非手术治疗，一般无后遗症。皮肤切口较大时，皮肤瘢痕形成，可有臀部外形的轻微改变。

（2）胫骨：胫骨供区可能会发生的并发症有瘀斑、血肿形成、伤口裂开、感染、骨折。胫骨在取骨后骨折发生率很低，但仍有报道，大部分胫骨骨折是取骨位置过低引起的。手术应将术区限制在胫骨较高的位置，因较高位置时骨的三维尺寸较大，可在取骨区四周保证有足够的骨量，可有效避免术后骨折。

二、受区并发症

1. 前庭沟深度的丧失及附着龈移位　在骨增量后由于骨量较增量前在体积上有增加，常导致软组织相对不足，常用的方法是松弛和移动唇侧组织瓣，使之向舌腭侧移位覆盖移植物。这样处理后往往会导致角化龈移位，偏向腭侧或者舌侧。解决的方法是在暴露种植体的二期手术中，将角化组织向唇侧复位。较严重时还需进行角化龈移植，重建附着龈。

2. 伤口裂开

（1）原因：软组织的质量和数量较差、感染、缝合不佳、组织瓣张力过大以及组织瓣的设计不良等可致伤口裂开。沿缝合口出现的感染可能是由污染、滞留缝线等所致。拔牙创缺损，尤其是多根牙拔牙后，术区创口不规则，如果未做较好的松弛或转瓣处理，常有愈合不佳。术后使用的临时义齿在植骨区未做足够的缓冲，基托压迫黏膜使其破损以及对颌牙的咬伤也可导致伤口裂开。在采用了引导骨组织再生技术的患者，使用屏障膜，尤其是非吸收性屏障膜时，由于其妨碍了组织的附着，也使术后更易出现伤口裂开。

1）软组织的质和量：对于计划进行牙槽嵴骨增量的患者，在术前应对软组织状况进行评估，如局部有无急性或慢性炎症，拟拔除患牙的牙周有无充血水肿等。术前应处理所有表层软组织的炎症。同时，应该调磨软组织支持式修复体，使之在术区有足够的缓冲。在植骨之前，对于邻近受区的牙齿，应当评估其牙周健康及牙髓状况。植骨术前，应拔除无保留希望，特别是伴有感染的患牙。骨缺损区邻牙的边缘骨高度决定了垂直骨增量所能达到的水平。存在骨吸收的患牙，尽管尚稳固，但如果其限制了骨增量的需要，也有必要将之拔除。术前数周，拔除受区中需要拔除的患牙。较佳的治疗方案是，拔除患牙，清除局部的致炎因素（如不良修复体等），2～3周后再进行骨增量手术。由于拔牙2～3周后，拔牙创软组织已经愈合，并且病因（患牙或不良修复体）已经去除，并在软组织愈合期内机体内在的抗炎及修复机制已经完成了局部的炎性产物的清除及软组织的修复，这样在骨增量术后，健康的软组织较易得到一期愈合。

术者应当检查受区的软组织特性，包括角化黏膜的质与量、组织厚度、是否有较高的肌肉附着、系带附着的情况以及瘢痕。尽量于植骨术前纠正软组织的问题。

植骨术前，软组织移植可以增加软组织的质量及厚度，有利于骨增量术中创口的关闭。瘢痕组织会限制组织瓣的移动，妨碍手术切口的血供。当受区有明显瘢痕组织时，应当考虑在骨增量术前使用牙龈组织瓣转移或腭部牙龈组织游离移植等方式改善局部软组织质量。如果受区表面的黏膜较薄，可以使用腭部游离结缔组织瓣移植，增加其厚度。如果仅仅是增加软组织厚度，也可选择同种异体组织。软组织修整术应该在植骨术前8周进行，以让移植组织有充分的时间与受区发生整合以及血管化。

2）吸烟与伤口裂开：嗜烟可影响软组织的愈合，术后应戒烟或减少吸烟量。已有文献证实吸烟与伤口开裂以及外置法植骨的失败有密切的关系。戒烟能使植骨区表面软组织获得更好的愈合。考虑到嗜烟发生并发症的高风险，应该将吸烟可能对伤口愈合的影响作为知情同意的一部分充分教育吸烟患者，通常在术前2～4周戒烟较为理想。重度吸烟者（1～2包/天）可能不会听从戒烟医嘱，但至少应建议其减少数量（每日控制在1包以下）。如果患者在软组织已经覆盖移植骨后恢复吸烟，仍有可能获得成功的骨结合。然而，吸烟仍然被认为是种植失败的一个重要的风险因素。

（2）预防：病例选择、受区的准备，软组织足够的松弛或转瓣处理，保证无张力缝合，术后适量的糖皮质激素应用减轻水肿，分期拔牙，戒烟或减少吸烟，生长因子应用，弃用或者调磨活动修复体等措施可有效预防伤口裂开。

1）受区的准备：在取骨前，骨缺损区和移植物受区通常要暴露准备好。这便于更准确地决定取骨量的大小，并且能缩短从取骨到植骨的时间。熟悉口腔内的血管分布，对于避免损伤血管和不良愈合十分重要。通常，手术切口于牙槽嵴顶黏膜白线处切开可以较好维持组织瓣的血供。在上颌骨，切口过于偏向牙槽嵴的腭侧，或者在下颌后牙区，切口偏向颊侧，可能导致组织坏死而引起伤口破裂。切口设计远离骨缺损区，形成基底较宽的组织瓣，有利于伤口的关闭以及血供。

2）无张力缝合：组织瓣的完全覆盖，完全无张力缝合是保证术后伤口不裂开的一个重要环节。如果存在张力，采取扩大翻瓣的范围、将组织瓣的骨膜松弛等方式进行减张，确保无张力缝合关闭伤口。如果勉强拉拢缝合，则会引起组织缺血，进而在愈合期出现伤口裂开。对骨移植物上方的组织瓣，应使用能维持一定的张力、在伤口完全愈合前不会降解的缝合材料来关闭。Vicryl、PTFE 或者尼龙线优于铬肠线以及丝线。缝线应该在术后 10～14 天，伤口愈合后拆除。使用激素可减少术区的水肿，以降低额外增加的张力。糖皮质激素，例如地塞米松，使用 3 天，通常用量为每日 4.5 mg，分 3 次口服。

为了促进软组织瓣覆盖骨移植物，应将翻起的黏骨膜瓣充分分离，超过骨修复的区域。另外，辅助垂直松弛切口也可以增加组织瓣的活动。植骨区软组织瓣活动的最大限制来源于骨膜。将唇颊侧瓣的基底部骨膜横向断开，可有效松解缝合张力。骨膜切口应仅位于表层，避免损伤深层的血管而影响血供，也应避免损伤这一区域的神经分支（例如眶下神经以及颏神经）。当骨膜松弛切口制备完毕后，轻柔地牵拉组织瓣，评估能否在无张力下关闭创口。如果关闭创口仍有阻力，可以超过前庭沟，进一步钝性分离骨膜的松弛切口。在上颌，很难移动腭侧的组织，因此，大部分的组织覆盖来源于唇侧。必要时，在远离牙槽嵴顶区域做腭侧平行切口，可以使软组织有一定的移动度。植骨前如曾经有过感染或者手术失败形成瘢痕组织，也会使切口边缘产生张力。瘢痕组织还会影响血供以及组织瓣的愈合。因此，骨增量手术失败而需再次治疗的病例，往往较复杂，应该由有丰富经验的外科医生来处理。另外，一些生长因子已被证明可以增加和促进软组织的愈合。有研究证实血小板的 α 颗粒中，有些细胞因子和介质可促进血管的再生以及胶原的合成。进一步的临床研究证实，由自体血制备的富血小板血浆可以促进皮瓣的愈合，减少伤口裂开以及骨移植物的暴露。可以在缝合前，同期抽取自体血制备富集血小板血浆，覆盖于植骨区。有研究采用重组人血小板来源生长因子来促进伤口愈合及防治并发症。这种生长因子避免了抽血进行离心，简化了操作并有更强的效果。

如有可能，在伤口完全愈合之前，口内应避免任何软组织支持式的可摘修复体。如果确实必须戴用义齿，则需要在义齿与植入区对应的内表面位置做出缓冲，以保护伤口的早期愈合。因为关闭组织瓣后，前庭沟往往变浅，所以应减少覆盖植骨区的修复体翼板。

（3）处理：当裂开出现在术后 24～48 小时，且裂开较小时，可立即重新缝合。但如裂开较大（2～3 mm）或时间已超过 48 小时，由于此时局部组织已有炎症，较为松脆，再次缝合效果不好，这时伤口可不用进行外科处理，仅去除暴露坏死的移植物，抗生素抗炎。嘱患者定期氯己定漱口，每天或间天复诊进行冲洗。教会患者在家里采用橡胶头的注射器冲洗创口（用生理盐水或漱口水皆可）。通常伤口可完全愈合或骨面处愈合。用非吸收性膜引导骨组织再生手术后伤口裂开病例，如果发生在上颌，一般应尽量保留，轻易不要将其取出，因上颌血运丰富，且上颌部位的感染易于引流，易于控制感染，在保留至少 2 个月后取出，多数仍有不同程度的骨再生效果。如果是发生于下颌，则多需将膜取出，因下颌血运较差，且不易引流。但不管是上颌还是下颌，如膜已松动不稳定，怀疑已成为病灶，应尽快将膜取出。

外置法植骨术后，伤口裂开的处理：因为移植物再血管化之前是无活力的，没有抗感染能力，一旦骨块暴露于口腔，其多孔表面会受到细菌生物膜的污染，不再具有生物相容性，周围的软组织也无法在其上附着及修复。另外，因为此时的软组织通常有水肿、发炎，较脆，所以不应尝试重新缝合或者处理周围的组织瓣，应当让伤口自行愈合，避免局部的刺激或干扰（如避免佩戴活动义齿等），密切观察伤口的愈合过程。尽量保留移植骨块，每天冲洗伤口，通常可在骨块下方与受区产生骨融合并有部分成骨，但表层的皮质骨部分常变为死骨。注意保持良好的引流，若暴露的骨块在 2 个月后出现松动，则应考虑去除移植骨。如果移植物仍保持稳定，则可再观察 2 个月。术后 4 个月，对移植物进行充分的检查及评估，如果仍然稳定，可用球钻磨除表层坏死的骨质，直至移植骨块的内层骨出血，然后待软组织生长覆盖创口。如前所述，吸烟会延迟伤口的愈合，导致更大范围的移植物暴露，应尽量戒烟。除非有明显的红肿、渗出等急性炎症的表现，手术 1 周后无需再全身使用抗生素。

3. 感染　植骨术后，感染可以发生在供区或者受区。术前 1 小时，患者应当预防性服用负荷剂量的抗生素，并且术后用药持续 1 周。通常使用阿莫西林，因为其容易吸收，并且每日仅需服用三次。青霉素过敏患者可使用克林霉素或克拉霉素。术前氯己定漱口，可以减少细菌对口内移植骨块的污染。必要时可使用抑制涎腺分泌的药物（如阿托品）来降低唾液的分泌，以减少术中唾液将细菌带到植骨区。必要时可通过联合用药来扩大其抗菌的范围（如阿莫西林加甲硝唑）。

手术中应防止移植物受到细菌的污染。应坚持无菌手术操作原则。在传递和操作的过程中，应使用器械，避免因手操作乳胶手套上的滑石粉污染移植物。

为了维持细胞的活性，取骨后，移植骨块应该保存于无菌生理盐水中，并且在受区的准备过程中，最好是使用装有无菌生理盐水的密闭容器来保存移植物，以避免细菌污染。尽量减少取骨与植骨的时间间隔，减少移植骨块在体外存留的时间，可有利于保存细胞的活性，增加骨移植成功的概率及骨移植成功的效果。

4. 移植物吸收　在移植骨与受骨区发生骨结合的过程中，移植骨必然会发生骨吸收的现象。在植骨块愈合期间不可预知的骨吸收是外置法植骨术最常见的并发症，在下颌比上颌更常见，可能缘于两处血管化程度的不同。下颌通常骨质致密，血供不及上颌丰富，故再血管化的潜能较低。其他常见的原因还有：植骨块骨密度过低，尤其是髂骨供骨时松质骨较多，皮质骨较少时；植骨块和宿主基骨固定不稳固，有微小的动度而导致植骨块的明显吸收；术后创区过早佩戴义齿。由于植骨块在愈合的第 1 个月内尚未完成再血管化，故其对可摘（过渡）义齿的压力和过早的负重很敏感，来自修复体的压力可造成移植骨在短时间内吸收；另外，缝合时，如果软组织创口未行充分减张，在有张力下关闭创口，则黏骨膜瓣会发生缺血，瓣对其下覆盖的植骨块的压力可加速植骨块的吸收。在用较大的植骨块进行上颌前牙区外置法植骨时，因为植骨块和宿主基骨间接触面积较小，再血管化程度不足以及软组织瓣缝合时很难达到完全无张力，更易发生骨吸收；术后伤口裂开或感染以及植骨块愈合早期唇颊肌的压力也是导致骨吸收的重要因素。

自体骨移植物的胚胎来源可作为预测其吸收趋势的一个提示。来源于膜内成骨的骨移植物，如下颌骨或者颅骨，比来源于软骨内成骨的髂骨移植物吸收更少。另外，骨的微观结构也是影响移植骨吸收的一个重要因素。来源于下颌骨的皮质骨移植物仅出现少量的骨吸收，并能维持致密的骨质量，来源于髂骨而又带有松质骨的皮质骨块发生骨吸收的量更大，原因之一就是其皮质骨较薄而松质骨较厚。尽管移植骨的宽度在前三个月变化最明显，但其高度的变化在 1 年后才稳定。

在重建牙槽嵴时，应适当地过量植骨，以弥补骨愈合过程中的一些骨丧失。对受区进行预备，以使游离骨块与之更加贴合。较软的松质骨较易堆塑到牙槽嵴，较易达到与受区的解剖形态吻合，这个修整就较为容易，相反，如果移植骨块主要为皮质骨，则修整就较为困难，但仍应尽量修整到大部分骨块的髓腔侧与受区的解剖形态吻合。另外，对受骨区去皮质来适应移植物的形态，比调整移植物的形状更重要。可用小球钻在受骨区的皮质骨表面磨出小孔，释放出细胞及生长因子来加速移植骨的重新血管化，改善骨移植物的骨结合进程。

移植骨块如有微动，会发生骨吸收，因此，移植骨块应有可靠的固定及制动。固位螺钉除了可以增强移植物的固位力外，在骨改建的过程中还具有撑起骨膜的作用。

在种植体植入术时，应尽量少暴露原移植物的骨创面，以维持组织瓣的血供，减少随后的吸收。

5. 颌骨坏死与双膦酸盐治疗　在老年人群中，有很多患者长期应用双膦酸盐治疗或预防骨质疏松，有报道经静脉注射双膦酸盐的患者发生颌骨坏死的风险非常高。正在接受双膦酸盐静脉治疗的患者，应尽量避免接受骨移植手术。但是在口服该药物的患者中，由口腔手术导致进展性骨坏死的概率十分低。目前的观察没有发现口服双膦酸盐的患者出现植骨术失败或者植骨并发症的风险增加，因此，选择性骨移植术不是口服双膦酸盐人群的禁忌证。然而，当同时伴有以下风险因素，如长时间持续服用双膦酸盐（＞3年）、老年（＞65岁），或者使用雌激素或者糖皮质激素，则应考虑停止服药一段时间，或者使用替代疗法。已有人提出在选择性侵入性口腔手术的前、后三个月停用双膦酸盐，这可以降低骨坏死的概率。必要时与患者的内科医生会诊，调整口服双膦酸盐的疗法。

第七节　自体块状骨移植后植牙的时机
Time of Implant Implantation after Autogenous Bone Transplantation

自体块状骨移植后可同期植入种植体或延期植入种植体，后者通常是在骨移植后的4～6个月后。同期植入要求种植体能在正确的角度和位置上植入并能获得良好的初期稳定性，而且植入后应不能影响移植骨块的再血管化。由于文献报道中大多研究皆提示块状骨移植后如果同期植入种植体，会降低牙种植的成功率，我们在选择同期植入种植体时应注意评估种植体是否遮挡了受区破骨细胞、成骨细胞、成血管细胞、细胞因子等进入移植骨块。

在既往的报道中，不论块状骨愈合过程是膜内成骨机制（如下颌升支、外斜线及颏部）还是软骨内成骨机制（如髂骨），在4个月后，移植骨块与受区牙槽骨面间已经有充分的结合及重建。但与受区局部的血供有一定的关系，上颌骨通常骨质较为疏松，血供较为丰富，一般4个月后即能达到较好的愈合，而下颌骨通常皮质骨较厚，血供较差，其愈合过程则需较长时间，这时最好等待至手术6个月以后。

进展与趋势

自从牙种植技术应用于临床以来，采用各种方式满足牙种植的骨量需求一直是国内外的研究热点。从应用传统的全身麻醉自体远位供骨移植，发展到局部麻醉颌骨局部供区取骨植入；从单纯地依赖自体骨，到结合人工骨的应用。骨增量手术总体的趋势是以尽量小的创伤，获得牙种植所需的牙槽嵴骨量。

骨增量材料的改进是进一步减小对自体骨的需求，减小手术创伤的研究方向。理想的骨增量材料应具备骨生成、骨诱导及骨传导特性。但目前除了自体骨具备以上所有3个特点外，绝大部分骨增量材料仅具备骨传导作用，也就是仅仅提供一个支架，这导致单纯的人工骨材料成骨效果不理想，还不能取代自体骨移植，临床上还需要应用创伤较大、较为复杂的自体骨采取手术。目前骨组织工程技术是最有希望的一个研究方向，其研究内容主要为：①支架材料；②促骨生长因子；③细胞。这三个方面研究中任何一个方面的进步和发展，都会使人工骨材料更加接近自体骨，更加减少对自体骨的依赖，以创伤更小的外科方式治疗骨量不足，减少手术并发症，缩短新骨形成时间，增加治疗效果的可预期性。

Summary

Endosseous implants require sufficient bone volume for ideal implant placement.

The aim of this chapter is to describe the different bone enhancing techniques for improving the alveolar ridge prior to implant placement, to provide reader with a clear approach to contemporary bone reconstruction techniques, the anatomy and biology behind these and a guide for fresh person to perform the appropriate procedures.

The chapter is divided into seven sections. Section 1 focuses on basic principles in bone augmentation procedures. Section 2 is about flap design and surgical access for ridge augmentation. Section 3 describes techniques for ridge expansion by bone splitting. Bone splitting is a simple and less invasive procedure in the ridge augmentation procedures. Section 4 describes techniques for reconstruction of the atrophic alveolar bone by onlay graft. Section 5 describes bone harvesting methods. Bone grafting is commonly used for augmentation of the atrophic edentulous maxilla and mandible. Although bone substitutes and GBR technique have also been successful in clinical practice (this will be discussed in other chapter), fresh autogenous bone grafts remain the 'gold standard' in reconstructive surgery.

Complications in alveolar ridge augmentation are described in section 6.As with any surgery, surgical treatment to alveolar ridge augmentation is not without risk. Many complications related to surgery may occur. Some of these may be severe and some may affect the outcome. We should be aware of these risks and the management techniques prior to the surgery. Section 7 gives the suggestions on the appropriate time of implant implantation after autogenous bone transplantation.

Definition and Terminology

1. 牙槽嵴骨增量（alveolar ridge augmentation）：Surgical augmentation of the alveolar ridge in a horizontal and/or vertical direction using one of several approaches based on the size and/or location of the defect.

2. 骨生成作用（bone regeneration）：Renewal or repair of lost bone tissue. Also：Cellular events during wound healing；recapitulation of cellular events of embryogenesis.

3. 骨诱导作用（osteoinduction）：Transformation of osteoprogenitor cells to active osteoblasts via paracrine signals to appropriate receptors.

4. 骨传导作用（osteoconduction）：Physical aid to osteoid formation via species-specific or alloplastic scaffold with nonending porosity.

5. 牙槽嵴劈开技术（ridge splitting technique）：Augmentation procedure to increase the width of a narrow residual alveolar ridge by surgically splitting it or by expanding it with a series of osteotomes of increasing diameter.［See also］ridge expansion technique.

6. 牙槽嵴扩张术（ridge expansion technique）：Augmentation procedure to increase the width of a narrow residual alveolar ridge by surgically splitting it or by expanding it with a series of osteotomes of increasing diameter.［See also］ridge splitting technique.

7. 外置法植骨技术（onlay bone grafting）：Graft used in block form and fixed upon the

cortical surface of the recipient bed with a screw. Origin may be autograft，allograft，alloplast，or xenograft.

8. 下颌骨颊板区（mandibular buccal shelf）：The surface of the mandible from the residual alveolar ridge or alveolar ridge to the external oblique line in the region of the lower buccal vestibule. It is covered with cortical bone.

（周　磊）

第八章　上颌窦植骨与种植技术

Sinus Augmentation and Implant Placement

种植修复牙列缺损和牙列缺失已经被证明是一个有效和可靠的方法。应用这种方法给更多的缺牙患者修复缺失牙一直是口腔种植学追求的目标，但是却一直受到解剖条件，即剩余牙槽突骨质与骨量的限制。特别是在上颌后牙区，由于缺牙后进行性骨吸收及上颌窦解剖位置的限制，该区域在传统上一直是牙科治疗过程中予以回避的区域，口腔科及颌面外科医生除在必需的情况下，一般总是设法避免在治疗过程中从口腔内进入上颌窦。而增加上颌后牙种植区域的垂直骨量也一直是种植外科研究的热点问题。当代口腔种植外科在这样一个解剖环境里，为植入种植体，取得理想的骨结合，完成种植修复，发展创造了临床新技术，通过上颌窦底提升、植骨以取得钛种植体的骨结合，完成缺牙修复，彻底改变了上颌后牙区及上颌窦区域治疗学的概念，也大大推进了口腔种植修复在上颌后牙区的应用。

第一节　解剖基础及上颌窦植骨的临床意义
Sinus Anatomy and Clinical Significance of Sinus Bone Graft

一、上颌窦解剖结构

上颌窦是最大的鼻旁窦，左右各一，容易受呼吸道感染影响而发炎。呈金字塔型（锥型），其底部为鼻腔侧壁，尖端突向上颌骨颧突。后壁是上颌骨颞下面。上牙槽后神经血管经过上颌窦后壁向下转至上颌窦底壁。上颌窦顶壁是菲薄的眶下板，与眼眶相邻。眶下神经管经由眶下板至上颌窦前壁，开孔于眶下孔。眶下管发出分支至上颌窦底相当于前磨牙根方，其中走行上牙槽中神经和血管。上颌窦前壁即颊壁，Caldwell-Luc 手术即以此壁为路径。上牙槽前神经及血管在眶下管出眶下孔之前发出，沿上颌窦前壁下行，营养和支配上颌前牙和尖牙。内侧壁即鼻腔外侧壁，与鼻腔相隔。内侧壁上方有通向中鼻道半月孔的裂孔，很小，而且经常覆盖有鼻腔黏膜。通过裂孔周围的纤毛螺旋运动将窦腔内的分泌物排向中鼻道。侧壁为锥体的尖端，延伸至上颌骨颧牙槽突，在后牙缺失后，逐渐变薄，因此改良 Caldwell-Luc 手术即以侧壁为手术路径。上颌窦底壁由牙槽突和部分硬腭组成，自鼻底水平向后斜向下弧度走行。第一、二磨牙牙根离窦底最近，有时上颌磨牙牙根会突向上颌窦腔，并且上方只有一层上颌窦黏膜与上颌窦腔相隔。血供来自上牙槽动脉分支，另外腭动脉分支供应部分上颌窦底。静脉引流向翼丛。

上颌窦的容积因人而异，成人一般在 $4.5 \sim 35.2 \ cm^3$，平均 $15.0 \ cm^3$。随着年龄增长以及缺牙，上颌窦腔会因气化作用而渐渐增大。80% 的上颌窦腔是无菌的，剩下 20% 也只检测到很少的细菌。上颌窦有时分为两个或者多个骨性分隔，会增加手术难度，容易发生上颌窦黏膜穿孔。

上颌窦黏膜称为 Schneiderian 膜，直接与空气相接触，组成第一道免疫学屏障。因而经常由于呼吸道感染而致窦内黏膜处于轻度炎症及反应性水肿状态。Schneiderian 膜是多层柱状上皮，由纤毛细胞和柱状细胞、基底细胞、杯状细胞、基底膜组成。厚 0.13 ～ 0.5 mm。杯状细胞可以产生黏液湿润黏膜，保护纤毛上皮，维持黏液纤毛的活动。在裂孔周围有浆液腺和管状腺。分泌物中浆液成分主要是水、蛋白质和糖类，黏液成分包括糖蛋白和黏多糖。微小的上颌窦黏膜穿孔不会影响纤毛的运动和排除分泌物，但较大的穿孔和炎症会使分泌物积聚。纤毛上皮的排除能力只限于灰尘或者空气中的颗粒物质，对于残根则无能为力。当排泄孔堵塞而且上颌窦内分泌物过多无法及时排除，会引起上颌窦炎。当发生上颌窦炎时可使用抗生素，并在下鼻道人工引流。

二、上颌窦植骨术的发展历史及临床意义

由于上颌后牙区缺牙后生理性改建，临床上常常存在该区域牙槽突剩余骨垂直高度不足的问题，导致无法植入理想长度的种植体，甚至无法植入种植体，进而影响种植的长期效果或限制了种植治疗。早期这种严重吸收上颌骨重建方法有 Onlay 植骨、Lefort Ⅰ型截骨术后三明治法植骨，但如果龈𬌗距离正常或者缩窄，再采用上述方法会使龈𬌗距离进一步减少，将无法修复上部结构，而上颌窦底植骨术作为增加上颌骨后部垂直骨高度的有效手段，又不会减少龈𬌗距离，有效地解决了上述难题，为种植修复创造了条件，有着明显的优点。

在 1996 年召开 "the Sinus Consensus Conference" 之后，上颌窦底植骨术被命名为上颌窦植骨术。上颌窦植骨术最初是由 Boyen 于 1960 年针对临床上一些上颌结节肥大同时窦腔膨大的欲接受传统全口修复的患者而考虑的上颌结节修整方法。Tatum 于 20 世纪 70 年代中期将该方法应用于上颌骨骨量重建，手术最先采用牙槽嵴入路，并在 1986 年采用改良 Caldwell-Luc 术式予以报道。外科步骤包括用球钻在上颌窦颊侧壁开骨窗，然后向内上翻转骨窗，用上颌窦骨膜专用剥离器械剥离黏骨膜，最后在膜下植入经过精心分离的松质骨和骨髓，直至获得种植所需要的高度。1987 年，Smiler 和 Holmes 第一次将不可吸收的 Porous HA 作为移植材料应用于上颌窦底提升术，由于不需要取髂骨，因而不再需要在手术室全麻下进行。1989 年，Kent 和 Block 第一次报告上颌窦植骨同期种植体植入方法。后来陆续有一些改进术式在文献中有报道。Engelke 和 Deckwer 介绍了一种在上颌窦镜监控下行上颌窦底提升术的微创新技术，是经由牙槽嵴路径植骨，并同期种植，可以有效地减少窦膜穿孔的危险，并能及时发现窦膜穿孔以采取措施；继 Engelke 又提出改进内镜技术——侧方基底隧道技术，Summers 于 1994 年提出经牙槽嵴路径的骨挤压提升技术，应用于剩余牙槽嵴高度大于 8 mm 的临床情况；国内上颌窦植骨研究起步较晚，1998 年笔者首先在国内报告了上颌窦植骨同期种植的研究。上颌窦植骨术现已作为一种常规术式应用于纠正上颌后牙区骨量不足，被认为是上颌后牙区缺牙后可预测的骨增量方法。

第二节　上颌窦植骨术适应证、禁忌证以及种植体存留率
Indication，Contraindication，Success Criteria of Sinus Bone Graft and Implant Survival Rate

一、上颌窦植骨种植的适应证

1. 牙槽突剩余高度 ≤ 6 mm。一般认为，若牙槽突剩余骨高度 ≤ 3 mm，先行上颌窦植骨

术，二期植入种植体；剩余骨高度≥3 mm 但≤6 mm，可同期行上颌窦植骨和种植体植入。

2. 牙槽突宽度正常。

3. 无上颌窦疾病病史。

4. 上颌窦区域没有解剖结构异常。

二、全身禁忌证

1. 上颌区域有放疗史。

2. 脓毒症。

3. 重度医疗脆性患者。

4. 尚未识别的系统疾病。

5. 过度酗酒者。

6. 严重吸烟者。

7. 心理障碍患者。

三、局部禁忌证

1. 上颌窦感染者。

2. 慢性上颌窦炎患者。

3. 牙槽突切除术后。

4. 牙源性感染患者。

5. 局部病理性改变者。

6. 重度过敏性鼻炎患者。

四、上颌窦植骨成功的标准和种植体存留率

上颌窦植骨后骨高度能满足植入 11 mm 以上的种植体即算植骨成功，无上颌窦内病变发生，并且通过种植体成功率来间接评价。种植体成功标准通常是 1986 年的 Albrektsson-Zarb 标准。

在上颌窦植骨的相关临床研究中，通常采用种植体存留率作为评价标准，但对于种植体存留定义的标准并不统一。其中临床较为简单、实用的定义是采用 1996 年 Wheeler 提出的标准："凡是由有经验的临床医生判断需要取出的种植体被界定为失败以外，其他仍然继续行使功能、无不适主诉的种植体即算作存留。"目前有关上颌窦底植骨区种植体十年存留率报道一般在 81%～90%，与上颌后牙区未植骨的种植体存留率是可以相比的。

第三节　移植材料的选择及应用
Selection and Application of Bone Graft

一、移植骨材料与上颌窦植骨术

上颌窦植骨术成功与否的重要因素之一是能否选择具有较好性能的移植材料。理想的移植材料应是无毒，无抗原性，无致癌性，容易获取，费用不高，有一定的硬度，易于成形，有一

定的抗感染能力，组织相容性好。

目前对于哪一种移植材料临床效果最好并没有定论。最早上颌窦植骨采用的移植材料取自髂骨；1987年，Smiler和Holmes第一次将多孔羟基磷灰石（porous hydroxyapatite，porous HA）作为移植材料应用于上颌窦提升术。后来陆续有一些其他材料的应用报道，如脱钙冻干异体骨（decalcified freeze-dried bone allograft，DFDBA）、磷酸三钙、硫酸钙、异种骨等。关于哪一种移植材料最好并无定论，尽管有人认为移植材料的金标准是自体骨，其次是骨替代品，但有文献应用meta分析方法对10篇符合纳入标准的文献进行分析，得出自体骨、HA/自体骨混合骨、HA/DFDBA或HA单独应用在作为上颌窦植骨材料时，临床成功率并无明显差别。相比较而言，自体骨的成功率稍高，而单独应用DFDBA成功率偏低。1996年上颌窦植骨共识会议上有人报告骨替代品临床效果最好，甚至好于自体骨，但是没有统计学差异，分析原因可能与骨替代品应用的病例临床局部骨质条件较好有关。最终结论是所有的移植材料3～5年累积成功率90%，与上颌后牙区未行上颌窦植骨的种植体成功率（85%）是可以相比的。

目前在口腔种植中常使用的移植材料来源主要为自体骨、冻干异体骨、人工合成骨、异种骨等。按一定比例混合应用在临床上较多见，可以充分发挥自体骨的骨诱导性和骨替代品的良好骨引导性。另外，自体骨移植后会有吸收，文献报道髂骨移植后3个月吸收4%，6个月吸收可达40%，颏部骨组织移植抗吸收能力较髂骨好，但取骨量受限。并且自体骨的获取需要开辟第二术区，许多患者不愿意接受；而骨替代品则吸收缓慢，在混合应用时可以作为支架保持空间、容许新骨长入。因而应用替代品、异体骨或者异种骨来完全替代或者部分替代自体骨联合作为移植材料更受患者和医生欢迎，临床效果可以预测。

二、移植骨材料的分类

1. 自体骨　自体骨含有骨干细胞，另外可以释放骨生长因子，刺激局部受区骨细胞形成新骨，因此具有骨诱导和骨引导两种功能，而且没有免疫原性。髂骨、肋骨、颅骨外板、下颌骨正中联合、上颌结节、磨牙后区、下颌升支、额骨等都是可选择的自体骨取骨部位。一份组织学研究表明，髂骨为最佳的自体骨来源。髂骨作为自体骨来源，可以满足临床骨缺损较大、需骨量较多的情况，但手术创伤大，需要住院，并且术后有不同程度的并发症，如疼痛、血肿、麻木、行走障碍等。

取自下颌骨正中联合、磨牙后区、下颌升支部位的自体骨属于膜骨来源，其优点是吸收较髂骨慢，并且不需要开辟口腔以外的第二术区，局麻下可以进行，手术时间短，而且膜骨来源自体骨移植后血运重建早，形成新骨量多。比起软骨成骨来源自体骨体积在移植一年后只剩移植时体积的25%，有报道发现膜骨来源自体骨愈合后比移植时体积有所增长，缺点是取骨量有限，如需要，可以联合上述几个部位共同取骨，增加取骨量。

2. 骨替代品　包括HA、磷酸三钙、硫酸钙、陶瓷骨。这类骨具有骨引导性，无诱导性。常用的有Bio-Oss（商品名）和β磷酸三钙（β-TCP）。

Bio-Oss：由于牙齿、骨骼中的主要成分是HA，所以HA的生物组织相容性极佳，与骨的结合类似于天然骨之间的结合，具有良好的骨引导作用，与自体骨之间的区别仅仅在于自体骨含有生长因子和骨细胞而HA没有，因而不具有骨诱导作用。HA有可吸收、不可吸收，孔状和无孔状几种。目前应用较多的是孔状HA（Bio-Oss），它是一种天然的具有骨引导作用的多孔移植材料，从牛骨中提取。4～6个月即有新骨在Bio-Oss颗粒周围形成并且长入空隙内，3个月左右Bio-Oss颗粒与新骨界限已经不是很明显了。但是关于Bio-Oss的吸收问题争论较大，动物实验证实了Bio-Oss的吸收，可是啮齿类动物兔的骨物理性能改建速度要高于人类 3 倍。有研究发现，在人体上直到第 7 年在 X 线片上仍可辨认到 Bio-Oss 颗粒的存在；有文献报道 90 ～ 180 天吸收 15% 左右，完全吸收需要 1 ～ 5 年；另有报道完全没有吸收，只是有新骨长入。组织学上并没有证实有吸收腔隙和破骨细胞的存在，但新骨向孔隙内生长会导致 Bio-Oss 的部分生物性降解；实际上这种缓慢的物理性吸收对上颌窦植骨术是有利的，因为植骨材料过快吸收会影响种植体的稳定性。另外，一份研究显示新骨形成量没有随着愈合时间的增加而增加，骨与 Bio-Oss 之间的整合也没有随着愈合时间的增加而增强，而个体之间的差异较大，推测与患者个人的愈合能力有关。

3. 冻干异体骨　目前使用趋少。具有骨诱导和骨引导作用，但其骨诱导作用受其获取、加工、存储等因素影响而作用较弱。其改建是通过爬行替代途径，过程缓慢，无活力骨与新生骨长期共同存在于移植骨块中，并且容易产生纤维组织。这种混合骨可能更容易出现应力疲劳，从而影响种植体骨结合。近来有文献报道，应用 DFDBA 或者与其他植骨材料按一定比例混合，临床效果不是很满意。并且认为选择涂层表面柱状种植体能提高临床效果，优于根形光滑表面种植体。Jensen 报道了单纯应用 DFDBA 作为植骨材料的成功率为 84% ～ 96%，应用 DFDBA ＋ Bio-Oss 混合骨成功率为 90.2%。

第四节　种植时机与愈合时间的基本原则
Basic Principle of Bone Graft Selection and the Timing of Implant Placement

根据术前骨高度，临床上一般遵循如下原则：上颌窦底剩余骨量小于 3 mm 时采用少量自体骨和骨替代品为佳，剩余骨量大于 3 mm 时可应用单纯骨替代品作为骨移植材料，上述条件一般应在植骨 4 ～ 5 个月时二次植入种植体。而上颌窦底剩余骨高度大于 3 mm 时可以在植骨同时考虑同期种植，其取决于种植体植入后的初期稳定性。该稳定性主要与种植体的设计以及剩余骨高度的质和量有关。通常认为自体骨混合替代材料愈合时间约 6 个月，形成的新骨量已经比较充足，骨质改建也比较成熟，可以考虑二期种植或者种植体暴露术；单纯骨替代材料需要 8 个月左右，而冻干异体骨需要的愈合时间为 12 个月或更长。有研究对不同移植材料在不同愈合时间后进行了组织形态学测量并予以评价，认为不同的移植材料对新骨形成量的差异并不明显，但愈合时间长短对新骨形成量有明显区别。有研究通过对愈合时间的分组比较，结果显示上颌窦植骨术后愈合时间 9 个月以上组较少于 9 个月组种植修复成功率明显高，可是组织学结果显示愈合 6 个月组与愈合 9 个月组形成骨量并没有明显差别，分析原因与愈合时间延长后骨质量提高有关系。愈合时间也不是越长越好，自体骨移植愈合时间过长会导致一定的移植骨吸收抵消部分形成的新骨量。髂骨吸收较多，在移植后 3 个月吸收可达 4%，6 个月吸收可达 40%，颏部取骨抗吸收能力最好。但从生物学观点来看，新骨形成、改建、成熟要 18 个月左右甚至更长，种植体才能获得良好的稳定性。因此，当骨质较差时，适当延长愈合时间有利于提高种植体的稳定性。术前上颌窦底骨高度也会影响该区域种植体的长期存留率，一般认为牙槽嵴高度小于 6 mm 均是上颌窦底提升术的适应证。术前骨高度对种植体长期存留率起着主要作用。有研究按照术前窦底骨高度大于 3 mm 和小于 3 mm 分成两组，对植于上颌窦植骨区的种植体长期效果进行比较，其 5 年存留率有显著差别。

第五节　上颌窦植骨与同期种植
Sinus Bone Graft Simultaneous with Implant Placement

一、适应证和原则

上颌窦植骨同期种植最早的报道来自 1989 年 Kent 和 Block。同期或者二期种植能否取得良好的种植体初期稳定性，主要取决于上颌窦底骨高度。一般上颌窦底骨高度大于 5 mm 时，种植体可获得初期稳定性，即可采用同期种植；上颌窦底骨高度小于 5 mm 时宜采用二期种植。种植体成功率方面同期或者二期种植方法并没有明显差别，采用同期种植的学者认为，同期种植可以减少植入骨的吸收，并对植入骨有生理刺激形成新骨作用。但二期种植由于有足够的时间允许移植材料和骨愈合进行重建，骨质可能更加理想，种植体与骨之间的接触更加紧密，能够提供更好的初期稳定性；另外，二期种植有利于调整种植体植入角度，植于理想的位置。近来有研究报告在牙槽嵴高度只剩余 3～5 mm 时行上颌窦植骨并同期种植，螺纹锥度外型设计的种植体有利于取得初期稳定性。作者认为只要能提供足够的稳定性和保证理想位置植入种植体，就可以考虑同期种植。国内关于上颌窦植骨同期种植研究由林野于 1998 年第一次报道。

二、技术原理与技术步骤

选择一个可以进入上颌窦腔的入路，经典方法是上颌骨外侧壁开窗，完整无损地剥离起上颌窦底区域的上颌窦黏膜，并使其向上移位，然后在上颌窦底黏膜与上颌窦底之间植入自体骨或骨替代材料，同期植入牙种植体。

（一）技术原理

上颌后牙区种植垂直骨量不足，种植体易穿入上颌窦腔内，引起炎症，造成种植失败（图 8-1）。从缺牙区顶部向两侧延长切口翻开黏骨瓣，上颌骨前外侧壁开窗，直视下完整无损地上抬上颌窦黏膜，并向内旋转开窗骨片，使其形成植骨区的顶盖（图 8-2）。然后行种植体逐级备洞（图 8-3）。在抬起的上颌窦黏膜下方腔内侧先植入骨替代品或混入少量自体骨后，直视下植入种植体（图 8-4）。

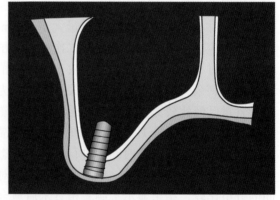

图 8-1　上颌窦致后牙区种植时垂直骨量不足

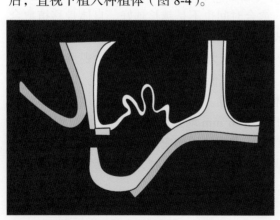

图 8-2　抬起上颌窦黏膜，骨壁内

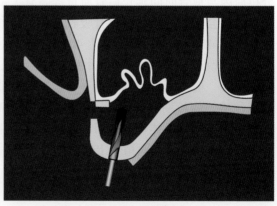

图 8-3　逐级备洞

在植入的种植体周围植入碎骨块及骨替代品，复位黏骨膜瓣，严密缝合（图8-5）。

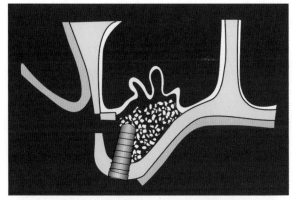

图8-4　内侧少量植骨后植入种植体

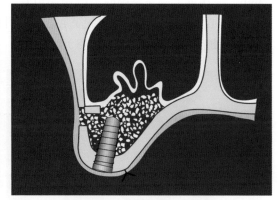

图8-5　复位软组织瓣，严密缝合

（二）技术步骤

1. 麻醉　适量而充分的局部浸润麻醉是保证患者在上颌窦植骨术中无痛和配合的基本条件。为防止术中疼痛引起患者的反应性或避让性突然移动，导致手术器械损伤性黏膜穿孔，局部浸润麻醉的范围应包括整个一侧上颌骨颊侧范围，以及适当向腭侧和后方浸润麻醉。

2. 切口　影响上颌窦植骨入路软组织切口的因素主要有：缺牙的范围，上颌窦底的位置，缺牙区近远中邻牙和上颌窦底的关系，牙槽嵴顶角化龈的位置。切口一般应在缺牙区牙槽嵴顶正中或偏腭侧，向近中延伸，绕近中邻牙颈部至近中牙尖乳头，然后拐向前庭沟做松弛切口，向远中切口至远中牙颈部、远中牙尖乳头，拐向前庭沟做松弛切口。应注意近中松弛切口有足够高度以充分暴露手术区，而远中松弛切口适当，不宜过高，因该区域软组织血供主要是由后向前走行的血管提供。

3. 上颌骨外侧壁开窗　开窗的形状一般为卵圆形，其近远中向一般应大于 8 mm，垂直向应大于 5 mm，否则器械操作困难。具体定位的原则是窗口的下界应至少高于上颌窦底 2 mm，窗口的上界至牙槽嵴顶距离应不少于计划植入种植体的长度，前界应尽量接近窦底前壁，后界距窦底后壁 5 mm 左右。

4. 手术入路（access approach）　迄今为止，这项技术的手术入路方法在不同的医生中略有不同，主要有：

（1）传统的 Caldwell-Luc 入路，其恰好位于颧骨高点的前方。

（2）上颌骨中份入路，从牙槽突与颧骨高点之间入路。

（3）低位入路，在上颌骨外侧面，紧贴上颌牙槽突顶部入路。

作者在临床工作中多采用第（2）种入路方法，因其进入上颌窦底较快。同时可将上颌窦开窗的骨片向内翻转，形成植骨区的顶，以帮助稳定碎骨块。

（三）临床病例

1. 手术切口　手术切口一般在牙槽嵴顶正中或偏腭侧，并在颊侧缺牙区做两条松弛切口。然后向上翻起黏骨膜瓣，充分暴露拟上颌窦开窗区（图8-6）。

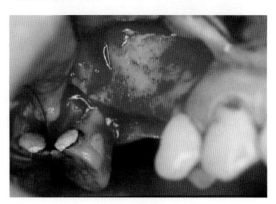

图8-6　手术切口

2. 用直径 3.5 mm 球钻在上颌窦外侧骨壁上开窗，其窗口下缘应高于上颌窦底约至少 2 mm。在接近上颌窦黏膜时，改用超声骨刀去除剩余骨组织达上颌窦黏膜层（图 8-7）。

3. 细心向上方分离抬起上颌窦底黏膜，并使开窗后的薄骨片连同抬起的窦底黏膜一起向内旋转形成植骨区域的顶盖（图 8-8）。

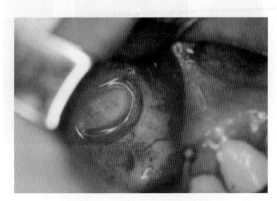

图 8-7　球钻打开圆形骨窗

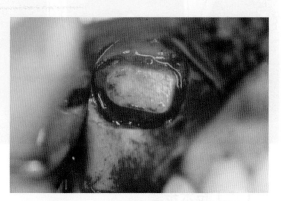

图 8-8　上抬上颌窦黏膜，骨片内旋

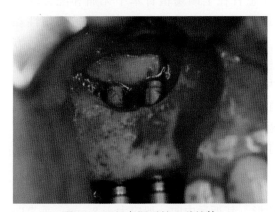

图 8-9　逐级备洞后植入种植体

4. 检查黏膜未见穿孔，经牙槽嵴顶逐级备洞完成后，先经侧壁开窗入路在已抬起的上颌窦黏膜与窦底至空间内侧部分置入骨替代品，然后植入相应长度的种植体。种植体必须有良好的初期稳定性（图 8-9）。

5. 必要时可从上颌结节处取少量自体骨。将骨块在骨磨里粉碎后混入一定比例的骨替代品（图 8-10，图 8-11）。

6. 然后将骨替代材料或混合的植骨材料植入种植体周围（图 8-12），为防止植骨材料移位，

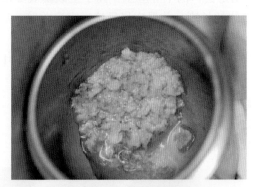

图 8-10　自体骨屑

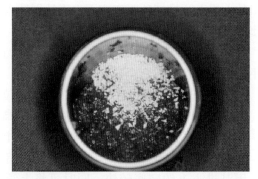

图 8-11　自体骨与骨替代品混合使用

也可在窗口覆盖胶原膜，复位黏膜瓣，关闭伤口。

7. 愈合 6 ～ 7 个月后行种植体二期暴露术，进而完成种植修复。

8. 种植体支持的烤瓷冠修复体侧面观和𬌗面观见图 8-13。

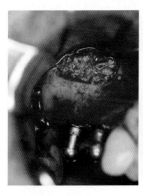

图 8-12　植入种植体

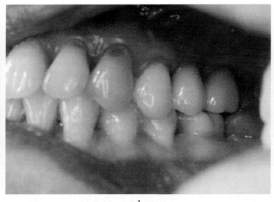
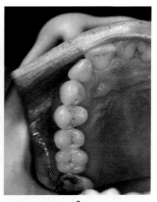

1　　　　　　　　　　　　2

图 8-13　1. 修复体侧面观；2. 修复体𬌗面观

第六节　上颌窦植骨术的并发症及其处理
Complication and Management of Sinus Bone Graft

上颌窦提升植骨病例的并发症并不常见。现就术中、术周及术后可能的并发症进行讨论，以便帮助大家预防及处理可能的并发症。

一、术中并发症

1. 黏膜穿孔　上颌窦植骨最常见的术中并发症是上颌窦黏膜穿孔。上颌窦黏膜非常薄，在制备骨窗、剥离黏骨膜、植入材料及植入种植体时均可能发生穿孔。上颌窦黏膜穿孔发生率报道不一，但最高可达 56%。通常穿孔容易发生于上颌窦底分隔附近、窦底转折处、骨窗青枝骨折处以及开窗口的前上象限内侧黏膜。上颌窦黏膜穿孔发生率与术者的临床经验、手术技巧、局部解剖结构（窦底骨性分隔等不规则形态），以及窦底黏膜本身性质，如黏膜厚度、病理改变有关。尽管上颌窦黏膜穿孔较少发展为上颌窦炎，但有研究证实上、颌窦黏膜穿孔是影响上颌窦植骨种植体长期存留率的主要因素。

上颌窦植骨术的目的是将骨材料植于上颌窦底黏膜与窦底之间，术中要尽最大努力避免上颌窦黏膜的穿破，迄今为止，国际上也没有明确肯定的方法来完全预防上颌窦植骨术中的黏膜穿孔。但有两点是达成共识的，第一，上颌窦底的黏膜必须完全抬起，因为一旦植骨材料位于上颌窦黏膜之上，则植骨材料无法与上颌窦底骨组织相愈合，且极易感染。第二，黏膜穿孔对种植体的长期存留率有负面影响，任何穿孔都必须用一定的方式关闭。

若穿孔小于 5 mm，建议首先充分抬起穿孔周围黏膜，使穿孔周围黏膜无张力后自然重叠，然后用可吸收胶原膜盖住穿孔，再行植骨术。若穿孔大于 5 mm，则植骨材料极易进入上颌窦腔，引起感染，一般建议采用显微外科技术缝合大于 5 mm 的穿孔，或中止手术（图 8-14）。作者课题组在国际上首先报道了当黏膜穿孔大于 10 mm

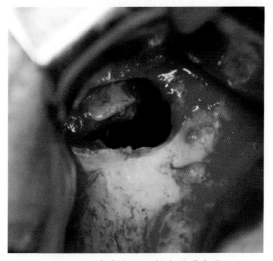

图 8-14　术中出现的较大黏膜穿孔

时，可以中止手术，2个月后二次入路行上颌窦植骨种植术，临床研究的中长期效果是可以预测的。

2. 术中出血　上牙槽后动脉骨内支由后向前走行，在上颌骨外侧壁开窗区域，仅少部分走行于骨壁内侧上颌窦黏膜表面，大部分走行于上颌骨外侧骨壁内，所以术中明显出血多发生于骨壁开窗过程中，器械损伤上颌骨外侧壁上的血管束时。出血会使术野不清楚，建议使用少量骨蜡准确封闭位于骨壁中的小血管束后继续抬起上颌窦黏膜，应用超声骨刀可以减少骨壁血管损伤的风险；出血还可发生在暴露抬起上颌窦黏膜过程中，由于炎症粘连、解剖变异等原因造成黏膜撕裂，所以在抬起窦底黏膜过程中出血可明显增多，应该警惕黏膜损伤，及时予以处理。

3. 邻牙损伤　上颌窦开窗过大易造成邻牙损伤，术前应仔细阅读X线结果，定位解剖结构，设计手术入路，避免盲目过大开窗是避免邻牙损伤的有效方法。

二、术后并发症

1. 术后并发症的类型

（1）术后早期并发症（术后1～2周并发症）

- 伤口裂开。
- 急性感染。
- 种植体脱落。
- 植骨材料移位。

（2）术后并发症（术后3周以上）

- 慢性感染。
- 植骨材料脱出。
- 种植体脱落。
- 种植体移位。
- 口鼻腔瘘。
- 慢性疼痛。
- 慢性上颌窦病变。

2. 常见术后并发症

（1）伤口感染和上颌窦炎：术后常见。伤口感染及裂开会引起移植材料的漏出，并可能引起移植材料感染而失败。上颌窦黏膜由于其终末血运解剖特点，一般不会出现大出血而致窦腔淤血堵塞窦口。由于窦口位置比较高，即使术后窦黏膜水肿，颗粒状移植材料移位一般也不会引起窦口阻塞。另外，由于上颌窦底植骨后窦底抬高，反而更加有利于引流。但若患者术前存在上颌窦病理性改变，如黏膜炎性增厚，一旦窦口发生堵塞，引流不畅，则可能会发展为上颌窦炎，进一步导致移植材料感染，最终手术失败。上颌窦炎发生率在文献中报道情况不一，并且多以一过性炎症为主，可高达20%左右。上颌窦黏膜穿孔并不会都导致上颌窦炎，但文献报道上颌窦植骨后上颌窦炎多发生在上颌窦黏膜穿孔后未修补的病例，即使没有发生明显的上颌窦炎，上颌窦黏膜穿孔也会直接影响上颌窦植骨种植的成功率，表现为新骨形成不良，种植体脱落。

（2）术后上颌窦囊肿：临床不多见，有文献报告上颌窦底植骨后发生囊肿的病例。通常认为并不是上颌窦底植骨直接引起上颌窦囊肿，而多是临床漏诊，即术前已有病变，而手术刺激对囊肿可能有促进的作用。术前诊断已存在的上颌窦囊肿，有人认为是绝对禁忌证，但有报道认为不应一概而论，应根据其位置、大小、性质决定处理方法。较小的上颌窦囊肿一般不影响上颌窦底植骨，但直径大于10 mm且恰好位于植骨区域的囊肿被认为是禁忌证，应考虑摘除后再行植骨术，以避免囊肿穿破引起植骨感染。

3. 预防 减少手术创伤，减张缝合，术前、术后预防性抗生素应用，术后护理包括术后消炎药使用、局部注意清洁、冰袋冷敷、头部抬高（睡眠）、张口打喷嚏、不要擤鼻涕、一个月不游泳等。

上颌窦植骨种植被认为是一种可预测的临床方法，以解决上颌后牙区骨量不足时的种植难题。但上颌窦植骨要求有一定的愈合期。自体骨需要 3 ～ 5 个月，骨替代品需要 8 ～ 10 个月，混合的自体骨及替代品植骨则需要 ≥ 6 个月方可负重。过早负重是造成上颌窦底植骨种植失败的重要因素，其次是慢性感染造成的新骨形成不良。逐级负重对于植骨区的改建也极其重要。

4. 并发症的处理

（1）术后抗生素应用 7 ～ 10 天。

（2）术后应告知患者避免在上颌窦腔内增加任何负压与正压，例如用吸管吸水，或用力从鼻腔排出分泌物。

（3）术后伤口裂开多为缝合时软组织存在一定张力或过早戴入过渡义齿。缝合时做松弛切口，可以使软组织无张力关闭。同时应告知患者术后不能戴任何义齿，直到软组织伤口完全愈合，一般为 14 ～ 21 天。嘱患者进软食。小的伤口裂开可以进行伤口冲洗，直到完全愈合。

（4）上颌窦口的堵塞会导致上颌窦分泌物的排除不畅或堵塞，造成感染。术前 CT 认真分析、诊断患者上颌窦结构可以避免此并发症。同时，术中应限制上颌窦底植骨高度在 20 mm 之内，以避免堵塞上颌窦腔及上颌窦开口，以保持上颌窦腔的正常生理状态。

（5）一旦确诊为上颌窦植骨材料感染，则应尽早清创处理，取出植骨材料及种植体，避免发展为上颌窦炎，待愈合后二次入路重新植骨。清创时注意保护上颌窦黏膜。

第七节 影响上颌窦植骨效果的因素和其他注意事项
Factors that Affect the Sinus Bone Graft Outcome

一、骨质

对种植体的稳定性起主要影响的是与种植体接触的骨结构的质和量。研究认为，皮质骨有利于种植体将负荷传递至周围骨结构中，而上颌后牙区骨质多为三类或者四类骨，皮质骨很少，因而相应的传递种植体所受负荷的能力较差，从而使得上颌后牙区种植体容易受到过度负荷的危险。而下颌骨骨质很致密，传递负荷的能力较好，因而下颌骨种植体成功率也要相对高一些。而植骨后其成功率与未行植骨的后牙区相比，并无明显差别。而且有文献报道，上颌后牙区植骨组种植体存活率还要高于未植骨组种植体存活率，分析原因认为首先与上颌后牙区局部骨质条件较差无法保证种植体较好的稳定性有关，其次是与局部骨质解剖条件限制，植入种植体较短有关。如何提高局部骨质条件是目前的研究热点，有人认为通过在植骨材料中混合骨生长因子联合应用可以提高早期成骨的质量和速度，提高种植体骨结合程度，但目前尚无足够证据证实其作用。

二、种植体选择

通常，上颌窦植骨种植一般以选择粗糙表面螺纹柱状种植体为佳，优于光滑表面种植体，但尚无确切证据表明哪种种植体最好，至于种植体外形是柱状或者根形，临床效果并无区别。一般认为粗糙表面结构种植体优于光滑表面种植体，表面粗化且带有极性的种植体可吸引骨细胞向种植体表面趋化，产生更快的骨结合。另外，螺纹结构可以使得种植体获得更好的机械稳定性，并且在术中易于掌握种植体植入深度；在应力分散上，螺纹结构种植体好于柱状种植体。

上颌窦植骨后不同种植体的长度对长期存留率的影响并无统计学显著性差异，但对于植入较短的种植体（如7～9 mm），则失败率明显上升。有研究显示，上颌后牙区经过植骨后种植体的成功率较未经植骨组要高，分析原因可能与前者植入种植体长度都是11 mm以上，并且种植体之间通过上部结构进行连接修复设计，对轴向力的分散有利有关，可以减轻单个种植体的负担，而后者则与解剖结构限制，植入9 mm以下的种植体有关。

三、吸烟与上颌窦植骨的关系

吸烟对骨愈合以及种植体骨结合会产生不利影响已经有报道。吸烟患者容易患过敏和感染类疾病，因为烟会干扰呼吸道黏膜纤毛上皮的运动功能及分泌功能。对上颌窦黏膜来说，则由于sIgA和IgM反应能力下降而IgE反应能力提高，会出现免疫排斥和免疫抑制现象，而对上颌窦底植骨后黏膜恢复正常产生不利影响。吸烟可能会干扰骨愈合过程，首先会增加外周血阻力，延缓血流速度，造成血小板聚集；烟雾中的硫化氢以及一氧化碳会干扰伤口愈合；尼古丁会干扰成骨细胞增殖，并影响成骨能力，还会降低移植骨的血管化程度。另外，吸烟会导致骨骼矿物质含量下降，骨密度降低达2～6倍。上述机制产生的直接不利影响就是吸烟患者的骨质条件较差，会导致种植体的支持稳定性下降。另外，较差的愈合能力会直接导致移植骨血管化程度降低和成骨细胞成骨能力下降，而致种植体骨结合程度下降。对于计划接受上颌窦植骨种植的患者建议戒烟，至少术前一个月开始戒烟，直到术后骨愈合为止。对于拒绝戒烟的患者，应当充分告知植骨愈合不良和种植失败的风险。

四、其他注意事项

1. 上颌窦底提升植骨已在1996年国际上颌窦专题研讨会上被统一认识后命名为上颌窦植骨术，取代了原先的上颌窦底提升植骨及其他多种提法。

2. 上颌窦植骨术的绝对禁忌证为急慢性上颌窦炎、过大的上颌窦囊肿、肿瘤术后、上颌窦内牙根滞留、大剂量放疗史、尚未控制的糖尿病和免疫缺陷病。

3. 上颌窦植骨术前X线的准确诊断和测量分析对于成功的手术至关重要。首先排除上颌窦植骨的禁忌证，其次仔细观察患者上颌窦腔的解剖形态、范围与结构，有无骨性上颌窦分隔（骨性分隔会造成操作困难），再次确认上颌窦底的位置，以便确定开窗的位置。

4. 上颌窦植骨术可行同期种植与延期种植术。在能够取得种植体良好的初期稳定性的前提下，可行同期种植术。一般来说，上颌窦底的剩余骨高度大于3 mm时，方可取得初期稳定性（骨的质地也有较大影响）；若其高度小于3 mm，则常常难以取得良好的初期稳定性，则需植骨3个月后方可行种植术。

5. 上颌窦植骨术，甚至双侧上颌窦植骨术一般都可在局麻下完成。但若患者有高血压病史，或需大量植骨（取髂骨时），也可考虑在全麻下进行。

6. 上颌窦区域多牙缺失的植骨术较单个牙植骨术更为安全。因单牙缺失后，其邻牙牙根有可能仍在上颌窦腔内，形成突起，造成上颌窦黏膜不易完整抬起，容易穿孔。而上颌窦区域多牙缺失后，上颌窦底趋于平坦，易于操作。

7. 上颌窦黏膜穿孔是上颌窦植骨术中最常见的并发症，会影响上颌窦植骨种植体的长期存留率，应当尽量避免发生。

8.上颌窦植骨的各种可能的风险务必在术前与患者进行讨论使患者理解，因上颌窦植骨是一项技术敏感性很强的手术，并发症一旦发生则较难处理，对植骨效果可能影响较大。

第八节 牙槽突入路的上颌窦底黏膜提升种植技术
Transalveolar Maxillary Sinus Floor Elevation Technique

一、简介

上颌窦植骨种植技术已成为口腔种植临床常用的植骨技术之一。上颌窦植骨技术分为上颌骨外侧壁入路开窗植骨种植技术和经牙槽嵴顶入路的上颌窦底黏膜提升种植技术。外侧壁入路最早在1980年由Boyne和James根据Caldwell-Luc术式修改而成，被当时的口腔医学界所接受，成为解决上颌后牙区骨量不足的常规方法。之后许多学者对该技术进行改进，如Misch（1987）、Small等（1993）、Smiler（1997）、Block和Kent（1997）。由于上颌骨外侧壁入路开窗法手术涉及范围较大，手术创伤较大，术后并发症发生率较高，患者不适感大。Tatum于1986年提出了手术创伤较小的经牙槽嵴顶入路的上颌窦底黏膜提升种植技术。此方法主要是用平头或凹头的骨挤压器冲击上颌窦底层骨皮质，提升上颌窦黏膜，充填人工骨材料以增加骨高度。之后，Bori（1991）、Summers（1994）、Wheeler（1997）、Toffler（2001）、Fugazzotto（2002）、Winter（2002）、Kifer（2006）等人相继用不同的器械及技术改良了经牙槽嵴顶入路上颌窦提升种植术式，达到增高骨高度的目的。2008年Tan等人对经牙槽嵴顶上颌窦底黏膜提升技术进行的系统性综述结果提示3年种植体存留率为92.8%，且随着上颌牙槽嵴顶骨高度的降低，种植体存留率降低。牙槽突入路上颌窦提升黏膜穿孔发生率为3.8%，术后植骨感染发生率为0.8%，证明在合理选择适应证的情况下，所用技术规范，牙槽突入路上颌窦植骨种植技术临床应用效果也是可预测的。

二、适应证和禁忌证

（一）适应证

1996年，由骨结合学会（Academy of Osseointegration，AO）组织的上颌窦提升植骨共识性研讨会中提出将缺牙区牙槽突剩余骨高度多少作为不同上颌窦提升植骨术式选择的参考指标：

（1）Class A：如果剩余骨高度≥10 mm，不需要植骨，直接种植。

（2）Class B：如果剩余骨高度在7～9 mm，则采用经牙槽嵴顶入路的上颌窦内提升技术。

（3）Class C：如果剩余骨高度在4～6 mm，则采用上颌骨外侧壁开窗植骨同期种植技术。

（4）Class D：如果剩余骨高度在1～3 mm，则先行外侧壁开窗植骨，待植骨愈合成熟后再植入种植体。

随着种植体设计的进步，种植体表面粗化设计增加了骨结合率，而种植体螺纹设计增加了种植体植入时的初期稳定性，对于Class A骨高度的限定，目前认为＞7 mm即可不用植骨，直接选用短种植体植入；剩余骨高度＞5 mm，可选择进行经牙槽嵴顶入路上颌窦底提升；若剩余骨高度＜4 mm，则采用外侧壁入路开窗法上颌窦植骨。也有报道对于单个上后牙缺失剩余骨高度≤4 mm也采用经牙槽嵴顶入路上颌窦植骨方法同期植入种植体，但其技术敏感性强，样本量较小，长期效果尚需观察。

（二）禁忌证

1. 常规种植手术禁忌证，如未控制的全身系统性疾病、口腔黏膜病、牙周病等。

2. 急性上颌窦炎或慢性上颌窦炎急性发作期，对于慢性上颌窦炎，如有上颌窦黏膜明显增厚，则需先行治疗后再行上颌窦植骨手术。

3. 上颌窦囊肿，且位置位于上颌窦预期植骨区内，则需先行摘除囊肿后再进行上颌窦植骨手术。

4. 严重过敏性鼻炎患者的上颌窦黏膜多增厚、质地脆，做上颌窦植骨手术时黏膜容易破裂穿孔，术中及术后并发症发生的风险增高，是手术的相对禁忌证。

5. 重度吸烟患者的上颌窦黏膜多发生不同程度的萎缩、变薄，如伴有慢性上颌窦炎，则可出现增厚现象，此类上颌窦黏膜缺乏弹性和强度，术中及术后并发症发生的风险增高，是手术的相对禁忌证。

三、临床步骤

1. 术前准备　临床上仔细询问患者病史，包括有无上颌窦炎，患牙缺失原因，缺失牙拔除前是否有反复发作的炎症等。术前需拍摄曲面体层片用以判断上颌窦底处黏膜有无粘连，有无上颌窦分隔，有无上颌窦囊肿；必要时尚需拍摄计算机断层片（CT 或 CBCT）以明确诊断。术前测量去除放大率后剩余骨的高度，观察剩余牙槽骨的密度，计算预期提升高度。如患牙拔除前有反复的炎症，X 线片检查如发现上颌窦底黏膜不均匀增厚，则宜采用常规外侧入路直视下将上颌窦黏膜抬起，降低内提升时上颌窦黏膜发生穿孔的风险。

2. 植骨材料的选择　临床上有各式各样的植骨材料用于上颌窦提升植骨手术，来源几乎包括所有种类，如血凝块、自体骨、同种异体骨、异种异体骨、人工合成骨粉及不同骨粉按比例混合。但临床上具有长期临床研究报道的植骨材料有自体血凝块、自体骨、同种异体骨（DFDBA）及异种异体骨（脱有机质小牛骨）。对于经牙槽嵴顶入路上颌窦提升病例，如需要提升上颌窦底黏膜高度＜ 5 mm，一般可以植骨同期植入种植体，也可用富含生长因子自体血清组织作为植骨材料，已有较多研究认为该方法效果是可预测的，种植体周围能生成骨质包围种植体，但也有研究认为，植入骨替代材料者种植体的成功率似乎比不植入骨替代材料者高，笔者在临床此类患者手术中均同期植入了骨替代材料，仅仅在冲击提升黏膜高度≤ 2 mm 时，直接植入种植体。

3. 手术方法

（1）应用骨挤压器提升上颌窦底黏膜同期种植技术：局麻下牙槽嵴顶切口，翻起黏骨膜瓣，暴露牙槽嵴顶，球钻定点，2 mm 先锋钻确定种植方向，深度距上颌窦底 1 ～ 2 mm，即达到窦底皮质骨，根据骨质情况，采用不同直径的钻序列制备窝洞至终末钻，深度距上颌窦底 1 ～ 2 mm，选择专用上颌窦内提升骨挤压器，顶端为凹形，直径 3.5 ～ 5.0 mm，逐级预备，轻轻敲击，造成窦底骨质青枝性骨折，连同上颌窦底黏膜向上抬起 2 mm，植入相应长度的种植体，若抬起高度 3 ～ 5 mm，则需先植入骨替代材料再植入相应长度种植体。注意若骨质为 Ⅳ 类骨，则采用级差备洞，最终预备洞形直径小于植入种植体直径，可增加种植体的初期稳定性，同时直接安装愈合基台，软组织瓣对位缝合，种植体直接暴露于口腔，不需进行 Ⅱ 期手术，愈合 4 个月后进行修复（图 8-15）。

（2）经牙槽嵴水囊挤压法上颌窦底黏膜提升同期植骨种植技术：该方法的优点是经牙槽突入路可提升上颌窦底黏膜 5 mm 以上。局部浸润麻醉后行牙槽嵴顶切口，无需做垂直附加

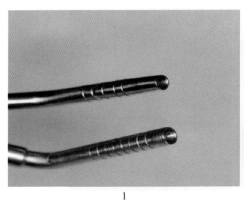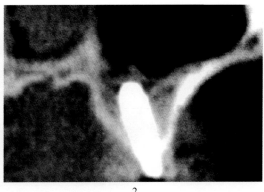

图 8-15　**1.** 顶端为凹面形的特殊骨挤压器，冲击时使窦底骨组织受力均匀，并有利于收集骨组织，同时使周围骨组织致密；**2.** 冲击法植入种植体后 5 个月 CT 片示上颌窦底与种植体之间有新骨形成

切口，翻起黏骨膜瓣，范围不超过牙槽嵴顶。球钻定点后，分别用直径 2.0 mm、2.8 mm 的先锋钻备洞，深度为距离上颌窦底 1 mm 处停止。选择专用的冲击上颌窦底器械逐级冲击上颌窦底，直至完整将上颌窦黏膜抬起 1 mm，器械终末直径视解剖条件可选择 3.8 mm/4.3 mm 之一。检查上颌窦黏膜是否完整，方法是捏住患者鼻翼，让患者鼓气（Valsalva maneuver），观察有无气泡从牙槽突预备窝洞内溢出，若没有，则安装水囊装置，将注射器内吸入 2ml 无菌生理盐水，排除气泡，轻轻缓慢推动注射器，反复几次逐步将水囊打起，抬起上颌窦黏膜。根据剩余骨量计算提升骨高度。同样鼓气方法再次检查上颌窦黏膜是否完整，如上颌窦黏膜完整，则退出水囊后将骨替代材料用专用器械植入提升后的间隙内，骨替代材料为 Bio-Oss 和患者自体血制备的富血小板纤维（platelet-riched fiber，PRF）凝胶，以 3∶1 比例混合。植骨完成后植入相对应直径种植体，可吸收线缝合关闭伤口（图 8-16，图 8-17）。如发现黏膜穿破，则关闭伤口，1 个月后采用外侧壁开窗法进行上颌窦底提升植骨种植术。

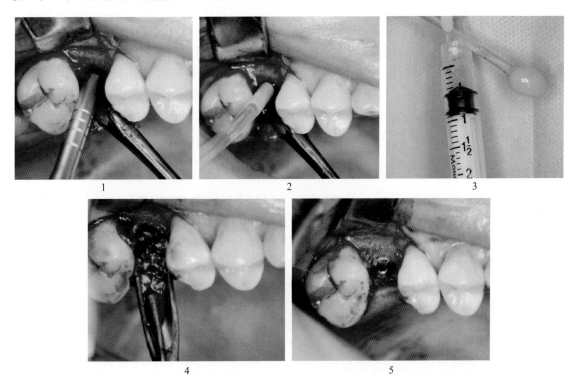

图 8-16　**1.** 牙槽嵴顶切口，翻瓣范围不超过牙槽嵴顶，直径 2.0 mm 先锋钻备洞后用专用骨挤压器逐渐将上颌窦底轻轻抬起 1 mm；**2.** 放置未充盈水囊于洞内，缓慢注水挤压提升上颌窦黏膜；**3.** 注射器内放入所需量的生理盐水，使水球膨隆，将上颌窦黏膜均匀抬起；**4.** 用专用的植骨器械将 Bio-Oss 颗粒与患者自体富血小板纤维凝胶植骨材料植入窦黏膜下；**5.** 植骨后将种植体植入预备好的窝洞内

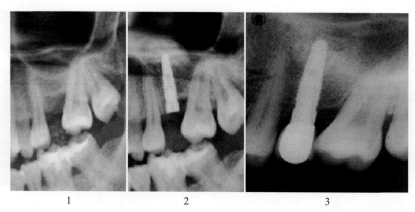

图 8-17 **1.** 术前 X 线片显示缺牙区剩余骨量 3.8 mm；**2.** 水囊将上颌窦底黏膜均匀提起呈半球形；**3.** 种植修复后 5 年可见植骨区域植骨材料改建良好，种植体周骨稳定，无吸收

4. 术后护理 口服抗生素（头孢拉啶 0.5 g 每天三次，替硝唑 0.5 g 每天两次）7 天，术后 2 周复查。0.12% 氯己定漱口液含漱 2 周，每天三次。

四、并发症

1. 上颌窦底黏膜穿孔 由于经牙槽嵴顶入路，手术视野受限，微小的上颌窦底黏膜穿孔很难在临床上发现，临床上常捏住患者鼻翼鼓气（Valsalva maneuver）检查上颌窦底黏膜是否完整，如发生穿孔可中止手术，愈合 3 个月后再行上颌骨外侧壁开窗植骨种植手术。

2. 良性阵发性姿势性眩晕症 主要原因为在用骨挤压器和锤子敲击上颌窦时，震动的力量传导至内耳椭圆囊中的耳石使之脱落，手术患者过度仰躺也容易使脱落的耳石漂流到半规管的内淋巴液中，刺激三半规管而诱发眩晕。主要症状为当快速转动头部时，如患者从手术椅上迅速坐起来，会有短暂眩晕感及眼部震颤的现象，通常 1～6 个月症状会自动消失。

3. 急性上颌窦炎 常发生在患者本身患有慢性上颌窦炎或上颌窦病变（如上颌窦假性囊肿）或先天性上颌窦结构异常（上颌窦口狭窄）或存在肿瘤，而种植术前未能进行准确评估，进行上颌窦提升植骨手术时，术后上颌窦黏膜充血、水肿，堵塞了上颌窦开口，会使上颌窦无法正常引流黏液至鼻腔排出，干扰了正常上颌窦黏膜的自洁功能而发生急性炎症，种植体松动。应及时对症处理，必要时取出种植体及植骨材料。

进展与趋势

上颌窦植骨术已成为一项常规临床手术应用于口腔种植治疗中，并被认为其临床效果是可预测的。但上颌窦植骨种植的技术含量高，局部解剖变异大，技术敏感性强，一些并发症，例如术中黏膜穿孔发生风险高，且黏膜穿孔对种植体长期存留率有明显影响，导致医生的学习曲线较长。系统地专业学习与临床经验的积累是临床医生必须重视的。有研究试图用穿翼板种植体或颧骨种植体取代上颌窦植骨技术，由于适应证不同、创伤和风险等原因，上颌窦植骨技术在相当长一段时间内似乎还不可能被完全取代。新型骨替代材料的应用，以进一步缩短愈合时间和疗程；微创的手术方法，以减少患者的不适；探讨更有效的上颌窦黏膜穿孔的预防及处理，以进一步提高上颌窦植骨手术的成功率等都会是未来研究的趋势。

Summary

This chapter briefly described sinus bone graft technique, which started in the 1970s and eventually became a routine surgical procedure nowadays. Autogenous bone was firstly used as the bone graft material in this procedure. Today autogenous bone, freeze-dried allograft bone and xenogeneic bone substitutes are all adopted as bone substitute. In clinic, autogenous bone mixed with bone substitutes is often used as augmentation material. It takes about 6 months from the surgery to completely bone healing. The technique of sinus augmentation simultaneous with implant placement has reached its maturity these years, and insuring the primary implant stability is the key issue in this procedure. Local bone quality, implant type and smoking may influence the success rate. Although sinus bone graft is the mostly used method in solving the insufficient bone height in the posterior maxillary area and the clinical result is thought to be predictable, The technique is thought as a sensitive technique because of the anatomical variation of maxillary sinus. The Schneiderian's membrane perforation is the most reported complication in the operation, which would decrease the long term survival rate of implant placed. Post-surgical complication include wound dehiscence and infection. Tension free wound closure , clear post surgical instruction and prophylactic use of antibiotics are strongly recommended.

Definition and Terminology

1. 上颌窦植骨术（sinus bone graft）：Augmentation procedure for the placement of implants in the posterior maxilla where pneumatization of the maxillary sinus and/or vertical loss of alveolar bone have occurred.

2. 上颌窦黏膜穿孔（sinus membrane perforation）：Perforation of the maxillary sinus membrane during a sinus grafting procedure.

（胡秀莲　林　野）

第九章　即刻种植

Immediate Implant

第一节　即刻种植概述
Conspectus of Immediate Implant

临床工作常可见患者口腔中存在无保留价值的患牙或残根。传统的种植治疗方案是拔除患牙，待拔牙窝愈合3～6个月后再进行种植体植入术。然而，拔牙可导致该位点牙槽骨的迅速吸收，引起种植区域骨量不足；同时，由于牙龈萎缩，也影响修复后的美观效果。大部分患者希望能减少手术次数，在拔牙后能即刻植入种植体。在1978年，有学者首次报告在拔牙后的新鲜拔牙窝内植入种植体，由于采用的"Türbingen immediate implant"为氧化铝陶瓷种植体，种植成功率受到一定程度的影响。1989年，Lazzara首次将不可吸收膜联合应用于即刻种植技术，取得了良好的临床效果，并且提出了标准的即刻种植手术术式。此后，大量文献报告了即刻种植的存留率、手术方式的改良以及植骨方式和材料的选择等。近年来，随着种植外科技术的改良和植骨材料性能的不断完善，拔除患牙后即刻在牙槽窝内植入牙种植体——即刻种植（immediate implant）被认为是一项疗效可预测性好的技术，可作为口腔种植临床诊疗的常规手段之一。

一、种植时机的分类

2003年国际口腔种植学会第三届共识研讨会提出的种植时机分类系统是目前广泛应用的分类方法。该分类根据拔牙窝的临床愈合情况和组织学特征将种植时机分为即刻种植、软组织愈合的早期种植、部分骨愈合的早期种植和延期种植（表9-1）。

表9-1　种植时机分类（Hämmerle等，2004）

类型	名称	种植时间	特征
I	即刻种植	种植体即刻植入拔牙窝	骨组织和软组织未愈合
II	早期种植（软组织愈合）	通常为拔牙后4～8周	部分软组织愈合：拔牙后位点存在软组织愈合，但没有明显骨愈合
III	早期种植（部分骨愈合）	通常为拔牙后12～16周	拔牙后位点存在软组织愈合和一定程度的骨愈合
VI	延期种植	拔牙后6个月及以后	软硬组织完全愈合

二、即刻种植的优缺点

与传统种植治疗比较，即刻种植减少手术次数与手术创伤，缩短治疗周期，有效利用了牙槽窝形态植入种植体，患者的接受程度高。以往部分学者认为即刻种植可以减少拔牙后的牙槽骨吸收以及获得更好的软组织愈合，可能改善美学效果，部分临床研究也观察到即刻种植后骨吸收减少。但是，目前大多数动物实验研究及临床研究证据显示，即刻种植并不能减少拔牙后的牙槽骨吸收。

尽管即刻种植存在上述优点，但也存在以下缺点：①拔牙创使即刻种植比其他类型种植更难达到初期术口关闭。②种植体与拔牙窝大小和形态的不一致使即刻种植比其他类型种植更难获得良好的初期稳定性。种植体的初期稳定性通过种植体与基骨直接接触获得，即刻种植中通常存在种植体周围骨缺损，只能通过将种植体植入根方骨下 3～5 mm 区域以获得初期稳定性，而该区域主要为松质骨。③拔牙后牙槽骨改建导致颊侧和舌侧骨吸收，在颊侧尤为明显，提示即刻种植后存在龈缘退缩的美学风险。④与其他类型种植比较，即刻种植的操作更复杂，对术者的技术要求高。

三、即刻种植的种植体存留率

在过去的十余年间，大量文献报告即刻种植的种植体 1 年存留率超过 95%。2003 年，国内学者报告了即刻种植修复负重后 3 年累计成功率达 98.3%，这一结果与国外学者报告的种植体存留率相似。一项关于即刻种植存留率的系统性综述纳入 46 篇至少随访 1 年的前瞻性临床研究，结果显示，即刻种植术后 2 年种植体存留率平均为 98.4%，4 年种植体存留率平均为97.5%。有学者报告了一项随访 10 年的即刻种植前瞻性临床研究。该研究在 91 名患者中拔牙后即刻植入 159 枚种植体，其中 101 枚种植体在即刻种植的同时采用引导骨再生术进行骨增量，所有种植体进行单冠修复。研究结果显示，即刻种植 10 年累积成功率达到 91.8%。因此，即刻种植可以获得可预期的远期疗效，种植体存留率与延期种植无显著差异。

四、即刻种植后软硬组织愈合

近年来，随着学者们对即刻种植后种植体存留率与延期种植无显著差异这一观点获得共识，越来越多的研究关注即刻种植后种植体周围的软硬组织改变。

1. 拔牙创的自然愈合过程　早在 20 世纪 60 年代，国外学者便报告了自然状态下拔牙后牙槽骨改建情况。进入 21 世纪，随着即刻种植的广泛应用，研究者重新从种植角度研究拔牙后的牙槽骨改建。Araújo 等建立了研究拔牙创改建的动物模型，组织学研究结果显示，束状骨在拔牙后完全吸收消失，皮质骨表面部分吸收，唇颊侧骨板的吸收程度明显大于舌腭侧。系统性综述显示，人拔牙 6 个月后，拔牙窝牙槽骨颊侧和近远中垂直骨吸收分别为 1.24 mm、0.84 mm和 0.80 mm；平均水平骨吸收 3.79 mm；拔牙后牙槽骨吸收主要发生在拔牙后 3 个月内。体内研究显示，上颌美学区拔牙后唇侧骨板骨改建受骨板厚度的影响。当骨板厚度 ≤ 1 mm 时，拔牙后 8 周，唇侧骨板中央平均垂直骨吸收为 7.5 mm；当骨板厚度 > 1 mm 时，平均垂直骨吸收仅为 1.1 mm。

2. 即刻种植后牙槽骨的愈合　在 20 世纪 90 年代，即刻种植被认为是保存拔牙创骨量的有效方法。但是，后续的临床和动物实验研究并不支持上述观点。2004 年，一项临床研究报告，在 18 名中度慢性牙周炎患者的 21 个拔牙位点翻开全厚瓣并且微创拔牙后即刻植入粗糙表面的圆柱状种植体，种植体穿龈愈合 4 个月后重新翻瓣测量颊侧和舌侧骨板高度和厚度，结果显示，颊侧骨宽度吸收 1.9 mm（占种植体植入时种植体表面到颊侧骨壁距离的 56%），舌侧骨宽度吸收 0.9 mm（占种植体植入时种植体表面到腭侧骨壁距离的 30%）。上述研究提示拔牙后即刻种植实际上并不能减少拔牙后牙槽骨的生理性改建。随后的动物实验研究结果支持上述结论，在拔牙 3 个月后，即刻种植位点与无种植的拔牙位点颊侧骨壁骨高度丧失类似。

即刻种植与引导骨再生术联合应用是临床常见的治疗方案。一项随访大于 3 年的前瞻性临床研究报告了 30 名患者上颌前牙区进行即刻种植的疗效。该研究将患者随机分为三个治疗组：10 名患者仅进行即刻种植，10 名患者进行了即刻种植同期植入脱矿牛骨基质，10 名患者进行了即刻种植同期植入脱矿牛骨基质及覆盖胶原膜。研究结果显示，单纯进行即刻种植水平方向平均骨吸收率为 48.3%，而在其他两组中，水平方向平均骨吸收率则显著降低：在植入脱矿牛骨基质组中，水平骨吸收率为 15.8%，在植入脱矿牛骨基质及覆盖胶原膜组则为 20%。因此，已有的证据提示拔牙创的愈合改建是相对独立的生物学过程，其骨壁吸收与新骨形成不受植入种植体的影响。即刻种植的同时植入骨替代材料以及联合应用引导骨再生术，可以减少水平方向骨吸收。

3. 即刻种植后种植体周围的软组织愈合　美学区即刻种植后种植体周围的软组织愈合一直以来是人们关注的焦点问题。软组织愈合包括种植体周围的牙间乳头和唇侧龈缘位置。目前的观点认为前牙种植修复时牙间乳头的高度主要取决于邻牙的牙槽骨高度，而非种植体周围的骨组织高度。因此，能否获得唇侧龈缘位置的稳定性是美学区即刻种植需要面临的问题。系统性综述显示，尽管在即刻种植后大部分患者种植体周围软组织水平长期稳定，但仍有 20%～25% 的患者存在龈缘退缩的风险。有研究显示，即刻种植即刻修复 1 年后，近中龈乳头、远中龈乳头和唇颊侧龈缘分别退缩 0.49 mm、0.36 mm 和 0.51 mm，这些改变主要发生在术后 3 个月内。一项随访 5 年的前瞻性临床研究支持上述结论，即刻种植 5 年后颊侧和舌侧龈缘分别退缩 0.4 mm 和 0.5 mm。有学者提出前牙是即刻种植的美学高风险区域，提倡采用延期即刻种植，而即刻种植最适合于美学要求不高的前磨牙区域。其他一些学者持有相反观点，认为前牙美学区域即刻种植的美学效果优于延期种植，唇侧龈缘退缩并不明显。因此，对于需要进行即刻种植的患者，需要严格掌握适应证以减少美学风险，特别注意是否存在牙龈退缩的风险因素，包括种植体唇颊侧错位、薄的组织生物型以及唇颊侧骨壁缺损等。

第二节　即刻种植的适应证与外科技术
Indication and Surgical Procedure of Immediate Implant

一、适应证与病例选择

拟行即刻种植的病例应符合牙种植术的一般体检要求。适应证：①不伴有大量骨丧失的牙外伤，经评估无法保留的患牙；②无法通过牙体牙髓治疗及修复治疗的患牙；③无法留存的牙周病牙；④根折需拔除的患牙。禁忌证：①急性炎症期的根尖周病和牙周病牙；②患牙周围软组织蜂窝组织炎；③下牙槽神经管、上颌窦和鼻腔底解剖位置限制种植体获得初期稳定性。

选择即刻种植前需要对患者的全身和局部状况进行全面的评估。有学者提出应用美学风险评估（esthetic risk assessment，ERA）来指导临床实践。ERA 包括 12 个美学风险因素（表 9-2），根据美学风险程度不同分为低、中、高三个级别。即刻种植通常应用在上颌前牙美学区，因此，除了常规牙种植术对患者全身状况和局部条件的要求外，即刻种植需要着重注意以下四点：

1. 患者的治疗期望值　美学成功是前牙区种植成功的关键因素，而美学评估除客观观察指标外，还包括患者的主观满意度。制订治疗计划前必须了解患者的期望。对于期望值过高的患者，需在治疗前客观地告知患者预计治疗效果和可能发生的并发症。

2. 种植位点的解剖特点　当即刻种植位点唇侧骨壁厚度＞1 mm 且骨壁完整时，手术后唇侧骨壁高度改变少，种植修复美学风险较低。但是，CBCT 分析显示，87% 的上颌美学区位点

表 9-2　美学风险评估（Esthetic Risk Assessment，ERA）（Martin 等，2007）

美学风险	低	中	高
全身健康状况	健康，免疫功能正常		免疫功能低下
吸烟习惯	不吸烟	少量吸烟（＜ 10 支 / 天）	大量吸烟（≥ 10 支 / 天）
患者美学期望值	低	中	高
唇线	低	中	高
牙龈生物型	低弧型，厚龈生物型	中弧型，中厚龈生物型	高弧型，薄龈生物型
牙冠形态	方型		三角型
位点感染情况	无	慢性	急性
邻牙骨高度与接触点距离	≤ 5 mm	5.5 ～ 6.5 mm	≥ 7 mm
邻牙修复状况	无修复体	—	有修复体
缺牙间隙宽度	单牙缺失 ≥ 7 mm	单牙缺失＜ 7 mm	≥ 2 颗牙缺失
软组织解剖形态	完整	—	缺损
牙槽嵴解剖形态	无骨缺损	水平骨缺损	垂直骨缺损

骨壁厚度≤ 1 mm，80% 以上的上颌前牙区牙根偏向唇颊侧且 50% 以上位点存在拔牙后根尖部骨开窗风险。对于伴有骨壁缺损的位点进行即刻种植需谨慎处理。若唇侧骨缺损明显且无法在种植体植入的理想三维位置内获得良好的初期稳定性，应行早期种植或延期种植以获得更好的治疗效果。除了唇侧骨壁高度，唇侧牙龈厚度是种植体唇侧龈缘位置的另一个决定因素。薄龈生物型增加了种植体唇侧龈缘退缩、显露种植体或基台金属色泽的风险。因此，既往多数即刻种植相关研究纳入的患者以厚龈生物型为主。当存在高弧形的薄牙龈组织生物型并伴有唇颊侧骨壁缺损时，谨慎进行即刻种植。

3. 笑线高度　当患者存在高笑线时，种植修复位点龈乳头高度、龈缘位置与唇侧丰满度会显著影响患者微笑时的美学效果。因此，预期存在难以恢复龈乳头高度、缺牙区骨缺陷明显难以重建种植位点龈缘位置或牙龈过薄导致种植体颈部金属色泽暴露等情况下，笑线偏高的患者治疗风险显著高于笑线低的患者。

4. 风险因素　制订治疗计划时应充分考虑到影响即刻种植成功的风险因素。系统性疾病、未控制的牙周病、菌斑控制不良、吸烟习惯、患有夜磨牙症等均是可能导致种植治疗失败的风险因素，同时也增加了并发症的发生率，从而导致即刻种植的失败。

即刻种植的病例选择要根据患者的具体情况而做出相应处理，即便是在术前拟定使用即刻种植，如果在术中发现有不利因素，也应考虑改变治疗计划。特别是在上颌美学区进行即刻种植，需充分考虑种植后获得的美学效果。根据美学风险因素程度评估，在美学区存在下列情况时不推荐进行即刻种植，其美学风险明显增加：①唇颊侧骨壁明显缺损；②薄牙龈组织生物型伴有唇颊侧骨壁缺损；③高笑线伴有唇颊侧骨壁缺损；④连续多牙位点缺损。

二、术前准备

术前对要拔除的牙以及周围牙槽骨、软组织、咬合情况、邻近组织结构、牙周状况以及患者全身状况做全面的评估，并拍摄牙片、曲面体层片或 CBCT 扫描，进一步了解术区可用骨高度和宽度、唇侧骨板有无缺损、骨质情况等。设计应采用的种植体型号，制备外科模板，制订完善的治疗计划。术前酌情给予口服抗生素。

三、手术步骤

1. 微创拔牙与拔牙创处理　即刻种植应遵循无创拔牙原则，拔除患牙过程中应尤其注意保护唇颊侧牙槽骨壁的完整性。局部浸润麻醉后，牙周探针检查拟拔除牙的周围牙槽骨。如检查确定有完整的牙槽骨壁，适合的牙槽骨高度，可考虑不翻开黏骨膜瓣，微创拔除患牙；如不能确定，则按尽可能减少创伤、尽量保存牙龈乳头的原则设计翻瓣范围，切开并仔细分离黏骨膜瓣，用微创拔牙挺在牙根和固有牙槽窝之间尽量楔入，逐步切断牙周韧带，直到患牙松动，再用根钳微创拔除患牙。如果刃部直接楔入有困难，可用细裂钻钻一个小槽，或使用小增隙器于牙的近远中增隙，特别应避免在唇颊侧骨壁用力。此外，还可在根管内拧入一固定装置，通过专用的器械将牙根牵拉出牙槽骨。即刻种植中种植区域为污染伤口，理论上会增加骨整合失败的风险。因此，对拔牙创处理的要求应十分严格。感染牙周膜或病理性组织应从拔牙窝中去除，否则残留物可能最终导致种植失败。种植窝预备之前，应用刮匙、挖器彻底去除牙槽窝内的软组织、肉芽及其他异物，对有慢性炎症的牙槽窝更应仔细搔刮，操作时应反复用生理盐水冲洗，并使用3%过氧化氢及庆大霉素冲洗至拔牙窝骨面发白并见有新鲜血渗出，同时要避免污染种植器械。若在拔牙后发现根尖周有脓性分泌物，则停止即刻种植，将拔牙窝清创后再行早期种植或延期种植。

2. 备洞与植入种植体　种植体的初期稳定性是骨结合能否成功的决定性因素。对于即刻种植来说，种植体植入初期稳定性的获取不应依赖于植骨材料的填充，换而言之，若种植体未能在拔牙窝获得初期稳定性，即刻种植失败的风险将大为增加。与初期稳定性密切相关的因素有种植外科手术、种植体自身特性、种植区骨质和骨量。

备洞时根据拔牙窝的情况及模板指导种植方向，钻头方向紧贴腭侧骨板，根据骨质情况采用逐级备洞或级差备洞方法制备植牙窝，术中保持4℃生理盐水冷却。制备过程尽量避免扩大原拔牙窝，但深度应比原拔牙窝增加3～5 mm，并且应避免对唇颊侧骨壁产生过度的压力，选择合适长度和直径的种植体植入，植入扭矩应在15～50 N·cm。当扭矩＜35 N·cm时，选择延期修复；当扭矩≥35 N·cm时，可选择即刻修复；当扭矩＞50 N·cm，则重新攻丝获得合适扭矩后再植入。严格控制种植体在拔牙窝中的三维位置，理想位置是种植体近远中方向与邻牙牙根之间的距离大于1.5 mm；两枚种植体之间距离大于3 mm；唇颊侧方向种植体基台应位于两侧邻牙外形高点连线的腭侧至少1 mm，种植体与唇侧骨壁间保留＞1.5 mm的间隙；冠根方向种植体肩台应该位于修复体龈缘根方3 mm处；必须依照种植修复体的位置形成正确的种植体轴向。

采用长度较长、直径较大的种植体有助于增加骨与种植体功能性表面的面积，提高种植体的初期稳定性。较长的种植体由于其约束高度大，应力分布较小而且均匀，故临床上只要条件允许，应尽量选用长的种植体以增强其承载能力并增加稳定性。研究表明，增加种植体的长度和直径可降低骨与种植体界面的应力和应变，减少颈部应力集中，有利于骨结合界面的长期维持和稳定。在减少应力方面，种植体长度增加不如直径增加的作用明显。然而，上前牙即刻种植时，牙槽窝内径决定了种植体的大小，为了避免拔牙窝唇颊侧骨壁吸收显露种植体颈部的金属光泽，临床上应严格避免在美学区使用过宽颈部的种植体和基台。

近年来不翻瓣种植已成为一种可供选择的治疗方案。进行不翻瓣即刻种植需要在术前了解种植床的三维影像并在合适的临床条件下进行。这些条件包括厚的牙龈组织生物型、完整的唇颊侧骨壁和患者较低的美学期望值。另外，不翻瓣术只能由有经验的临床医生完成。

3. 关闭创口　临床上根据不同临床条件选择穿龈愈合或者埋入式愈合。即刻种植同期行引导骨再生术时要求松弛龈瓣后严密缝合创口，或者同期行软组织移植封闭创口，减少移植物感染的风险。随访5年的回顾性临床研究显示，即刻种植时选择穿龈愈合或者埋入式愈合不影响

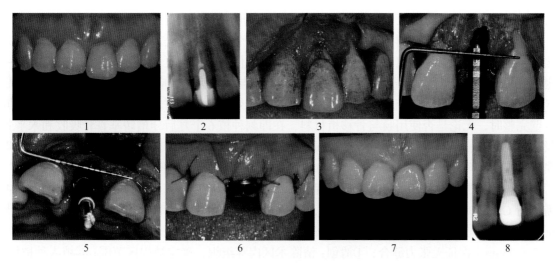

图 9-1　单牙缺失即刻种植病例

1. 术前左上中切牙桩冠松动；**2.** 术前根尖片；**3.** 翻瓣显示唇侧牙根纵裂；**4.** 植入种植体深度位于预期修复体龈缘根方 3 mm，与邻牙牙根保留 2 mm 距离；**5.** 种植体与唇侧骨壁间保留＞1.5 mm 的间隙，唇侧植入植骨材料及覆盖胶原膜；**6.** 术后接入愈合基台穿龈愈合；**7.** 永久修复体戴入时临床像；**8.** 永久修复体戴入时根尖片

种植体的存留率和边缘骨水平。

4. 术后护理　术后使用抗生素 3～5 天，复方氯己定含漱液含漱至少 1 周，要求患者禁烟，保持良好的口腔卫生，7～10 天拆线。

5. 骨缺损处理　即刻种植中常遇到种植体和骨壁之间存在空隙以及骨壁缺损的情况。当存在上述骨缺损时，需要评估是否进行即刻种植或者即刻种植时是否进行骨增量手术。有研究显示，种植体植入拔牙窝后，当种植体周围的骨缺损宽度小于 2 mm 时，缺损间隙可以发生自发骨再生，新生骨与原来暴露的种植体表面存在骨结合。当骨缺损宽度大于 2 mm 时，缺损间隙发生完全自发骨再生愈合的比例显著降低。因此，在种植体周围骨缺损宽度大于 2 mm 时，需要采用屏障膜和（或）骨移植材料进行骨增量。有学者把拔牙后即刻种植时种植体周围骨缺损分为五类：0——无间隙；Ⅰa——环性骨缺损≤2 mm；Ⅰb——环性骨缺损≥2 mm；Ⅱa——3 壁骨（近中或远中骨壁缺损）；Ⅱb——3 壁骨（颊侧或舌侧骨壁缺损）；Ⅲ——2 壁骨；Ⅳ——0 或 1 壁骨。该学者推荐在骨缺损为Ⅰb、Ⅲ和Ⅳ时进行骨移植。自体骨、异体骨或其他骨替代材料可用作骨缺损处理。即刻种植中自体骨来源主要为术区局部颌骨，其中包括钻预备牙槽窝时留取黏附于钻头上的骨质，以及使用骨凿及空心取骨钻获取植牙区邻近骨质。自体骨诱导成骨能力强，填充于骨缺损处后不需另行加盖生物膜。值得注意的是，由于即刻种植并不能防止拔牙后牙槽骨吸收，在美学区即刻种植时同期使用低吸收速率的骨充填材料（例如脱蛋白牛骨基质）进行间隙内植骨或同时在唇颊侧骨板内侧及外侧植骨能明显减少颊侧骨壁的水平骨吸收，支持或改善即刻种植后软组织轮廓。当使用异种骨并加盖生物膜时，必须注意生物膜上部减张缝合，若伤口裂开导致植骨材料暴露，则容易引起感染，进而妨碍骨结合形成。

（1）种植体周骨缺损不做任何处理直接拉拢缝合：在处理即刻种植体周骨缺损间隙时，不放屏障膜，也不放入任何骨移植材料。临床研究认为种植体即刻植入拔牙窝，假如间隙在 2 mm 以内，其骨再生与种植体同骨紧密接触的骨再生相同，因此不必使用屏障膜及骨移植材料。

（2）引导骨再生术（guided bone regeneration，GBR）：引导骨再生术是采用将屏障膜材料放置于骨缺损处，使缺损区与周围组织隔离的方法，创造一个相对封闭的组织环境，一方面阻止有碍骨形成、再生能力及迁移速度较快的牙龈结缔组织细胞和上皮细胞进入骨缺损区，从而使具有潜在再生能力、迁移速度较慢的骨细胞优先进入骨缺损区生长；另一方面，膜可以保护血凝块，减缓覆盖组织的压力，在膜下和种植体表面形成一个适当的空间，保护骨组织形成。

（3）屏障膜与骨替代材料联合应用处理种植体周骨间隙：这是目前临床应用较多的处理方法。在使用屏障膜与骨移植材料方面，使用屏障膜的作用及意义更大一些，骨移植材料起到一定的支架作用。新骨形成与骨移植材料有关，自体骨与屏障膜联合应用能达到良好的临床效果，异种骨替代材料由于其三维结构和低降解性，也是较好的骨支架材料。有研究表明，在唇颊侧骨壁完整时，无论是否使用膜与骨移植材料，在即刻种植6个月后牙槽嵴垂直骨吸收和水平骨吸收并无差异；但当存在唇颊侧骨壁缺损时，屏障膜的应用能更有效减少水平骨的吸收。屏障膜与骨移植材料的应用可以减少牙槽嵴骨的水平骨吸收，但不能防止唇颊侧骨壁的垂直骨吸收。

种植体周围开裂型骨缺损的治疗过程如下：①术前评估：临床与影像学检查初步判断是否需要行GBR；②切口：切口避开缺损区，垂直松弛切口设计应使黏骨膜瓣基底部较宽，以保证瓣的血供；③翻瓣：全层翻起黏骨膜瓣，钝性分离、松解软组织瓣，一般至少超出缺损区边缘2～3 mm，保证无张力缝合；④清创：清除术区肉芽组织，确定缺损区范围；⑤植入种植体：按标准程序制备植牙窝，植入种植体后常见植体颊侧呈现开裂型骨缺损；⑥皮质骨钻孔：以球钻在缺损区附近钻透骨皮质，引起出血及促进成骨前体细胞进入缺损区；⑦放置屏障膜：根据缺损区大小修剪胶原膜，保证胶原膜在各个方向均超出缺损区边缘2～3 mm，放置屏障膜后如不稳定，需以微型钛钉等辅助固定；⑧植入植骨材料：将移植材料，如脱蛋白无机牛骨与消毒生理盐水或血液混合后植于缺损区，以支持屏障膜，维持成骨空间；⑨关闭创口：严密无张力缝合，必要时行滑行瓣或转瓣技术；⑩术后护理：口服广谱抗生素7～10天，漱口水含漱至少1周，饮食指导，避免压迫、碰撞手术部位，7～10天拆线。

第三节　即刻种植与即刻修复
Immediate Implant and Immediate Restoration

随着种植体表面处理方法的改良以及种植外科与修复技术的进步，近年来即刻种植后即刻修复（immediate restoration）或即刻负载（immediate loading）在临床上取得了成功的应用。系统性综述显示在2年的观察期内，即刻种植即刻负载与常规负载的种植体存留率分别为98.2%和98.5%，两组无显著差异。需要指出的是，在大部分报告即刻种植即刻负载的研究中，修复体并没有正中咬合接触和侧方咬合接触，种植体的微动明显减少。即刻种植同期即刻修复中，种植体植入的位置、数量以及修复体制作有各种不同的方法。主要的种植系统均提供即刻修复用的配件，临床医生可根据其经验选择不同的方式进行修复。在选择修复方式时，需要综合考虑影响种植体稳定性的外科相关因素（如种植体初期稳定性及无创外科技术）、宿主相关因素（如骨质与骨量、合适的骨愈合环境、患者口腔卫生和依从性）、种植体相关因素（如种植体宏观和微观结构的影响）以及咬合相关因素（如咬合力的控制及修复体设计）。

一、单牙即刻种植后即刻修复

单牙即刻种植后即刻修复多见于上前牙美学区域，上颌前牙区的即刻种植与即刻修复应争取使用临时基台连接的种植体支持的固定-可卸式即刻修复体（即改良的螺丝固位修复体），方便后期通过临时冠调改完成牙龈软组织塑形及个性化印模。即刻修复体可引导牙龈组织以类似天然牙颈部的形态生长，充分保存牙龈乳头的丰满度，有助于取得最终修复体的美学效果。在外伤根折后牙齿无法保留且牙冠完整的情况下，可利用该天然牙冠与临时基台（或种植体携带器）制作即刻修复体（图9-2）。

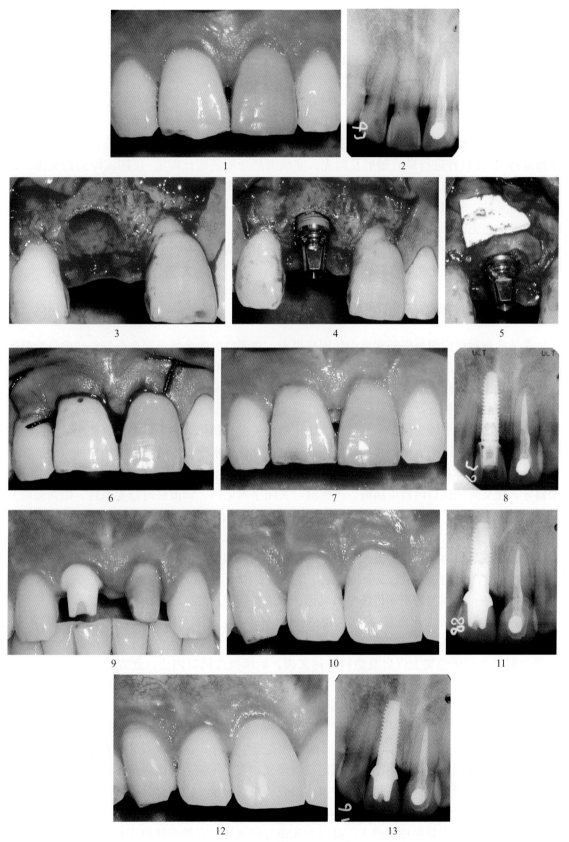

图 9-2 单牙缺失种植即刻修复

1. 右上中切牙术前像；2. 术前根尖片示右上中切牙根折；3. 翻瓣后微创拔牙；4. 植入种植体（Xive® implant system）；5. 颊侧引导骨再生术；6. 术后即刻天然牙冠临时固定修复；7. 术后 10 天拆线临床像；8. 术后即刻根尖片；9. 术后 4 个月连接氧化锆基台行永久修复；10. 永久修复体戴入时临床像；11. 永久修复体戴入时根尖片；12. 永久修复体戴入 5 年后临床像；13. 永久修复体戴入 5 年后根尖片

在牙冠不完整的即刻种植即刻修复病例中，可使用成品树脂牙冠或贴面进行重衬制作即刻修复体。此过程可在口内完成，操作时要注意保护伤口；也可取模后在模型上制作，口外制作期间种植体应先接入愈合基台维持袖口形状。

具体修复流程如下：

①口内法：种植体就位后，连接临时基台（或种植体携带器）于种植体上。如拔除的天然牙冠完整，将其修整至釉牙骨质界处，舌侧开孔，口内调整咬合至正常位置。光固化树脂口内连接天然牙冠与临时基台（或种植体携带器）。树脂硬化后整体卸下牙冠及临时基台（或种植体携带器），在口外进行最后塑形及抛光，完成天然牙冠的螺丝固定-可卸式即刻修复体。如天然牙冠不完整，则用成品树脂牙冠或牙贴面重衬后制作临时修复体。

②口外法：种植体就位后，接入转移体，基台水平取印模，接入临时基台，灌注石膏模型送技工中心完成螺丝固位的热凝树脂临时冠制作。第二天完成患者口内戴入。口外制作期间种植体接入愈合基台。所有即刻修复的临时冠戴牙后均调至正中颌、前伸颌及侧方颌无咬合接触。并特别强调不可用临时修复体咀嚼硬物。

二、多牙即刻种植后即刻修复

多牙即刻种植后即刻修复常见于牙周病患者，患者口腔中余留多颗愈合较差或愈合极差的患牙。多牙拔牙后进行即刻种植同期即刻修复，患者无需经历无牙期，从心理学角度考虑，患者易于接受该种治疗方案。

具体修复流程如下：

①口内法：以下颌为例，术前取模、确定颌位关系，制作下颌全口义齿，戴牙后以硅橡胶记录咬合关系备用。预成树脂膜片热压成型法制作种植手术模板。拔牙同期即刻种植后，在稳定性良好的种植体接入临时基台并根据最终种植体位置磨除全口义齿对应位置的基托和（或）塑料牙，使义齿能在口内自由摘戴。严密缝合关闭手术创口。调改临时修复基台，蜡封临时基台螺丝孔。调和不产热的自凝塑料至面团期，填塞入临时基台与义齿之间空隙（重衬）。注意勿封闭螺丝孔通道，同时以术前咬合记录硅橡胶确定义齿位置。待自凝塑料硬化后旋下临时基台螺丝，调改义齿边缘，打磨抛光。完成后口内就位，螺丝固定义齿，调颌，封闭螺丝孔。要求患者术后 1 个月内进软食，3 个月后制作最终修复体。

②口外法：术前制作下颌传统全口义齿。预成树脂膜片热压成型法制作种植手术模板。植入过程同口内法。接入复合基台，硅橡胶基台水平印模，灌制超硬石膏模型。确定颌位关系，上颌架。接入临时基台，修整原义齿后在模型上试戴，磨除临时基台高于颌平面部分。蜡封临时基台螺丝孔后于颌架上以自凝塑料重衬义齿，后续操作同口内法。此方法步骤稍多于口内法，但可避免内重衬操作的不适感，当日可完成修复体戴入。缺点是当患者局麻尚未失效时确定颌位关系有一定难度，可能导致即刻修复体咬合关系的偏差。

除了上述修复方法，近年来出现"all-on-4"的即刻修复概念，即在下颌颏孔前区植入 4 枚种植体，其中外侧 2 枚向后 45°倾斜，贴着颏孔近中部分，在上颌则是贴着上颌窦前壁，使用角度基台后即刻以丙烯酸树脂临时固定义齿修复。在上下颌后牙区骨量不足时，应用该方法可避免植骨，倾斜可允许植入更长的种植体以获得更好固位。应用计算机辅助技术，在术前根据三维 CT 重建图像及专业软件（如 Nobel Guide 和 Simplant）设定种植体的数量、位置及方向，制作手术模板引导种植体植入，并可预先做好修复体，在种植体植入后即刻戴入，实现了即刻修复精确、快速以及微创的目的。

即刻种植后即刻修复可获得与传统种植相似的成功率，严格掌握适应证以及术前制订周全的治疗计划是成功的前提条件。即刻修复与即刻负载最大限度地缩短患者种植治疗时间，可避免患者经历无牙期，充分满足患者对功能、美观的要求，同时对其心理健康产生正面影响，可提高患者的生活质量。

三、数字化技术在即刻种植即刻修复中的临床应用

近年来，随着 CBCT、口内扫描仪等数字化设备的应用和推广，数字化技术已经逐渐融入口腔种植外科及种植修复的各个环节。在即刻种植即刻修复的临床应用方面，数字化技术具有独特的优势。

即刻种植需要在天然牙拔除后的拔牙窝进行种植窝洞预备，而无论美学区还是后牙区的即刻种植，理想的种植位点均与原天然牙牙根的轴向不完全一致，这就对临床医生种植窝洞的预备经验及种植体植入的外科技巧提出了较高的要求，美学区即刻种植尤甚。数字化种植外科导板的应用降低了这一临床操作的技术敏感性。借助数字化导板外科软件，临床医生可以在软件中进行模拟拔牙和精确设计种植体植入位点；进一步通过导板外科手术，可以实现更为微创和精准的种植体植入。

即刻种植的技术难点之一是如何进行创口的完全关闭。临床上可选择的解决方案包括：①翻瓣的种植术式，结合冠向复位瓣技术、选择较大的愈合基台关闭创口，这一技术的主要缺点是创伤较大，通常术后肿胀较明显，且可能带来膜龈联合位置的改变；②微创不翻瓣术式，通过即刻修复体（当初期稳定性达到 35 N·cm 以上时）或个性化的愈合基台（当初期稳定性无法满足即刻修复要求时）完全封闭创口。如前所述，传统的口外法即刻修复体制作，需在种植术后即刻进行印模、灌模、制作临时冠、调改等操作程序，耗费了较长的椅旁时间，且试戴过程中的反复摘戴增加了种植术后感染的风险。数字化技术可以帮助临床医生实现在种植外科手术前确定种植体植入的三维位置，也让提前制作即刻修复体成为可能。对于先锋钻或者半程导板病例，可选择在种植术前预先完成临时基台的调改和临时修复体制作（但不粘结），种植体植入后，接入临时基台，口内直接粘结重衬，调改后完成即刻修复；对于部分全程导板病例，由于种植体植入的位置、深度、角度均精确可控，种植术前即可完成螺丝固位临时修复体的制作，种植体植入后可实现修复体即刻戴入，大大缩减了椅旁操作时间，也降低了感染风险（图 9-3）。

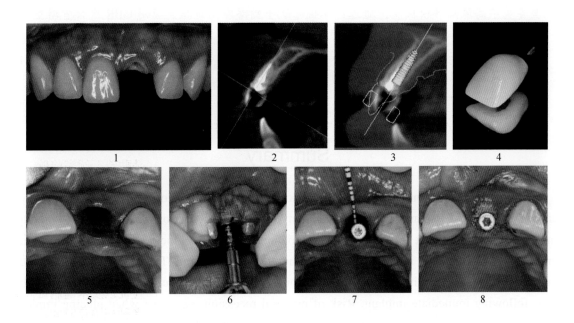

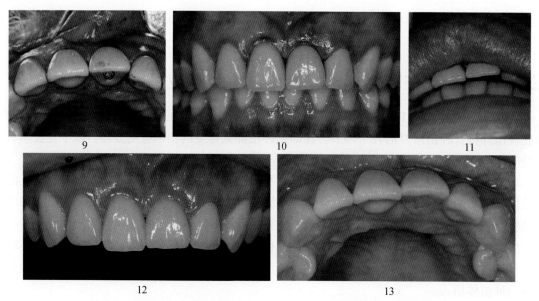

图 9-3　全程导板预成螺丝固位即刻修复体——即刻种植即刻修复病例

1. 左上中切牙残根术前照；**2.** 术前 CBCT 影像评估；**3.** 在导板外科设计软件中完成种植体三维位置设计，并设计制作外科导板；**4.** 术前预成制作的螺丝固位修复体；**5.** 微创拔牙；**6.** 外科导板全程引导下植入种植体；**7.** 种植体与唇侧骨壁间保留 > 2 mm 的跳跃间隙；**8.** 连接愈合基台后跳跃间隙内植入低替代率的植骨材料；**9.** 术后即刻戴入临时修复体，封闭创口；**10.** 戴入临时修复体时临床正面像；**11.** 调颌至正中颌、前伸颌及侧方颌均无咬合接触；**12.** 术后 2 周口内软组织愈合良好；**13.** 骨弓轮廓丰满度满意

进展与趋势

随着口腔种植学的发展，即刻种植技术与理念也在不断更新。即刻种植的适应证在不断扩大，根尖周病变以及牙周炎患牙在拔牙后彻底清创也可成功进行即刻种植。在合理选择病例时，即刻种植的远期疗效与延期种植无差异。然而，目前对于美学区在实施即刻种植后软组织的长期稳定性仍然缺乏共识。有学者认为美学区即刻种植后软组织退缩风险较高，推荐采用早期种植。近年来也有研究显示，对于唇侧骨壁缺损、薄龈生物型等美学高风险种植位点，通过计算机导航不翻瓣即刻种植、应用 GBR 进行骨增量、结缔组织移植、采用即刻修复支撑软组织或一次安放永久基台等措施能获得美学区即刻种植的长期美学效果。因此，通过实验和临床研究进一步揭示各项干预措施与牙槽窝骨改建以及软组织水平的关系将有助于获得即刻种植可预期的临床疗效，从而保障即刻种植的成功并获得理想的修复效果。

Summary

The immediate implant has been studied since the 1970s. The majority of studies reported one year survival rate of implants placed immediately after tooth extraction was over 95%. Although immediate implant does not prevent vertical or horizontal resorption of the ridges, bone augmentation combines with immediate implant may reduce horizontal resorption. The thickness of the buccal bone wall as well as the dimension of the horizontal gap influences the hard tissue alterations that occur following immediate implant. Risk of mucosal recession may exist when placing implants immediately after tooth extraction. Risk indicators for recession with immediate implant include a thin tissue biotype, a facial malposition of the implant, and a thin or damaged facial bone wall. Studies showed that immediate restoration and conventional loading protocols after immediate implant appear to have similar outcomes. Evidence available indicates that immediate implant is a successful procedure that may benefit patients. However, careful planning and case selection are needed to ensure implant success and final esthetic outcomes. More research is needed regarding aesthetics and patient satisfaction.

Definition and Terminology

1. 即刻种植（immediate implant）：Implant placement immediately following tooth extraction and as part of the same surgical procedure.

（陈卓凡）

第十章 骨引导再生技术

Guided Bone Regeneration

第一节 概 述
Conspectus

一、历史回顾

　　骨引导再生生物膜技术的发展可追溯到 20 世纪 50～60 年代，首先 Hurley 采用硅橡胶膜和实验室用的乙酸纤维素滤网膜在脊柱裂融合实验中修复骨缺损成功。其后，其他学者也采用实验室用的乙酸纤维素滤网膜和塑料罩修复狗的股骨、髂骨及脊柱区的骨缺损。1976 年，Melcher 在牙周病病损的手术治疗中提出组织引导再生（guided tissue regeneration，GTR）的概念，认为 GTR 技术在牙科领域中具有广泛应用的可能性。

　　20 世纪 80 年代初，Nyman 等采用不可吸收性微孔滤膜治疗牙周病损，获得牙周组织新附着和骨再生，同时发现了不同组织对牙周组织愈合的作用。其后一些学者又相继报道了此技术成功治疗牙周组织缺损。

　　20 世纪 80 年代后期，口腔种植学迅速发展，种植外科中遇到不同类型骨缺损而采取的一些骨移植方法修复骨缺损的效果有时不够理想，因此，许多种植学者把 GTR 技术应用到种植外科，进行了动物实验及临床应用研究，并发现此技术引导种植体周围骨缺损的修复效果较好。因只需引导种植体周围骨组织生成，而不同于牙周治疗——引导牙周组织重新附着及骨再生，所以骨引导再生（guided bone regeneration，GBR）概念在种植中应用更为准确。GBR 膜技术应用于种植外科，为解决种植术前牙槽骨局部骨量不足，种植术中种植体周围骨缺损及种植术后种植体周围炎引起的骨吸收提供了新的可供选择的有效方法。

二、骨引导再生（GBR）技术的生物学原理

　　骨缺损的修复通常从骨缺损的边缘开始，骨细胞在母骨的表面形成网状骨，逐渐向缺损的中央扩展，修复的速度取决于再血管化和成骨恢复的速度，以及骨缺损的大小。但软组织的修复速度较快，可占据骨缺损区，影响骨缺损的完全修复。在骨缺损区，用膜盖住骨缺损，此膜起屏障作用，阻止软组织中的成纤维细胞及上皮细胞长入及产生竞争性抑制。同时又可保护血凝块的稳定，维持血块充填的间隙，允许具有骨生成能力的细胞缓慢进入骨缺损区内继而修复骨缺损（图 10-1）。

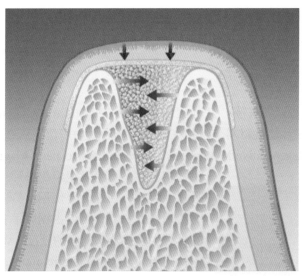

图 10-1　GBR 技术原理

三、适应证和禁忌证

（一）适应证

GBR 膜技术主要解决以下几方面的问题：

1. 拔牙后牙槽嵴保存。

2. 种植术前牙槽骨局部骨缺损或骨量不足。

3. 种植术中种植体周围骨缺损（种植体颈部裂开性骨缺损、即刻种植种植体颈部周围骨缺损、种植体根尖部穿孔性骨缺损等）。

4. 种植体周围炎引起的种植体颈部骨缺损。

种植术中应用 GBR 膜必须满足以下条件：

1. 种植体植入术中出现的种植体周围骨缺损的形状、大小未影响种植体获得良好初期稳定性。

2. 种植体植入的位置及方向均理想。

（二）禁忌证

1. 全身状况不能接受种植及植骨手术。

2. 局部有急性或慢性炎症。

3. 邻牙牙周病。

4. 局部牙龈及黏膜病变。

第二节　材料及类型
Material and Classification

一、膜本身应具备的条件

　　Scantlebury 提出组织引导再生膜在口腔中应用，必须具备下面 5 个方面的条件：①生物相容性；②阻挡细胞性；③维持骨生成空间；④组织亲和性；⑤临床上易操作性。Mcginnis 认为理想膜的特征为：有生物惰性，具有足够的强度及硬度维持血凝块充填骨缺损间隙，同时又具有一定柔软性，利于临床操作，价格合理，一次手术操作过程。

二、膜的类型

1. 不可吸收性膜

（1）不可吸收性 Gore-Tex 膜：又称聚四氟乙烯（expended polytetrafluorethylene，e-PTFE）膜。聚四氟乙烯膜是一种惰性材料，包括在临床中应用较为广泛的 Teflon（e-PTFE，Gore-Tex Periodontal and Bone Regenerative Membranes，Gore and Associates，Flagstaff，AZ），有良好的

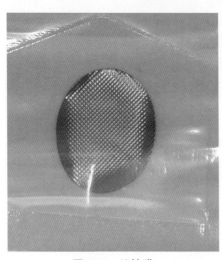

图 10-2　纯钛膜

生物相容性，不易发生组织排斥反应。在临床应用不可吸收性膜时，往往需要使用钛钉固定增加膜的张力或同时使用植骨材料，可以占据膜下方的空间，以获得更大的骨再生量。若增加膜的硬度（stiffer membranes）或使用钛支架加强（titanium-reinforced membranes，Gore and Associates，Flagstaff，AZ），则无需额外使用植骨材料。

（2）纯钛膜：是一生物相容性非常好的薄膜，可塑形，有较好的强度，能维持较大的骨修复空间，有微孔和无微孔两种（图 10-2）。

不可吸收性膜可以设计成不同的大小和形状，以适应骨缺损的大小和形态，另外阻挡软组织的能力较强，在组织中可持续较长的时间，几个月甚至数年。但使用不可吸收性膜，需在术后 6～12 个月进行二次手术将膜取出，一定程度上限制了其在临床中的应用。

2. 可吸收性膜　可吸收性膜的产品主要有两大类：天然生物材料（胶原膜）和合成聚合物类（酯与乙交酯共聚物膜）。

胶原是研究较透彻的生物材料，它是一种含羟脯氨酸并且有螺旋结构的纤维蛋白，多年来

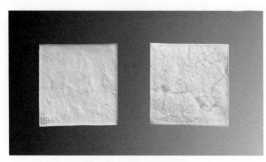

图 10-3　可吸收性膜

胶原一直被用做外科手术缝合线及止血剂。目前对天然生物材料制成的胶原膜研究较多，其产品主要有 Bio-Gide 膜（图 10-3）。

Bio-Gide 膜由 I 型胶原和 III 型胶原制作成一双层膜，外层为致密层（孔径 0.5～2.0 μm），而内层为多孔疏松层（孔径 30～100 μm）。同软组织接触的致密层具有良好的细胞隔离功能，可阻止结缔组织及上皮细胞长入膜保护区内，而同骨缺损接触的多孔层由疏松分布的胶原纤维组成，起到稳定血凝块的作用，并使骨细胞能附着其上。另外，纤维的特殊分布使膜的抗拉强度增大，不易被撕裂，可用膜固定钉及缝线缝合固定，从而避免在机械力作用下发生移位。

可吸收性生物膜在组织内经过一段时间会分解，若分解较快，可能会导致成骨不全。另外，可吸收性生物膜的支撑力较差，可能会塌陷进入骨缺损区，不利成骨。因此，可吸收性生物膜可能更适合轻度或中度的骨缺损。

三、骨移植材料合理应用

自体骨被认为是目前最可靠的骨移植材料，它提供了有活性的骨细胞，可直接成骨，并含有丰富的骨形成蛋白（bone morphogenic protein，BMP）。Urist 于 1980 年就已证实 BMP 对成

骨细胞的成骨起关键作用。

GBR 技术所需要骨量较少，可直接从口内获得。取材部位通常为种植术区周围、颏部、磨牙后区、上颌结节、鼻前棘等区域。此外，临床研究已证实，膜内成骨的颌骨移植后吸收率仅为 0～25%，保留骨量多。这主要归功于膜内成骨的颌骨移植后再血管化速度明显快于软骨内成骨类骨，同一胚胎组织发育而来的骨能很快结合，不需要通过形成软骨这一中间过程。

近年来，骨代用品（异体骨、异种骨、人工合成骨）同自体骨联合应用，治疗种植体周围骨缺损的效果较好。骨代用品临床上应用方便，其缓慢替代过程更利于维持骨再生空间，保证成骨效果。一些动物实验及临床研究表明，膜所提供并维持的足够大的骨再生修复空间是 GBR 技术成功至关重要的因素。有人发现，由于表面软组织压力，膜可向骨面塌陷，从而使骨再生空间丧失。一些学者研究证实，膜下充填骨移植材料可防止膜塌陷，并利于新骨生成。其中 Mellonig 在回顾性研究中观察了 47 例患者，其中 89% 的人采用 DFDBA 与 e-PTFE 膜联合应用，完全获得成功，并认为 DFDBA 具有骨引导作用和骨诱导作用。其他学者也报道膜与骨移植材料联合应用修复骨缺损时新骨生成量大。一些学者采用自体骨移植（从口内取骨）与膜联合应用效果也非常好。此外，个别学者报道了应用加强型膜可较好地维持骨再生空间。但多位学者赞成膜下充填骨移植材料，既可防止膜塌陷，还可增加骨的生成量。

通常要求膜既有足够的硬度，又有一定的可塑性。膜放置的范围应超出骨缺损区边缘 2～3 mm 以上，并与骨面紧密贴合，用专用钉或种植体覆盖螺帽等方法固定膜，可防止膜移位及塌陷。膜下充填足够的骨移植材料，并且压实，可有效支撑膜，保持膜的稳定。膜的稳定对成骨效果和防止软组织瓣裂开有双重作用。Phillips 等人发现在骨愈合的早期，微小动度会影响细胞的分化。在骨折愈合的早期，有 10～20 μm 的微动就会使间充质细胞转化为成纤维细胞而不是成骨细胞。作者本人在临床中发现，II 期术中取出钛膜时见膜与新生骨之间有一薄层结缔组织，其厚度与膜的大小、稳定性有直接的关系。

Bio-Oss 人工骨是一种从牛骨中提取，经过特殊处理加工，除去蛋白质和其他有机成分，高纯度并且保持多孔天然骨无机结构，同人体骨的结构几乎相同的生物移植材料。许多学者的实验及临床研究证实，Bio-Oss 有非常好的生物相容性，能满足骨引导材料的标准。关于 Bio-Oss 人工骨颗粒同种植体表面如何接触，Berglundh 等学者做了这方面的动物实验研究，发现 Bio-Oss 人工骨颗粒不与种植体表面直接接触，它们之间有约 0.5 mm 宽的正常矿化骨，组织学定量及定性观察，Bio-Oss 人工骨区种植体与对照正常骨区种植体的骨结合完全一样。

四、应用 Bio-Oss 骨替代材料应注意的问题

1. 保证植入骨缺损区 Bio-Oss 骨替代材料颗粒稳定，防止被血液冲走、移位，纤维组织包裹。

2. 种植体周围的骨缺损在应用 Bio-Oss 颗粒充填时，最好同骨引导再生膜联合应用，膜能有效地防止其移位、活动，同时其支撑膜，维持骨再生空间。

3. 通常要求 Bio-Oss 骨替代材料与自体骨混合后应用，若单独应用 Bio-Oss 骨替代材料，最好采用自体血混合，以保证其成骨效果。

4. Bio-Oss 颗粒在体内愈合时间越长，其改建得越好。一例钛膜下 Bio-Oss 骨替代材料愈合 10 个月，在制备种植窝洞时，钻头的感觉如同正常骨，并且血运丰富。而 Bio-Oss 骨替代材料愈合 6 个月者，骨替代材料颗粒明显，钻孔时，感觉骨质稍软。

5. Bio-Oss 骨的慢替代率，对植骨区有稳定作用。愈合 6～10 个月后的硬组织切片显微镜下观察发现：Bio-Oss 骨替代材料颗粒存在，个别区域 Bio-Oss 骨替代材料颗粒边缘有吸收现象，Skoglund 动物实验观察 44 个月，Piattelli 临床观察 4 年的组织学切片，Bio-Oss 骨替代材料颗粒仍存在于植骨区中，但随着时间的推移，Bio-Oss 骨替代材料颗粒的数量逐渐减少。

第三节　骨引导再生操作技术和临床应用
Technique and Clinical Application of GBR

一、GBR 技术的临床操作步骤

1. 术前准备。0.12% 氯己定漱口 3 次，30 秒 / 次。服用抗生素及止痛剂。

2. 手术切口及软组织瓣。局麻下，首先行牙槽嵴正中偏腭侧 2～3 mm 横向切口，然后在近远中做向颊侧的垂直向缓冲切口，掀起全层软组织瓣，刮净骨面上残余软组织，充分暴露种植术区。

3. 种植体植入。经观察测量局部牙槽骨的条件能满足种植体植入，遵循种植外科手术原则，逐级备洞，植入种植体，保证每一种植体均具有良好的初期稳定性。

4. 测量种植体周围骨缺损的范围及大小，并在周围的骨面上，用小球钻钻孔，造成出血骨面，利于成骨。

5. 植骨。膜下充填自体碎骨或人工骨移植材料，防止膜塌陷，维持骨再生空间。少量自体骨可从种植术区周围，较大量的骨从颏部、磨牙后外斜线区获得。首先用松质骨覆盖种植体暴露部位，然后再植上皮质骨或人工骨；或少量自体骨与人工骨混合后移植。

6. 膜的放置。根据骨缺损的大小，选择一块膜并进行修剪，对于不可吸收性钛膜，采用膜塑形器塑成理想形状，保证膜边缘超出骨缺损边缘 2～3 mm 以上，同时距离邻牙有 1～2 mm。

7. 膜固定。可吸收性膜可用缝合线、种植体上的覆盖帽，以及膜钉固定。钛膜用种植体上的覆盖帽和 4～6 个膜钉固定。

8. 软组织无张力下关闭。切断软组织瓣骨膜，使黏骨膜瓣在充分缓冲无张力条件下，褥式加间断缝合关闭术区。

9. 预防感染及合理使用临时义齿。术后 1 周内服用抗生素，并用氯己定漱口液漱口，3 次 / 天，维持到术后 2 周。原义齿在术后 2 周内不能戴用，2 周以后，在充分缓冲覆盖种植体部位的基托的情况下，方可使用。要求定期复诊，术后 6～8 个月进行种植 Ⅱ 期手术。Ⅱ 期手术后 8 周，可进行种植修复。

二、GBR 技术要点

1. 种植体植入术中，种植体周围骨缺损的形状、大小不影响种植体的初期稳定。

2. 种植体植入的位置及方向均理想。

3. 合理植骨，创建并维持膜下骨再生空间。

4. 膜的大小适中，与骨面紧密贴合，并采用膜钉、覆盖螺丝等方法固定。

5. 膜在体内的滞留时间至少 6 个月。

6. 软组织瓣要获得一期愈合；而对于软组织瓣裂开、膜暴露而无感染的情况，膜至少维持到 6 周后取出，氯己定漱口维持膜达到预定时间是有效的，但对于有感染的膜应立即取出。

7. 拔牙同时行即刻种植时，软组织瓣关闭困难，选择可吸收性胶原膜较好。而钛膜表面光滑、无孔，易导致软组织瓣裂开。

8. 临时义齿合理使用，义齿基托的组织面在充分缓冲，对植骨区无压迫的情况下，方可戴用。

9. 定期复查，4～6 周复查一次，以及定期进行 X 线检查。

三、GBR 技术的临床应用

1. 拔牙后牙槽嵴保存（socket preservation）（图 10-4 至 10-9）。

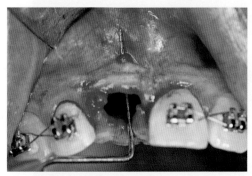

图 10-4　右上中切牙根折，拔出后唇侧骨板有缺损

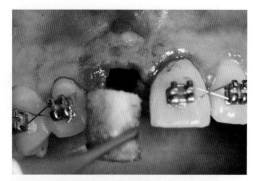

图 10-5　拔牙窝植入骨胶原（Bio-Oss Collagen）

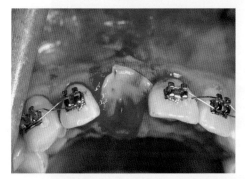

图 10-6　双层富血小板纤维蛋白膜覆盖，拉拢缝合

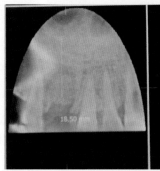

图 10-7　拔牙植骨后 3 个月，CT 示骨胶原生长良好，牙槽突宽度达 9 mm

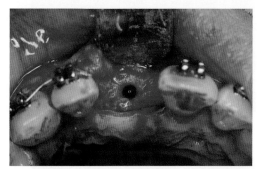

图 10-8　种植术中翻瓣示种植体唇侧骨板厚度＞ 2 mm

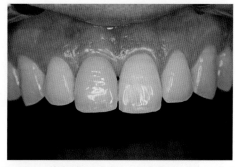

图 10-9　修复完成半年，龈缘曲线、牙间乳头高度、唇侧丰满度满意

2. 种植术中种植体周围骨缺损——种植体颈部裂开性骨缺损（fenestration and dehiscence）及处理（图 10-10 至 10-14）。

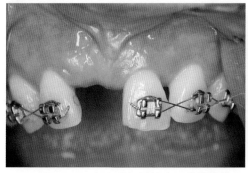

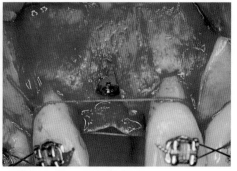

图 10-10　左上中切牙缺失，种植体植入后种植体颈部唇侧有 5 mm 裂开性骨缺损

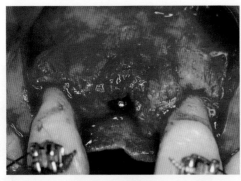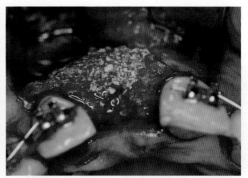

图 10-11　首先取少量自体碎骨覆盖暴露部位，其次 Bio-Oss 人工骨植骨恢复牙槽突外形

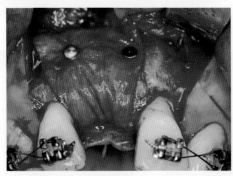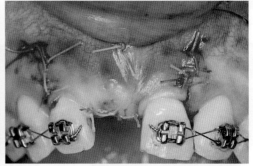

图 10-12　Bio-Gide 膜覆盖，唇侧 2 个膜钉固定，舌侧用缝合线固定。牙龈瓣无张力下关闭

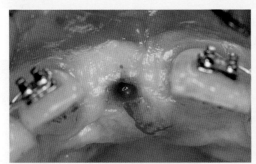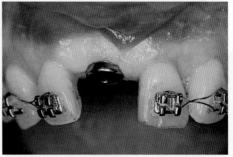

图 10-13　愈合 6 个月后，种植Ⅱ期手术，安装愈合基台

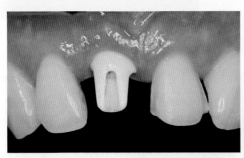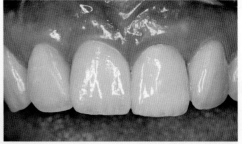

图 10-14　全瓷永久修复基台及全瓷冠戴入

3. 种植术中种植体周围骨缺损——即刻种植种植体周骨缺损的处理（图 10-15 至 10-22）。

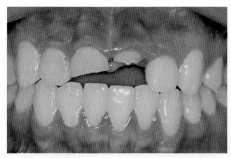
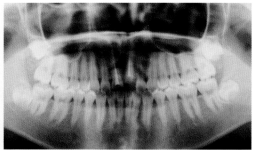

图 10-15 前牙外伤，两中切牙冠根折断

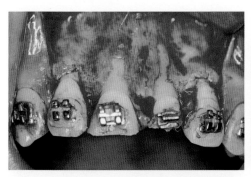
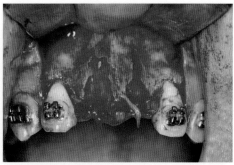

图 10-16 中切牙的唇侧骨缺损，微创技术拔除牙根

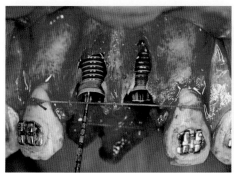
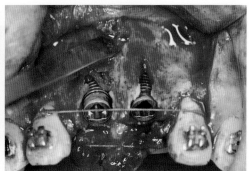

图 10-17 种植体植入，唇侧裂开性骨缺损，正中嵴处取少量自体碎骨

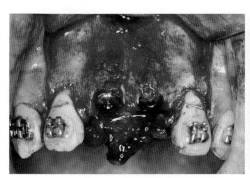
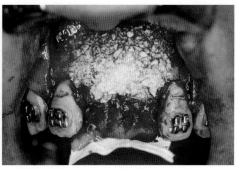

图 10-18 自体碎骨覆盖后，大量 Bio-Oss 人工骨植骨，恢复牙槽突的外形

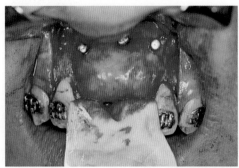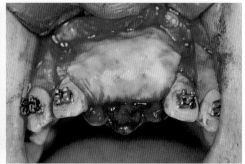

图 10-19　双层 Bio-Gide 膜覆盖，深侧膜用膜钉固定

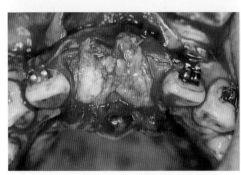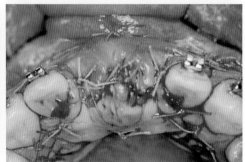

图 10-20　腭侧取带蒂的结缔组织瓣移植，软组织瓣无张力下关闭

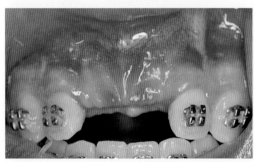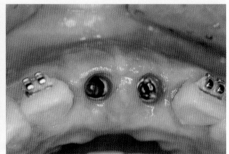

图 10-21　愈合 6 个月后及种植 Ⅱ 期术后 6 周时的口内情况

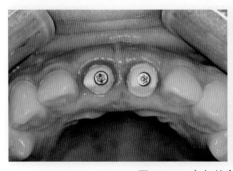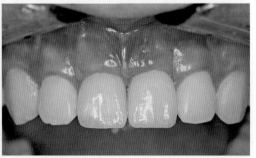

图 10-22　永久基台及永久全瓷修复体戴入

4. 种植体颈部裂开性骨缺损——不可吸收性钛膜的临床应用（图 10-23 至 10-26）。

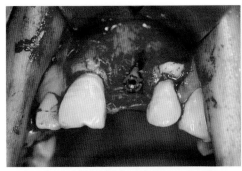
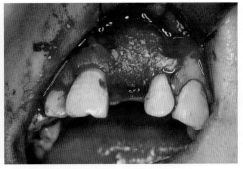

图 10-23　唇侧裂开性骨缺损，少量自体骨与 Bio-Oss 人工骨植骨

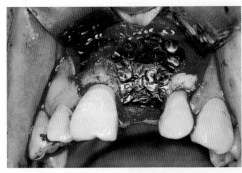
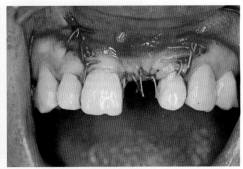

图 10-24　钛膜覆盖并多个膜钉固定，软组织瓣无张力下关闭

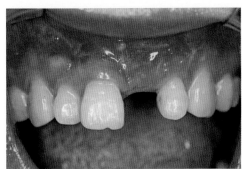
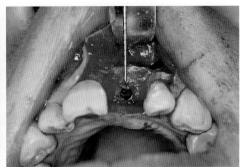

图 10-25　愈合 6 个月后，成骨效果明显，唇侧骨板厚度大于 3 mm

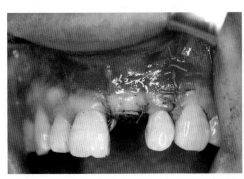
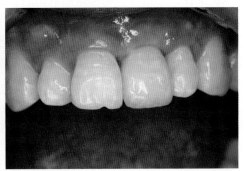

图 10-26　种植体暴露及最终修复

5. 穿孔型骨缺损（bone perforation or fenestration）及处理（图 10-27 和 10-28）。

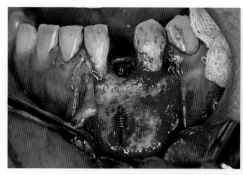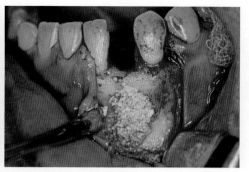

图 10-27　种植体根尖穿孔，Bio-Oss 人工骨植骨

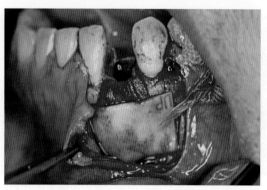

图 10-28　双层 Bio-Gide 膜覆盖植骨区

第四节　常见并发症及处理
Complication and Management

1. 软组织瓣裂开及膜暴露　在 GBR 膜的临床应用中，常发生软组织瓣关闭困难，术后又易出现软组织瓣裂开，从而导致膜暴露并继发感染。

伤口裂开，膜暴露会影响骨缺损修复效果，Becker 认为膜一定要维持到种植Ⅱ期手术时取出，可保证种植体周围骨缺损有明显的骨修复。膜暴露，早期取出，会影响骨缺损修复效果。Simion 报告，生物膜早期暴露而取出后，骨缺损修复仅占原骨缺损面积的 41.6%，而未暴露者 96.6% 的原骨缺损面积可得到修复。

许多学者的研究发现不可吸收性生物膜导致软组织瓣裂开率较高，并且生物膜的过早暴露及取出会导致膜下新骨生成量明显减少。而可吸收性生物膜软组织瓣裂开率较低，并且裂开后的软组织瓣有自行愈合的趋势。

2 周内出现软组织瓣裂开及膜暴露，需手术重新关闭软组织瓣；若 4 ～ 6 周后出现软组织瓣裂开及膜暴露，植骨量不大且患者的口腔卫生条件好，可直接取出不可吸收性膜，安装愈合基台进行种植体暴露术。

2. 感染　术后出现感染，需立即取出膜和移植的骨组织，骨再生区进行清创处理后，关闭术区，4 ～ 6 周后再重新植骨及应用膜技术。

3. 骨量生成不足　当种植Ⅱ期手术中取出膜时，发现骨生成量不足，需再次考虑应用 GBR 膜技术。

进展与趋势

　　骨引导再生的外科手术技术目前已经比较成熟，而屏障膜材料和植骨材料一直是研究热点。可吸收性胶原膜是目前应用较为广泛的屏障膜材料，能够早期再血管化，有利于膜的稳定、创口的愈合和新骨生成。但是可吸收性胶原膜降解较快，维持植骨空间的能力较差，植骨量较大时成骨效果欠佳。不可吸收性膜维持植骨空间的能力较强，但是完全隔绝了再生的血管，不利于新生骨的成熟，创口裂开感染风险高。自体骨移植可以直接成骨，但是骨吸收率较高。异种骨替代材料仅具有骨引导再生作用，新生骨比率不高。目前已经研制出具备维持植骨空间性能的人工合成可吸收膜，以及可以由凝胶状变为固态的可吸收凝胶膜，但还缺乏长期临床应用的数据。如何克服现有材料的缺点，研制出效果更好、更可靠的骨引导再生材料是该领域的发展趋势。

Summary

　　Guided bone regeneration（GBR）is one of the most important techniques in modern implantology. This concept is based on the principle that specific cells contribute to the formation of specific tissues. Exclusion of faster-growing epithelium and connective tissue from a bony defect for a period of 6 to 8 weeks allows the slower growing tissues to occupy the space adjacent to the implant.

　　The indications for GBR technique include bony defect surrounding implant during implant placement and/or bony defect induced by peri-implantitis. The key points for GBR surgery include reconstructing the bony defect by suitable grafting material, maintaining the created space by suitable membrane and closing the wound tension- freely by releasing the buccal flap. To get more predictable bone regeneration results, the bone substitute and membrane materials for GBR technique are developing fast.

Definition and Terminology

　　1. 骨引导再生［guided bone regeneration（GBR）］：Follows the principle of maintaining a surgically created space at a bony defect via a barrier membrane, thus excluding rapidly proliferating epithelial cells and fibroblasts and permitting the growth of slower-growing bone cells and blood vessels. Graft material may also be used in combination with barrier membranes in GBR procedures to support the membrane and prevent its collapse. In addition, bone grafts provide a scaffold upon which new bone can form.

　　2. 屏障膜（barrier membrane）：Used in guided bone regeneration to locally augment deficient sites in implant patients. By creating a secluded space, the barrier prevents epithelial cells and fibroblasts from proliferating into the augmentation site, whereas the slower-growing angiogenic and osteogenic cells have exclusive access to the membranes-protected space.

　　3. 骨替代品（bone substitute）：Nonviable biomaterial for reconstruction of bone, producing only a scaffold for formation of new bone. It supports the inherent potential for bone regeneration. It may be resorbable or remain in an unchanged version at the site of implantation. It also may assist in preservation of contour of an osseous reconstruction.

（邱立新）

第十一章 不良殆关系的处理与种植修复

Management and Implant Restoration of Malocclusion

当前在正畸临床，成人正畸（adult orthodonics）的需求增长迅速，这源于人们经济水平和审美意识的提高。与青少年正畸患者不同，相当多的成人正畸患者存在牙列缺损的问题，正畸医生在制订矫治计划的时候需要考虑患者相关的修复治疗，包括种植修复治疗方面的问题。另一方面，随着口腔种植修复技术的成熟发展，越来越多的修复患者出于对美观、实用和降低邻牙治疗损伤的考虑，希望通过种植治疗恢复牙列形态和功能的完整。相对其他修复方式，种植修复技术对缺牙间隙和牙列的咬合状况有更高的要求，因此很多情况下要求正畸专业的参与和协作，纠正患者不良的咬合关系，调整适宜的修复空间，创造更好的牙列条件使种植修复治疗能够顺利进行。

基于上述两个原因，正畸和种植修复联合治疗目前在临床发展迅速，要求正畸、种植和修复等相关专业医师密切合作，制订完善详尽的治疗计划，并在治疗中保持良好沟通，最终实现满意的治疗结果。本章主要从正畸的角度讨论正畸与种植联合治疗的特点和常见不良咬合关系的矫治方法。

病例 11-1
答案与解析

病例 11-1

患者，女性，44 岁。主诉双侧下后牙有缺失，要求恢复咬合。

临床检查：36、37、46 缺失，44、45、47 残根，34、35 树脂冠修复体。上牙列轻度拥挤，下前牙散在间隙。前牙覆殆覆盖关系正常。双侧磨牙和尖牙关系远中。右上后牙和左上磨牙显著过长，上颌纵殆曲线不良。

诊断：安氏Ⅱ类错殆，下牙列缺损，上颌后牙过长。

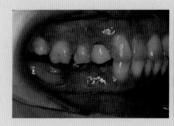
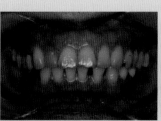
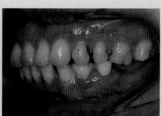

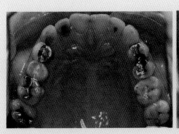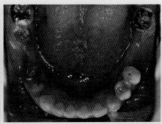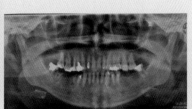

图1　治疗前殆像和曲面体层片

思考题:
1. 影响该患者种植修复的主要问题是什么? 有何解决方案?
2. 如何给予患者系统完整的口腔治疗方案?

第一节　正畸与种植修复联合治疗概述
Conspectus

一、种植修复前正畸的特点

种植修复治疗是要求患者达到成年, 颌骨发育成熟稳定之后方可进行, 因此与种植修复联合的正畸治疗显然属于成人正畸的范畴。在正畸学上, 成人和青少年儿童有很大不同, 这些差别对矫治设计和治疗手段都有很大影响。只有深入了解成人正畸的特点, 才能够提供正确的矫治方案, 使成人正畸患者得到最有益的治疗。而与种植修复联合的正畸治疗不仅具有成人正畸的共同特点, 也具有该联合治疗所特有的考量之处。

(一) 生长潜力

1. 颌骨发育　青少年儿童的正畸设计, 生产发育是需要考虑的重要因素。很多情况下正畸医生可借助或引导生长, 使青少年儿童患者的骨性畸形得到解除或减轻, 达到生长改良的治疗目的。成年正畸患者最大的特点是缺乏生长发育, 成人正畸治疗只有牙齿的移动。由于生长发育趋于稳定, 成人正畸患者只有较小范围的骨适应性改建, 对于轻中度的骨性错殆畸形, 可以通过牙齿在一定限度内的代偿性移动, 实现掩饰性矫治 (camouflage orthodontic treatment) 的目的; 对于中重度的骨性错殆畸形, 常需要正畸正颌联合治疗, 通过正颌外科手术解决患者骨性不调的问题。

2. 神经肌肉的适应性　成年正畸患者的神经肌肉适应性能力降低, 正畸错颌关系的改变可能会造成医源性殆创伤, 机械力矫治手段的使用也会受到一定限制。

3. 牙齿的移动　成人正畸患者骨的代谢减慢, 牙齿对矫治力的反应不如青少年儿童敏感。成人正畸牙齿移动启动较慢, 但开始移动后速度会加快, 达到同青少年正畸一样预期的水平。

4. 牙周支持组织　青少年儿童患者牙周支持组织的修复能力强, 而多数成年正畸患者有牙周疾病, 存在不同程度牙槽骨附着水平的降低, 正畸牙齿移动存在使牙槽骨吸收加重的风险。

（二）治疗类型的选择

正畸-种植联合治疗的患者在正畸治疗类型上主要有两种：辅助性正畸治疗（adjunctive orthodontic treatment）和综合性正畸治疗（comprehensive orthodontic treatment）。青少年的正畸是以全面改善牙颌面美观和功能为目标的综合性正畸为主，比较少涉及辅助性正畸治疗。成人正畸，尤其是与种植修复联合的正畸治疗，很多情况下矫治目标不受形态学的目标限制，更多地将治疗着眼于错𬌗功能的恢复和牙周、关节的健康。正畸-种植联合治疗的成人正畸应充分了解患者的要求，判断治疗需求，深入理解患者所需解决的修复和牙周等问题所在，再决定所采用的正畸治疗类型。

（三）正畸设计的特殊考虑

1. 关于减数和扩弓　对于牙列拥挤问题的处理，青少年正畸患者常以扩弓或减数的方法矫治，较少使用邻面去釉的方法。青少年患者的正畸减数方案常见减数前磨牙，而成人正畸拔除前磨牙的矫治设计是谨慎的。成人正畸方案设计常见策略性拔牙（图 11-1），也可以见到单颌拔牙、不对称拔牙、单颗下颌切牙减数等设计，拔牙的位置常靠近拥挤部位或设计拔除有病理性损害的患牙。邻面去釉也是成人正畸常用来解决牙列拥挤的方法。

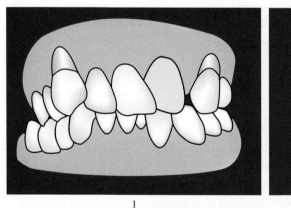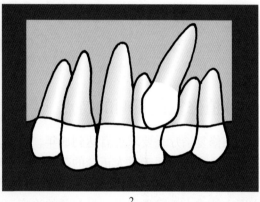

1   2

图 11-1　成人正畸策略性减数拔牙方案

1. 上颌双侧尖牙唇侧牙龈明显退缩，正畸设计可以考虑减数尖牙，保留健康前磨牙；**2.** 尖牙阻生压迫侧切牙牙根，致侧切牙牙根显著吸收变短，正畸设计可减数侧切牙，牵引尖牙至侧切牙位置

2. 关于支抗　成人正畸患者很少能充分配合头帽口外力的使用，一般不选用口外力作为正畸的支抗来源。成人正畸患者应尽可能地利用组牙支抗或对颌支抗（图 11-2）。成人正畸在支抗设计不充分时，使用微螺钉种植体支抗是很好的支抗控制方法（图 11-3）。

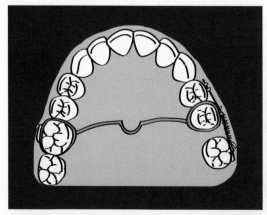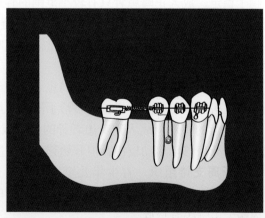

图 11-2　应用组牙支抗矫治，扩大第一磨牙间隙进行种植修复

图 11-3　通过微螺钉种植体支抗稳定双尖牙后，扩大第一磨牙间隙进行种植修复

3. 关于矫治器　青少年正畸患者在矫治器选择方面一般不会对外观有太多顾虑。而成人正畸患者因为社会交往活动的需要、特殊职业的考虑，往往会对矫治器的美观、舒适性、高效性都有较高的要求。

（四）治疗动机

联合治疗的正畸患者大部分是由相关专业的医生，如种植、修复或牙周科医生转诊而来，并非主动寻求正畸治疗，他们的正畸愿望和要求完全是其他医生推荐治疗的结果。这部分患者对于正畸治疗在整个系统治疗中的价值往往缺乏足够的认识和评价，对于正畸治疗的措施和治疗周期也很挑剔，他们更注重口腔健康和功能的恢复，正畸治疗的目标明确而实际，即通过牙齿正畸尽快使其进一步的牙周或修复治疗成为可能。

联合治疗的正畸患者还有相当部分是主动地寻求正畸治疗，首诊是正畸专业，他们通过多种资讯手段往往对正畸治疗的形式和目标有比较充分的认识和了解。正畸医生要着重指出他们存在的其他口腔问题及相关的联合治疗措施。

以上两种类型的患者会对正畸治疗有不同的心理反应，正畸医生需要了解和判断患者的治疗动机和个性类型，根据每名患者具体情况制订个性化方案，并将正畸治疗措施、潜在的风险、预期的效果、患者的合作以及治疗产生的费用等问题，和患者进行充分的沟通。

（五）美观和治疗周期要求高

和种植联合治疗的正畸患者对矫治器形式的美观和治疗周期一般有较高要求。正畸医生需要就矫治器的形式、使用部位和范围等和患者进行充分沟通。联合治疗的患者很多存在前牙的缺失，正畸矫治器的选择和设计应充分考虑过渡义齿的使用和带有义齿的矫治器的使用（图11-4）。

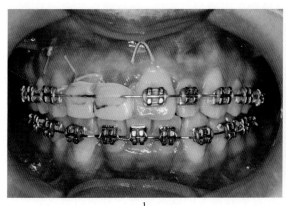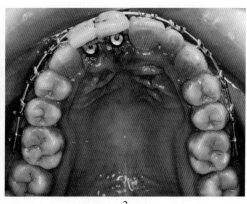

图 11-4　矫治器上安装过渡义齿解决患者正畸治疗期间的美观问题
1. 正殆像；**2.** 上殆面像

相比青少年患者，联合治疗的成年正畸患者一般要求尽可能短的治疗周期。种植前正畸应该从力学设计、支抗控制、不同专业治疗时机的优化衔接等方面加以考虑，尽可能缩短患者整个治疗周期。正畸治疗中如果缺牙区近远中间隙和颌关系调整到位，即可考虑开始种植体的植入或植骨手术，在等待种植体骨性结合的时间，可以继续完成正畸其他方面的一些工作，这样正畸和种植治疗同时推进，可以最大限度节省整个联合治疗的时间。

（六）多学科的联合治疗

成年正畸患者口腔环境较为复杂，正畸-种植联合治疗的患者除了有牙齿缺失的问题，可能同时存在其他口腔疾患，如龋病、牙周疾病、颞下颌关节病、重度殆磨耗、不良修复体等。

这些成年患者需要综合性的牙科治疗，除了正畸和种植医生的参与，还要由牙体、牙周、修复、关节、外科等多个专业的医师组成治疗团队，向患者提供多学科的联合治疗。针对每个患者的具体情况做出全面的诊断，形成有关全部口腔疾患的系统完整的方案，治疗团队各个专业的医师在治疗方法上协调配合，在治疗时机上优化衔接。

二、种植前正畸的诊断过程

一般来说，正畸-种植联合治疗的患者口腔问题更为多样化和复杂化，成人正畸患者的治疗要求和治疗动机也各不相同。涉及联合治疗的成人正畸的诊断，应建立在全面细致的病史采集、临床检查和记录之上，并对相关资料综合分析，得出全面系统的诊断（图11-5）。

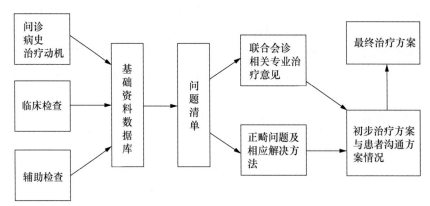

图 11-5　联合治疗患者正畸检查诊断程序

成人正畸对牙颌面畸形的诊断过程，基本程序上等同青少年的综合性正畸，这主要包括询问主诉、病史采集、临床和辅助检查、模型测量和头影测量。正畸-种植联合治疗因具有多学科治疗的特点，进行正畸的诊断程序时更应该在以下方面给予重视：

1. 患者治疗动机　通过仔细的问诊，了解患者的治疗要求和治疗动机是第一步关键的工作。种植前正畸的患者很多是由口腔其他专业的医生转诊而来，其正畸治疗愿望有很大的被动性，对正畸治疗价值认知的不足常导致他们在矫治计划的制订和实施方面缺乏合作性。另一方面，也有一些成年患者主动寻求正畸治疗，要求改善牙颌面的形态美观和功能，但是又常常对自身其他口腔疾患缺乏认识，例如缺失牙的修复治疗问题等。对这两种情况的患者，正畸医生要通过耐心的交流沟通，辨别他们不同的治疗动机和要求，并结合具体临床情况做出个体化的治疗方案。

2. 系统病史　正畸-种植联合治疗的患者常为年龄偏大的成人患者，对他们系统病史的采集应该全面完整。例如患者如有风湿性心脏病、冠心病、高血压等，应该首先得到内科的诊治，达到健康的水平。如需正畸减数拔牙，必要时需要在心电监护下进行。糖尿病患者应进行血糖水平的良好控制，否则正畸治疗可能导致严重的牙周组织破坏。对患者的血液性疾患、用药史、过敏史同样需要仔细地了解和记录。

3. 口腔相关专业病史　对联合治疗的患者，应详细了解牙齿缺失的原因、时间、既往修复治疗的形式和戴用情况。记录患者既往牙体、牙周的治疗情况，并详细询问患者自我口腔卫生维护的意识和采用的方法。这些信息对正畸医生设计治疗方案和实施治疗都有重要意义。

4. 牙科X线辅助检查　联合治疗的正畸患者在进行牙颌面形态学和功能检查后，还需要常规进行X线辅助检查。除拍摄患者全口曲面体层片了解牙齿和齿槽骨的状况外，根尖片能够更好地反映个别牙齿的牙周状况、牙体疾病及充填治疗的情况、牙根的长短。有颞下颌关节症状的患者，需要拍摄关节片，以了解关节病的状态。对于局部开展辅助性正畸治疗的患者，

X线头颅侧位片不是必需的。

5. 专业会诊和综合分析　正畸-种植联合治疗的患者，治疗的最终目的主要是顺利完成缺失牙齿的种植修复，恢复牙列形态和功能的完整。因此，要做好种植前正畸的诊断就要完善联合会诊制度，通过会诊正畸医生可以清楚了解影响患者种植修复的困难和问题所在。必要时需要联合牙体、牙周、修复和正颌外科医生等参与会诊，以解决患者存在的相关专业方面的问题。

在全面分析患者所有临床资料和检查的基础之上，对其所存在的全部口腔疾患做出诊断，列出问题清单，按重要性和迫切性进行治疗排序，了解正畸治疗的地位和价值，确定正畸矫治方案。应与患者及家属沟通联合会诊的意见、正畸诊断结果和矫治方案，根据患者的反馈，给出正畸治疗目标和治疗价值的解释，并指导患者进行相关的专科治疗。

三、种植前正畸的相关专业准备

和种植联合治疗的正畸患者因为可能涉及其他口腔专科的治疗，正畸医生需要协调各专业在治疗措施方面的配合，优化各专业治疗时机的衔接。有些专业治疗可以同时进行，有些则需要有先后治疗的顺序。

正畸治疗前首先需要治疗所有有牙体和牙髓病变的牙齿，完善的根管治疗不会影响正畸中牙齿的移动。牙体缺损的嵌体可以在正畸结束后进行。如果牙体缺损过大需要冠修复，应先进行临时冠修复。需要注意临时冠修复的形态，无需掩饰牙齿的畸形位置，待正畸结束后牙齿排列于正常位置并保持稳定后，再行永久冠修复。

成人正畸患者大多伴有牙周组织疾病。活动期牙周病患者禁忌进行正畸治疗，否则会加重牙周组织的破坏。因此，联合治疗的患者应将牙周状况的检查治疗放到重要的基础性的位置上来考虑，成人正畸必须在牙周疾病得到良好控制，并能维持牙周健康的基础上进行。

第二节　正畸-种植联合治疗中的正畸治疗类型
Comprehensive and Adjunctive Orthodontics in Combined Treatment

一、正畸-种植联合治疗的辅助性正畸

辅助性正畸治疗是为其他口腔治疗在控制牙齿疾病、恢复口腔功能方面提供便利而采取的必要的牙齿移动。辅助性正畸治疗是成人正畸，尤其是修复前正畸治疗的一大特色，其理论基础是 Amsterdam 提出的生理殆（physiologic occlusion）和病理殆（pathologic occlusion）理论。形态分类学上的错殆不是影响口腔功能和健康的必然因素，在辅助性正畸治疗中使用生理殆的概念更为恰当。生理殆是指适应功能性殆力，能够正常发挥殆功能，并能持续保持正常殆功能的殆。生理殆不一定是理想殆或安氏Ⅰ类颌关系。牙齿缺失后，即使出现邻牙的倾斜、移位，如殆关系稳定，殆力在牙周支持组织的生理耐受范围内，而且能够有效进行口腔卫生维护，那么可以认为是生理殆。病理殆是影响殆功能和健康，不能正常发挥殆功能的殆。病理殆可以表现为以下多个方面：牙齿过度磨耗而缺乏代偿；颞下颌关节功能紊乱；牙冠缺损，牙髓充血或坏死；牙周组织损害；牙齿缺失。

当单独的修复或牙周治疗不能改善病理殆造成的损害，要求正畸改变牙齿的排列时，正畸治疗成为患者系统口腔诊疗计划的重要一步。正畸-种植联合治疗中的辅助性正畸，是通过少部分牙齿的移动，改善局部牙齿的排列和咬合关系，以方便种植修复治疗的进行。

（一）辅助性正畸的目标

1. 调整缺牙间隙　调整缺牙间隙包括缺牙区在龈𬌗向和近远中向的距离。种植体离开相邻牙齿至少有 1.5 mm 的距离，加上最小植体的直径就是缺牙区需要的最小近远中向距离。缺牙区的龈𬌗向距离要能使修复体安装后，牙列恢复良好的纵𬌗曲线。

2. 直立倾斜的邻牙　牙齿长期缺失后，邻牙常发生倾斜移位。直立倾斜的邻牙，改善牙齿的轴倾度和排列，使种植修复体和邻牙建立较好的邻接关系。邻牙的直立可以改善牙齿间牙槽嵴形态，减少菌斑堆积区域，有利于牙周健康的维护（图 11-6）。调整倾斜邻牙使之直立于正常位置，也利于𬌗力沿牙齿长轴传递。

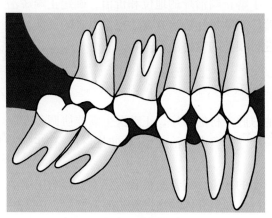

图 11-6　下颌第一磨牙长期缺失致第二磨牙近中倾斜，第二磨牙近中形成假性牙周袋

3. 助萌牙齿增加骨量　需要拔除后种植修复的牙齿，在控制根尖炎症和牙周健康的条件下，通过正畸方法伸长牙齿，可以增加局部牙槽骨骨量和改善软组织形态，有助于获得种植体植入需要的软硬组织条件，提高种植修复的美学效果。

4. 后牙宽度的协调　后牙宽度不调包括后牙的反𬌗和锁𬌗，尤其是后牙锁𬌗对种植修复影响较大。

（二）辅助性正畸的矫治器选择

辅助性正畸治疗是在牙列的有限范围内开展局部矫治，一般只需要在牙弓的某一部分戴用矫治器。辅助性正畸治疗的矫治器可以采用活动矫治器，也可以局部戴用固定矫治器。活动矫治器的基托会影响发音，异物感也较强，成人正畸患者一般对活动矫治器接受性差。固定矫治器可以精确控制牙齿的移动，异物感小，在辅助性正畸治疗中比较常用。联合治疗的正畸患者往往有比较高的美观要求。即使采用辅助性正畸治疗的方法，如果矫治器涉及前牙戴用的时候，需要尽可能考虑使用隐形矫治来满足患者的美观要求，比如陶瓷托槽矫治器、舌侧矫治器、无托槽隐形矫治器等。

和综合性正畸治疗有所区别的是，辅助性正畸治疗中托槽的粘接有一些特殊的考虑。辅助性正畸治疗是有限牙齿的移动，目标比较局限单一，只需要在被移动的牙齿上安放位置标准的托槽，在支抗牙上托槽的放置应以弓丝放入后保持平直入槽为参照，这样尽可能保持支抗牙原有的生理性位置，不至于由于追求理想𬌗使支抗牙产生𬌗干扰（图 11-7）。

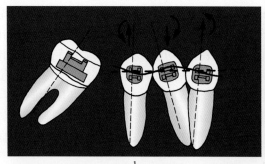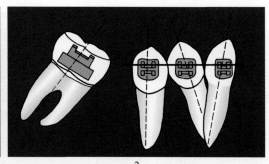

| 1 | 2 |

图 11-7　局部辅助性正畸治疗托槽的粘接位置

1. 支抗牙上的托槽如按标准位置粘接，会对支抗牙产生位置的调整，影响生理𬌗；2. 支抗牙上的托槽按非标准位置粘接，使弓丝保持平直，不改变生理𬌗

（三）辅助性正畸的支抗设计特点

正畸-种植联合治疗中的辅助性正畸，由于一般只有少数牙齿参与矫治，而且由于成人患者常有牙周支持组织的部分丧失，牙齿本身支抗能力差，所以在矫治设计中常面临支抗不足的问题，正确的支抗设计和良好的支抗控制就是辅助性正畸治疗成功的关键因素。

辅助性正畸治疗较多采用腭杆和舌弓，将多个牙齿连成整体形成组牙支抗，来矫治目标牙齿（图11-2）。如果组牙支抗不够强大，可以考虑设计微型种植体支抗，利用骨性支抗移动牙齿（图11-3）。在某些牙齿缺失较多的联合治疗患者，可以和种植、修复科医生一起会诊，通过模型诊断性排牙试验，估计正畸后种植体的位置，在种植体植入并骨性愈合后，利用修复种植体作为正畸支抗移动牙齿，待正畸完成后再进行种植牙的永久修复（图11-8）。

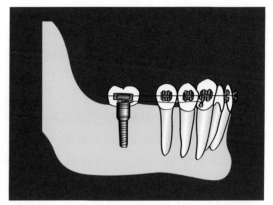

图 11-8　利用修复种植体作为正畸支抗矫治牙齿

二、正畸-种植联合治疗的综合性正畸

正畸-种植联合治疗中的综合性正畸是指对患者牙颌面错骀畸形的全面矫治。联合治疗的患者需要综合性矫治一般有两种情况：一是局部的辅助性正畸治疗措施不足以帮助解决种植修复前牙齿排列和咬合方面的问题；二是需要种植修复的患者同时有改善牙颌面美观和功能的要求和愿望。综合性正畸治疗往往涉及整个牙列咬合的改变，需要戴用全口矫治器，正畸时间一般长于辅助性正畸治疗。

（一）综合性正畸的目标

正畸-种植联合治疗最终目的是完成种植修复，恢复患者的美观和咬合功能，正畸成为种植修复的必要条件，那么联合治疗中的综合性正畸可以理解为辅助性正畸治疗的延伸，是需要将治疗扩大到整个牙列范围的牙齿排列和咬合调整，才能使得下一步的种植修复顺利进行。综合性正畸的目标主要集中在以下方面：

1. 前牙或后牙缺牙间隙的调整　由于外伤、龋坏、牙周炎或先天缺牙等原因导致多数牙齿或多个部位牙齿的缺失，患者经常存在不同方向上的间隙不调。为了美观和种植修复的顺利进行，需要进行缺牙间隙的调整，局部的辅助性正畸往往不能进行这种复杂的间隙调整，需要全牙列的综合性正畸治疗。

2. 牙齿的排齐　如果缺牙区邻牙部位存在牙齿异位、扭转和拥挤的情况，通过正畸排齐牙齿有利于修复体和邻牙建立比较好的邻接关系，也有助于改善患者牙颌面的形态美观。

3. 前牙覆骀覆盖关系的调整　前牙区的缺失牙种植修复后，种植牙和对颌牙齿无论在静态咬合或动态功能咬合时，应保持轻接触或零接触的关系，避免前牙种植体由于受到过大的非功能力，产生骀创伤导致前牙种植修复失败。一般来说，前牙缺失牙部位存在的深覆骀、浅的过紧的覆盖或反颌关系，会对最终修复体的安装部位或受力产生不良的影响。应仔细检查分析前牙的咬合关系，通过正畸改善不利的前牙覆骀覆盖关系，才能有利于前牙区种植修复的开展。

4. 后牙反骀或锁骀的调整　后牙反骀或锁骀会影响种植体的正常受力，需要正畸治疗改变这种不良的后牙宽度关系。多数后牙的反骀或锁骀关系，单纯的局部辅助性正畸往往是不够的，需要考虑综合性正畸。如果存在显著的骨性宽度不调，还需要联合正颌外科手术治疗。

（二）综合性正畸的矫治器选择

种植修复联合治疗的综合性正畸矫治器的选择与一般成人矫治原则上相同，要求满足以下特点：强调矫治器美观、隐形；尽量轻便、舒适；固位良好；不损害口腔组织，尽量不影响口腔卫生维护；不干扰𬌗功能；产生的矫治力持续、适宜；可以进行良好的支抗控制。

成人正畸患者需要参与较多社会性活动，一般会对矫治器的美观有非常高的要求。青少年儿童正畸患者所常用的不锈钢托槽矫治器，在成人正畸患者中使用会受到较多排斥，因此针对成人正畸患者发展了一些相对美观的唇侧托槽矫治器，如陶瓷托槽矫治器等。

舌侧矫治技术是从 20 世纪 70 年代开始发展的一种隐形矫治技术，矫治器粘接于牙齿的舌侧面，可以做到完全隐形。舌侧矫治技术操作复杂，对正畸医生的技术要求比较高。患者的舒适性不如唇侧矫治器，治疗所需花费也远高于唇侧矫治器。目前舌侧矫治技术已经发展到比较成熟的阶段，由于该矫治技术的美观效果最佳，是从事特殊职业人士或具有很高美观要求的正畸患者的首选。

自 20 世纪 90 年代，基于牙科三维数字化系统和高分子生物材料的发展，无托槽牙套式隐形矫治器在正畸临床有快速发展的趋势，这其中的典型代表是 Invisalign 矫治器。无托槽隐形矫治器有很多优点：完全透明，可以做到相对的隐形；通过计算机辅助设计和生产，做到精确控制牙齿的三维移动；可自行摘戴，患者的口腔卫生易于维护，且不影响正常口腔功能。目前无托槽隐形矫治器在正畸临床越来越受到成年患者，包括和种植联合治疗的正畸患者的欢迎。

（三）综合性正畸的支抗设计特点

正畸-种植联合治疗的患者常常伴有成人慢性牙周炎，牙周支持组织减少。牙槽骨的丧失导致牙周膜面积减小，牙齿所能承受的最适宜矫治力水平会减小，相应地，牙齿的支抗能力也会降低。牙槽骨明显吸收的联合治疗患者在进行综合性正畸治疗时，应比正常牙齿使用更加温和持续的矫治力，避免过大力值对牙周组织产生损害，减少牙槽骨进一步吸收的可能。

联合治疗的综合性正畸患者如果伴有牙槽骨的不同程度吸收，牙齿支抗能力会降低。为了实现良好的支抗控制，应尽量通过腭杆或舌弓将多个后牙连成整体，实现组牙支抗。如果患者牙齿多数缺失，组牙支抗不能满足支抗需求，口外力是一种增强支抗控制的措施，但是需要患者很好的配合。除此之外，采用种植支抗是成人正畸患者增强支抗控制的比较好的选择。在各种骨性正畸支抗系统中，微螺钉种植体支抗因其创伤小、使用部位广泛、费用较低等优点，在临床得到比较好的推广使用。

对于一些缺失牙较多的正畸-种植联合治疗患者，如果正畸支抗设计非常困难，有时也可以考虑先行种植体植入，利用修复种植体支抗进行正畸治疗。此时修复种植体具有正畸支抗和基牙的双重身份，种植体的位置不仅要满足正畸牙齿移动的需要，同时要满足正畸治疗后作为基牙修复的要求。因此，口腔修复、牙周、种植、正畸等多学科之间的联合协作才能保证治疗成功。有些特殊的情况，种植体两侧牙齿的正畸移动不能很好地预测，种植体精确的位置必须通过治疗前的诊断性排牙试验来确定，预计好的种植体位置信息转移到原始模型上，通过制作导板再次转移到口内确定种植体的植入位置。

第三节　正畸-种植联合治疗中常见错𬌗问题的矫治
Orthodontic Treatment Combined Implantology for Common Malocclusion

据统计，影响种植修复治疗的错𬌗问题主要集中在三个方面：后牙过长，前牙覆𬌗覆盖关系不调，缺牙间隙不调。

一、压低过长后牙

后牙长期缺失未得到及时修复，通常会继发对颌牙齿的过度伸长，严重时过长牙齿甚至可以咬合到缺牙区牙龈。后牙过长会影响缺失牙部位的龈殆距离，形成不良的牙列纵殆曲线，导致修复治疗困难，甚至不能进行。活动义齿修复可以通过降低义齿高度的方法勉强进行治疗。但是在设计固定义齿修复时，尤其设计种植修复时，迫切需要恢复缺失牙的龈殆距离。

传统上处理过长后牙的措施一般是有创的治疗。最常用的方法是大量调磨过长牙齿的牙冠，这种方法通常需要配合牙髓治疗和牙冠修复治疗。比较严重的牙齿过长，可以结合牙槽外科手术，通过根尖下截骨降低骨段高度来恢复缺失牙的龈殆距离。更加严重的牙齿过长情况甚至可以考虑对其拔除后一并修复治疗。以上这些措施对过长牙齿都是有创的，如果过长牙齿是病理状态的牙齿或经过牙髓治疗的牙齿，患者尚可考虑这些方法，否则对健康的过长牙齿，多数患者不愿接受这些有创的治疗。

通过正畸治疗压低后牙过长牙齿，是恢复缺失牙部位龈殆距离的非创伤性治疗方法。传统上由于缺乏稳定有效的垂直向支抗控制措施，正畸治疗压低过长后牙并不是一件简单的事情。为了避免支抗牙的伸长，正畸医生需要设计复杂的支抗装置来稳定支抗牙，患者通常需要戴用全牙列固定矫治器或口外弓，以得到足够的支抗来压低过长后牙。这些方法由于美观性差、治疗复杂、疗程长等缺点，并不是所有联合治疗的成人正畸患者都乐于接受。

近些年来，各种骨性支抗系统在正畸临床得到发展和广泛使用。其中微螺钉种植体可以提供绝对稳定支抗，具有使用简单、应用部位灵活、舒适度好、可以即刻加力等优点，得到更多正畸医生的关注。临床实践证明，应用微螺钉种植体支抗技术可以有效地压低磨牙矫治错殆畸形或解决因个别后牙过长导致的种植修复困难。

为了防止压低后牙时牙齿产生颊向或舌向倾斜，需要在治疗牙齿的颊侧和腭侧齿槽骨均植入支抗微螺钉。微螺钉植入牙根间隔的部位，手术操作应尽量避免对牙根的损伤。支抗微螺钉一般在植入2周后开始加力，在过长牙齿的颊侧和舌侧分别粘接正畸矫治器或附件，以链状橡皮圈连接微钛钉和矫治器附件进行施力压低牙齿（图11-9）。

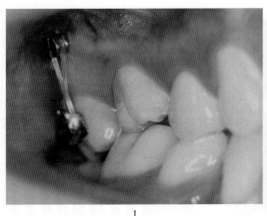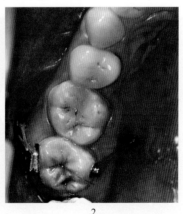

|　1　|　2　|

图 11-9　微钛钉支抗技术压低过长磨牙
1. 侧位殆像；**2.** 上颌殆面像

压低过长后牙一般用微钛钉种植体支抗结合局部的片段弓固定矫治器，属于辅助性正畸治疗，无需复杂的全牙列矫正。这种方法克服了传统方法支抗牙伸长的缺点，不影响患者的美观，同时正畸疗程也较短。以上优点使得患者更易于接受这种矫治过长后牙的方法。

在应用微钛钉种植体支抗压低过长后牙的同时，即可以开始缺失牙的种植修复治疗。如果压低治疗达到预期效果时种植修复体尚未完成，可以用结扎丝在支抗微钛钉和牙齿上的正畸附件之间做被动结扎保持。缺牙区种植修复体安装后可以直接去除所有矫正装置，无需进一步的保持治疗，因为种植修复体的存在本身对过长牙齿的压低治疗就是一种保持。

目前除了临床常用的微钛钉种植体支抗结合片段弓矫治技术，无托槽隐形矫治技术也是比较受医生和患者欢迎的治疗个别后牙过长问题的方法。无托槽牙套式隐形矫治器特别适合联合治疗患者局部牙齿排列和咬合的调整，其优势表现在以下方面：没有矫正托槽和弓丝，矫治牙套完全透明，比较好地解决了矫治器的美观问题；将牙列中除被矫治牙以外所有其他牙齿有效地集合成一个整体，比较好地解决了支抗控制的问题；通过三维数字化的设计和制作，比较精确地控制被矫治牙的三维移动方向和距离。

二、前牙深覆𬌗的矫治

上颌或下颌前牙缺失的患者，如果存在前牙深覆𬌗的症状，尤其是闭锁性深覆𬌗，则几乎不能通过种植修复来恢复缺失牙齿。由于咬合过紧，种植修复体无法放置。即使勉强放置，前牙在功能运动时形成咬合创伤，一般会导致种植修复的失败。

前牙缺失的深覆𬌗患者，必须通过正畸治疗改善前牙的覆𬌗关系，消除种植修复后可能发生的咬合干扰，才能进行前牙的种植修复。以下是常用的矫治前牙深覆𬌗的方法。

1. 唇倾上下前牙 唇向倾斜前牙改变上下前牙的牙轴，可以减小前牙的覆𬌗关系。这种治疗对于闭锁性深覆𬌗是最佳选择。在和种植联合治疗时，正畸采用这种治疗措施还需考虑唇倾上下前牙的限度问题，因为前牙区的种植手术需要合适的种植体植入轴向，过度唇倾前牙会影响将来种植修复体的受力，种植失败的风险会增加。

2. 升高后牙 升高后牙可以减小前牙的覆𬌗，适用于后部牙齿槽发育不足的低角患者。上颌平面导板等可以实现后牙的升高（图 11-10）。平面导板打开后牙咬合的距离超过息止颌间隙 2 ~ 3 mm 为宜。

3. 压低上下前牙 适用于前部牙齿槽过度发育的高角或正常下颌平面角患者。如需压低上下前牙，常采用的措施包括 Ricketts 多用途弓、Burstone 压低辅弓等。成人严重的深覆𬌗有时还需配合微钛钉种植体支抗来压低上下前牙（图 11-11）。

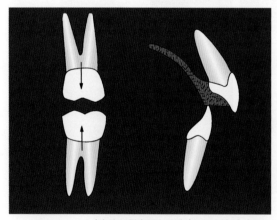

图 11-10　上颌平面导板用于升高后牙的治疗

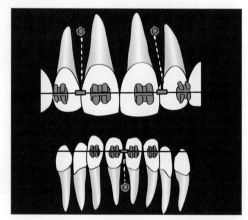

图 11-11　应用微钛钉支抗压低前牙

4. 正颌外科手术 重度骨性前牙深覆𬌗患者，尤其是短面综合征患者，需要考虑正畸正颌联合治疗。通过正颌手术，升高后部牙齿槽，降低前部牙齿槽高度，才能有效地改善前牙深覆𬌗的状况。前牙缺失的深覆𬌗患者，其覆𬌗关系的改善还需要考虑患者后牙的磨耗状况和前牙的牙周状况。后牙普遍重度磨耗的患者可以请修复医生联合治疗，通过𬌗重建抬高咬合，改善前牙的深覆𬌗症状。如果下前牙普遍牙槽骨重度吸收，牙齿冠根比例严重失调，也可考虑下前牙牙髓治疗后截冠，再行冠修复，以调整恢复适宜的冠根比，同时改善下颌深的 Spee 曲线，建立正常的前牙覆殆关系。

三、前牙反殆的矫治

　　个别前牙反殆常常是牙列拥挤的一种表现，治疗主要从牙齿排齐的角度考虑。本节重点讨论多数或全部前牙反殆。前牙反殆除了影响患者的美观，由于前牙不正常的咬合关系，常常会引起功能性殆创伤。反殆前牙的种植修复体受到异常殆力，种植体松动失败的风险很高。因此反殆患者的前牙缺失后如需种植修复，首先需要通过正畸治疗纠正前牙的不良咬合关系。

　　前牙反殆的矫治涉及整个牙列咬合的改变，需要综合性正畸治疗。前牙反殆的矫治原则是唇倾上前牙、近中移动上牙列和舌倾下前牙、远中移动下牙列。前牙反殆的治疗伴随前牙牙轴的改变，对联合治疗的患者要考虑前牙牙轴的改变程度是否影响种植手术中种植体的轴向。

　　非骨性或轻度骨性畸形的前牙反殆患者，前牙没有明显的代偿关系，反殆治疗后前牙牙轴的改变对种植体植入轴向影响不大。但对于有明显骨性畸形的前牙反殆患者，一般治疗前牙齿已经存在明显的代偿性倾斜，如果矫治设计通过掩饰性矫治解除前牙反颌关系，那么需要上下前牙进一步的代偿性倾斜，治疗后上前牙过度唇倾或下前牙过度舌倾的情况会严重影响前牙的种植修复治疗。因此对于有明显骨性畸形的前牙反殆患者，不能设计单纯的掩饰性正畸，需要考虑正畸-正颌-种植多学科联合治疗。

四、缺牙间隙的调整

　　种植前的正畸治疗经常会涉及缺牙间隙的调整，才能达到比较理想的种植修复效果。种植前缺牙间隙的调整主要集中在以下情况。

　　1.缺牙间隙过小　牙齿长时间缺失未及时修复，邻近牙齿会发生移位、倾斜，缺失牙的近远中间隙显著缩小，甚至影响到手术器械难以操作，可能会使最小直径种植体都不能植入。通过正畸治疗恢复缺失牙的间隙，至少恢复到允许最小直径种植体可以手术植入的空间。间隙的获得一般来源于扩弓或牙齿的邻面去釉。能否采用扩弓治疗需要考察患者的覆殆覆盖情况、牙弓的突度、齿槽骨的丰满程度等。相邻牙齿的邻面去釉是经常采用的扩大缺牙间隙的方法。一般常用固定矫治器矫治间隙不足的问题，在足够稳定的主弓丝上用镍钛螺旋弹簧扩大缺牙间隙。

　　2.缺牙间隙过大　牙齿的长期缺失或牙周支持组织的丧失导致邻牙的移位，也会出现缺牙间隙过大的情况。一般使用固定矫治器加以调整，待使用到稳定的主弓丝后，以链状皮圈缩小缺牙间隙至合适大小。缩小间隙治疗过程中应注意覆殆覆盖的变化。

　　3.牙列散在间隙　牙齿缺失时间过长，尤其是多颗牙齿的缺失，牙列中一般会出现散在间隙，导致缺牙部位间隙发生变化。这一方面影响患者美观效果，另一方面影响缺失牙的种植修复。通过正畸治疗将散在间隙集中于牙列的某个缺牙部位进行修复，应考虑现有牙齿的位置和排列以及缺失牙部位的骨质情况，并及时和种植、修复医生沟通，确定间隙集中的位置和修复方式，制订针对患者的个体化治疗方案。

　　正畸治疗调整缺牙间隙应注意几个原则：

　　1.缺牙间隙恢复合适　前牙美学区域重点从美观方面考虑，缺失牙间隙的恢复应和对侧牙相对称。如缺牙间隙调整正常后仍有少量间隙实在难以关闭，可以放于尖牙远中，不会对美观效果有太大影响。后牙间隙的调整应保证最小种植体的植入。

　　2.上颌中线的考虑　上颌牙列中线是牙颌面美观中重要的考虑因素。间隙调整无论是扩大或缩小调整，正畸治疗应注意保持上颌中线的位置正中。上颌牙列中线偏斜 2 mm 之内的治疗设计尚可以接受。如治疗后中线偏斜超过 2 mm，就要在方案设计上做出修改和调整，除非极特别案例的设计要保留明显偏斜的上颌中线，这要和患者沟通并获得理解。

3. 缺牙区邻牙牙根的平行　正畸治疗调整缺牙间隙，除了在牙冠水平获得合适的近远中间隙，还要保证在牙根之间得到正常的宽度。也就是说正畸移动牙齿调整缺牙间隙，牙齿应做到控根移动，最终的治疗结果应达到缺牙间隙两侧邻牙的牙根平行，才能使种植手术得以顺利进行，种植修复体的邻接关系以及邻牙所受𬌗力的传递都能达到正常的状态。

五、排齐牙齿

正畸-种植联合治疗的患者如果存在牙列拥挤、牙齿扭转错位，常常为种植修复带来困难，甚至导致种植修复不能进行。通过正畸治疗排齐牙齿，解除牙列拥挤，再行种植修复，能够得到满意的种植修复治疗结果。

上下颌牙列严重拥挤的联合治疗患者，需要设计减数前磨牙，其治疗和青少年患者的综合性正畸类似。如果综合考虑缺牙部位的间隙、骨质、牙列中线等情况，并结合患者的具体要求，正畸方案有时也会选择以缺失牙作为该象限区域的拔牙设计，该象限不再减数其他前磨牙。这种设计通过关闭缺失牙间隙避免了种植修复，尽可能保留了健康牙齿，但有可能会牺牲一部分的对称性美观，这需要和患者充分沟通并征得同意。

成人正畸患者的轻中度牙列拥挤，一般可以通过适度扩弓和邻面去釉得到矫治。如果前牙较为直立，面型突度良好，可以进行前牙的适度唇向开展获得间隙，从而排齐牙列。成人正畸解除牙列拥挤所需间隙的另一个重要来源，是通过牙齿近远中邻面的去釉获得。一般情况下，上颌前牙区邻面去釉可以获得 4～5 mm 的间隙。下颌前牙的邻面去釉量稍小，可以获得 3～4 mm 间隙。下前牙超过 3～4 mm 的拥挤量，常需要设计减数拔除一颗下切牙来提供间隙。

牙齿拥挤的治疗根据拥挤的部位和范围，可以是局部的辅助性正畸或全牙列的综合性正畸。矫治器通常选用固定矫治器。为了满足患者美观的要求，矫治器可以采用唇侧的陶瓷托槽矫治器或舌侧矫治器。近年来无托槽数字化隐形矫治器在局部牙齿排齐治疗中的使用越来越得到重视，也受到成人正畸患者的欢迎。在成人正畸患者牙齿排齐的治疗过程中，应注意矫治力尽量轻柔持续。如选用固定矫治器，矫治弓丝应从细圆镍钛丝开始使用，顺序更换弓丝。如果使用无托槽隐形矫治器，应注意适当调整减小每副牙套牙齿移动的步距。

牙列拥挤矫治后的复发趋势非常明显，牙列排齐后应该经过保持阶段稳定牙齿矫治后的位置。一般在牙列排齐后 6～8 周，牙槽骨的改建完成后可以开始修复治疗。对于复发趋势明显的扭转牙，建议排齐治疗后进行牙龈纤维环切术，再行保持 6 个月。种植修复体戴用后依然需要继续保持。

六、直立磨牙

临床上后牙的缺失非常常见，尤其是第一恒磨牙。后牙的长期缺失会导致邻牙的位置变化。第一恒磨牙缺失后，如不及时修复，第二恒磨牙和第三恒磨牙会向近中倾斜和旋转，第二恒磨牙近中容易形成较深的假性牙周袋；前磨牙向远中倾斜和旋转；对颌牙发生过长。这种邻牙位置的变化影响第一恒磨牙种植修复的进行，即使勉强修复，种植修复体不能和邻牙建立良好的邻接关系，影响牙周支持组织的健康。倾斜的第二恒磨牙本身受到的𬌗力不能沿牙体长轴传递，也容易造成牙周组织创伤。

种植前的正畸治疗相当一部分工作是直立倾斜的第二恒磨牙，恢复缺牙部位邻牙的正常位置，有利于第一恒磨牙的种植修复，改善局部咬合功能和牙周组织健康的维护。直立第二恒磨牙在矫治设计和治疗方面需要考虑以下因素。

（一）缺牙间隙的处理

第二磨牙的近中倾斜移动，常导致第一恒磨牙间隙明显变小。在设计第二磨牙直立的正畸方案时，可以是远中直立牙冠恢复缺牙间隙，也可以是近中直立牙根进一步减小间隙，甚至关闭间隙（图11-12）。方案的选择取决于第三磨牙的情况、缺牙部位牙槽骨情况、支抗的设计、牙列对解除拥挤和改变突度的正畸需求以及患者的主观愿望等因素。在正畸-种植联合治疗中，多数情况下进行第二恒磨牙牙冠远中直立的正畸治疗工作。

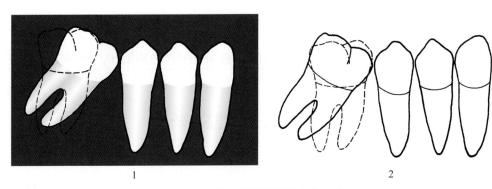

图11-12　第二磨牙不同的直立方式
1. 远中直立第二磨牙牙冠，缺牙间隙增加；**2.** 近中直立第二磨牙牙根，缺牙间隙减小或关闭

（二）第三磨牙的处理

在向远中直立倾斜的第二磨牙时，如果第三磨牙明显阻生，不能与对颌牙建立咬合功能，一般考虑拔除第三磨牙，可以减轻第二磨牙直立的阻力。有比较少的情况，第三磨牙萌出完全，且与对颌牙有良好咬合，这时需要保留第三磨牙，和第二磨牙一起直立。

（三）支抗的设计

第二磨牙本身的支抗能力较强，如果想有效地直立第二磨牙，需要考虑更加稳定的支抗来源。如果采用牙性支抗，仅仅使用同侧的尖牙到第二前磨牙的组牙支抗往往是不够的，通常需要通过舌弓将对侧的牙齿加入到支抗单元内来。同侧的支抗牙如果不构成病理殆，那么托槽无需按标准位置粘接，以托槽粘接后能使槽沟在同一水平线为标准，方便粗的稳定弓丝能尽快入槽结扎，增强支抗单位。

近年来骨性正畸支抗技术已经在临床成熟使用。在直立第二磨牙时使用微钛钉正畸支抗是比较有效的方法。支抗微钛钉可以植入磨牙后区或升支前缘，通过链状皮圈直接对倾斜的第二磨牙施力，达到使第二磨牙远中直立的效果（图11-13）。支抗微钛钉也可以植入双尖牙区的颊侧齿槽骨，通过直立辅弓直接对第二磨牙施力（图11-14）。这两种方式支抗稳定，完全抛弃牙源性支抗的方式，避免支抗牙的不利移动。

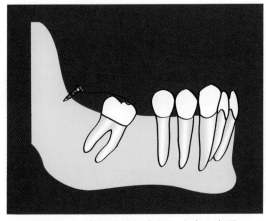

图11-13　应用微钛钉支抗远中直立磨牙

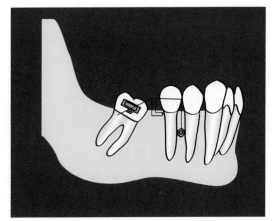

图11-14　应用微钛钉支抗直立磨牙

（四）磨牙直立后的保持

磨牙直立后需要保持 2～3 个月，等待牙周组织的改建。这期间即可以开始第一磨牙的种植修复治疗，种植修复体的安装是对直立磨牙最好的保持。

第四节　不良颌间关系的外科矫治
Surgical Correction of Unfavorable Intermaxillary Relationship

一、下颌前部根尖下截骨纠正前牙重度深覆𬌗

（一）概述

上颌前牙缺失的患者，如果存在前牙深覆𬌗的症状，尤其是闭锁性深覆𬌗，往往没有龈𬌗间隙留给种植体上部基台，种植修复体无法放置。即使勉强放置，前牙在功能运动时形成咬合创伤，前伸和开闭𬌗运动时上颌前牙种植体腭侧有较长时间的𬌗接触和较大的侧向𬌗力，不良的受力会直接影响种植体的长期效果，甚至导致种植修复的失败。

目前一般情况下，正畸治疗纠正此类患者的深覆𬌗畸形，因其创伤小，效果可靠，仍为首选方法。多数前牙缺失伴有深覆𬌗的患者均接受了正畸治疗，矫治深覆𬌗畸形后再行种植修复，但仍有部分患者因时间以及正畸矫治困难等原因，需行正颌外科下颌前部根尖下截骨，下降骨段以矫治该类畸形方可行种植修复。

林野等报道了矫治不良颌间关系与同期种植术。对于前牙缺失伴重度深覆𬌗患者，进行下颌前部根尖下截骨 4 例，平均骨段下降 4 mm（3～6 mm），以微型钛板固定，同期行上颌前部种植术，下颌前部根尖下截除之骨块植入上颌前部种植区域唇侧。术后患者均得到正常咬合关系。永久修复体采用贵金属烤瓷固定修复。因种植体位于理想的位置与轴向，种植修复的功能与美学效果理想。仅 1 例患者在下颌前部根尖下截骨术后 X 线复查 14 牙根近中面有损伤，未损及牙髓，追踪两年无临床症状，未做处理。

（二）手术步骤

1. 软组织切口　下颌前部前庭沟处做黏膜切口，局部浸润麻醉。切口的长度因移动牙-骨段的大小而异，一般移动包括双侧单尖牙的骨段，切口可达双侧第一双尖牙。

2. 骨切口　根尖下截骨矫正深覆𬌗，需垂直向向下（根向）移动骨块。因为不需要拔牙，垂直骨切口在尖牙和第一双尖牙之间，须十分小心，勿伤及切口邻近的牙根。位于上方的第一条水平骨切口一般要置于根尖下 5 mm，根据需要下降的骨量确定第二条水平骨切口的位置。水平截骨线与垂直截骨线相连，去除水平截骨线之间的骨质，骨质收集备用，在上颌种植体植入后进行唇侧植骨。

3. 固定与缝合　采用微型钛板进行坚固内固定，并进行单颌结扎。充分的固定有利于早期愈合。缝合时，先缝合颏肌，一般缝合 3 针即可，消灭死腔，使肌肉恢复应有的位置，然后缝合黏膜伤口。

（三）并发症及其预防

1. 血供不足形成移动牙-骨段部分或全部坏死　下颌前部牙-骨段小，舌侧营养蒂细弱，常不含肌肉组织，如操作不慎，易与移动骨段分离，造成骨段坏死。

2. 牙髓坏死或退行性变　是由于牙髓血供不足所致，水平骨切口与根尖之间要有适当距离。

3. 损伤截骨线相邻牙齿　在进行垂直骨切口时，如果截骨线相邻牙齿牙根距离近，则牙根受损的风险加大。术前需通过 X 线片进行仔细风险评估。如果拟行垂直截骨的牙根之间间距过小，则应视为手术禁忌。

二、Le Fort Ⅰ型截骨术纠正重度上颌后缩

（一）概述

Le Fort Ⅰ型截骨术是矫正上颌畸形常用的术式。现代 Le Fort Ⅰ型截骨术的概念是按 Le Fort Ⅰ型骨折线截骨，并使上颌骨折断降下（Le Fort Ⅰ down fracture），然后整体移动上颌骨，矫正其前后、垂直以及水平方向的畸形。

通常上颌牙列缺失的患者，由于牙槽嵴的软、硬组织缺损，患者面中份丰满度降低，而且由于上唇软组织失去支持，上唇塌陷，影响美观。通过种植体支持的覆盖义齿修复，有助于通过义齿的唇或颊侧翼基托恢复唇或颊丰满度。但是对于伴有上颌发育不足的患者（下颌位置正常），上唇凹陷，双唇过度紧闭，上唇相对较薄，缺乏唇间隙，在上颌牙列缺失后，除上述特征，口内水平向颌间距离过大。即使勉强植入种植体，种植体与牙列之间距离过大，不仅导致种植体过度负重，而且很难通过修复体代偿弥补颌间关系的不良，修复体需设计为反殆，患者的外形仍表现为上颌后缩的面貌，看上去显得苍老，即使进行了种植修复，仍给人以无牙颌的印象。对于此类患者，通过 Le Fort Ⅰ型截骨术前徙上颌骨矫正上颌收缩，有利于种植体的长期负重和面部外形的改善。

（二）手术步骤

1. 麻醉　Le Fort Ⅰ型截骨术必须在经鼻腔插管全麻下进行。同时加用低压麻醉，以减少术中出血。

2. 切口　前庭沟切口，切开黏骨膜，范围不宜超过第一磨牙，以免造成颊脂垫暴露，影响手术视野。

3. 分离　分离黏骨膜，暴露鼻前棘、梨状孔边缘、上颌窦前外壁，向后紧贴骨面潜行分离到翼上颌连接处。然后分离鼻底和鼻侧壁的黏骨膜。

4. 截骨　按术前设计的截骨线，首先用球钻在双侧的梨状孔边缘以及颧牙槽嵴处钻孔做标记，决定截骨线的高度和截骨线的方向，继之以矢状锯或来复锯从梨状孔边缘截开直至颧牙槽嵴，再用矢状锯或来复锯截断颧牙槽嵴以后的骨板。以薄骨凿凿断上颌窦内壁，以弯骨凿凿断翼上颌连接。

5. 折断降下　当上颌骨与颅面骨的连接被充分断离后，可用拇指与示指置于截骨线以下的尖牙窝以及腭侧骨板上，用力向下压迫，或用上颌钳，使上颌骨下降折断。

6. 移动和固定　用上颌钳将上颌骨向前方用力牵引，松弛，直到术前设计的位置，把上颌骨置于殆板上，然后采用微型钛板，分别在梨状孔及颧牙槽嵴处行坚固内固定。

7. 缝合　先缝合鼻腔黏膜，软组织切开间断缝合。

虽然半个世纪的应用表明，Le Fort Ⅰ型截骨术是一种安全可靠的术式，但对于不良颌间关系的患者，术前必须进行详细的 VTO 分析和模型外科研究，适应证掌握要慎重。切忌单纯依靠经验来决定。Le Fort Ⅰ型截骨术需要完全断离上颌骨和颅面骨的所有骨性连接，属于口腔颌面外科大中型手术，手术步骤相当复杂。医生需经过严格系统的正颌外科训练！

三、腓骨瓣重建上颌骨后种植修复

上颌发育不足的患者除了表现为上颌后缩，还存在上颌水平向及垂直向骨量重度不足，需进行大量骨增量后才能进行种植修复。此类患者可以采用髂骨骨块大范围外置法植骨，目前随着血管化腓骨瓣技术的成熟，腓骨瓣成为颌骨重建种植修复的主要供骨来源。腓骨瓣为血管化移植，其骨吸收率很低，长期观察结果仅为 2%～7%。北京大学口腔医学院应用腓骨复合组织瓣重建上颌骨缺损，腓骨的平均高度为 15.2 mm，成功率达 98.1%。即便将骨吸收因素考虑在内，腓骨瓣上颌骨重建也完全能达到种植体植入的要求。目前游离腓骨瓣成为上颌骨重建的良好选择。但由于游离腓骨复合瓣修复上颌骨缺损技术难度较大，手术创伤也较大，种植义齿修复治疗周期长，应严格掌握适应证。其具体适应证及外科操作原则参考本书相应章节。

进展与趋势

当前口腔各专业学科之间交融发展的趋势越来越明显。受到成人正畸患者数量增加和种植修复技术蓬勃发展的影响，正畸-种植联合治疗成为重要的发展方向。种植前正畸治疗的目标主要集中于局部牙齿排列和颌关系的调整，以辅助性正畸治疗为主要手段，有时也会涉及全面颌关系调整的综合性正畸治疗。种植前正畸在设计和治疗上具有一些特色，主要体现在以下方面：尽可能满足患者在矫治过程中美观方面的需求，尽可能缩短矫治的周期，尽可能实现更好的治疗结果。目前隐形正畸矫治器和骨性正畸支抗技术的成熟发展，以及对联合治疗中团队协作的重视，都在不断推动正畸-种植联合治疗向着更好的方向发展。

Summary

Adults who seek orthodontic treatment fall into two quite different groups: younger adults who desired but did not receive orthodontic treatment as youths and older adults who have other dental problems and need orthodontics as part of a larger treatment plan. Usually the second group are the complex and interdisciplinary patients. For them, orthodontist must be coordinated carefully with other dental specialists such as the periodontal and restorative practitioners. Orthodontic treatment for interdisciplinary patient is not necessarily to achieve as ideal a result as possible, and is needed to meet specific goals that would make control of dental disease and restoration of missing teeth easier and more effective. Adjunctive orthodontic treatment is often carried out to facilitate other dental procedures. Typically, appliances are required in only a portion of the dental arch and for only a short time. But the boundary between adjunctive and comprehensive treatment is somewhat indistinct. Comprehensive orthodontic treatment is also needed to resolve complex dental problems in interdisciplinary treatment.

Definition and Terminology

1. 综合性正畸治疗（comprehensive orthodontic treatment）：An effort to make the patient's

occlusion as ideal as possible，repositioning all or nearly all the teeth in the process. It usually requires a complex fixed appliance.

2.辅助性正畸治疗（adjunctive orthodontic treatment）：The tooth movement carried out to facilitate other dental procedures necessary to control disease and restore function.

3.生理殆（physiologic occlusion）：An occlusion that adapts to the stress of function and can be maintained indefinitely.

（寻春雷　陈　波）

第十二章　牙槽骨牵引成骨技术

Alveolar Distraction Osteogenesis

第一节　概　述
Conspectus

一、起源及发展

20 世纪 80 年代，苏联 Gavriel Illizarov 教授使长管骨的牵引延长成骨技术成为一种在世界范围内被接受的有效治疗手段。牙槽骨牵引延长成骨技术是在长管骨牵引延长成骨技术的成功基础上借鉴与发展起来的。

尽管种植外科技术在 20 世纪 80 年代末出现了许多新技术，包括外置法植骨技术、骨引导再生膜技术，以纠正种植区域的骨量不足，但在种植临床实践中有相当一部分患者通过各种植骨或骨扩增技术仍然无法满足恢复足够的牙槽骨高度。20 世纪 90 年代中期，M. Chin，J. Hidding、M. Black 等试图运用 Illizarov 骨牵引延长成骨的原理，分别使用自己设计的牙槽骨牵引器，以增加牙槽骨的高度，为种植体植入做准备。他们做了令人鼓舞的尝试。从 1996 年至今，牙槽骨垂直牵引延长技术无论是在牵引器设计上还是外科技术上都取得了显著进展，为纠正重度牙槽突缺损开辟了一条新思路。如今愈来愈多的医生认识到没有牙槽骨垂直牵引技术，许多重度牙槽突缺损畸形就难以得到完全或满意的纠正与修复。

二、牙槽突牵引延长成骨的基本原理

对活体组织缓慢施加一定的牵引力可使其产生一定的张力，而这种张力可以刺激和保持某些组织结构的再生与生长，Illizarov 称之为张力拉力法则。对于骨组织，牵引延长骨生成是指在牵引力的作用下，在骨截开的两断端间会产生持续缓慢的作用力，这种作用力会使骨组织和骨周软组织再生，从而在截骨的骨段间隙内形成新骨。且骨周软组织亦会同步生长，故该方法亦被称为组织牵引延长技术。

目前人们知道骨牵引延长成骨的愈合原理与骨折愈合过程基本的愈合机制相同。主要有四个阶段：①骨痂形成；②基本的多细胞改建；③重叠改建期；④局部改建加速期。

在牙槽骨被截开后，在截骨线的间隙内会有一个脆弱的骨痂带形成，嵌入并连接两骨断端。骨痂内有编织样骨、新形成的血管、结缔组织和游走细胞，但无透明软骨。当骨痂矿化以后，多细胞改建开始，并形成层状骨，然后重叠改建开始后重塑骨痂并重建该区域的正常强度，而加速改建期内这一过程被提速，直至完成。这四个阶段被认为在成人要慢于儿童，而在

成人颌骨上要较长管骨为快。

牙槽突垂直牵引延长术现被用于上、下颌骨种植术前的骨扩增，如同其他类型的骨牵引延长一样，其成功的关键因素在于在骨截开线上施加适当的机械力量，而这个适当的机械力量会影响多个方面，主要是生物力学和生物学两大方面。生物力学上主要是所施加力量的传递转化，涉及骨痂的稳定性、骨的解剖特性、牵引力的大小，以及移动臂的方式。从生物学角度来看牙槽骨牵引延长术，其并非是一个连续性的骨牵引延长过程。由于成骨细胞是骨生长的基本作用细胞，所以对成骨细胞的牵引被认为是组织对牵引起反应的主要影响因素。

牵引力的稳定性是影响被牵引间隙内新骨生成的首要因素。Illizarov 研究证实，牵引的骨间隙中新生组织类型主要取决于牵引力的稳定程度，骨段间的不稳定会导致大量纤维结缔组织或软骨形成，甚至假关节形成，只有轴向移动的骨段在具有良好稳定性的条件下，被牵开骨间隙内才会有新骨生成。

牵引的速度与频率是影响牵引延长骨生成的重要因素。Illizarov 的研究认为，最佳牵引速度为每天 1 mm，分为 4 次牵引，每次 0.25 mm。其进一步的研究证实，在每天牵引速度不超过 1 mm 的前提下，每天牵引的频率愈高，愈有利于新骨的生成。尽管有人认为颌骨血供较四肢长管骨更好，可以每天牵引大于 1 mm，但大多数学者仍认为以每天牵引 1 mm，牵引 3～4 次完成更宜。

保留牵引移动骨段舌侧或腭侧足够软组织蒂是保证成功的牙槽骨垂直骨牵引的关键因素。如果在截骨的过程中破坏了腭侧或舌侧移动骨段的软组织蒂，则等于破坏了移动骨段的血供，使其成为游离骨块，牵引成骨则不可能。

三、牙槽骨垂直牵引器的类型

1. Lead 牵引器　最早由德国 Stryker Leinbinger 公司生产。在行牙槽突骨截开后，牵引器的两个固定板分别固定在水平截骨线两侧的骨段上，然后从牙槽嵴顶打孔，至水平截骨线，放置牵引轴。该轴上端穿过牙龈留置于口腔内，以便在牵引期每天旋转该轴以牵引移动骨段（图 12-1）。

2. Track 牵引器　德国马丁公司生产。在行骨块截开后，从唇颊侧入路安置牵引器。牵引轴亦位于唇颊侧，并穿龈留置于口腔内（图 12-2）。

3. 多方向可调牵引器　根据不同患者的不同情况在技工室个别设计制作，它允许在垂直牵引的过程中进行多个方向上的调整，以保证牵引的高度与方向。

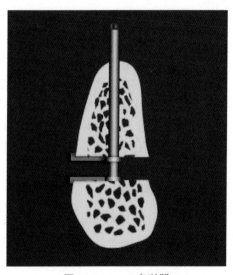

图 12-1　Lead 牵引器

4. 中邦牵引器　由国内西安中邦钛生物材料公司生产，采用小型钛或微型钛板作为骨段固定装置，也是固定在唇颊侧骨面上，其牵引轴穿龈留置于口腔内（图 12-3）。

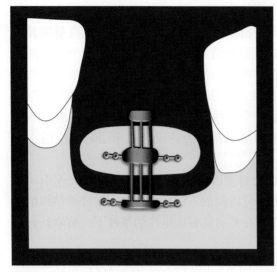

图 12-2　Track 牵引器

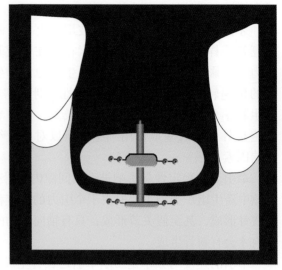

图 12-3　西安中邦牵引器

第二节　牙槽骨垂直牵引外科术
Surgical Technique of Alveolar Distraction Osteogenesis

一、牙槽骨垂直牵引的技术步骤

牙槽骨垂直牵引成骨术的临床技术步骤与其他骨牵引技术的临床技术步骤相同，一般分为四步：

1. 骨截开术。
2. 5 ～ 7 天的静止期。
3. 牵引期。每天 1 mm，分为 3 ～ 4 次完成。
4. 稳定期。一般 2 个月左右，然后可酌情取出牵引器。植入种植体的时间可有不同。若 X 线片及取出牵引器手术中观察到牵引区新骨形成及钙化良好，则可在取出牵引器同时植入种植体；反之，在取出牵引器后，可再等 1 ～ 2 个月再行种植体植入。但过晚植入种植体，牵引区新骨未能得到生理性刺激，可能会发生骨吸收。

二、手术步骤

1. 切口　通常为前庭黏膜切口，向牙槽嵴顶及根方翻起黏骨膜瓣。切记向冠方的黏骨膜瓣不能越过缺损区颌骨牙槽嵴顶，否则移动牵引骨块血供会受到影响。

2. 选择牵引器　首先要考虑牵引的高度，选择合适的牵引器。牵引器过高，会干扰对颌牙，使患者在愈合期内无法正常行使咬合功能；牵引器过短，无法牵引到设计的高度。应选择与缺损高度相应的牵引器且有余量，例如需牵引 10 mm 时，则应选择 12 mm 左右的牵引器。其次选择牵引器的类型。一般来说，移动骨段的近远中长度愈大，牵引的高度愈高，则要求牵引器的固定臂愈稳定，抗拉强度愈大，否则随着牵引距离的增大，牵引方向会发生偏移。同时要注意到有些牵引器设计的牵引范围较小，例如 Lead 牵引器、Veriplant 牵引器，其设计牵引范围均在 6 mm 左右。Track 牵引器、中邦牵引器设计牵引范围可达 20 mm。

3. 牵引器定位　根据牵引的高度、牵引的位置、牵引区的大小选择了适当的牵引器之后，在行骨截开之前先要进行牵引器的定位。确定移动臂的位置、固定臂的位置和牵引轴的方向。

由于颌骨的位置与解剖形态的变化，根据其解剖形态与牵引方向，调改牵引臂与固定臂钛板的角度与位置。一般来说，移动骨段的高度至少应大于等于 3 mm，否则牵引器移动臂固定困难，且因软组织蒂附着太少，骨段血供差，成骨效果差。固定臂要考虑到避开重要的解剖结构，如鼻底、上颌窦、下齿槽神经管。在牵引器定位后，可确定骨截开线，水平骨截开线必然是在牵引器的牵引臂与固定臂之间，而垂直骨截开线则应根据牵引范围的需要而定。若牵引器的牵引臂和固定臂过长，可根据实际需要截短。当牵引器的位置、方向确定以后，且移动臂与固定臂形态、角度调整完成，可行牵引器定位性临时固定，然后拆除牵引器。

4. 截骨　可选用细裂钻行截骨线定位，然后用来复锯或矢状锯先做颊侧骨皮质截开，再换用超声骨刀截开舌侧骨皮质，这样不但全层截开骨皮质，且不伤及舌 / 腭侧软组织蒂，以防术后移动骨段血供障碍。通常在截骨时应用一手指从舌 / 腭侧感知截骨的深度。当完成截骨后，用一个极薄的骨凿插入截骨线内，撬动和活动骨块，使骨块与颌骨完全分离，仅与舌 / 腭侧软组织蒂相连。

5. 放置牵引器　首先检查选择的牵引器是否有异常，牵引臂能否正常移动，然后将垂直牵引器按已定点的螺孔进行放置固定，先固定其固定臂，再固定活动臂螺孔。再次检查牵引器的位置与轴向，是否干扰对颌牙。然后，用专用牵引器扳手旋转牵引轴，试牵引 3～5 mm，以检查移动骨段是否完全从颌骨上分离，牵引方向上是否有阻力。如一切正常，则将移动骨段通过回旋牵引器螺纹轴，使其向颌骨方向复位，但不能完全退到起始位，应在移动骨段及颌骨间保持 3 mm 左右的间隙，以利血凝块及血痂形成。

6. 缝合　除牵引轴部分经黏膜穿出口腔外，其余区域应减张、严密缝合。

三、患者宣教、训练及复查

由于绝大部分牙槽骨垂直牵引术是在局麻下完成的，特别是术后 7 天以后的牵引主要是由患者遵循医生教的牵引方法自行完成牵引，所以此类患者的宣教、牵引训练及复查就极为重要，直接影响到牵引的效果，甚至失败。

1. 术前应告知患者术后牵引轴的一部分会直接暴露在口腔中，可能会对口腔功能形成一些干扰，若在前牙区还可能影响美观，同时要告知患者务必保持口腔清洁，保持牵引杆的清洁，用专用漱口液漱口，以避免感染发生。

2. 患者在术后 7 天时应复查，接受自行牵引操作的指导与训练。医生首先演示旋转牵引器的工具、使用方法和旋转范围，并做第一次牵引示范。然后在医生的指导下，让患者完成第二次及第三次牵引（第一天的牵引）。

3. 告知患者在自行牵引时的注意事项，包括次数、范围、力量等，并告知患者遇到异常应随时复诊。在患者自行牵引顺利时，应每 3 天左右复查一次，以便医生监控牵引的正确实施，与必要时的调整。

第三节　颌骨不同类型的牙槽骨垂直牵引术
Alveolar Distraction Osteogenesis in Different Defection Type

一、重度骨缺损的颌骨垂直骨牵引术

颌骨重度骨缺损多见于颌骨前部外伤、肿瘤切除术后的重度骨缺损，同时伴有软组织缺损，缺损范围大于 2 个牙位，垂直缺损大于 8 mm。外置法植骨的骨块固定及软组织覆盖均有困难。前牙美学区域伴有重度垂直骨量不足，垂直骨牵引是重建软硬组织量的有效办法。下颌骨肿瘤术后若下牙槽神经功能存在，骨牵引手术中也应予以保留。术中保护舌侧软组织蒂是保证愈合期血供和手术成功的重点（图12-4）。

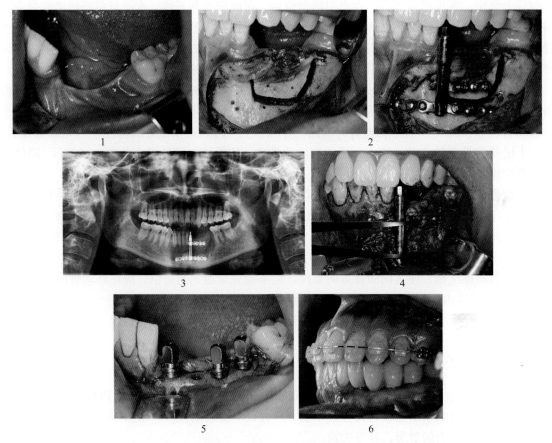

图 12-4　重度骨缺损的颌骨牵引

1. 下颌肿瘤切除术后重度骨缺损；**2.** 术中截骨及植入牵引器；**3.** 牵引4个月后X线片，可见垂直骨量增加；**4.** 牵引完成后手术取出牵引器，显示垂直骨增量；**5.** 种植体植入；**6.** 种植修复完成后

二、功能性颌骨重建前的牙槽骨垂直牵引术

重建因外伤、肿瘤术后造成缺损的颌骨功能时，必须首先重建牙槽骨的高度，才能植入种植体，进一步重建咀嚼功能。而肿瘤术后颌骨重建时由于受到取骨量的限制，以及局部软组织的限制，往往植骨难以恢复正常颌骨的生理高度。在设计种植体植入时，先必须纠正垂直高度不足的问题，才有可能通过植入种植体重建颌骨功能。常规方法是再次取骨与植骨，但存在骨块固定困难、软组织封闭困难这两大难题，一直使功能性颌骨重建的研究进展受到限制。牵引成骨技术的应用，为解决功能性颌骨重建中颌骨垂直高度不足开辟了一条新途径（图12-5）。

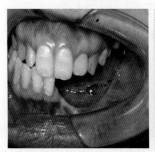
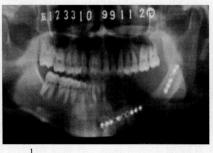
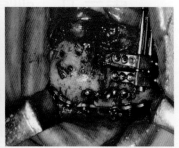

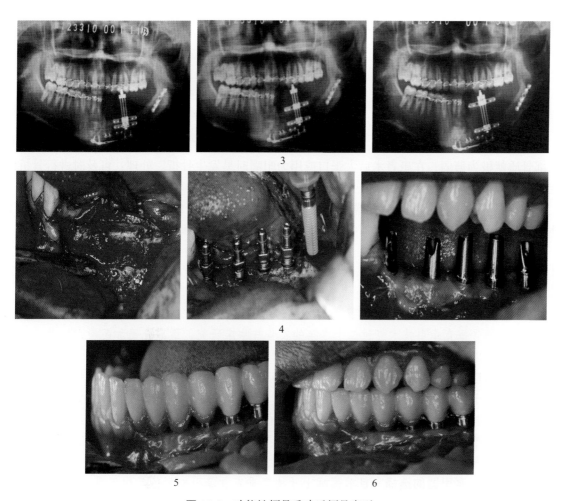

图 12-5 功能性颌骨重建后颌骨牵引

1. 颌骨肿瘤切除后腓骨重建，垂直骨量严重不足；**2.** 植入牵引器；**3.** ①植入牵引器后 X 线片；②牵引过程中；③牵引完成后；**4.** 牵引完成后植入种植体；**5.** 完成修复；**6.** 修复后 4 年复查

第四节　牙槽骨垂直牵引的适应证、禁忌证及并发症
Indication、Contraindication and Complication

一、适应证

　　1. 牙槽骨垂直骨缺损大于 8 mm。

　　2. 颌骨重建后的牙槽突重建。

　　3. 缺损区域大于等于 2 个牙位。

二、禁忌证

　　1. 颌骨剩余骨量小于 6 mm　此时行截骨术后，颌骨剩余骨性部分会有骨折的风险，特别是下颌骨。

　　2. 1 个牙位的垂直骨牵引　由于截骨线方向的要求，牵引轴的位置干扰，单个牙位的牙槽突垂直骨牵引常常效果有限。

3. 患者年龄　由于口腔种植修复被认为应在头颅发育基本停止以后进行，故牙槽骨垂直牵引术亦被认为应在 18 岁以后。

三、并发症

颌骨牵引成骨术的并发症较少。可能发生的有：

1. 下颌骨牵引区底部骨折　由于缺损区本身高度有限，在行移动骨块的截骨术后，其基底部骨质就极为薄弱，在患者术后大张口或用力咀嚼时易发生骨折。处理：可及时进行骨折固定，然后继续完成垂直牵引。

2. 感染　少见，但由于牵引器杆留在口内，牵引区有感染的风险，应嘱患者保持口腔卫生，防止感染。一旦发生应及时对症处理。此时牵引成骨的质和量均会受到一定影响。

进展与趋势

牙槽骨垂直牵引技术经过二十多年的实验与临床研究，适应证更加明确，技术日臻成熟，临床效果得以证实。

1. 适应证　牙槽突垂直骨牵引技术适应证主要是大于 8 mm 的垂直骨缺损，且缺损牙位应大于 2 个牙位。在经典的骨增量方法，如外置法植骨、GBR 植骨无法重建缺损骨量时，牙槽突垂直骨牵引技术可以作为一个有效的替代方法。当肿瘤切除术后或外伤造成颌骨重度缺损，用腓骨瓣或髂骨瓣重建了颌骨的连续性，但重建区域的垂直骨高度尚不能满足种植修复时，垂直骨牵引可以作为重建垂直骨量的有效方法。

2. 垂直牵引器的选择　目前国际上牙槽突垂直骨牵引能用的牵引器尽管有中央型、旁中央型及种植体牵引器，但多数学者认为尚没有很理想的牵引器可用。市场上已有的牵引器仍然需要进一步完善改进。

牵引器应该易于成型和放置，固定效果好。易于拆卸，治疗期间稳定性好，尽可能远离牵引成骨的区域，对患者的生活及咬合功能干扰小，易于患者自行操作。

3. 牵引成骨的趋势　牙槽突牵引成骨手术要求高，技术敏感性强，限制了该项技术的推广应用，但因牙槽突牵引成骨具有独到的特点，具有自动牵引功能、更小体积的牵引器是各国相关企业研发的热点，而微创牵引是临床发展方向。

Summary

This chapter gives a brief view of the basic principle of alveolar distraction osteogenesis（DO）. Although there are now many ways available to reconstruct the alveolar bone for later implant placement，DO still obtain an irreplaceable position in reconstructing the alveolar vertical deficiency due to its predictable clinical result and both soft and hard tissue increase. Light distraction force maintains a tension in local vita tissue，which can stimulate the proliferation and regeneration process. This is granted as "law of tension-stress" by Dr.Illizarov，which is the basic principles of osteogenesis. The stabilization of distraction force，proper distraction speed and intact lingual soft tissue coverage are the key factors for DO. There are many distractors available on the market. Doctors should know the differences and indications to make the right choice. For implant therapy，

DO is specially used for great alveolar vertical bone augmentation. Stable fixation of distractor with the dislocated bone block and sufficient blood supply preservation are the most important during the DO surgery. DO can also be used in the functional jaw reconstruction cases like the fibular or iliac bone graft. Complications of DO are rarely happened, but surgeon should always keep in mind the indications and contraindications of DO.

Definition and Terminology

1. 牙槽骨牵引成骨（alveolar distraction osteogenesis）：A surgical technique which uses tension-stress effect and distraction devices to elongate or broaden the alveolar bone by application of special rhythm and direction distraction force on the partly or completely fractured bone to progressively separate it and accelerate the new bone forming in the distraction gap.

（林 野）

第十三章　功能性颌骨重建

Functional Reconstruction of the Jaws

第一节　功能性颌骨重建的目的与内容
Goals and Concepts of Functional Jaw Reconstruction

一、基本原则

肿瘤切除、炎症及外伤等原因引起的颌骨缺损，不仅严重影响患者口颌系统正常功能的行使，而且破坏了原来协调的容貌结构关系，给患者造成巨大的身心健康及生存质量的损害。因此，运用现代医学科学手段，功能性重建颌骨缺损已成为口腔颌面外科医生面临的重要课题。

颌骨缺损功能性重建（functional reconstruction）是试图通过外科手段达到以下目的：

1. 重建颌骨的连续性　颌骨的连续性是口颌系统功能中肌肉功能、吞咽功能、语言功能、咀嚼功能的主要解剖学基础，同时对患者的生活自信心影响极大。

2. 重建颌骨的生理凸度　没有重建颌骨正常的生理凸度，就无法重建正常的颌面部外形轮廓，就无法重建患者的口腔生理功能，包括咀嚼、吞咽、发音的功能。

3. 重建牙槽突的高度　重建牙槽突的高度对于重建患者的咀嚼功能至关重要，也是颌骨缺损功能性重建的难点之一。如果没有重建的牙槽突高度，就无法进行骨结合种植体的植入，无法行种植义齿修复，无法达到功能性颌骨重建的目的。

4. 重建并维持颌骨的骨量　重建并试图终生维持重建颌骨的骨量，如厚度、高度，是功能性颌骨重建的又一难题。没有足够的颌骨厚度，就无法植入骨结合种植体，重建咀嚼功能；不能维持足够的颌骨骨量（三维方向），骨结合种植体会发生脱落。

5. 重建口腔内的软组织结构　颌骨缺损患者常常伴有缺损区域软组织结构异常。如瘢痕形成等限制了口腔的正常功能，如舌的运动、口唇的运动，或软组织不够，使硬组织重建困难。另外，种植义齿要求种植体周围软组织有适当的厚度和一定的结构。这就要求在功能性颌骨重建中，不但要重建硬组织缺损，还要重建软组织结构。

6. 重建生理性的上、下颌骨位置关系　颌骨缺损，特别是下颌骨部分缺损后，会造成三维方向上颌骨位置关系畸形，使得牙列缺损修复困难，重建上、下颌骨在三维方向的生理性位置关系是功能性颌骨重建的重要内容之一。

7. 植入骨结合牙种植体　在重建的颌骨上植入骨结合牙种植体，要求颌骨具有一定的质与量，进而保证种植体的植入和负重。

8.行种植体支持的义齿修复 进而完成功能性颌骨重建。

二、颌骨缺损后功能状态的评估

任何特殊的生理功能均高度依靠于执行这些功能的解剖结构的生理及解剖状态。一个生理功能的正常过程要求其涉及的结构的完整性。功能性颌骨重建的第一步是要重建其结构的完整性。

口腔的基本生理功能是咀嚼、吞咽与发音。一旦完成这些功能的解剖结构遭到破坏，口腔的功能完整性就必然受到破坏。口腔功能的重要解剖结构是上颌骨、软腭、下颌骨、颞下颌关节、咀嚼肌、牙列、牙修复体、舌、颊和上、下唇。评估和了解上述解剖结构的正常生理功能以及受损害的程度，是功能性颌骨重建重要的术前准备。

（一）口腔功能

咀嚼功能（masticatory function）是一种后天建立的复杂神经肌肉活动，它能够接受食物及液体进入口腔，经咀嚼、混合、成团，并进入吞咽阶段。这一阶段对人体的营养摄入及生存质量影响很大。咀嚼功能和吞咽功能（swallowing function）相互密切配合，其生理过程几乎涉及口腔的所有解剖结构及神经活动。反过来，口腔任何解剖结构的损害都会造成口腔功能的不全或障碍，特别是上、下颌骨连续性的破坏，舌的缺失，上、下唇的缺失都会造成明显的口腔咀嚼及吞咽功能障碍，牙齿的缺失会加重这种障碍的程度。

吞咽也是一种十分复杂的神经肌肉活动，需要口腔、咽喉及食管的配合。功能性颌骨重建一般均涉及口咽部的功能重建。吞咽功能首先需要口唇肌的关闭与颊肌的张力，以使舌功能运动移动食物至咽腭弓。当口腔咀嚼功能完成时，吞咽反射才能开始。如果口腔的解剖结构受到破坏，口腔吞咽功能障碍就必然影响到吞咽的进行。

所有涉及咀嚼功能的结构都直接影响到吞咽功能。其中，上、下颌骨及舌的结构与功能完整性是最重要的因素。当然，口腔功能障碍的程度不仅取决于颌骨缺损的程度，更重要的还取决于缺损的部位。一般来说，颌骨后部缺损造成的功能障碍大于前部缺损。当然，前后均涉及的大范围缺损会给吞咽功能造成结构及功能性的障碍。功能性颌骨重建的目的主要是恢复颌骨的连续性及功能，同时还应保证舌的结构完整与运动，才能重建口腔吞咽功能。单纯重建颌骨的功能并不能完全重建口腔功能。

颌骨缺损患者的治疗与处理涉及多个学科，必须是一个多学科合作治疗的过程。以口腔颌面外科医生为主，包括修复科、口腔种植科医生的协作。如果期望得到理想的功能重建，外科医生就必须从上述其他学科里得到最大的协作与技术支持。术前评估颌骨缺损的程度，特别是因此给口腔生理功能带来的障碍，以及以各学科角度评估重建其功能的可能性，是功能性颌骨重建的基本前提。

（二）吞咽功能评估

评估患者的术前吞咽功能及相关症状，对于测量外科重建、修复体功能以及术后吞咽非常有帮助。当颌骨缺损涉及相邻软组织结构，如舌、口底等，常常伴有发音障碍。颌骨缺损造成的语音障碍通常用两类不同的途径进行评估：一是重度发音障碍常需语言病理专家进行评估，二是大部分颌骨缺损造成的语音功能障碍由外科医生进行评估。其方法主要是对发音的录音评估及不同环境下的语言发音评估。其意义在于判断颌骨缺损造成的语言障碍的程度，以帮助判定颌骨重建的范围及程度，是否需要特殊的软组织重建，甚至预计术后语言功能重建的效果。手术史、治疗史，特别是放疗和化疗会直接影响重建的长期效果。

牙列状态、义齿修复、颞下颌关节、唇、颊以及舌都对吞咽功能影响很大。了解患者颌骨缺损后，是否有其他结构影响了吞咽功能。其评估方法一般为询问病史和观察进食量，客观检查包括内镜检查、造影、超声检查和肌电仪等，最常用的为X线动态电视造影检查，每秒30张，并可储存以供分析。然后再分析评估吞咽功能的完全性、障碍的部位及原因，确定颌骨重建的方法。

（三）咀嚼功能评估

咀嚼功能是为了吞咽和消化食物而进行的一个咀嚼过程，包括咀嚼、混合及激发吞咽反射。它不是一个单纯为生存而消耗食物的过程，食物的质地、内容、味道、气味都会在咀嚼的生理过程中体现及享受。为此，人类为咀嚼活动做了大量研究。最为著名的是测量吞咽阈值试验和咀嚼效率试验。吞咽阈值试验是测试被咀嚼的食物能够引起吞咽反射的大小形状。给受试者一定的食物并使其咀嚼至感到能够被吞咽时的大小，通常用花生米进行测试。受试者在一定时间内咀嚼一定数目的食物后，通过一定大小规格的网格进行筛漏，可计算咀嚼效率。

不仅是颌骨的连续性，舌与牙列的功能状态也直接影响咀嚼功能，损伤涉及口底或软腭也会影响咀嚼功能。如果医生在颌骨重建时忽略了口腔功能完整性，往往造成术后颌关系不良、植骨量不足、软组织异常或颌间距离异常等，从而无法进行牙列修复。无论是种植修复还是传统义齿修复，都会因上述问题造成修复困难。

理想的功能性颌骨重建需要：

——外科医生、修复科医生、种植科医生的共同协作

——患者对治疗的期望要求及心理状态的评估

——对口腔功能障碍程度的全面评估

——对功能障碍及涉及的解剖结构的详细评估与检查

综合以上因素方可能制订一个可行有效的功能性重建治疗方案。

三、检查诊断与治疗设计

（一）检查诊断

一个全面的颌面部畸形的诊断应以其病史及临床检查为基础，辅以放射学检查、模型研究、图像学分析，必要时组织多学科专家会诊。

1.病史　病史应尽可能包括原发疾病的诊断、治疗史和手术史。了解既往的处理治疗及其愈合过程，对于判断畸形的原因、性质及程度有参考价值。另外，还应了解患者在外伤前是否有牙颌面畸形存在。

2.临床检查　必须全面地评价其面部对称性、面部比例关系、软硬组织的缺损，以及口内咬合关系、开闭口功能等。

（1）软硬组织的缺损：软组织的缺损包括面部及口腔软组织量和质的缺损。肿瘤切除手术和陈旧性创伤往往伴随有软组织的缺损或瘢痕化，这会限制骨组织的重建。瘢痕化的组织在重建时会被切除，所以术前要充分评估缺损区的软组织需要。硬组织的缺损可表现为骨的缺损、牙齿的缺失或二者皆有。骨性缺损应通过仔细的观察及触诊从三维方向进行评估。骨性结构的检查应包括错位愈合或未愈合、骨块移位及不对称畸形等。

（2）牙列检查：应包括牙齿缺损、缺失、牙槽突缺损和牙列异常。为判断有无错𬌗发生，应仔细检查咬合情况。还应注意了解患者是否有不良咬合病史。有些病例通过仔细的咬合分析，例如观察牙齿的磨损面，对于判断患者是否有咬合异常极为有用。

（3）面部不对称畸形：仔细检查判断患者面部的不对称畸形是否由面部软硬组织改变所致。

（4）垂直方向的面部比例：口腔颌面部肿瘤切除手术和多发骨折均可导致垂直方向面部比例的变化。

（5）颌骨缺损所致功能障碍：通常可分为四大类：①由硬组织丢失引起的功能障碍，如牙齿缺失或骨缺失；②由颞下颌关节外伤所致的功能障碍，如张口受限，关节强直；③软组织损伤引起的功能障碍，如组织缺损或纤维化改变；④肌肉或神经损伤引起的功能障碍，如发生在颌面部的脑神经损伤，可表现为舌运动障碍、表情肌运动障碍、面部感觉异常等。上述类型的相应功能应逐项检查，多种功能障碍亦会同时出现。

3. X线检查　颌骨缺损畸形的放射学检查应该包括曲面体层、头颅正位和侧位以及CT等检查。颞下颌关节损伤需要做CT检查，或在颞下颌关节盘损伤时需要MRI诊断。如果考虑有牙根折等牙列问题，应加拍牙片。

4. 模型研究　如果有错𬌗存在，牙𬌗模型研究必不可少。牙齿位置、牙弓形态畸形、上下颌牙弓间关系等非常有价值的信息均可通过模型研究而获得。尽管𬌗平面的偏斜通常可通过临床检查而诊断，但利用面弓转移模型于𬌗架上可定量化准确诊断𬌗平面偏斜。咬合关系可以通过蜡片记录正中颌位转移到𬌗架上。

记录患者术前状态，拍摄术前面像及口腔内咬合像十分重要，如果需要记录畸形部位，应从特殊角度进行拍摄。

（二）治疗设计

好的治疗设计只有在完整准确的诊断基础上方能做出。颌骨缺损功能性重建的首要任务是重建颌骨的连续性，同时恢复正常的解剖生理关系，方能行牙列修复。

颌骨缺损病因多为肿瘤切除、炎症、外伤及发育畸形等，其矫治设计的原则是重建颌骨骨性结构的连续性，主要方法是自体骨移植，包括血管化和非血管化骨移植，也可应用骨牵引延长的方法。

（三）数字化外科技术的应用

传统意义上的颌骨重建手术主要由外科医生依据曲面体层及螺旋CT等二维影像学检查结果，结合临床检查制订手术方案，根据术者经验完成重建手术。这种治疗方法是一种经验依赖的治疗流程，缺乏个性化的设计与精确的手术引导，治疗过程由外科医生主导，往往难以达到精确的、个性化的重建效果。

数字化外科技术是综合了传统外科技术、计算机成像技术、图形处理技术等各个学科的优势，逐渐兴起的一项技术，20世纪90年代开始首先被神经外科医生用于临床。该技术主要包括三维图像重建技术、计算机辅助设计技术、计算机辅助制造技术以及计算机导航技术和机器人手术技术等。数字化外科技术迅速发展，近年来已成为颌骨重建手术的常规辅助手段，使得颌骨缺损的精确重建与个性化重建成为可能。相比于传统的经验依赖的手术模式，数字化外科技术的主要优势在于：通过三维重建获得直观的三维可视化图像，提高诊断的精确性；术前制订个性化的治疗方案，在模拟手术的过程中及时发现设计缺陷并进行改进，提高手术效率；术中实现精确引导与定位，提高手术精度；术中精确定位重要解剖结构位置，提高手术安全性，减少手术并发症；术后提供定量评价方法，利于客观地发现问题，以便改进。

1. 三维重建技术　三维重建技术是数字化外科技术的基石。口腔颌面部解剖结构复杂，传统的治疗模式中，CT、MRI等仅在二维层面提供了病变、血管及软硬组织信息，其三维解剖毗邻关系需要术者的想象与经验判断，往往给临床医生造成困惑。而三维重建技术不仅可以提供直观清晰、形象具体的三维组织影像，还可以在数字化软件中在医生的控制下"运动"起来，使得医生可以从各个角度观察病变及其与周围重要解剖结构的毗邻关系，为精确诊断与精确治疗提供了有力支持。iPlan cmF 和 ProPlan 是目前颅颌面最常用的数字化设计软件。它们均可以输入各种影像学检查的 DICOM 格式数据（CT、MRI、CBCT 等），并进行三维重建。在三维可视化的虚拟模型上进行虚拟手术，直观易懂，也可以在术前帮助医生向患者解释手术方案，促进医患沟通的进行。

2. 虚拟设计技术　虚拟设计技术又可称为计算机辅助设计（computer-aided design，CAD）。在三维重建的基础上，我们可以利用各种数字化软件在重建后的虚拟模型中进行颌骨缺损重建的虚拟设计。在下颌骨重建过程中，恢复下颌骨正常的外形成为手术难点。在数字化软件中，我们可以通过镜像技术，利用健侧的下颌骨对称至患侧，为下颌骨外形的重建提供依据。利用数字化技术，我们同样可以在术前实现移植骨（腓骨／髂骨）虚拟定位设计。将患者供区数据导入数字化软件中，根据下颌骨缺损的范围及位置，精确设计各段移植骨的长度与角度，使其在三维位置上满足外形和功能修复的需要。

3. 3D 打印技术　3D 打印技术即计算机辅助制造（Computer-aided manufacture，CAM）技术，是一种快速成型（Rapid prototyping），是信息网络技术与先进材料技术、数字制造技术紧密结合的产物。近年来，3D 打印技术在临床医疗领域获得越来越多的应用。下颌骨外形独特，形态具有个体特异性，因此，下颌骨缺损的重建手术，为获得个性化的外形与功能修复效果，通常需要个性化设计的手术材料进行辅助。该技术是将术前设计在实际手术操作过程中实现转化的一种重要途径。

根据术前在数字化软件中的虚拟设计方案，可同步设计下颌骨截骨导板、腓骨／髂骨截骨导板、塑形导板等手术导板，进行 3D 打印。在手术中的下颌骨截骨、腓骨切断与塑形等步骤中，分别利用相应的 3D 打印导板指导手术进行，从而将术前虚拟设计的方案转化至实际手术中，达到精确切除、精确重建的目标。此外，还可根据术前设计，打印出腓骨／髂骨重建后的下颌骨重建模型，预弯制个性化重建钛板，引导术中精确恢复下颌骨外形及咬合关系。此类方法通过各个环节的精确设计，减少了对主观经验的依赖，简化了手术操作，降低了手术难度。随着各类数字化软件的普及与 3D 打印技术的推广，基于计算机辅助设计与制造（CAD/CAM）的下颌骨重建模式已广泛应用于临床。

4. 手术导航技术　手术导航技术是另一种将虚拟设计转化为手术实际的有效途径，是数字化外科技术在临床应用取得成功的关键。手术导航技术就是以 CT、MRI 等提供的影像学数据为基础，通过立体定位技术，直观地显示解剖结构以及手术器械，逐步引导手术按照术前设计方案实现，从而准确高效地完成复杂精确的手术。手术导航技术在下颌骨缺损的修复重建手术中，能精确定位重建钛板及移植骨的三维位置，使之与术前设计完全吻合。同时，验证髁突位置及下颌骨中线位置，维持正常的咬合关系与下颌骨对称的外形。

5. 三维测量与评价　传统的颌骨重建治疗模式中，通常只能根据患者术后外形与影像学表现对修复效果进行粗略的主观评价，缺乏客观的评价指标。采用数字化技术，可以对术后的效果进行客观的三维测量与评价。基于术后的影像学数据，我们可以获得重建后的颌骨三维模型。在数字化软件中，将重建后的颌骨模型与术前设计的理想颌骨模型进行三维匹配，通过色谱分析的方法，分析重建误差。还可在数字化软件中建立三维坐标系，在同一坐标系内比较术前术后颌骨各主要标志点坐标的差异，评估修复重建手术的精确度。该方法为颌骨缺损的重建效果提供了一种量化的评价标准，并可直观地帮助术者发现术中的问题，以便更好地提高与改进。

数字化外科技术的发展与应用，使颌骨缺损的精确修复与个性化重建成为了可能，极大地提高了颌骨缺损修复重建的临床治疗效果。在精准医学理念的引领下，随着各项数字化技术的发展，颌骨缺损重建的水平有望提升至新的高度。

第二节　血管化与非血管化骨移植
Vascularized and Non-vascularized Bone Graft

颌骨缺损的功能性重建首先要通过外科手段恢复颌骨的骨性结构。目前，临床上常用的骨移植可分为血管化骨移植和非血管化骨移植。

一、血管化骨移植

用于颌骨缺损重建的血管化骨组织瓣有腓骨瓣、髂骨瓣、肩胛骨瓣和桡骨瓣等，其中以血管化腓骨瓣和髂骨瓣最为常用。颌骨缺损重建不仅要恢复骨性结构，同时还要为种植义齿创造条件，才能恢复咀嚼功能，真正达到功能性重建的目标。Frodel 等针对种植体必需的骨基本条件（高度 ≥ 10 mm，宽度 ≥ 5 mm），对腓骨、髂骨、肩胛骨和桡骨进行比较解剖研究，结果表明，腓骨和髂骨对种植最为理想，肩胛骨次之，桡骨最差。本节重点介绍血管化腓骨瓣和血管化髂骨瓣。

1. 血管化腓骨瓣（vascularized fibula flap） 1975 年 Taylor 首次成功应用血管化腓骨瓣移植修复外伤性胫骨大段骨质缺损。最初介绍的游离腓骨瓣均用于修复四肢长骨的缺损，直到 1989 年，美国的 Hidalgo 才将游离腓骨瓣应用于下颌骨节段性切除术后缺损的修复。由于该组织瓣制备简便，血供可靠，并且供区远离头颈部，该组织瓣得到了越来越多的应用。

（1）适应证：在做腓骨移植前，必须对下肢做仔细的临床检查和术前评价，以检查胫前动脉或胫后动脉是否有缺失或变细，以及动脉粥样硬化的情况。可通过 Doppler 检查明确腓动、静脉的走行及变异情况。有下肢外伤史、手术史及下肢血管粥样硬化甚至闭塞者为禁忌证。腓骨瓣适用于各类下颌骨缺损和部分上颌骨缺损的重建。

（2）应用解剖：腓骨是下肢细长的非主要承重骨，为管状型，外围均有较厚的皮质骨包绕，因而是目前可移植骨中强度最大者。其上端腓骨头不参与膝关节组成，下端 1/4 参与踝关节组成，腓骨长 34 cm（24 ～ 47 cm），四周均有肌肉附着。腓骨下端 1/4 必须保存，以保持踝关节的稳定性。成人腓骨的切取长度可达 25 cm，成为全下颌骨或次全下颌骨缺损修复的最佳供区。

腓动脉是腓骨骨皮瓣的主要血供。腓动脉起于胫后动脉者占 90%，起于胫前动脉者占 1%，以腓动脉代替胫后动脉者占 8%。腓动脉起始处外径平均 3.7 mm（1.5 ～ 6.0 mm），伴行静脉两条，外径约 4.5 mm（1.7 ～ 6.7 mm）。腓动脉自起始处发出后，先在胫骨后肌的浅面斜向下外，再沿腓骨内侧缘和踇长屈肌的深面下行至外踝的后上方浅出。沿途发出以下分支：肌支，发出至邻近诸肌；腓骨滋养动脉，穿入滋养孔至骨内；弓状动脉，为一系列环绕腓骨的细小分支，供应腓骨骨膜；穿支，发出后穿小腿后肌间隔至皮肤。

腓骨的血供来源于滋养动脉和弓状动脉分支，腓骨瓣移植是以腓动脉和腓静脉作为吻合血管束，并非一定要带穿入滋养孔的滋养动脉，只要保存弓状动脉的骨膜支即可存活。腓动脉和腓静脉除了供应腓骨的滋养血管和肌肉-骨膜血管外，还发出走行于小腿后肌间隔内的筋膜皮肤穿支供应该区域的皮肤，这可保证腓骨瓣可同时带有小腿外侧皮肤，用于修复颌骨、皮肤和黏膜的复合缺损。

虽然腓骨瓣血管蒂的位置和血管口径均十分恒定，但由于受胫后动脉分叉部位的牵制，血管蒂的长度通常都较短，通过切取更为远端的腓骨，将血管蒂向远端行骨膜下游离，并丢弃一段近中骨段，可以达到延长血管蒂的目的。Hidalgo 报道通过这种方法可获得 12 cm 长的血管蒂。

（3）组织瓣制备：在小腿的外侧面标记出各相应的局部解剖标志。肌间隔的标记点是上方的腓骨小头及下方踝部的外踝。两者之间用虚线相连，此线即为小腿后肌间隔的位置。利用红线标记出于腓骨头下方 1～2 cm 处通过的腓总神经。皮岛设计成梭形，其中线为肌间隔的位置。由于主要的隔皮穿支通常位于小腿较远端的位置，皮岛的中央点通常为小腿中 1/3 和远中 1/3 的交界处。

大腿部上 300 mmHg 气囊式止血带，先切开皮岛前缘的皮肤及皮下组织，同时切开覆盖于腓骨长肌及腓骨短肌表面的筋膜，在此筋膜平面下由前往后朝肌间隔方向解剖。沿着腓骨的外侧面解剖，翻起腓骨长肌、腓骨短肌及蹞长伸肌。在小腿前室内觅得腓深神经、胫前动脉和胫前静脉。沿着腓骨的内侧面进一步解剖，暴露小腿骨间膜。在腓骨的近中和远中分别完成截骨术，为了保护腓总神经和外踝的稳定性，必须在腓骨的近端和远端各保留一段 6～7 cm 的骨段。

在腓肠肌及比目鱼肌的表面做皮瓣后缘的切口，直达筋膜下方。在做此解剖时，已经确定隔皮穿支的存在，因此可以制备皮岛。牵拉腓骨，辨认并确定腓动脉和腓静脉的远端部分，结扎远端的血管蒂后予以切断。切开骨间膜后，即可见到胫后肌之内外侧相互交错的肌纤维，顺着腓动脉和腓静脉朝着近中方向切开该肌肉。此时，整个腓动脉血管系统已经解剖完毕，可见腓动脉自胫后动脉发出之分叉处。在结扎腓血管蒂之前，切断蹞长屈肌，仅保留部分肌袖于腓骨上。此时，切断血管蒂，完成腓骨复合瓣的制备，该组织瓣带有部分蹞长屈肌及胫后肌肌袖。血管蒂包括一根腓动脉及两根伴行的腓静脉。

为减少腓骨瓣转移过程中的缺血时间，可以在断蒂前完成对腓骨的塑形。塑形通常采用腓骨外侧面的内楔形截骨术，但必须注意保护好腓骨内侧的骨膜血供，慎防损伤，否则将发生骨坏死。完成塑形后的腓骨可以采用小钛板或重建钛板进行固定。为了确保塑形的准确和精确性，常借助于手术切除的标本或术中制作的颌骨缺损模板。

完成腓骨塑形和受区血管制备后，即可将腓骨瓣从供区断蒂转移至受区，进行血管吻合。

腓骨瓣皮岛的宽度小于 4～6 cm 时，供区创口可直接拉拢关闭。创口分层缝合，并放置负压引流。敷料加压包扎，一般术后 7 天可下床活动。对于供区较大的皮肤缺损，需做中厚皮片移植。

（4）优缺点

1）优点：①供骨量足，可修复各种类型的颌骨缺损；②可多处截骨，进行三维塑形；③血管蒂长，血管口径大，利于血管吻合；④可制备带肌肉和皮肤的骨肌皮瓣，同时修复软硬组织缺损；⑤供区远离头颈部，可以实施"双组"手术；⑥腓骨为管状双层皮质骨，能获得良好的种植体初期稳定性。

2）缺点：①国人腓骨横断面平均高度 15 mm，单层腓骨移植难以恢复下颌牙槽突高度；②可能出现下肢肌无力、疼痛、踝关节不适和蹞指背屈功能受限等供区并发症。

2. 血管化髂骨瓣（vascularized iliac crest flap）　髂骨因部位隐蔽，兼有松质骨和皮质骨，取骨后对功能影响不大，因此是传统自体骨移植最常采用的供骨区。1978 年，Tailor 首先报道以旋髂浅血管为蒂的游离髂骨瓣移植治疗外伤性胫骨合并软组织缺损获得成功。1979 年 Tailor 和 Mayou 完成各自独立的研究后，确定了旋髂深血管是髂骨移植更可靠的血管蒂。

（1）适应证：主要适用于下颌骨体部或包含下颌升支的半侧下颌骨缺损；亦可用于上颌骨缺损的重建，但其血管蒂较短，有时需行静脉移植；制备成骨肌皮瓣，可用于颌面部复合组织缺损的修复重建。

（2）应用解剖：髂骨分为体部和翼部，参与组成骨盆。体部在下，与坐骨及耻骨相连。翼部居上，大而扁，分为内外两面，两面之上界为髂嵴。髂骨以松质骨为主，表面有一层皮质骨，骨的表面积大，髂嵴是理想的供骨区。

髂骨有多条血液供应途径，临床上最常采用的血管蒂是旋髂深动、静脉。旋髂深动脉在腹股沟韧带头侧 1～2 cm 处发自髂外动脉的外侧面，其包裹在由腹横筋膜和髂筋膜融合而成的筋膜鞘内，在其行程的外侧面，旋髂深动脉沿着髂骨的内板走行于腹内斜肌和髂肌形成的沟内，此沟距离髂骨内板 0.4～2.2 cm。在其行程中，发出升支供应腹内斜肌，并发出骨膜和骨内分支到达髂骨内。旋髂深动脉通过一系列穿过腹壁三层肌肉的穿支供应髂嵴表面的皮肤。解剖研究表明，旋髂深动脉的直径为 2～3 mm。旋髂深静脉通常由两根伴行静脉组成，在距髂外静脉一定的距离处汇合成一根。

髂骨皮瓣的皮岛通常设计成梭形以利于创口的直接拉拢缝合。除了大小和在腹壁上的位置不同外，皮岛的变化很小，但皮岛的设计必须使其有足够的面积以包含足够数量的肌皮穿支血管。由于受自髂骨头侧腹外斜肌发出之穿支的牵制，皮岛和髂骨之间的关系较为固定。在确保皮岛的下缘包含皮肤穿支血管区域的前提下，可以将皮岛设计得更为朝向腹壁头侧，这样可以增加皮岛和髂骨之间的相对可动性。腹内斜肌通常与附着于髂嵴内板的血管蒂一起切取，在 80% 的病例，腹内斜肌的营养血管为单根升支，因此可以以此血管为蒂，游离整块腹内斜肌而成轴型皮瓣。

股外侧皮神经自盆腔穿出，在髂前上棘的内侧行走，于旋髂深动、静脉的浅面或深面越过，该神经可以通过精细的解剖得以保留。

由于髂骨血供丰富，所取骨块的大小和形状有很大的灵活性，根据受区血管的位置，髂骨可以多种方法就位以改变组织瓣血管蒂的位置。在设计时，必须考虑到髂骨的自然弯曲。根据 Manchester 建立的原则，髂前上棘可以作为新下颌角，通过向髂前下棘延伸截骨线而形成下颌升支和髁突。切取的髂骨块还可以通过截骨进一步塑形，以与下颌联合处的弯曲外形相匹配。髂骨可切取的最大长度为 16 cm，能满足大多数缺损修复的需要。髂骨肌皮瓣为口腔下颌骨的重建提供了充足的三维空间和体积，对于同时累及口腔黏膜、皮肤和骨的缺损的修复十分理想。

（3）髂骨皮瓣的制备：皮岛设计为梭形，应包含主要的肌皮穿支，其中轴为髂前上棘与肩胛下角的连线。切开皮岛的头侧边缘，达腹外斜肌腱膜水平，切开腹外斜肌及腱膜，在髂骨内板处保留 2 cm 的肌袖，切开腹内斜肌，同样保留髂骨附丽处 2 cm 的肌袖，并暴露肌肉深面的旋髂深动脉升支，结扎并切断升支。追踪升支越过腹横肌，暴露旋髂深动、静脉至其汇入髂外血管处，在外侧切开腹横肌以暴露腹膜前脂肪及髂肌。完成髂骨内板的解剖后，开始做外侧的解剖。沿着皮岛的下缘切开皮肤和皮下组织达阔筋膜张肌和臀中肌肌腱的平面。随后沿着整个髂嵴的外侧面做锐性分离，暴露髂骨的外板备做截骨。沿着髂骨的内侧面仔细切断髂腰肌及缝匠肌，完成组织瓣软组织的解剖分离，利用深部拉钩保护腹内容物，从外侧做髂骨的截骨，当做髂骨内侧的截骨时，必须小心保护旋髂深动、静脉。

也可以采用顺行法解剖血管蒂，即先在腹股沟区域暴露髂外血管后觅得旋髂深动、静脉，然后沿旋髂深动脉向外侧解剖，达腹横肌和髂肌筋膜融合而成的隧道内，最后切开三层腹壁肌肉，完成髂骨皮瓣的制备。

必须精细关闭腹部创口，以防止切口疝的发生。创面行彻底止血和冲洗后分三层关闭。第一层关闭是将腹横肌与腹内斜肌缝合，第二层关闭时将腹外斜肌及腱膜与阔筋膜张肌肌腱和臀中肌肌腱相对缝合，最后将皮肤和皮下组织拉拢缝合，完成创口的第三层关闭。皮瓣宽度在 10 cm 以下者供区创面均可做直接拉拢缝合而无需植皮。

（4）优缺点

1）优点：骨量充足，自然形态好，适合下颌骨侧方缺损的修复。

2）缺点：①髂骨为单层皮质骨，骨皮质薄，骨松质多，不利于种植体获得初期稳定性；②皮岛臃肿，不利于软组织修复及义齿修复；③可能出现腹疝等供区并发症。

二、非血管化骨移植

非血管化的自体骨游离移植是最早的颌骨重建技术。髂骨和肋骨的游离移植作为传统方法在 20 世纪 90 年代以前曾广泛应用，存在着失败率高、感染率高、骨吸收率高和义齿修复率低等缺点。随着现代医疗技术和显微外科的发展，已逐渐为被血管化骨瓣所代替。目前仅髂骨游离移植尚应用于小型下颌骨缺损的修复。本节仅对髂骨游离移植做一简单介绍。

1. 适应证　适用于小型下颌骨缺损病例，尤其是单纯下颌骨体部缺损，缺损长度 < 5 cm。对于大型颌骨缺损或伴有软组织缺损者则不适宜。受区存在感染为髂骨游离移植的禁忌证。

2. 应用解剖及手术操作　髂骨以松质骨为主，表面有一层皮质骨，骨的表面积大。髂嵴外突，位置表浅，呈弧形，其前端向内名髂前上棘，后端向外称髂后上棘，是重要的解剖标志，也是切取髂骨的适宜部位。髂嵴有内外两唇，内唇附以腹横肌、腰方肌和髂肌等，外唇附有阔筋膜张肌、腹外斜肌、背阔肌和阔筋膜等。

切取髂骨时，紧压髂嵴内侧皮肤，使髂嵴部皮肤向内侧移位。按取骨长度，顺髂嵴切开皮肤、皮下组织及覆盖髂嵴的肌肉。充分显露髂嵴后，沿嵴切开骨膜，并切断髂嵴内外唇的肌肉附着，由上而下分离髂嵴与其下方的内外侧骨膜和肌肉至能满足所需。用骨凿或电锯，按照所需大小和形状，切取髂骨块。骨创以骨蜡止血，安置引流，分层缝合切口，创部加压包扎。

3. 优缺点
1）优点：①手术操作简便；②供区并发症少；③手术创伤小，患者恢复快。
2）缺点：①可提供骨量少；②不易塑形；③抗感染能力差；④骨吸收率高。

第三节　下颌骨缺损的功能性重建
Functional Reconstruction of Mandibular Defects

下颌骨炎症、肿瘤、创伤和发育畸形常导致下颌骨缺损，迄今为止，已有多种方法用于下颌骨缺损的重建。对于下颌骨重建，不仅要恢复解剖形态，更为重要的是恢复患者口颌系统功能。理想的口腔下颌骨修复至少应包括以下几个方面：①患病前的外形；②患病前的咬合；③正常的吞咽功能；④完全的牙列修复；⑤良好的咀嚼功能；⑥正常的语音功能。另外，理想的修复方法还应该快速简便、安全可靠，并且应尽可能减少手术可能带来的病变。

不同类型的下颌骨缺损可选择不同的修复方法。下颌骨缺损按照其部位可分为 4 型：Ⅰ 型为下颌体缺损，Ⅱ 型为下颌升支缺损，Ⅲ 型为下颌体及升支复合缺损，Ⅳ 型为下颌骨方块缺损。自体骨移植是临床上最常用的修复方法，可分为血管化和非血管化骨移植。由于骨移植患者常常局部条件差，传统义齿修复十分困难，种植义齿的出现为解决这一问题提供了可行的方法，但也对骨移植提出了更高的技术要求。

一、非血管化骨移植

不同供区，包括髂嵴、肋骨、颅顶骨在内的非血管化骨移植都曾成功用于下颌骨重建，其中以游离髂骨移植最为常用。由于单纯骨段游离移植需要血循环重建及骨改建的过程，即爬行替代——植入骨段不断吸收，新生骨组织不断形成长入——其抗感染能力相对较低，因而存在较高的感染率，移植骨外露、吸收及感染的发生率至少为 50%。此外，游离髂骨的骨量有限，不易塑形，常常不能满足较大范围下颌骨缺损的要求。尽管坚固内固定技术的发展一定程度上降低了游离植骨的骨吸收率和感染率，但其应用仍非常有限。因此，这种方法只适用于短的

（不长于 5 cm）、单侧，以及以前未经过放疗的下颌骨缺损。

游离髂骨移植术的注意事项

1. 术前拍摄下颌曲面体层和 CT，根据手术截骨范围，模拟重建下颌骨的长度、高度及角度，可通过数字化设计打印植骨模板，为术中修正植骨块提供参考。

2. 术前取牙模型和咬颌位记录，上𬌗架，进行模型外科，制备手术引导𬌗板，以利术中植骨块定位。

3. 根据下颌骨缺损的长度和高度，切取相应大小髂骨，高度至少 2.5 cm，并按照缺损角度进行塑形。

4. 依照引导𬌗板准确放置植骨块，既保证其外形效果，又要保证适宜的颌间距离和上下颌的覆𬌗覆盖关系，为日后的种植修复创造条件。

5. 重建接骨板固定移植骨块，有利于移植骨块的早期血管化，防止植骨感染，减少骨吸收。植骨早期，重建接骨板可以代替植骨块承载，并建立稳定固定，允许颌骨早期功能运动。但在后期，接骨板的持续存在又会产生应力遮挡，使植骨块不能及时得到所需的应力刺激，以致接骨板下骨质疏松，通常需在植骨术后 6 个月二次手术取出接骨板。

6. 植骨区口内外伤口的严密缝合及充分有效的引流能提高植骨的成功率。

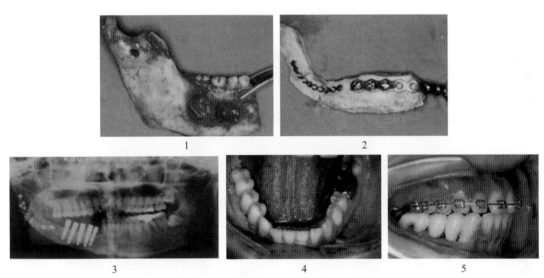

图 13-1 游离髂骨移植修复下颌骨缺损
1. 右下颌骨成釉细胞瘤左下颌骨切除；**2.** 游离髂骨移植；**3.** 种植体植入移植髂骨；**4.** 种植义齿修复缺失牙；**5.** 咬合像

北京大学口腔医学院对 26 例下颌骨缺损游离髂骨植骨的远期吸收情况进行了研究，发现植骨块在术后 1 年内呈持续吸收状态，6 个月内吸收最快，12 个月以后趋于稳定，术后 12 月以上的骨吸收率为 26.6%。此外，分析 46 例下颌骨缺损游离髂骨植骨患者的临床资料，术后感染率为 21.7%，植骨后因咬合关系差、颌间距离改变、植骨高度和宽度不足以及软组织条件差，造成无法进行义齿修复，义齿修复率仅为 21.7%。

二、血管化骨移植

随着显微外科发展成为一项高度可靠的技术，血管化骨移植成为大型下颌骨缺损重建的主要方法。有许多供区可供选择以满足不同缺损的需要。大多数重建都能在手术切除的同时一期完成。血运良好的游离瓣改善了局部创口的环境，促进了创口的愈合（尤其对于放疗后组织）。切开的骨段能够迅速愈合以及与下颌骨段结合，其愈合方式类似骨折的愈合，抗感染能力明显高于单纯游离植骨，因而植骨成功率相对高得多，其远期骨吸收率仅为 10%。这种有血供的骨可作为骨结合性种植体的种植床，以最大限度地提高美观和功能效果。血管化骨瓣的高成功率使得下颌骨重建在功能和美观效果方面得到显著提高，从而彻底改变了下颌骨重建的观念和认识。

包括腓骨、髂嵴、肩胛骨、桡骨在内的游离骨皮瓣最常用于下颌骨重建游离骨瓣。每种游离瓣都有其独特的优缺点。游离瓣的选择依赖于几个因素，最重要的是缺损区骨、软组织及皮肤的重建需要。供区的可用性和并发症、组织瓣制备的难易性、颈部受区血管情况，以及患者的全身情况都可能影响最终的选择。

前臂桡侧骨筋膜皮肤皮瓣因能提供的骨量及软组织量有限，很少用于下颌骨的重建。

肩胛皮瓣最多可以提供 14 cm 的骨质和较大的皮岛，但肩胛骨骨质较薄，不利于放置骨结合式种植体。其主要缺点是组织瓣制备时需要改变体位，无法和头颈部肿瘤的切除同时进行，即无法行双组手术，这可大大延长原本就很长的手术时间。以旋髂深动、静脉为血管蒂的髂骨瓣多年以来一直是下颌骨重建的主要方法，因为它能提供足量的骨质，且髂嵴独特的外形在一定程度上与一侧下颌骨很相像。髂骨很适合放置骨结合式种植体。但髂骨瓣携带的皮肤及软组织过于肥厚，不适于用作口内衬里。腓骨可提供最多 25 cm 均一的双层皮质骨，由于其丰富的节段性骨膜供血，可进行多处骨切开和精确的三维塑形。腓骨是大型骨瓣缺损重建的理想选择，其骨质有足够的尺寸支持骨结合式牙种植体进行义齿修复。皮瓣远离头颈部，因而制备很方便，其血管蒂很长，可携带皮岛，且其血供非常可靠。皮岛的皮肤较其他皮瓣薄而柔软。腓骨优越的特性及组织质量使得此供区成为进行精确的下颌骨解剖重建的万能选择，北京大学口腔医学院已完成 2000 余例腓骨瓣下颌骨重建，成功率达到 98%。

血管化骨瓣移植术的注意事项

1. 术前取牙模型和咬颌位记录，上𬌗架，进行模型外科，制备手术引导𬌗板，以利术中植骨块定位。

2. 依照引导𬌗板准确放置植骨块，既保证其外形效果，又要保证适宜的颌间距离和上下颌的覆𬌗覆盖关系，为日后的种植修复创造条件。

3. 基于 CT 数据可对下颌骨缺损重建手术进行数字化设计，通过术前制作手术导板或术中应用手术导航辅助完成下颌骨缺损重建手术。

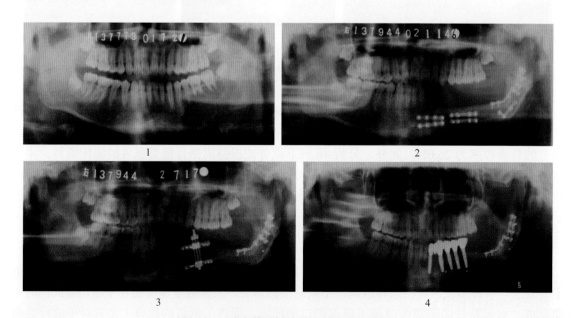

图 13-2　游离腓骨瓣移植下颌骨缺损修复

1. 左下颌骨成釉细胞瘤；**2.** 左下颌骨切除，腓骨瓣移植修复下颌骨缺损；**3.** 垂直骨牵引增加移植腓骨高度；**4.** 种植体植入移植腓骨

4. 血管化骨移植愈合能力很强，临床上需要应用各类钛板固定移植骨。

5. 血管吻合是保证腓骨瓣移植成功的关键，成熟的显微外科技术是重要保障。术后护理也非常重要，患者应保持头部制动，避免颈部血管蒂过度牵拉和受压。常规进行预防性抗血栓治疗。注意严密观察皮瓣，一旦发现血管危象，立即探查。

研究表明，欧美人腓骨的平均高度可达到 2.5 ～ 3.0 cm，是下颌骨重建后进行义齿修复或种植体植入的理想选择。由于种族差异，东方人的腓骨高度为 1.31 ～ 1.67 cm，平均在 1.5 cm 左右，与下颌骨相比，高度相对不足，这为腓骨瓣下颌骨重建后的义齿修复及种植体植入带来了困难，并已成为困扰下颌骨功能性重建的主要问题。

目前解决腓骨高度不足的方法主要有腓骨段上移固定、腓骨移植后二期再植骨、腓骨移植后垂直牵引以及腓骨折叠 4 种方法。腓骨段上移固定是指腓骨上移至下颌骨下缘以上进行固定，以补偿腓骨高度不足的缺点。但是精确重建下颌骨下缘是恢复面部外形的重要条件，上移程度超过 1 cm 则会影响面部外形，而上移不足 1 cm 常不能完全解决腓骨高度不足的问题。腓骨移植后二期再植骨由于要接受两次植骨手术，无论第二次为血管化还是游离植骨，都不会被多数临床医生及患者接受，目前已很少应用。腓骨移植后垂直牵引可通过骨延长技术来调整腓骨的高度，创伤小，治疗效果明确，但治疗周期长。

腓骨折叠可使患者牙槽嵴高度增加，可稳定地戴用传统义齿，并且影像学证实折叠骨段血运可靠，均能与下颌骨形成良好的骨性愈合。北京大学口腔医学院的研究表明，折叠移植骨高度为 2.6 ～ 4.0 cm，平均高度为 3.1 cm，X 线片显示重建下颌骨高度均能达到牙槽突水平。折叠腓骨有以下优点：①可以恢复下颌骨的正常高度，形成良好的颌间距离，为义齿修复和种植体植入创造良好的条件；②上段腓骨与牙槽突平齐就位，下段腓骨与下颌骨下缘平齐就位，能同时协调统一地恢复面部外形和咀嚼功能；③血管蒂的连续性保证了折叠腓骨的安全可靠；④无需增加手术次数即可达到下颌骨高度的恢复。折叠腓骨进行下颌骨重建应掌握其适应证：①下颌骨单一体部或单一颏部缺损；②剩余下颌骨高度至少为腓骨高度的两倍。

随着数字化外科技术的发展，以术前虚拟设计与手术导航为主的数字化外科技术已广泛应用于下颌骨缺损重建手术，取得了良好的临床效果。北京大学口腔医学院的研究数据表明，数字化外科技术结合个性化重建钛板应用于髂骨瓣修复下颌骨缺损，可以提高手术的精确性、稳定性，降低手术操作难度；数字技术辅助实施游离腓骨瓣修复下颌骨缺损，在不延长手术时间的前提下，可以显著提高重建手术的准确度，显著提高游离骨瓣功能性重建下颌骨缺损的临床治疗效果。

第四节 上颌骨缺损的功能性重建
Functional Reconstruction of Maxillary Defects

一、上颌骨缺损重建的历史沿革

几十年来，大型上颌骨缺损的修复均通过赝复体的阻塞作用完成，然而此方法远远达不到理想的功能效果。赝复体要求剩余上颌骨有足够的软硬组织支持，对于超过中线或双侧的大型上颌骨缺损往往显得无能为力。尽管随着种植技术的发展，应用颧骨种植体和磁性固位体制作全上颌赝复体来修复上颌骨缺损已经成为现实，但赝复体修复仍存在一些不可避免的缺陷：需要经常清洁、不能完全封闭口鼻腔瘘、固位不佳和口腔卫生维持困难等。

自体组织移植是上颌骨缺损修复的合理选择，可以避免赝复体修复的各种缺陷，并且是永久性的。自体组织移植修复上颌骨缺损经历了从简单到复杂，从应用局部组织瓣、肌皮瓣到游离复合组织瓣，从修复小型缺损到修复大型缺损，从单纯消除创腔到功能性修复的发展阶段。近二十年来，显微外科技术的发展为上颌骨及面中份缺损的修复带来了一场革命。各种游离组织瓣，尤其是游离复合骨瓣的应用，使上颌骨缺损的修复从单纯的创腔充填进入到功能性修复阶段，通过骨性结构重建，并在移植骨内植入牙种植体并行义齿修复，最终恢复咀嚼功能，实现真正意义上的功能性重建。

二、上颌骨缺损修复的目标及上颌骨缺损的分类

由于上颌骨特殊复杂的解剖结构和生理功能，理想的上颌骨重建应达到以下要求：①消灭死腔和口鼻瘘，达到封闭性修复；②恢复咀嚼、语言等面中份基本功能，能完成功能性义齿修复；③为面中份诸多重要结构提供足够支持；④恢复外形。简而言之，上颌骨缺损的修复要完成功能和外形的恢复，但实际上这是一项富有挑战性的临床工作。

不同程度的上颌骨缺损需要不同组织量的组织瓣进行修复，因而有必要对上颌骨的缺损进行分类，以指导临床治疗。Brown等对上颌骨缺损进行了分类，它包含了垂直和水平两个方向缺损的情况。垂直方向分为6类：Ⅰ类为上颌骨低位切除，无口腔上颌窦瘘；Ⅱ类为上颌骨次全切除，保留眶底；Ⅲ类为上颌骨全部切除，不保留眶底；Ⅳ类为上颌骨扩大切除，不保留眶内容物；Ⅴ类为眶上颌缺损，不累及牙槽突及腭部；Ⅵ类为鼻上颌缺损。在水平方向分为4类：a类为单纯腭部缺损，b类为面积不超过1/2的单侧缺损，c类为面积不超过1/2的双侧缺损或前部缺损，d类为大于1/2的缺损。

三、游离复合骨瓣修复上颌骨缺损

应用游离复合骨瓣结合牙种植技术进行上颌骨缺损的功能性重建是近年来头颈重建外科领域最重要的进展之一。在各种复合骨瓣中，游离腓骨瓣虽然最近才被应用于头颈重建外科，却具备了许多其他骨瓣无法比拟的优越性。1993年Sadove首次报道了应用游离腓骨瓣同期修复上、下颌骨缺损，同年Schusterman应用游离腓骨瓣修复了4例眼眶及面中份缺损，取得了满意的效果。

目前应用于上颌骨重建的游离复合骨瓣包括游离髂骨瓣、游离桡骨瓣、游离肩胛骨瓣和游离腓骨瓣。游离髂骨瓣虽然骨量丰富，但其相对臃肿，皮岛活动度差，难以在口腔内充分移动以修复黏膜缺损；此外其血管蒂较短，很难从上颌骨术区到达上颈部，往往需要通过血管移植来延长血管蒂长度，增加了显微外科手术的风险。游离桡骨瓣通常只能提供少量骨质，只适合于上颌前份牙槽突缺损的修复，而且其对供区的功能影响较大，目前已经较少应用。肩胛骨瓣制备必须侧卧位，无法开展双组手术，同时其骨质与种植体的适应性及血管蒂稍短也是其不足之处。腓骨在上颌骨重建中主要是恢复牙槽突，手术模板的应用可使腓骨固定于合适的垂直向和颊舌向位置，以保证上、下颌骨间正常的相互关系。研究表明，东方人的腓骨高度为13.1～16.7 mm，我们的病例腓骨的平均高度为15.2 mm。此外，腓骨瓣为血管化移植，其骨吸收率很低，长期观察结果仅为2%～7%。Frodel等认为种植体所需骨量的最低标准为1.0 cm，毫无疑问，即便将骨吸收因素考虑在内，腓骨瓣上颌骨重建也完全能达到种植体植入的要求。目前上颌骨缺损重建临床上最常用的是游离腓骨瓣和游离髂骨瓣。

Futran等应用游离腓骨瓣完成了27例面中份缺损的修复重建，26例获得成功，认为腓骨复合组织瓣是上颌骨重建的良好选择，尤其是对于上颌骨下份缺损的患者，能良好恢复语言、

吞咽和外形。但对于合并有颧骨复合体、眶外侧壁及眶底的大型眶颧上颌骨缺损，游离腓骨瓣由于其组织量有限，并非最佳选择。

北京大学口腔医学院应用腓骨复合组织瓣重建上颌骨缺损，成功率达 98.1%。其中大部分病例为上颌骨低位或次全切除术后的缺损，这正是腓骨瓣修复上颌骨缺损的最佳适应证。由于腓骨重建牙槽突，其后方需与颧骨或颧牙槽嵴进行固定，Ⅲ类和Ⅳ类病例常伴有眼眶、颧骨及翼突的缺损，使腓骨的固定存在困难，对于这样的大型缺损，可选择组织量相对丰富的软组织皮瓣来进行修复。在随访时间 6 个月以上的 38 例患者中，5 例完成种植义齿修复，21 例完成传统义齿修复，义齿修复率达 68.4%；外形评价达"优"和"良"者为 84.2%；语音清晰度检测达到 98.4%，达到正常人水平；生存质量问卷分析和调查显示，游离腓骨瓣上颌骨重建患者的术后生存质量明显高于赝复体修复患者，通过对腓骨瓣上颌骨重建患者的术前和术后生存质量分析，患者的术后生存质量较术前有下降，但两者间的差异无统计学意义。这说明腓骨瓣能非常完好地恢复上颌骨缺损造成的功能缺陷，基本上能达到术前无上颌骨缺损时的生活质量水平。所以，游离腓骨复合瓣上颌骨重建能显著提高上颌骨切除术后患者生存质量，是上颌骨重建的良好选择。

游离复合骨瓣上颌骨重建术的注意事项

1. 术前按照手术设计，完成模型外科，制作手术模板，为术中植骨块就位与固定的位置提供明确的参照依据。

2. 基于 CT 数据可对上颌骨缺损重建手术进行数字化设计，通过术前制作手术导板或术中应用手术导航辅助完成下颌骨缺损重建手术。

3. 由于腓骨瓣血管蒂是从上颌经下颌骨内侧至上颈部进行血管吻合，要求血管蒂长，其长度要明显长于腓骨瓣下颌骨重建。因此要求腓骨瓣上端截骨线尽量靠上，通过去除尽量多的上端骨段以获得尽可能长的血管蒂。髂骨瓣血管蒂较短，可以根据血管蒂长度选择在上颈部、颞部或口腔内进行血管吻合。

4. 手术操作顺序为先骨瓣就位固定，后血管吻合，避免在骨瓣就位时过度牵拉已经完成的血管吻合口。

5. 避免血管蒂局部受压　下颌骨内侧的血管蒂隧道至少达两指；术区放置引流管时与血管蒂应有一定距离，并进行固定，保证不因体位改变而出现引流管位置改变；术中充分止血，避免出现血肿而压迫血管蒂。

6. 术后严格头部制动，避免颈部过度运动，影响血管蒂。

7. 术后对骨瓣进行严密观察，一旦发生血管危象，应立即探查。

由于游离复合骨瓣修复上颌骨缺损技术难度较大，手术创伤也较大，种植义齿修复治疗周期长，因此应严格掌握适应证。目前手术适应证主要包括：①良性肿物或创伤导致的上颌骨缺损；②上颌骨恶性肿瘤病变比较局限者，手术可以达到彻底根治者；③双侧全上颌骨缺损，如不做骨性修复，将遗留十分严重的面部畸形和功能障碍者；④肿瘤切除术后 2 年以上无复发拟行二期修复者；⑤年轻患者，有修复上颌骨缺损要求者。

数字化外科技术已逐步应用于上颌骨缺损重建手术，北京大学口腔医学院的研究结果表明：数字化设计辅助上颌骨缺损重建病例中，术后腓骨实际位置与术前设计理想位置平均偏差小于 5 mm。以术前虚拟设计与术中手术导航为代表的数字化外科技术，可以显著提高游离腓骨瓣修复上颌骨缺损的精度，提高上颌骨缺损重建的临床治疗效果。

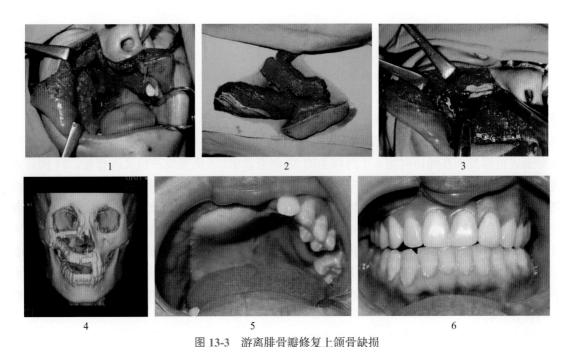

图 13-3　游离腓骨瓣修复上颌骨缺损

1. 右上颌骨黏液瘤上颌骨切除后缺损；**2.** 制备完成的游离腓骨瓣；**3.** 腓骨瓣移植修复上颌骨缺损；**4.** 术后三维 CT；**5.** 术后口内像；**6.** 义齿修复后咬合像

第五节　重建颌骨的种植义齿修复
Functional Jaw Rehabilitation with Implant Restoration

多种颌骨重建技术，尤其是血管化腓骨瓣移植，在恢复颌骨连续性及面部外形上均取得了满意的效果，为义齿修复提供了必要的解剖学支持，提高了义齿的修复率。在重建颌骨连续性的基础上，应用骨结合种植体重建患者的咀嚼、发音功能，即是功能性颌骨重建的最高目标。应用牙种植体行功能性颌骨重建成为国际口腔颌面外科、重建与修复外科以及种植外科的研究热点。

林野等对 61 例功能性颌骨重建患者进行了临床分析，应用游离髂骨瓣移植 32 例，血管化腓骨瓣移植 21 例，钛网支架髂骨移植重建颌骨 1 例，水平向骨牵引重建下颌体 1 例，牙槽突单纯垂直骨牵引 6 例。35 例植骨后垂直高度不足，需二期手术增高牙槽骨。其中二次植骨 6 例，垂直骨牵引重建牙槽突高度 29 例。患者在颌骨连续性重建后平均 8 ～ 11 个月时植入种植体。临床效果满意，8 例患者接受了咀嚼效率的测定，患者重建后的咀嚼效率可达健康人的 86% ～ 89%。

非血管化的自体骨游离移植是最早的颌骨重建技术。髂骨和肋骨的游离移植作为传统方法在 20 世纪 90 年代以前曾广泛应用，存在着失败率高、感染率高、骨吸收率高和义齿修复率低等缺点。随着现代医疗技术和显微外科的发展，已逐渐被血管化骨瓣所代替。但髂骨移植种植修复后，种植体周围常见进行性骨吸收及种植体周围炎表现。目前，颌骨重建多采用血管化腓骨瓣移植（图 13-4）。

一、颌骨重建骨量不足的处理

骨块移植常常面临的一大问题是重建颌骨骨量不足，常常不能达到种植修复的要求。许多学者的研究已经证实，牙种植修复的效果及预后取决于种植体理想的位置与轴向，这就要求受

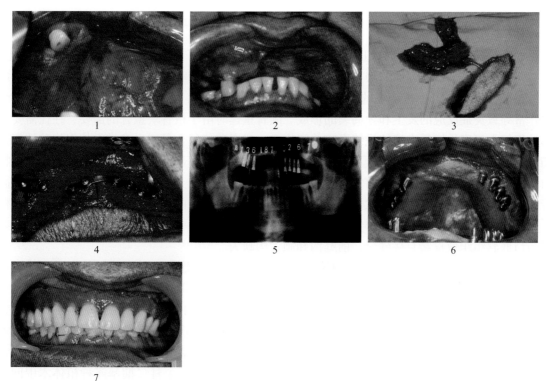

图 13-4 颌骨重建后种植义齿修复

1-2. 术前口内像示左上颌肿物切除后左上颌牙槽突缺如；**3.** 术中取左腓骨骨皮瓣；**4.** 术中口内像示腓骨瓣就位并固定，并将骨缺损处颊腭组织瓣与腓骨瓣皮岛缝合；**5.** 植骨 8 个月后上颌 14、15、16、23、24、25、26 处植入共 7 枚种植体，曲面体层显示种植体植入后；**6.** 种植修复基台就位后；**7.** 覆盖义齿种植修复完成后口内像

植床有足够的骨量来保证种植体的三维位置。外胚层发育不足所导致的上颌垂直骨量不足，以及由于上颌骨肿瘤上颌骨低位切除或上颌骨次全切除所导致的上颌骨缺损，腓骨瓣重建上颌骨的高度，通常可以满足种植体植入骨量要求。二期直接植入种植体。对于下颌骨缺损，由于缺损性质、缺损区域解剖条件，移植骨块自身的局限，受植床软组织覆盖困难等原因，往往重建的骨量难以恢复正常下颌骨的生理高度，在设计种植体植入时，必须先纠正垂直高度不足的问题，才有可能通过植入种植体重建颌骨功能。常规方法是再次取骨与植骨，但存在骨块固定困难、软组织封闭困难这两大难题，而且患者往往不愿接受第二次手术取骨植骨，进而使功能性颌骨重建的种植体植入受到限制，甚至无法进行。

目前解决腓骨骨高度不足的方法主要有腓骨段上移固定、腓骨移植后二期再植骨、腓骨折叠以及腓骨移植后垂直牵引 4 种方法。腓骨段上移固定是指腓骨上移至下颌骨下缘以上进行固定，以补偿腓骨高度不足的缺点。但是精确重建下颌骨下缘是恢复面部外形的重要条件，上移程度超过 1 cm 则会影响面部外形，而上移不足 1 cm 常不能完全解决腓骨高度不足的问题。腓骨移植后二期再植骨由于要接受两次植骨手术，无论第二次为血管化还是游离植骨，都不会被多数临床医生及患者接受，目前已很少应用。

腓骨折叠可使患者牙槽嵴高度增加，可稳定地戴用传统义齿，并且影像学证实折叠骨段血运可靠，均能与下颌骨形成良好的骨性愈合。为义齿修复和种植体植入创造良好的条件。

垂直骨牵引是解决重建区域垂直骨量不足的有效方法。在腓骨瓣和髂骨瓣移植基础上进行垂直骨牵引，可以有效重建垂直骨量不足。牵引成骨技术的应用，为解决功能性颌骨重建中颌骨垂直高度不足开辟了一条新途径。垂直骨牵引手术较为简单，并发症较少，主要缺点是治疗周期较长，牵引器不适感，需要多次到医院复诊。关于骨块移植后的垂直牵引后种植修复，请参照相关章节。

二、功能性颌骨重建的软组织处理——前庭沟成形及游离牙龈移植

骨内种植体周围理想的软组织环境为不活动的角化黏膜，种植体周围足够宽度的附着龈，能够防止细菌向种植体表面的龈方侵犯，进而防止骨吸收，有利于清洁，也有利于种植体袖口的维持与健康，保证种植修复的长期效果。大量的文献报道，种植体周围环以活动的软组织时，常导致炎症反应的发生和牙周袋的形成。颌骨重建时由于植骨块愈合的需要，往往需要相邻软组织大幅度松解后直接拉拢缝合，关闭伤口，或者移植复合骨瓣自身带有软组织移植覆盖伤口，但无论哪种方法，均完全不同于正常牙槽突的软组织解剖结构。颌骨植骨后，往往面临角化龈缺如以及前庭沟变浅。髂骨移植后，为防止口内伤口裂开，术中至少三层组织对位外翻缝合，术后牙槽嵴顶常形成刃状瘢痕，牙槽突表面为游离活动的黏膜，缺乏角化龈。腓骨移植后，牙槽嵴顶软组织分黏膜和腓骨皮瓣覆盖两种。单层腓骨移植术后牙槽突缺如，唇、颊侧黏膜与口底软组织或皮瓣直接缝合，前庭沟和颌舌沟缺失。

前庭沟成形、游离牙龈移植是种植体周围软组织结构重建的有效方法。临床主要采用腭黏膜移植。腭黏膜移植的最大优点是其在组织学上与牙槽嵴顶表面的角化附着龈非常相似。腭黏膜移植后，能更牢固地贴附于牙槽突骨膜上，并保持角化龈的特性。在弹性和质地方面，腭黏膜移植后形成的附着龈为种植体提供了一个舒适的软组织床。腭黏膜移植术的手术时机以种植体植入后4～6个月为宜，此时种植体已形成骨结合。两个月后待移植黏膜愈合改建良好后再行二期种植体暴露术。也可于种植体植入术后6个月二期暴露种植体术中同时行腭黏膜移植术。无论哪种方式进行腭黏膜移植，都需要等移植黏膜组织完全愈合改建，种植体周围形成稳定的龈袖口后，再取印模，制作义齿。否则义齿戴入后可能会有牙龈继续改建退缩。

三、重建时义齿修复方式的选择

患者修复方式的区别主要取决于重建颌骨的条件及患者的经济承受能力。选择种植固定修复时，要求重建颌骨能恢复正常的上、下颌位置关系，龈𬌗距离正常，有足够的种植体数目。而活动修复对颌骨关系及龈𬌗距离要求的宽容度较大，较少的种植体数目即可支持覆盖义齿修复。具体修复方式要结合患者的具体解剖条件、口腔自洁、治疗依从性以及经济承受能力综合分析做出选择。

进展与趋势

颌骨缺损功能性重建的最终目的是恢复面部外形和重建口腔功能，其中功能性义齿修复是重建口腔功能的重要标志。为了实现功能性义齿修复的理想目标，要求颌骨缺损重建不仅要恢复外形，同时要求重建骨的位置、高度和宽度符合义齿修复的要求，这也是目前颌骨缺损重建的重点和难点。随着计算机辅助外科技术的发展，实现功能性义齿修复的理想目标逐渐成为可能。三维图像技术的应用能够精确评估颌骨缺损的情况，虚拟手术能完成颌骨重建手术的设计，既保证外形的恢复，又确定重建骨的三维体积及三维位置，各种手术导板能辅助重建手术的实施，手术导航系统能保证重建骨达到理想的位置以保证义齿修复，从而达到精确修复的目的。颌骨重建正在向精确设计和精确修复方向发展。

Summary

The goals of functional reconstruction of the jaws are as follows: restoration of bone continuity, face convexity, alveolar height, bone volume, relationship between maxilla and mandible and functional denture. Both aesthetic and functional outcome should be achieved after the reconstruction surgery. The treatment plan for jaw reconstruction should be made based on the comprehensive clinical and radiographic examination and model investigation. Vascularized and non-vascularized bone graft could be applied for jaw reconstruction. Free fibula and iliac crest flaps is the most commonly used vascularized flaps for jaw reconstruction. Nonvascularized iliac bone graft is used for the reconstruction of small defects. Free composite fibula flap is the most popular osseous flap for both mandibular and maxillary defects reconstruction. High primary stability for dental implants placed in free fibula grafts could be achieved. The insufficient height of the fibula is the key problem for mandibular reconstruction. Moving the bone graft upward, second onlay bone graft, double barrel fibula graft and vertical distraction osteogenesis may increase the height of fibula graft for the denture restoration. Free composite fibula flap could simultaneously repair both hard and soft tissue defects for maxillary reconstruction.

Definition and Terminology

1. 功能性重建 (functional reconstruction): The reconstruction surgery should achieve the objective of function restoration. Denture and masticatory function are the key points for functional jaw reconstruction.

2. 血管化腓骨瓣 (vascularized fibula flap): The fibula free flap provides a strong long segment of bone and can include a large fasciocutaneous component as well. The vascular pedicle of the fibula flap is the peroneal artery accompanied by two veins. It is very popular for mandible and maxilla reconstruction.

3. 血管化髂骨瓣 (vascularized iliac crest flap): The vascularized iliac crest flap provides very extensive amount of bone and allows for insertion of dental implants without difficulty. The dominant vascular pedicle is the deep circumflex iliac artery (DCIA).

4. 非血管化骨移植 (non-vascularized bone graft): Non-vascularized bone graft is a surgical procedure that replaces missing bone with autologous cortical and/or cancellous bone without vascular pedicle. Iiliac crest is the most common donor site.

(毛 驰 彭 歆 陈 波)

第十四章　种植体周围软组织的外科特殊处理

Surgical Management of Peri-implant Soft Tissue

第一节　概　论
Conspectus

种植体周围软组织兼具功能和美观的作用。健康的种植体周围软组织可以抵御口腔内复杂的微生物环境、理化刺激等对组织结合的侵害。美观理想的种植体周围软组织应与天然牙的牙龈缘、牙间乳头、附着龈及牙槽黏膜在形态、色泽、质地上协调一致。

牙缺失通常伴发不同程度的软组织缺损，临床表现为牙间乳头、附着龈宽度以及前庭沟深度的丧失。这将导致种植修复中的修复体与天然牙或修复体之间"黑三角"现象、龈缘形态与邻牙不协调、基台透色或暴露等诸多美学问题的产生，同时增加了口腔卫生维护的难度以及相关生物学并发症发生的风险。了解和掌握种植体周围软组织的生物学特点和外科处理方法，创建稳定的种植体周围软组织环境，是维持种植修复良好的长期临床效果所必需的。

一、种植体周围软组织的生物学基础

（一）种植体周围软组织的结构特点

种植体或种植体与基台穿软组织与口腔相交通，随组织愈合和改建形成包括结合上皮和结缔组织的软组织结合。结合上皮与种植体或基台表面以半桥粒（hemidesmosome）结构相附着，其迁移受根方结缔组织的限制。不同于天然牙牙龈固有层中直接附着于牙槽骨和牙颈部的胶原纤维呈各种方向排列，种植体周围结缔组织中的胶原纤维呈与种植体颈部平行和环绕排列。与天然牙牙龈血供来源于骨膜上动脉、牙周膜和牙槽中隔动脉不同，种植体周围软组织血供主要来源于骨膜上动脉和部分牙槽动脉的穿支（图14-1）。相较天然牙，种植体周围软组织的血供更差，组织学上类似瘢痕组织，因而抵御创伤性刺激及愈合的能力相对更弱。

（二）生物学宽度

Berglundh 等的动物实验显示，口腔黏膜与种植体及基台间形成与天然牙生物学宽度（biologic width）相似的结合上皮、结缔组织附着。Berglundh 和 Lindhe 的另一项动物实验研

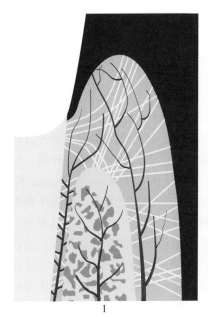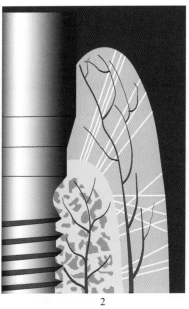

图 14-1　天然牙与种植体周围软组织的区别

1. 天然牙周围软组织的胶原纤维呈各种方向排列，血供来源于骨膜上动脉、牙周膜和牙槽中隔动脉；**2.** 种植体周围结缔组织中的胶原纤维呈与种植体颈部平行和环绕的排列，血供主要来源于骨膜上动脉

究显示，在种植体植入术后 3 个月二期手术中经软组织修薄处理的实验组骨组织吸收较对照组在其后 6 个月表现更为显著。因此，种植体相关的生物学宽度可能由骨组织吸收重建参与形成。随着骨组织吸收改建，种植体周围的上皮、结缔组织附着达到一定厚度，形成隔绝口腔环境对种植体周围骨组织刺激的屏障，从而避免了骨组织的进一步丧失。Puisys 和 Linkevicius 的一项前瞻性临床对照研究显示，黏膜原始厚度超过 2 mm 组或经增量后黏膜厚度超过 2 mm 组的种植体边缘骨吸收显著小于黏膜厚度不足 2 mm 组。除此以外，种植体相关的生物学宽度可能还受到种植体连接形式、种植体及基台的材料与表面结构等因素的影响。因而，在种植体植入和种植体周围软组织处理中，需要考虑这些生物学宽度形成相关因素的影响，预防或改善可能伴发的骨吸收及软组织退缩。

（三）牙间乳头

牙间乳头为牙龈呈锥体状充填于相邻两牙的牙间隙部分，也称龈乳头。唇颊侧和舌腭侧龈乳头顶端在牙邻面接触区下方相连形成低平凹下的龈谷。健康牙周组织，龈乳头充满牙间隙，与牙龈缘形成规律的波浪样起伏。当龈乳头退缩时，邻牙间隙显露，呈影响美观的"黑三角"样改变。

与生物学宽度原理相似，龈乳头高度与牙槽嵴高度相关。Tarnow 等测量天然牙接触区到牙槽嵴的垂直距离，结果显示，当距离小于 5 mm 时，牙间乳头完全充满率达 100%，当距离为 6 mm 时，充满率为 56%，当距离为 7 mm 时，充满率仅为 27%（图 14-2a）。Kan 等测量单个种植修复体与邻牙接触区到牙槽嵴的垂直距离，结果显示牙间乳头高度平均可达 4.2 mm（图 14-2b）。种植体周围软组织较天然牙缺少牙周膜来源的血液供应，多牙缺失种植修复时，种植体间龈乳头萎缩将更为明显（图 14-2c）。Tarnow 等的另一项研究

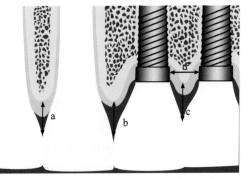

图 14-2　龈乳头高度与牙槽嵴高度关系示意图

显示，种植体周围骨组织有 1.34～1.4 mm 的改建范围。为预防龈乳头的萎缩，两种植体基台连接处应保持 3 mm 的水平距离（图 14-2d）。在植入种植体和重建软组织时需考虑邻面接触区、牙槽嵴水平、种植体之间及种植体与天然牙之间的位置关系。

（四）牙龈生物型（gingival biotype）

在临床上，很多学者发现牙周组织的形态特点与牙的形态相关。例如，尖圆形牙冠的龈乳头细长，接触区位于切 1/3 且较短，牙龈缘形态高弧，且通常牙龈较菲薄；方圆形牙冠的龈乳头低而圆钝，接触区位于颈 1/3 且较长，牙龈缘形态低平，且通常牙龈较厚。学者们将前者称为薄龈生物型（thin biotype），后者称为厚龈生物型（thick biotype）。Olsson 和 Lindhe 的研究显示，牙龈退缩在薄龈生物型中比厚龈生物型更为常见。与之相似，薄龈生物型表现的种植体周围软组织退缩风险更大；厚龈生物型表现的种植体周围软组织相对不易退缩，但易于在龈下形成深袋和感染。因此，牙冠形态和牙龈生物型可以作为预测种植体周围软组织成形效果的参考指标。牙龈生物型的厚薄可以通过视觉判断、探诊评估和直接测量等方法来区分。通常以厚度 1 mm 以上和 1 mm 及以下作为界定牙龈厚薄的标准。视觉判断依赖临床经验，受主观因素干扰大。直接测量法客观，但需有创地穿透牙龈，临床实施不便。探诊评估根据龈下探针的可视性评价牙龈厚薄，相对客观，并且与评估龈下修复体是否透色相一致。Kan 的一项研究比较了以上三种判断方法，结果显示，在区分牙龈的薄厚上，视觉判断法可靠性最差，探诊评估法与直接测量法相比没有显著的统计学差异。

（五）角化龈

穿软组织与口腔相通的种植体及基台周围包绕的口腔黏膜可能是咀嚼黏膜也可能是被覆黏膜。咀嚼黏膜的角化层有利于抵抗摩擦，易于清洁。从美学角度来看，具备协调圆滑的龈缘形态、健康的色泽、带有点彩的质地等特点的角化龈组织是种植修复软组织红色美学（pink esthetics）的基础。在天然牙游离龈的根方具有紧密附着于牙槽嵴表面角化的附着龈结构，它可以抵抗切力和压力。咀嚼和口唇运动等的牵拉作用产生分离软组织附着的趋势，足够的附着龈有利于对抗这种分离作用，从而限制软组织附着根方迁移并稳定牙槽嵴水平。种植体周围虽然也可被这种角化黏膜包绕，但其附着相对较弱。当肌肉附丽过高，前庭沟变浅，这种牵拉作用也随着加剧。在这种情况下，常需松解过高的肌肉附着，通过角化黏膜的移植来增加角化龈的宽度，加深前庭沟，减少肌肉牵拉作用。一方面可限制软组织附着的根方迁移，另一方面有利于清洁。

二、种植体周围软组织的外科处理原则、方法和时机

（一）外科处理原则

1. 预防的原则　由于病理或生理性原因，牙缺失前后均会出现牙槽骨及软组织的萎缩。虽然存在多种软组织缺损的重建方法，但由于重建过程复杂，重建组织与原始组织存在不同程度的差异，因此临床上应该首先保存软硬组织，尽量避免软组织的萎缩，降低重建的难度。

2. 早期处理的原则　种植体周围软硬组织会随生理或病理改变而动态变化。早期处理不仅可以对软组织的变化加以干预，同时也利于骨组织的重建与稳定。在丧失骨组织或缺乏有利的组织愈合和组织再生环境后，软组织重建的难度将增大。

3. 微创的原则　牙拔除后，牙周膜来源的血液供应随之丧失。与种植体接触的结缔组织类似瘢痕组织，血管成分少，抵抗创伤刺激和组织愈合的能力较低。手术中尤其应注意局部血液供应的保存。血液循环的保存和恢复对软组织移植物的存活至关重要。微创手术不仅减少创伤

和患者的不适感，也减少了软组织结构的破坏和瘢痕的形成，利于获得良好的软组织美学效果。

（二）外科处理方法

种植体周围软组织的外科处理可以用于创口关闭、龈乳头的成形、前庭沟成形、附着龈的增宽、软组织水平和垂直方向的增量以及修复体根面及基台的覆盖。

按治疗目的来分，软组织外科处理可以分为功能性重建和美学成形。功能性重建主要用于增加无牙颌、下颌与上颌后牙区附着龈的宽度及厚度和前庭沟的深度，以利于维持种植修复的长期效果。美学成形主要用于包括前牙和前磨牙的美学区。牙缺失后，软硬组织的缺失造成前牙美学区龈缘位置及龈乳头的退缩、组织的凹陷。为重建前牙美学区骨组织的增量手术常造成膜龈联合位置的冠向移位、角化龈变窄、黏膜变薄等美观问题。前牙美学区的软组织处理主要用于预防和处理上述美学问题。按组织来源来分，软组织的外科处理可以分为局部软组织瓣的处理、自体结缔组织游离移植、自体黏膜游离移植和软组织替代品植入。

（三）外科处理时机

软组织外科的处理时间点可以选择在牙拔除术、骨组织增量手术、种植体植入术、基台连接手术、暂时修复和最终修复等不同阶段。

牙拔除术及即刻种植时，可以使用局部瓣、软组织移植物和软组织替代品进行软组织的伤口关闭或增量。骨组织增量手术前增量角化龈和结缔组织，有利于植骨后软组织伤口的关闭，但创伤造成的疼痛不适将增加患者对后期治疗的畏惧。骨增量同期，骨移植物或骨替代品表面血供差，不利于软组织移植物血管化（vascularization），通常采用带蒂或血供良好的局部软组织瓣进行处理。种植体植入术中，对于唇颊侧少量的软组织缺损，可以采用自体结缔组织游离移植改善组织形态，对于需同期植骨的病例，建议采用带蒂或血供良好的局部软组织瓣进行处理。基台连接手术前，骨增量的局部血管化及骨结合已完成，循环易于建立，此期行自体黏膜游离移植可以获得较好的移植效果。同样，基台连接术中适于采用各种软组织局部瓣重建龈乳头、角化黏膜，也可采用自体结缔组织游离移植进行组织增量。对于暂时修复和最终修复后软组织变化过大或美观效果不满意的，尽量采用微创的方法行自体结缔组织游离移植，以减小对软组织形态的破坏。对于需要垂直向增量软组织的，需拆除修复体，待增量完成后再次恢复。

第二节　种植体周围局部软组织瓣的处理
Pedicle Peri-implant Soft Tissue Techniques

局部软组织瓣是种植体周围软组织最常用的外科重建方法。口腔软组织血液供应丰富，局部瓣对组织的血液供应影响小，组织通常保有良好的代谢循环。因此遵循外科手术切口设计、瓣的处理和缝合原则，软组织瓣术后通常能达到良好的愈合，发生感染和坏死的概率低。

种植体植入同期或二期的愈合基台连接，种植体通过穿龈的愈合基台与口腔环境相通建立周围软组织环境，应考虑龈乳头的形态和高度、龈缘水平和龈缘形态、角化黏膜的宽度和位置以及唇颊侧软组织的丰满度。在此阶段应用局部软组织瓣，可以重建龈乳头，增加种植体周围角化黏膜宽度，增量唇颊侧水平向及垂直向软组织。局部软组织瓣不增加额外的术区和手术次数，患者易于接受。多数局部瓣的操作相对简单，临床医生易于掌握。

一、龈乳头成形

早期的种植二期手术，采取软组织环切的方法暴露种植体顶部。该方法会损失一定的角化黏膜，对种植体顶部的暴露有限，需要精确定位。为获得良好的手术视野，需要采用全厚瓣显露。但在安装愈合基台后，全厚瓣直接拉拢缝合困难，也需要切除部分角化黏膜。因此，以上方法仅适用于唇颊侧有较宽角化黏膜（通常在 4～5 mm 以上）的情况。

牙的缺失伴随牙龈的退缩，尤其是牙间乳头的萎缩，波浪状的牙龈形态随之消失。为改善牙间乳头状态和恢复牙龈的波浪形态，Palacci 改进了切除角化黏膜的方法，将唇颊侧部分角化黏膜旋转充填于牙及种植体相邻空间，部分重建了牙间乳头，形成起伏的牙龈形态。

牙间乳头血供相对较差，牙槽骨缺损或对牙间乳头的直接损伤常会造成牙间乳头不可复性缺损。牙间乳头的冠向重建困难，通常只能达到部分重建的效果。从种植外科角度，学者们尝试了不同方法，包括牙间骨的垂直向增量及上颌结节结缔组织的移植，目前最常使用的仍然是 Palacci 提出的局部软组织旋转瓣技术。如前所述，局部软组织旋转瓣将减少唇颊侧部分角化黏膜，因此适用于有一定宽度的角化黏膜状态，通常唇颊侧角化黏膜宽度应在 4～5 mm 以上。同时，牙龈生物型直接影响龈乳头成形的效果，厚龈低弧线形态龈乳头重建效果较好，而薄龈高弧线形态重建效果较差。

Palacci 局部软组织旋转瓣龈乳头成形技术操作步骤如下：确定覆盖螺丝在黏膜下的位置，腭舌侧切口，唇颊向全厚瓣翻瓣，去覆盖螺丝，连接适宜高度的愈合基台。保留唇颊侧足够角化龈，根据基台位置向近中或远中行颊侧瓣半月形切口。根据全厚瓣的组织量和组织缺损量确定半月形瓣的形状与厚度。切口应足够长，确保能将组织瓣在无张力下旋转至基台近中与邻牙之间。通过稳定无张力的"8"字缝合使软组织贴合骨面和愈合基台。应注意避免选择过粗的愈合基台，保留足够的蒂部和避免张力（图 14-3）。

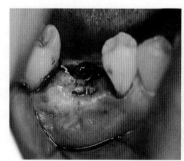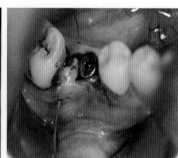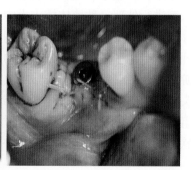

图 14-3　局部软组织旋转瓣龈乳头成形

二、增加附着角化黏膜

牙缺失后常伴随唇颊侧附着龈的萎缩。较大范围的牙槽植骨手术，伤口的减张关闭常会造成膜龈联合的冠向移位。可以通过分离舌腭侧带有角化黏膜的部分厚瓣，采用滑行瓣（sliding flap）或称侧向复位瓣（laterally positioned flap）、根向复位瓣（apically positioned flap，APF）的方法，复位或增加种植体唇颊侧附着角化黏膜。

滑行瓣技术一般用于愈合基台连接手术中。当唇颊侧角化黏膜较窄，通过重新分配舌腭侧角化黏膜，可以使得种植体愈合基台唇颊侧重建一定宽度的附着角化黏膜。上颌舌腭侧角化黏膜宽度及黏膜下层厚度充足，而下颌舌侧角化龈则有限。但上颌前牙区舌腭侧呈皱褶样改变，因此上颌后牙区，尤其是多牙缺失的上颌后牙区是滑行瓣技术最常应用的部位。

唇颊侧滑行瓣处理操作步骤如下：腭侧行水平切口，保留唇颊侧、舌腭侧各 2～3 mm 宽度角化龈。保留龈乳头，近远中附加切口，越过膜龈联合。保留骨膜，锐性分离部分厚瓣（split-thickness flap），从骨膜上翻起黏膜结缔组织瓣，游离使其具有充分动度。确定种植体位置，显露种植体顶部，旋出愈合帽，安放愈合基台。将黏膜结缔组织瓣牵拉至愈合基台唇颊侧，于其根方采用间断缝合固定。保留稳定的骨膜，有利于黏膜结缔组织瓣固定于骨膜上。对于单个种植体的滑行瓣处理，由于空间小，操作较为困难。对于多个种植体的滑行瓣，可以结合龈乳头成形技术，减少基台间骨膜的暴露。采用近远中附加平行切口，滑行瓣根向复位后，组织对位好。采用近远中附加梯形瓣切口，瓣的血供较好，但根向复位后瓣与根方组织易留有间隙。对于基台间及舌腭侧骨膜的暴露，术后需注意清洁，待上皮爬行二期愈合。

对于较薄或存在瘢痕的牙龈和黏膜组织，部分厚瓣的翻瓣困难。黏膜结缔组织瓣翻瓣过程中可能会发生瓣的穿孔。穿孔通常易发生于膜龈联合处。当发生瓣穿孔后，需仔细操作完成穿孔区周围的部分厚瓣分离，避免穿孔进一步扩大。完成分离后，视穿孔大小确定采取缝合与否。缝合应避免对瓣的撕拉造成穿孔的扩大。对于翻瓣过程中出现骨膜穿孔的，需通过软组织的缝合覆盖裸露骨面。

三、唇颊侧软组织增量

对于缺牙区软组织萎缩，在种植外科手术过程中，尽可能通过局部软组织增量恢复，以改善修复体的穿龈形态，避免种植治疗过程中唇颊侧软组织的进一步退缩。

20 世纪 80 年代，Abrams 报道采用翻转瓣技术（roll technique），翻转腭侧去上皮结缔组织瓣，增量固定桥桥体处的萎缩牙槽嵴。20 世纪 90 年代，Scharf 和 Tarnow 采用改良的腭部结缔组织翻转瓣（modified roll technique of palatal connective tissue），保留了腭侧黏膜，避免了腭侧骨的暴露。

改良的腭部结缔组织翻转瓣可用于上颌前牙区和上颌后牙区少量的软组织缺损增量处理。前牙区腭侧结缔组织量有限，后牙区受血管神经束的限制，上颌的尖牙至第一磨牙，腭侧组织量通常在宽度和厚度上较充足。建议在上颌后牙区多牙缺失时行腭部结缔组织翻转瓣。

腭部结缔组织翻转瓣的处理操作步骤如下：种植体偏腭侧行水平切口，长度以能确保足够组织量获取和翻转为度。保留至少 1 mm 厚度的腭侧部分厚瓣，分离腭侧黏膜下结缔组织。于唇颊侧骨膜上分离形成越过膜龈联合的受植床。根据腭侧分离黏骨膜瓣大小，根方水平向和近远中垂直切开至骨面，将带蒂的结缔组织瓣一同向唇颊侧翻瓣。翻转结缔组织瓣，填入唇颊侧受植床内，缝合固定于根方。结缔组织瓣组织量较大时，需唇颊侧延伸垂直切口，以便组织翻转固定。安装愈合基台。复位腭侧瓣，对位缝合（图 14-4）。

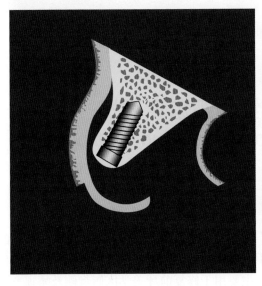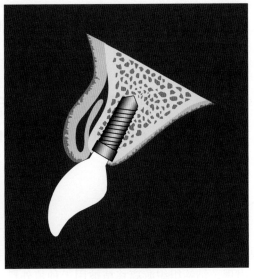

图 14-4　改良的腭部结缔组织翻转瓣示意图

四、唇颊侧及垂直向增量

软组织的垂直向增量较水平向增量更为困难。Sclar 报道，采用腭部血管化骨膜结缔组织瓣（vascularized interpositional periosteal-connective tissue，VIP-CT）可获得上颌前牙区水平向和垂直向组织缺损理想的重建修复。由于保留了腭大动脉主要分支的血液供应，腭部血管化骨膜结缔组织瓣获取的范围较大，对前牙区唇侧和冠向软组织重建效果明显，从而为穿龈形态和龈乳头形态的改善提供足够的组织量支持。血供良好带蒂的结缔组织瓣可以用于不同的外科处理阶段，包括存在骨移植物或骨替代品不利于再血管化的植骨手术同期。

腭部血管化骨膜结缔组织瓣获取的软组织量较大，可克服软组织游离移植后吸收萎缩的不足，并且可以同期进行软硬组织增量，缩短疗程。结缔组织增量不改变牙龈、黏膜的色泽质地，相对美观、协调，并且能获得垂直方向的增量。因此该技术对于前牙区的组织缺损修复具有潜在的优势。由于需要向前牙区唇侧翻转腭部结缔组织，当受解剖条件，如血管神经束位置、瓣的长度或宽度等限制时，增量可能仅限于前磨牙或尖牙区。同时，由于腭侧翻转瓣组织堆积，常需手术修整。唇侧增量可能会导致膜龈联合破坏，前庭沟变浅，需再次手术成形软组织，重建前庭沟。

腭部血管化骨膜结缔组织瓣的处理操作步骤如下：缺牙区嵴顶全厚水平切口，向尖牙、前磨牙龈缘下 2～3 mm 平行龈缘水平延伸。锐性分离，翻部分厚瓣，在前牙区腭皱处避免穿孔。远中垂直切口至骨面，龈缘下保留部分结缔组织切口至骨面，由远中向近中分离骨膜瓣，保留近中蒂部。翻转结缔组织瓣，避免过度牵拉，固定于唇侧，缝合关闭伤口（图 14-5）。术后，常规采用腭护板压迫保护，避免出血，减轻因创面暴露所造成的不适。

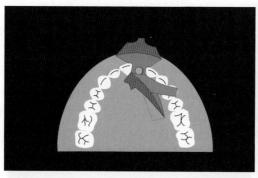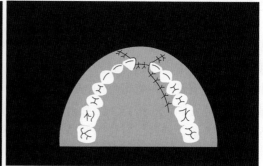

图 14-5　腭部血管化骨膜结缔组织瓣示意图

第三节　自体结缔组织游离移植
Free Autogenous Connective Tissue Grafting

一、概述

20 世纪 80 年代，Langer 和 Calagna 报道了以结缔组织游离移植修复固定桥桥体下方的牙槽缺损。随后，结缔组织游离移植被用于牙周手术以覆盖因牙龈退缩暴露的牙根。随着种植修复的出现，结缔组织游离移植被用于种植外科，主要用于修复前牙美学区唇颊侧及嵴顶方向的软组织缺损，改善萎缩的软组织形态以及种植修复体的穿龈形态，预防因种植体周围软组织过薄而出现的颈部透色。近些年来，结缔组织或带有表皮的结缔组织还被用于即刻种植或牙槽保存处理中软组织伤口的关闭，以避免因采用软组织滑行瓣关闭伤口而造成的唇侧骨板吸收和膜龈联合位置变化。

二、适应证

上皮下结缔组织游离移植物（subepithelial connective tissue graft，CTG）通常被置于唇颊侧瓣和骨膜或骨组织之间，可以获得双侧组织的营养支持，成活率高。另一方面，结缔组织游离移植物为唇颊侧黏膜全部或部分覆盖，避免了因移植物与唇颊侧牙龈黏膜在颜色、质地的不匹配而造成的美观问题，较角化黏膜移植更适用于前牙美学区。保留腭部黏膜瓣获取结缔组织，伤口易于关闭，减轻了因创面暴露给患者带来的疼痛不适。结缔组织游离移植技术相对简单，手术创伤小，治疗效果较好，并发症少。

在种植外科中，结缔组织游离移植可以用于软组织在水平向和垂直向缺损的增量处理，可部分增加角化黏膜宽度，改善种植体、基台及种植修复体颈部透色问题。当种植体位置过于偏唇颊侧时，由于唇颊侧骨组织过薄，将会出现显著的组织吸收和改建，仅仅通过结缔组织移植，增量效果有限，甚至难以保证种植体的稳定性。因此结缔组织移植不能替代骨组织增量手术。由于腭部结缔组织有限，一般适于较小范围和体量的缺损修复，对于较大范围和程度的软组织缺损，可能需多次移植手术才达到增量目的。当腭部供区黏骨膜过薄，或可获得的结缔组织组织量过少时，不宜采用结缔组织游离移植。

三、外科技术

（一）时机

结缔组织游离移植在软组织的外科处理中使用很广泛，可以用于种植治疗的不同阶段。即刻种植或牙槽保存中，结缔组织可用于伤口关闭和组织增量。结缔组织游离移植可在种植体植入同期增量唇颊侧较小量的组织缺损。在基台连接手术和修复期间，一般采用袋成形或隧道技术（tunnelling technique），潜行分离唇颊侧瓣，植入结缔组织，增量唇颊侧软组织，减少对软组织形态的破坏。

（二）受区处理

受植床有开放式、闭合式和隧道技术等几种处理形式。开放式受植床可以在种植体植入同期或需垂直向增量软组织时使用。当受区不需要暴露骨面时，做骨膜上的梯形切口。锐性分离部分厚瓣，在维持骨膜完整性的基础上尽量保留瓣的厚度。如果需要冠向复位瓣（coronally advanced flap，CAF），需要去除附着组织的上皮结构。开放式受植床易于制备，手术视野好，瓣易于冠向移动，但对局部血运破坏较大，手术瘢痕较明显。闭合式受植床一般在愈合基台连接手术时或在修复体戴入后需软组织增量时使用。水平切口宽度需考虑能提供移植物足够的空间。保留骨膜，平行牙长轴方向锐性潜行分离黏膜瓣至膜龈联合根方，注意避免黏膜穿孔，形成移植物植入的夹层。闭合式受植床避免了附加切口，对局部的血运保存好，手术瘢痕不明显，但手术操作较为困难，瓣的冠向移动受限，不适用于前庭沟深度较浅的病例。隧道技术一般在增量区近远中至少各延长一牙位行垂直切口，保留骨膜，近远中向潜行剥离，分离附着龈及黏膜，小心避免黏膜穿孔，预备移植物植入的隧道。

（三）供区处理

硬腭是自体黏膜移植最常用的供区部位。硬腭前部的腭皱襞形态不规则，不利于结缔组织的获取。硬腭中央的上颌硬区黏骨膜薄，缺乏黏膜下层，在近牙槽嵴部分黏骨膜显著增厚。腭大动脉与腭前神经伴行，由位于第三磨牙腭侧的腭大孔穿出，沿腭沟前行于硬腭的黏膜下组织内。Reiser 等研究了硬腭结缔组织移植物相关的应用解剖，结果显示，腭大血管神经束位于上颌前磨牙和磨牙釉牙骨质界根方 7～17 mm，位置随腭盖高拱、浅平形态不同而不同，平均距离 12 mm。因此，临床上一般采用尖牙远中至第一磨牙近牙槽嵴部分的结缔组织作为移植物。

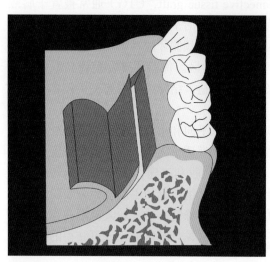

局部浸润麻醉的过程中，通过针头检查黏膜的厚度。根据所需结缔组织的大小，在腭部尖牙远中至第一磨牙范围内，腭侧距龈缘 2～3 mm 处做水平切口。切口深度大约 1 mm。潜行或行垂直牙长轴双侧附加切口，锐性分离黏膜瓣。获得足够切取范围后，在黏膜切口处行结缔组织切口至骨面，剥离骨膜，获取结缔组织移植物。结缔组织移植后会出现一定程度的组织萎缩，因此应考虑适当增加获取的组织量。为避免骨面暴露，可行斜行切口或在黏膜切口处保留部分结缔组织以利于伤口关闭（图 14-6）。取出结缔组织移植物后，将分离或翻开的黏膜瓣复位，采用连续锁边缝合或悬吊缝合附加间断缝合关闭伤口。必要时在创面远中位置加缝一针以压迫止血。嘱患者术后一周进软食。为避免出血和局部的不适感，术后建议佩带腭护板。通常术后佩带一周以上，仅清洁时摘下。

图 14-6　尖牙远中至第一磨牙腭侧龈缘 2～3 mm 部分厚瓣，斜行切口保留部分结缔组织，获取结缔组织移植物

除硬腭之外，上颌结节和缺牙区的牙槽嵴也可以作为结缔组织供区。上颌结节处获取的结缔组织致密、不易收缩，但取材量小，操作较为困难。

（四）移植物固定

移植物放置于湿纱布中保存，尽快完成修整和固定。结缔组织移植物应有足够的量以利于操作和固定。厚度通常应在 1.5 mm 以上，以维持血管重建过程中的支架作用，防止因移植物的吸收而出现组织量明显萎缩。放置于夹层的移植物应去除上皮。

对于开放式受植床，将移植物骨膜面平铺于骨膜上，与骨膜间断缝合固定，复位黏膜瓣，间断缝合关闭伤口。当行黏骨膜全厚瓣翻瓣时，将移植物置于骨板与黏骨膜瓣之间，褥式缝合使其固定于黏骨膜瓣，再复位缝合黏骨膜瓣，关闭伤口。对于闭合式受植床，将骨膜面向下，角化黏膜下的结缔组织面向上。将其送入受区潜行分离的夹层中，悬吊缝合固定于颊侧根方，并使其近远中向与骨膜贴合，间断缝合固定。采用隧道瓣设计时，从夹层的一侧送入移植物，从另一侧牵出，平铺移植物，缝合固定。冠向固定结缔组织移植物，少量暴露的角化黏膜下结缔组织将逐渐上皮化，可以覆盖少量种植修复体根面。

三、并发症

（一）出血

结缔组织移植物获取过程中造成的细小末梢血管出血，通过数分钟的局部压迫就可以达到止血目的。当从腭部获取结缔组织移植物时，必须严格遵守安全的手术操作步骤，密切关注重要的解剖结构。损伤腭大动脉或其主要分支引起的大出血是难以处理的严重并发症。由于腭大动脉出血迅猛，手术视野差，难以判断损伤血管的具体位置，无法进行准确的缝扎止血或电凝

止血，需要向腭大孔方向延伸切口，翻开黏骨膜瓣，牵出并结扎腭大血管神经束。虽然结扎腭大血管神经束可以有效控制出血，但可能会造成腭黏膜感觉异常和坏死等严重并发症。

（二）伤口愈合不良与感染

所有的软组织手术处理术后都可能发生伤口愈合不良和感染，这将直接影响结缔组织移植的成功和将来的美观效果。错误的切口和瓣的设计、不良的缝合技术、医源性创伤等都将损害局部血供，延缓伤口愈合，结缔组织移植物感染的风险随之增加。伤口愈合不良削弱了局部的防御能力，增加了细菌的定植。局部表现为组织分泌增多。随着渗出物的累积，组织压力增加，伤口边缘开始分离，渗出物溢出。术后伤口裂开，需规律含漱氯己定和局部冲洗保持伤口清洁，必要时需引流渗出物。对于有全身状况不良表现的患者，需要应用全身抗生素缓解症状，避免感染扩散。

第四节　自体角化黏膜游离移植
Autogenous Free Gingival Grafting

一、概述

软组织依赖牙、牙槽骨等硬组织的支持。牙缺失后，牙槽骨吸收，牙龈、黏膜相应出现萎缩，可表现为附着龈变窄及黏膜变薄。通过骨增量手术重建牙槽骨，也会伴发软组织膜龈位置改变和黏膜变薄等变化。在长期缺牙和重度骨缺损颌骨重建的病例中常见唇颊侧附着龈的丧失和前庭沟的变浅或消失。此时，需要通过手术创建一定宽度和厚度的角化黏膜，为维持种植修复的长期效果提供条件。

自体角化黏膜游离移植，也称自体游离龈移植，移植物实际通常来源于硬腭黏膜，被用于牙周膜龈手术以增宽附着龈。20 世纪 60 年代，Sullivan 和 Atkins 借鉴成形外科手术原则，将自体角化黏膜游离移植用于治疗牙龈退缩。自体黏膜游离移植早期主要用于牙周手术以增加附着龈的宽度和前庭沟的深度，以及覆盖牙龈退缩后暴露牙根的根面。临床实践证明该方法对于增加附着龈宽度简单、有效。Lang 和 Löe 等认为，非美学区的牙周组织应至少维持 2 mm 宽的附着龈，以利于维护牙周健康。种植修复没有天然牙的牙周装置，对角化黏膜的要求较天然牙高。林野等的研究提示，对于种植修复，当缺牙区附着龈宽度小于 2 mm 或软组织形态异常无前庭沟时，常规应用硬腭黏膜游离移植能有效恢复缺牙区软组织形态，重建种植体周围软组织结构，长期效果稳定。

二、适应证

自体移植物的获取增加了额外的手术创伤。因供区留有暴露的黏膜创面，易于出血，患者疼痛不适感明显。较结缔组织游离移植，角化黏膜移植物的表皮面无法直接获得受植区的营养供应，移植物的再血管化和存活更为困难。因此自体角化黏膜游离移植的手术风险更大，技术难度更高。

自体角化黏膜游离移植可以用于增加单牙缺失或多牙缺失种植区域的附着龈宽度。一般当附着龈宽度小于 2 mm 时，建议考虑通过自体黏膜游离移植增宽角化黏膜。在长期缺牙、无牙颌或大范围的颌骨重建病例中，常见前庭沟的变浅或消失，此时需要通过自体黏膜游离移植重建种植体周围附着龈的宽度，同时松解过高的肌肉附着，成形和加深前庭沟。由于腭部黏膜与牙龈黏膜的色泽质地差异较大，除较大范围的颌骨重建需重建附着龈之外，自体角化黏膜游离移植一般不用于以美观为目的的上颌前牙区。

三、外科技术

（一）时机

自体黏膜的游离移植建议选择在骨组织增量手术前、种植体植入术前和基台连接手术前进行。由于以上阶段受植床相对规则，组织易于贴合，循环易于建立，成活率高，移植效果较好。但在骨组织增量手术前及种植体植入术前进行游离黏膜移植手术，由于手术创伤造成的疼痛不适，往往增加患者对后期治疗不必要的畏惧。

（二）受区处理

膜龈联合处水平切口，部分切开上皮、结缔组织，保留骨膜。唇颊侧辅助垂直切口，分离上皮、结缔组织、肌肉组织至适宜宽度。考虑到移植后的组织收缩，在局部解剖条件允许的情况下，分离的宽度在冠根向及黏膜瓣边缘距种植体近远中向应大于 6 mm。林野等的研究显示，不同区域黏膜移植的收缩率大小依次为下颌后牙区、上颌后牙区、下颌前牙区、上颌前牙区，骨缺损和骨吸收越严重，软组织收缩越大。当无牙颌或大范围的骨增量病例需要重建角化黏膜时，需松解附丽过高的系带和肌层组织。为减少移植物的移动性以保证移植物与受区贴合，尽量仅保留稳定的骨膜结构，一般受植床仅保留骨膜及骨膜上一薄层肌纤维组织，厚度为1.0 ~ 1.5 mm。去除多余的黏膜下组织或肌组织。若受植床留有过多的骨膜上软组织，则不易在该区域形成稳定的软组织附着。在重度牙槽萎缩的情况下，向根方形成的黏膜组织瓣可用褥式缝合的方法固定于受植床的根方。

（三）供区处理

角化黏膜游离移植主要的供区是硬腭黏膜。由于硬腭前部为皱褶样的腭皱襞结构，形态不规则，不利于平整切取且其形态影响美观，因而一般不使用前牙区腭侧作为移植黏膜的获取部位。黏膜的获取，应保留天然牙腭侧一定宽度的角化龈。同时要避免损伤腭大血管神经束。因此，通常移植物获取的范围在前后向为尖牙远中至第一磨牙，在内外向为距龈缘 2 ~ 3 mm 处至腭大血管神经束走行的安全区域内。

游离黏膜按厚度分为全厚黏膜瓣和断层黏膜瓣。黏膜瓣的厚度与其愈合及成活后的组织特点有关。通常认为，当为重建种植体周围一定宽度的附着龈时，多用 0.7 ~ 1.2 mm 厚的断层黏膜瓣，当行根面覆盖时，多用 1.2 ~ 1.5 mm 厚的全厚黏膜瓣。断层黏膜瓣的成活率高，但薄的断层黏膜瓣抵抗机械创伤及抗收缩能力都较厚的黏膜瓣为差。

根据受植床的形态尺寸，在腭部确定移植物的切取轮廓和厚度。从前向后在同一深度切取断层或全厚黏膜片，离断黏膜与上腭的连接。硬腭前部的黏膜下层含少量脂肪，无腺体；后部则含较多的腺体组织。移植物的结缔组织面应修整平整，去除脂肪、腺体等多余组织。修整平整的黏膜移植物可以减小其与受植床间的空隙，增大再血管化的接触面积，便于形成与受植床间稳定的贴合。修整好的移植物应放在生理盐水浸湿的纱布内保存，尽快使用。

供区采用拉拢缝合止血。常规采用腭护板压迫，隔绝刺激，减少患者术后的不适感。供区创面通常在数日内逐渐形成肉芽组织，在术后 10 天左右形成完整的上皮覆盖。

（四）移植物固定

取下黏膜瓣后应最大限度减少黏膜瓣的离体时间，尽快将游离黏膜瓣固定在受植床上。将移植物结缔组织面覆盖于骨膜上，间断缝合固定黏膜瓣的四角，使其铺平伸展且位置相对稳定，然后间断缝合固定黏膜瓣的四边，注意仔细对齐创缘。采用褥式缝合压迫固定黏膜瓣，使整个黏膜瓣贴合于受植床。检查唇颊组织运动时移植物的动度，应避免因肌肉牵拉引起移植物移位。缝合固定完成后，用湿纱布压迫整个黏膜瓣，排出黏膜瓣下积液，使黏膜瓣和受植床贴合，以利于营养供应及再血管化。建议移植物仅缝合固定，不采用牙周塞治剂，避免过度压迫，便于观察。

　　一般认为黏膜移植物最初通过受植床上的纤维渗出以浆液扩散（plasmatic diffusion）的形式获得营养成分和排出代谢产物。术后 24 h，受植床与移植物边缘逐渐出现血管内皮细胞的增殖。术后 2～3 天，毛细血管逐渐长入移植物，移植黏膜瓣与受植床出现毛细血管吻合。术后 4 天，移植物与受区的结缔组织形成结合。在术后 8 天，通过再血管化，稳定的血液循环逐渐建立。移植黏膜区在术后 24～48 h 内渗出液量大，表面形成一层淡黄色伪膜。移植术后 3 天，移植黏膜透过表面渗出物可见呈淡粉红色。从第 3 天起，表面渗出物开始减少。在第 7 天，黏膜瓣大部分表面明显清洁，呈淡粉红色。当获得足够的再血管化之后，黏膜移植物与受区开始建立稳定的血液循环，移植物成活。在术后 4～6 周，游离黏膜移植逐渐改建。黏膜移植完全愈合后，移植物可发生 1/3 甚至更高的收缩。

四、并发症

（一）出血

　　获取硬腭黏膜一般不会造成腭大动脉或其主要分支的损伤，大出血等严重并发症罕见。游离黏膜移植物获取过程中造成的细小末梢血管出血，通常通过数分钟的局部压迫就可以达到止血目的。建议在术前常规制作腭护板。供区局部创面可覆盖碘仿纱条，术后佩戴腭护板一周，可以有效避免出血和局部刺激。

（二）游离黏膜移植物坏死

　　浆液循环是游离移植后开始数天移植物唯一的营养获取途径。浆液循环不足，或妨碍新的毛细血管吻合形成和血液循环建立，都有可能造成游离移植物因缺乏营养供应和代谢产物排出途径而坏死。游离黏膜移植物表皮面无法获得营养供应，因此较游离结缔组织移植坏死的风险大。严格遵循手术操作原则，游离黏膜移植物完全坏死的发生率很低。当发生移植物部分坏死，如有感染迹象，需去除坏死组织。如果发生移植物的完全坏死，则需要去除整个移植黏膜。术后需局部含漱氯己定保持伤口清洁，待延期愈合。组织完全愈合后 3 个月，可再次行黏膜移植手术。此时，硬腭供区黏膜已完全愈合，可再次作为供区获取黏膜瓣。

病例 14-1

　　患者，女性，40 岁。因右下后牙缺失要求种植就诊。临床检查显示，46、47 缺失伴牙槽萎缩，45、46 见颊系带附丽高，前庭沟变浅（图 14-7a）。诊断：下牙列缺损伴软组织、骨组织缺损。解析：下后牙区肌肉附着过高，附着龈窄，固定修复需加深前庭沟，增加角化龈的宽度与质量，便于卫生维护。治疗设计：① 46、47 种植修复；②自体硬腭角化黏膜移植。治疗过程如下：先行 46、47 种植体植入。软组织愈合后，由硬腭处获取角化黏膜（图 14-7b、c），于右下后牙区 46、47 颊侧松解肌肉附着，骨膜上翻半厚瓣，根向固定，将获取的角化黏膜缝合固定于骨膜上。图 14-7d 可见术后 6 周 46、47 处颊侧前庭沟加深，种植体颊侧角化黏膜明显增宽。

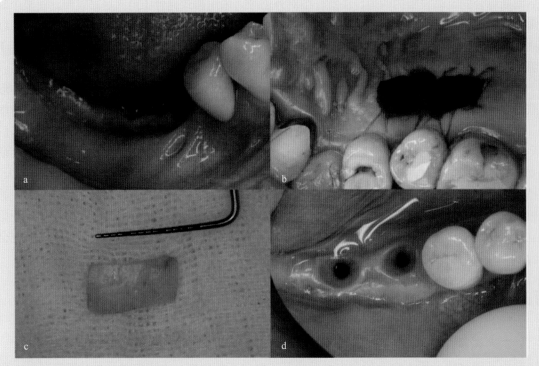

图 14-7　通过自体硬腭角化黏膜移植，松解过高的肌肉附着，加深前庭沟，增宽种植体颊侧角化黏膜

第五节　种植体周围软组织退缩的处理
Surgical Management of Peri-implant Soft Tissue Recessions

随着口腔种植学的蓬勃发展，各类并发症的出现在所难免。种植体周围软组织退缩是临床常见的美学并发症和生物学并发症。种植体周围软组织退缩可导致修复体与天然牙或修复体之间"黑三角"现象的出现、基台透色或暴露、龈缘形态与邻牙不协调等美学问题，同时增加口腔卫生维护的难度以及相关生物学并发症发生的风险。此类并发症往往比较棘手，因而如何预防和正确处理是目前临床工作中不可忽视的一部分。

种植体周围软组织的外科处理技术在一定程度上借鉴了牙周手术的方法。但种植体周围软组织退缩的原因与牙龈退缩的病因差异较大，种植体周围软组织的形成、组织结构及生物学特点与天然牙牙周组织都存在明显差异，这决定了种植体周围软组织退缩的预防与处理的特殊性。

（一）种植体周围软组织退缩的原因

（1）缺乏角化黏膜和附着黏膜：缺乏角化黏膜和附着黏膜会引起种植体周围软组织退缩。有研究表明，角化龈宽度及黏膜厚度与龈退缩呈负相关关系。同样，种植体周围软组织的退缩与牙龈生物型相关，在手术创伤、修复过程、机械刺激及炎症反应等作用下，薄龈生物型比厚龈生物型更倾向于出现软组织退缩。Kan 的研究显示，通过结缔组织移植将薄龈生物型转变为厚龈生物型可以显著减少龈退缩，稳定种植体周围软组织水平。

（2）种植体唇颊侧骨厚度不足：种植体唇颊侧骨板菲薄或缺损会导致唇颊侧软组织的退

缩。研究显示，种植体颊侧骨板骨量充足或经植骨手术而显著增量缺损或菲薄的颊侧骨板可以明显缓解种植体周围软组织的退缩。

（3）种植系统的选择与操作：选择颈部直径粗大的种植体、植入过于偏颊侧或植入过深、种植体之间或种植体与邻牙距离过窄，以及反复拆卸基台等都会造成种植体周围软组织的退缩。有研究采用平台转移的种植系统以及减少基台拆卸的修复理念，可以稳定种植体周围软组织的高度。

（4）种植体周围病：种植体周围炎造成边缘骨的丧失，从而引起种植体周围软组织退缩。另一方面，有研究显示薄龈生物型以及角化黏膜的缺失加剧了种植体周围黏膜炎以及种植体周围炎的发生。

（二）种植体周围软组织退缩治疗的适应证

从美观角度来看，尤其是前牙美学区，种植体周围软组织退缩会不同程度地影响患者对修复体的美观感受。随着软组织退缩，下方的修复体将显著影响厚度不足 2 mm 的黏膜色彩表现，而更冠向的龈缘位置以及更厚的黏膜可以起到更好的遮色效果。从组织健康方面，一项 6 年的回顾性研究显示，唇颊侧前庭沟深度不足 4 mm 的种植体周围角化黏膜宽度不足 2 mm，而 4 mm 以上组的角化黏膜宽度超过 2 mm，相较后者，前者的黏膜退缩和种植体边缘骨吸收更明显。增加角化黏膜宽度被认为可以显著改善种植体周围软组织状况。有研究显示，对于角化黏膜宽度不足 1 mm 的患者，在进行良好健康支持治疗和维护的情况下，维持现有宽度组相较宽度平均增至 3 mm 组，种植体周围病变的发生率在统计学上并无差异。Souza 等人的研究显示，种植体周围具有 2 mm 以上角化黏膜宽度组患者的刷牙舒适性、菌斑堆积以及种植体周围软组织炎症反应的程度等明显优于角化黏膜宽度不足 2 mm 组。一定的角化黏膜宽度有利于患者卫生的维护和舒适感，进而减少黏膜退缩的发生。因此，对于种植体周围软组织退缩引起患者口腔卫生维护困难的，以及造成一定美观问题的，应当考虑通过治疗干预进行改善。

（三）种植体周围软组织退缩的治疗

种植体周围软组织退缩的处理主要包括角化黏膜宽度增量和黏膜厚度增量两方面。

1. 角化黏膜宽度的增加　通过采用单纯前庭沟成形术（vestibuloplasty）或根向复位瓣结合组织移植均可以增宽角化黏膜宽度。研究显示，游离龈移植增宽角化黏膜宽度的效果及稳定性均优于单纯前庭沟成形术。用于增宽角化黏膜治疗种植体周围软组织退缩的移植材料除游离龈移植外，还常采用上皮下结缔组织移植、组织替代材料［包括脱细胞真皮基质（acellular dermal matrix，ADM）］，和异种胶原基质（xenogeneic collagen matrix，XCM）。有研究提示，采用游离龈移植可以部分改善种植体唇颊侧的黏膜退缩，但缺损覆盖率较低。同时硬腭处取材的角化黏膜存在明显的颜色、质地与邻近区域不协调的缺点（图 14-7）。采用组织替代材料可以避免供区创伤，同时有研究显示，组织替代材料形成的角化黏膜相较硬腭来源的角化黏膜移植美观效果更好。如图 14-8 所示，当前牙区存在附丽过高的肌肉及瘢痕组织时，应松解上述组织，成形前庭沟。应用组织替代材料增宽角化黏膜，再生组织与邻近区域相对协调。成形前庭沟并增宽角化黏膜后，种植体周围形成不受口唇运动肌肉牵拉干扰的稳定的软组织环境，有利于预防种植修复体唇侧黏膜的退缩。

2. 黏膜厚度增量　黏膜厚度增量一般采用上皮下结缔组织移植。近年来出现了一种体积稳定性良好的异种胶原组织替代材料——体积稳定性交联胶原基质（volume stable cross-linked collagen matrix，VCMX），有望在不久的将来用于临床。

当种植体周围软组织退缩在 1 mm 以内，龈乳头和龈缘轮廓形态良好时，可采用维持现

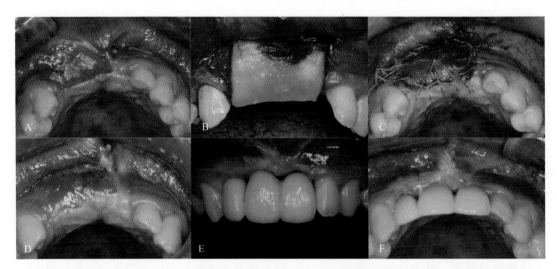

图 14-8　松解前牙区手术瘢痕，成形前庭沟，采用替代材料移植增加角化黏膜宽度

有软组织主体结构的隐藏切口，结合结缔组织移植的黏膜厚度增量方法，如隧道技术。如图 14-9，种植体支持的右上中切牙修复体周围软组织出现了明显的水平向吸收，伴约 1 mm 的龈退缩。采用龈沟内切口，潜行分离缺损区骨膜上结缔组织。将硬腭侧获取的自体结缔组织修整成形，牵引至受植区。术后 3 年的随访结果可见种植体唇侧黏膜厚度增量效果明显，同时获得垂直向龈缘高度的再生，与同名牙协调一致。

　　龈缘黏膜退缩在 1 mm 以上或伴有邻近软组织需一并处理时，需采用牙周成形手术处理，主要是冠向复位瓣结合厚度增量来进行改善。Burkhardt 等采用冠向复位瓣结合上皮下结缔组织移植修补种植体唇颊侧退缩的软组织，6 个月后软组织缺损的覆盖率可达 66%，龈缘可提升 1.2 mm。Zucchelli 等采用冠向复位瓣结合上皮下结缔组织移植，并通过修除部分唇颊侧基台、重新制作修复体等处理方法治疗种植体周围软组织退缩。这项前瞻性研究 5 年的结果显示，软组织缺损的覆盖率可达 99.2%，其中 79% 的病例实现了完全的软组织覆盖，软组织厚度平均增加 1.8 mm，龈缘平均提升 3 mm。

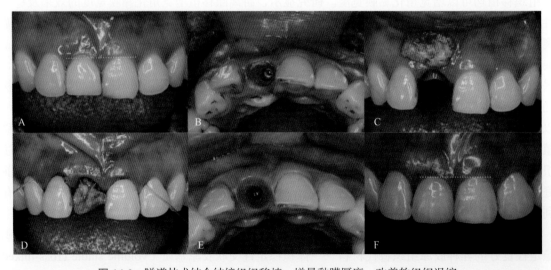

图 14-9　隧道技术结合结缔组织移植，增量黏膜厚度，改善软组织退缩

进展与趋势

尽管文献中不乏成功的种植体周围软组织重建的病例报告，但目前在临床上还没有一种理想的软组织处理方法。越来越多的学者倾向于对软组织萎缩进行预防性的干预。例如，近年来所采用的各种牙槽嵴保存技术，不仅保留了牙槽骨组织，同时维持了软组织的形态和质量。临床上可以观察到，缺失牙即刻种植即刻修复的龈缘形态及龈乳头保存通常较好。适宜病例选择即刻种植即刻修复可以避免常规牙缺失愈合期造成的软组织萎缩，避免了复杂的软组织重建处理。

采用自体组织移植物增量软组织，组织量有限，同时增加了手术创伤。学者们将异体或异种真皮经冻干去细胞，获得保留其基底膜、胶原纤维、弹性纤维成分的细胞外基质，将其作为软组织的替代品，用于黏膜移植和结缔组织移植，获得了较理想的重建效果。但软组织替代品的愈合较为缓慢，收缩较为明显，目前尚不能替代自体组织移植。

种植体周围软组织与种植体植入位置、基台连接方式、基台的形态、修复体的龈下形态及软组织和骨组织条件均有关系。因此，临床上对于软组织的重建不应仅限于对于软组织直接的外科手术，同时应考虑牙的因素和骨的因素，必要时需与修复体调整以及正畸治疗相结合，以获得理想的重建效果。

Summary

It is crucial to maintain adequately wide and thick soft tissue around implant to maintain underlying osseous support. Alveolar bone resorption and bone remodeling occur after tooth extraction and during dental implant treatment. Soft tissue resorption is concomitant with bone loss, which results in lost papilla, gingival recession and compromised emergence profile of dental implant restoration. Therefore, the recreation of soft tissue around implant is important to both the health of the peri-implant structures and the esthetics of implant restoration.

It is important for the clinician to consider the differences between peri-implant soft tissue and periodontium when performing surgical procedures involving implants. The soft tissue around an implant, unlike the one around the natural tooth, is not supplied with blood from the periodontal ligament space. Further, connective tissue fiber inside the peri-implant soft tissue runs parallel to the implant but perpendicular to the natural tooth root. Moreover, the biotype of periodontium also significantly affects the treatment result. Predicted papilla height is partially determined by the height of alveolar crest bone.

The goals of peri-implant soft tissue management are determined by the location of the implant and the extent to which esthetics is a concern for the definitive restoration. Most of the surgical techniques are provided in this chapter. The Palacci's papilla regeneration technique is frequently used simultaneously with abutment connection or one-stage implant placement. The sliding flap is common in the posterior region of maxilla. The modified roll technique is generally used to correct minimal soft tissue defects. The free autogenous connective tissue graft has broad applicability in various soft tissue defects. The free autogenous gingival graft technique is often used for re-creation of attached keratinized mucosa in non-esthetic areas and in the situation of complex reconstruction of jaw bone. The timing and sequence of soft tissue management are important. Soft tissue augmentation could occur at any stage of implant treatment.

Definition and Terminology

1. 角化黏膜游离移植物（free gingival graft，FGG）：Soft tissue graft taken from the patient's palate that includes the epithelium.

2. 上皮下结缔组织游离移植物（subepithelial connective tissue graft，CTG）：Graft of connective tissue taken from the palate for root coverage in instances of recession or lack of keratinized tissue. This procedure has been adopted in implant dentistry with the purpose of enhancing soft tissue contours for esthetics. The advantage of this procedure as compared to a free gingival graft is its esthetic superiority，dual blood supply，and less donor-site postoperative morbidity.

（张　宇）

第十五章　种植外科的并发症

Complication of Implant Surgery

应用种植体修复或重建缺失牙齿、牙列或颌面部组织的整个治疗过程包括多个治疗阶段，每个阶段都可能发生并发症。种植并发症按照发生的不同阶段可以分为：外科并发症和修复并发症，外科并发症又可分为术中并发症与术后并发症。本章节主要介绍外科并发症及其处理和预防。

第一节　种植外科术中并发症
Intraoperative Complications

种植外科术中并发症是指在种植手术进行过程中发生的并发症，包括术中出血、神经损伤、上颌窦黏膜穿孔、邻牙损伤、植入种植体初期稳定性差、颌骨骨折、器械误吞误吸、种植体位置与轴向不理想。

一、术中出血

如果病例选择适当，术前准备充分，切口设计合理，操作规范，种植术中大出血十分罕见。文献报道与种植手术相关的出血并发症发生率为24%。

（一）发生原因

1. 颌骨骨松质血供丰富，备洞过程中可能出血，但一般植入种植体后出血即可停止。

2. 较大的出血应考虑较大血管的损伤。常见有：①下颌后牙区种植时备洞伤及下颌神经管内的血管束造成出血；或钻针穿透下颌后牙区舌侧骨皮质，尤其是在下颌双尖牙或第一磨牙区舌下动脉紧贴黏膜，当该处被锐利器械或钻针不慎损伤口底黏膜时，可累及舌下动脉而导致较为严重的出血，有时舌下动脉缺如，由颏下动脉的穿支代替，则单纯结扎舌动脉不能止血。②下颌前部出血主要是备洞时钻针穿出舌侧骨皮质损伤了下颌前部舌侧的颏下动脉，如未能及时止血可形成口底血肿，导致窒息，甚至威胁患者生命。③在上颌磨牙区行外侧壁开窗法上颌窦提升手术时损伤上牙槽后动脉，也会导致出血。

3. 另外可能发生出血的情况是患者存在凝血功能障碍或因心血管疾病服用抗凝药导致血凝块形成不良及凝血时间延迟，一般此种情况通过初诊时询问病史及服用药物情况和术前检查血常规及凝血功能即可了解。如存在凝血功能异常，则需建议患者先行治疗后择期再行种植手术；如因心血管疾病服用抗凝药，则需咨询内科医生，患者能否短期停药，一般术前3天停服，直到术后3天。文献中报道，建议在内科医生评估允许的情况下，可暂停使用抗凝剂 1～2 周。如凝血功能异常无法恢复正常或不宜停用抗凝药，检测国际标准化比值（international normalized ratio，INR）小于 3.5，并慎重评估患者全身及局部情况，可以进行简单种植手术，但相应出血风险会增加。

（二）治疗

1. 如为备洞过深损伤下颌神经管，则可植入较大直径的稍短些的种植体即可止血。

2. 如为损伤舌下动脉，则需按压下颌骨内侧第三磨牙远中根方止血，如压迫仍不能止血，则需结扎舌动脉。如仍不能止血，则按压面动脉在下颌骨下缘内侧向外转折处的压迫点，即咀嚼肌附着处前缘下颌骨体外侧面。如能止血，说明损伤的是颏下动脉或存在颏下动脉穿支，则需结扎面动脉。

3. 上牙槽后动脉分骨外及骨内分支，骨外支紧贴骨膜，松解软组织瓣时如不慎损伤，需要结扎或电凝止血；骨内支走行于上颌窦侧壁，之后穿入骨内位于上颌窦黏膜下方与骨壁间，外侧壁开窗时如损伤，可用电凝或骨蜡止血。

（三）预防

术前精确设计，术中严格控制种植体的位置、轴向与深度，避免穿出下颌舌侧皮质骨，上颌预备洞形采用骨挤压器预备种植体洞形。应用数字化技术制作种植手术导板，避免损伤重要解剖结构。

二、神经损伤

种植手术中损伤下牙槽神经、颏神经、舌神经，可导致术后即刻出现感觉变化，包括相应神经支配区域感觉缺失、感觉迟钝及感觉异常。文献报道，种植手术导致的永久性神经损伤致唇部感觉异常的发生率为 0～36%。

（一）发生原因

1. 手术创伤造成，如局部阻滞麻醉操作、下牙槽神经移位术、备洞时器械损伤神经，或种植体压迫神经等。

2. 舌神经损伤常由于翻开舌侧瓣创伤过大或行阻滞麻醉时损伤。

3. 下牙槽神经损伤常由于钻针贯穿下颌神经管或种植体距离下颌神经管过近，局部形成血肿压迫神经，或下颌神经管存在双下颌管或分支副管。下颌神经移位术时常导致第一双尖牙至切牙区牙龈及牙根和颏部皮肤感觉异常或迟钝。下颌骨质疏松，导致植入种植体过深压迫神经管引起神经感觉异常（图 15-1）。

4. 颏神经的损伤常由于种植体植入位点距离颏孔过近或颏部取骨或无牙颌种植时手术牵拉损伤或损伤颏神经回袢。

（二）治疗

取出或旋浅压迫神经的种植体，给予维生素 B 族药物，配合理疗。如神经截断，可考虑尽早显微外科手术吻合神经，文献报道术后 50%～60% 患者神经损伤症状有改善，但对于中重度神经损伤无法完全恢复。

（三）预防

1. 熟悉器械的使用，规范操作，术前精确计算种植体的长度。

2. 后牙区种植时最好采用局部浸润麻醉，舌侧翻瓣范围不宜过大，切口设计要避免损伤神经，种植体植入的深度及钻预备的深度术前要根据曲面体层片确认距离神经管上缘至少 2 mm，如曲面体层片上神经管位置不清楚，则需要加拍计算机断层片（CT 或 CBCT）确认神经管位置及上方骨量。

3. 无牙颌患者在颏孔区植入种植体时要确认颏孔位置并在其前方 5 mm 植入种植体。

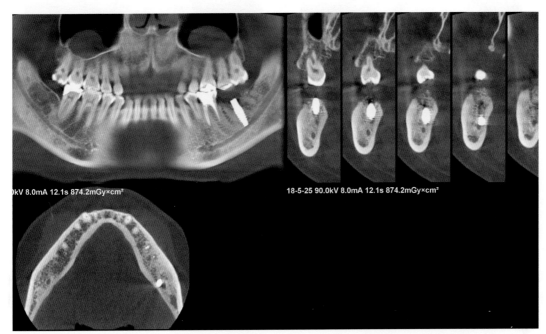

图 15-1　X 线片可见种植体植入骨面下 5 mm 以上，种植体根部接触下牙槽神经管上壁

三、上颌窦黏膜穿孔

多见于上颌后牙区行上颌窦提升植骨时器械或种植体穿破上颌窦黏膜，发生率为 0 ～ 60%，如剩余牙槽骨为 3 mm，则发生率达 85%。临床上表现为患者自述术后鼻腔有少量出血或血块。少数患者可出现上颌窦炎症。

（一）发生原因

1. 手术中操作不当，器械穿破黏膜。

2. 严重过敏性鼻炎患者的上颌窦黏膜多增厚、质地脆，黏膜容易破裂穿孔。

3. 重度吸烟患者的上颌窦黏膜多发生不同程度的萎缩、变薄，如伴有慢性上颌窦炎，则可出现增厚现象，此类上颌窦黏膜缺乏弹性和强度，黏膜容易破裂穿孔。

（二）治疗

1. 外提升时，对于较小的穿孔（＜ 5 mm），充分松解上颌窦黏膜，用可吸收胶原膜修补覆盖在穿孔处，继续完成植骨；如黏膜穿孔较大（＞ 5 mm），可先行关闭伤口，愈合 3 个月后再于原上颌窦开窗部位重新开窗，提起上颌窦黏膜，重新植骨种植（图 15-2 ～图 15-4）。内提升时，如为微小穿孔且剩余骨量能保证种植体稳定性，可植入短种植体以减轻对黏膜的张力；如穿孔较大或骨量不足以保证种植体稳定性，建议关闭伤口，二期行外侧壁开窗植骨种植手术。

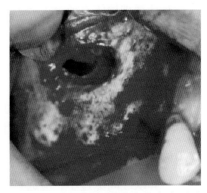

图 15-2　右上颌窦提升植骨术中可见上颌窦黏膜穿孔＜ 5 mm

2. 术后给予抗生素并密切观察。因种植穿破上颌窦黏

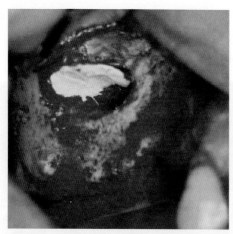

图 15-3　将可吸收胶原膜修剪后覆盖在穿孔处形成新的完整植骨间隙再进行植骨

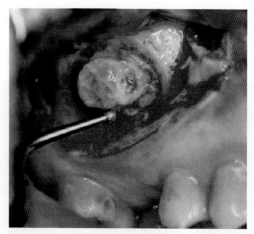

图 15-4　上颌窦黏膜穿孔＞5 mm 时，先愈合 3 个月后，再于原开窗外围骨质开窗，重新行上颌窦提升植骨，图中开窗中间区域为原开窗处愈合后的瘢痕软组织

膜而引起上颌窦炎较为少见，文献报告为 2%～3%。若无上颌窦炎症表现，则无须取出种植体，否则需取出种植体。如发生感染，根据临床症状采取刮除植骨材料，引流，以及上颌窦根治术。

（三）预防

术前精确测量牙槽骨高度，注意排除 X 线放大率，计算种植体长度，术中精细操作，避免器械或种植体穿破黏膜。可应用微创器械进行上颌窦提升以降低上颌窦黏膜穿破的风险。

四、邻牙损伤

（一）发生原因

1. 多见于缺牙间隙过小，牙根向缺牙间隙倾斜。

2. 术中备洞钻针轴向错误伤及邻牙牙根根面或根尖，导致术后继发牙髓炎或根周炎，种植体常被累及，导致松动脱落。临床多见术后患者自述邻牙出现不适、松动或疼痛（图 15-5）。拍摄根尖片或 CT/CBCT 可确诊。

3. 选择种植体直径过大或因备洞过大需植入大直径种植体以获得初期稳定性，导致种植体距离邻牙牙根过近，出现邻牙炎症。

（二）治疗

根据邻牙损伤程度，对损伤患牙需行根管治疗、根尖切除术或拔除，种植体如出现松动需取出。

（三）预防

1. 如缺牙间隙过小，应通过正畸恢复正常间隙或进行常规修复。

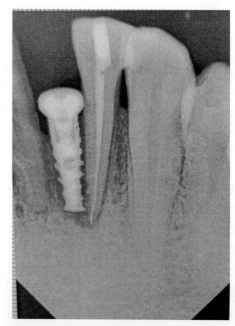

图 15-5　X 线片显示邻牙牙根有外吸收，种植体周围阴影

2. 术中细心操作，必要时在外科引导模板下进行种植体植入。

3. 种植体植入时应保证种植体距离天然牙根至少 1.5 mm。

4. 根据缺牙间隙大小选择合适直径与型号的种植体。

五、植入种植体初期稳定性差

植入骨内的种植体能否形成稳固的骨结合而不是"纤维愈合"的主要影响因素之一是植入时种植体有无初期稳定性。初期稳定性（primary stability）是指临床上种植体手术时种植体稳定不动，种植体直接与预备洞形的骨壁接触。

（一）发生原因

1. 多见于预备种植体洞形时钻针方向未能保持统一方向提拉，导致预备的洞形直径大于植入种植体直径，使植入的种植体无法稳定就位。

2. 种植区骨质疏松（Ⅳ类骨，Albrektsson & Zarb 分类）。

3. 种植体窝洞预备过程中水冷却不足或植入区骨质致密（Ⅰ、Ⅱ类骨，Albrektsson & Zarb 分类），钻针持续预备导致局部温度超过 47℃，发生骨坏死，种植体与骨壁之间存在坏死组织，影响种植体初期稳定性及后期愈合中骨结合的形成。

（二）治疗

1. 如垂直向还有足够骨量，可以将洞形向深处预备一些，将种植体植入深一些以获得初期稳定性。

2. 如垂直骨量不足，则更换大直径种植体以增加种植体与骨组织接触面积。

3. 如植入种植体达不到同期连接愈合基台暴露在口腔内的扭矩要求，则可考虑安放愈合帽，关闭伤口埋入愈合 6 个月左右再进行二期手术暴露种植体。

4. 对于骨质较硬病例（Ⅰ、Ⅱ类骨），通过术前 X 线片显示的种植区域骨小梁致密程度及临床操作时钻针阻力大小进行判断。此时预备种植体洞形时应使用新钻针，提高钻速到 2000 rpm，大量冷却水冷却，反复提拉钻针，以减少摩擦产热，避免导致局部温度过高产生骨坏死；植入种植体前对皮质骨进行预备，以避免植入的种植体对骨壁挤压造成微小骨折和产生压迫性骨坏死。

（三）预防

预备种植体洞形时应采用种植系统配套的专用钻，逐级备洞，保持每次钻针方向都是同一方向且为轴向预备。如骨质疏松，可采用级差备洞技术，并选择根形种植体以获得初期稳定性。

六、颌骨骨折

（一）发生原因

1. 多见于老年下颌无牙颌患者，在下颌前部植入种植体时发生。

2. 常见于缺牙多年后骨质疏松，颌骨重度骨吸收，特别是颏孔区唇舌向重度骨吸收，若种植体过长或直径过大损伤了唇舌侧及下缘过多骨皮质，则会导致颌骨受力时从种植体处骨折。

（二）治疗

取出骨折处种植体，如存在明显骨缺损，则需植骨后固定；如无明显骨缺损，则可用重建钛板固定。

（三）预防

1. 术前精确测量评估种植区域骨量，一般剩余下颌骨高度至少 7 mm，宽度至少为 6 mm 才能直接植入种植体，否则需植骨重建下颌骨后才能种植。

2. 选择适当直径和长度的种植体，避免损伤过多唇舌侧骨皮质和下颌下缘骨皮质。

3. 对于重度萎缩的下颌骨，种植后要定期复查，包括临床检查及 X 线检查，同时指导患者在愈合期间避免种植区域过度负荷。

七、器械误吞、误吸

（一）发生原因

种植手术中需要有多种小的种植体部件在口腔内操作，多数情况下夹持这些部件的器械有专用的头以稳定零部件，但有时会发生器械或部件滑脱，落入口腔，而导致误吞或误吸。多见于术中器械从手中或弯机头上滑脱落入口腔或气道，患者因紧张而误吞、误吸。

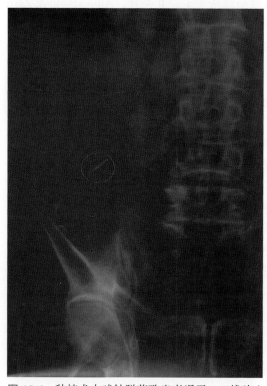

图 15-6　种植术中球钻脱落致患者误吞，X 线片上圆圈所示为钻针位置。给予患者粗纤维饮食，如韭菜，之后确认钻针排出体外

（二）治疗

1. 严密观察患者症状，按口腔科器械误吞、误吸原则处理。

2. 如发生误吞，则拍摄胸片确认异物位置，如为锐利或较大物品，则需送医院经胃镜取出；否则可给予高纤维饮食，包裹异物，自然排泄，分别于 24 h、48 h 照射腹部平片检测异物所处位置及是否排泄出去（图 15-6）。

3. 如发生误吸，则应及时送往医院，急性呼吸道梗阻会威胁患者生命，运送途中尽量保持呼吸道通畅及头低位以避免异物进一步下移，异物应在 24 h 内用气管镜取出，以避免时间延长导致气管镜取出困难。

（三）预防

1. 种植外科多为各种小器械，应熟悉掌握各种器械的应用技巧，必要时在器械上拴安全线或全麻手术时填塞咽腔以防误吸误吞。

2. 临床操作中，应避免患者的头位过仰，以避免脱落的器械、配件不滞留于口腔前庭而直接滑入患者的咽喉部。故术前应调整患者的椅位到合适的位置，使患者上身稍微抬起，特别是年龄较大、吞咽功能障碍、术前服用镇静剂后感觉相对迟钝的患者等，更应防止头位过仰。

八、种植体位置与轴向不理想

种植手术前应仔细评估缺牙区局部及其周围的解剖结构特点，包括临床评估邻牙轴向、位置、与对颌牙咬合情况、缺失牙区域颌间距离大小与缺牙间隙大小，以及影像学评估，最基本的是拍摄曲面体层片，重要解剖结构不清楚时要加拍计算机断层片（CT 或 CBCT），评估相邻邻牙牙根、上颌窦底、神经管的位置及与缺牙区的三维位置关系，必要时制作手术导板精确确定种植体植入位置与轴向。临床上常见的情况是种植体植入的角度过大和（或）种植体植入的位置错误。

（一）发生原因

由于种植术前设计不足或手术中操作失误或种植区域骨质结构异常导致种植体轴向发生偏移或种植区域邻牙倾斜移位无法植入理想位点。常见多牙缺失病例，种植体位于两牙之间、与邻牙之间的距离或两种植体之间的距离过小或过

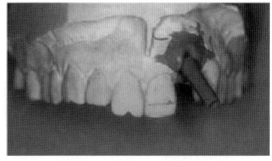

图 15-7 种植体三维轴向过于偏唇侧及根方，制作个性化基台纠正错误角度

大，导致制作修复体困难，且影响种植修复的长期效果。单牙种植角度过大时，会使种植体与骨组织间的应力增加，导致骨吸收，影响种植体长期稳定性。多牙缺失时种植体植入的位置与轴向错误会导致修复后美学效果不佳及功能受影响，且修复后机械力学并发症的发生率增加。

（二）治疗

对于植入角度及位置错误的种植体，修复时可以通过角度基台或个性化基台纠正，同时控制修复体咬合力分布，正中咬合时使咬合力点尽量分布在种植体中心区域，侧方及前伸位时避免𬌗干扰（图 15-7）。也有文献报道对形成骨结合的种植体进行块状截骨后，安装特殊牵引器牵引到理想位置与轴向，再进行种植修复。如无法完成修复，则取出种植体。

（三）预防

种植术前精确确定种植治疗方案，包括植入种植体位置、数目、预期的修复方式、修复材料的选择、风险的规避等。根据临床病例具体情况拍摄曲面体层片和（或）CT/CBCT 片，制作精确的手术导板，如专用计算机软件辅助设计下的外科手术导板，以避免并发症的发生。

临 床 拓 展 ·······································

种植术中其他少见并发症：

1.钻针折断 多由于使用器械不当，未进行轴向备洞，或操作力量过大所致。处理：如嵌在骨壁内，拍X线片确定位置，再取出，注意不要损伤邻近解剖结构。

2.种植体异位到下颌骨髓腔内 下颌后牙区因骨质疏松致缺乏骨小梁，种植体异位到下颌骨髓腔内。处理：拍X线片定位后，颊侧骨壁开窗，取出种植体，注意保护下牙槽神经及邻牙牙根。

3.种植体折断 骨质为Ⅰ、Ⅱ类骨时备洞不充分，或种植体颈部薄弱，超出植入扭矩所致。处理：用相对应直径的中空钻取出折断种植体，根据骨量情况重新植入种植体或植骨后二期种植。

4.种植体无法完全就位 骨质为Ⅰ、Ⅱ类骨时备洞不充分，或种植体自攻性较弱所致。种植体大部分暴露在口腔，无法完全就位并且不能以反转扭力取出。处理：用相对应直径的中空钻取出种植体，根据骨量情况重新植入种植体或植骨后二期种植。

5.鼻底穿孔 上颌前牙区植入种植体时穿破鼻底黏膜，形成慢性刺激引起患者不适。处理：术中可考虑更换长度短些的种植体，对已愈合的种植体可磨除突入鼻腔部分的种植体。

·······································

第二节　种植外科术后并发症
Postoperative Complications

种植外科术后并发症是指在种植手术后种植体愈合期间发生的并发症，包括术后出血、水肿、软组织裂开、术后血肿、术后感染、急慢性上颌窦炎、种植体松动。

一、术后出血

（一）发生原因

1. 术中止血不完善导致术后出血发生。

2. 患者服用抗凝药，术前未停药，或存在凝血功能障碍未治疗，并且手术创伤大。

（二）治疗

1. 如发生活跃性出血，术后48 h内局部压迫止血，给予冷敷，可局部给予止血药，如止血凝酶。

2. 如仍不能有效止血，则需手术探查出血点并有效止血后重新缝合伤口。

3. 如因凝血功能障碍或使用抗凝药，需咨询内科医生，采用相应的治疗措施。

4. 下颌出血要注意保证呼吸道畅通，避免窒息，必要时气管插管或行气管切开术。

（三）预防

术中充分止血，口内伤口局部压迫止血40 min，术后及时冷敷，必要时给予加压包扎。术前仔细询问病史及用药史，提前采取措施预防。

二、水肿

（一）发生原因

手术操作对组织的创伤会导致术后组织反应性水肿（图15-8）。术后软组织水肿会导致伤口裂开，伤口裂开处肉芽组织生长，而后上皮组织长入后形成二期愈合。

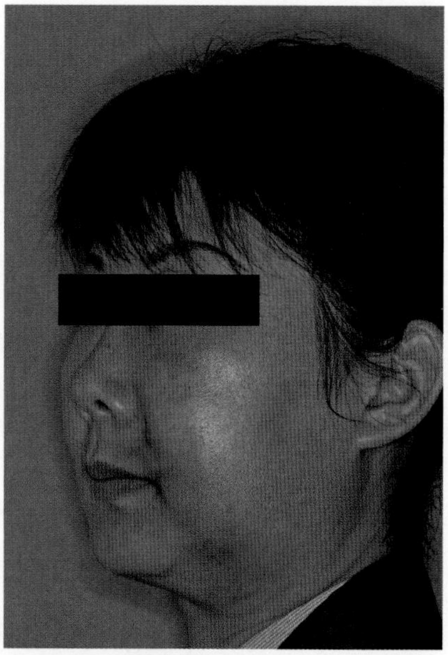

（二）治疗

可给予口服地塞米松0.75 g，每天两次，三天。术区局部48 h内冷敷。如水肿导致伤口裂开骨组织暴露，则需定期冲洗换药，必要时重新缝合关闭伤口。

（三）预防

尽量减小组织创伤，采用微创外科技术；尽可能缩短手术时间，能有效减轻术后水肿发生程度。

图15-8　上颌窦提升植骨术后三天复查可见术区侧面部水肿及瘀斑

三、软组织裂开

（一）发生原因

术后软组织裂开多见于植骨术后一周以后，主要原因为软组织张力较大，缝合前减张不够或过渡义齿压迫所致（图 15-9）。

（二）治疗

若在术后近期裂开，且伤口无明显感染，可以在局麻下减张重新关闭伤口。若再次裂开，则要考虑感染的可能，按感染的原则处理。过渡义齿重新缓冲，软衬。

（三）预防

缝合前减张，使软组织无张力缝合。过渡义齿充分缓冲并软衬。

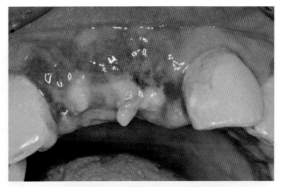

图 15-9　种植植骨术后 2 周复查可见伤口裂开，局部炎性渗出

四、术后血肿

（一）发生原因

术中止血不彻底，术区未行压迫止血，或存在凝血功能障碍或使用抗凝药。如钻针穿破下颌舌侧皮质骨，应停止种植体植入，待愈合后二期再重新植入种植体（图 15-10）。

（二）治疗

术后术区局部用棉卷或纱布压迫止血 40 min。如穿破舌侧皮质骨，术后要密切观察，防止血肿导致舌后坠发生窒息，给予抗生素，一般 7 ～ 10 天可消退。

（三）预防

注意术中止血，术后伤口压迫止血，冰袋冷敷。

五、术后感染

（一）发生原因

伤口裂开、吸烟、未控制的牙周病、口腔卫生差、粗糙的种植体颈部设计、患者全身状况差都可能是感染的风险因素。早期感染一般发生在术后 2 周内，延迟感染可发生在术后 1 ～ 3 个月。发生率为 4% ～ 10%。

（二）治疗

拆去 1 ～ 2 针缝线，冲洗种植区域，更换愈合基台，有利于控制感染。给予抗生素。若感染未能控制，则松动的种植体应尽早取出。植骨病例，需清除感染的植骨材料，冲洗换药，择期重新关闭伤口（图 15-11 ～图 15-13）。

（三）预防

严格按照无菌手术原则进行种植外科手术，包括手术室消毒准备，器械消毒，术区消毒，

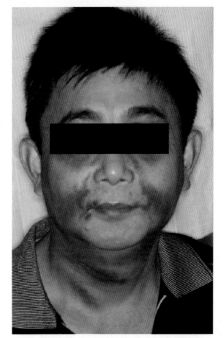

图 15-10　上颌窦提升植骨术后血肿及面颈部皮肤表面瘀斑

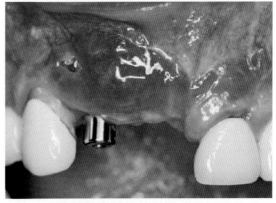

图 15-11　外置法植骨种植术后因活动义齿压迫导致伤口裂开，可见瘘管

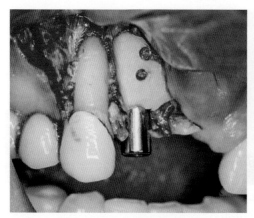

图 15-12　切开翻瓣，去除感染组织，种植体及植骨块稳定

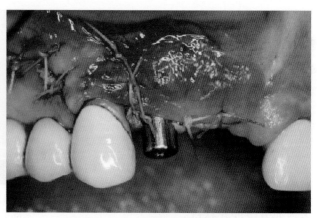

图 15-13　重新缝合关闭伤口

穿着手术衣，规范操作。术前仔细评估患者全身及局部条件，确认是否存在手术禁忌证及相应手术风险是否已控制。

六、急性上颌窦炎

（一）发生原因

常发生在患者本身患有慢性上颌窦炎或上颌窦病变（如上颌窦假性囊肿）或先天性上颌窦结构异常（如上颌窦口狭窄）或存在肿瘤，而种植术前未能准确评估。上颌窦提升植骨种植手术时，术后上颌窦黏膜充血、水肿，堵塞上颌窦开口，干扰了正常上颌窦黏膜的自洁功能而发生急性炎症。发生急性上颌窦炎时患者术区突然发生红肿，局部皮肤肿胀疼痛明显，流黄涕，口内异味，有脓液分泌，种植体松动，植骨材料在伤口裂开处排出，患者伴发热、头痛等症状，上颌窦区触痛明显。X线片上可见上颌窦内大面积阴影（图 15-14）。

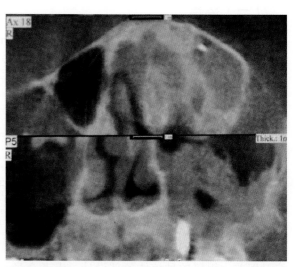

图 15-14　CBCT 上显示左侧上颌窦腔内大面积阴影，右侧上颌窦为正常影像

（二）治疗

给予抗生素治疗 7 ~ 10 天，口服头孢类与甲硝唑，减少厌氧菌感染可能。如症状没有改善且术区出现脓肿，则应切开引流，去除植骨材料及刮除炎症肉芽组织，必要时行上颌窦根治术。

（三）预防

上颌后牙区种植时要精确评估种植区域剩余骨量及上颌窦情况，选择合适术式及种植体，尽量减小创伤，减少对上颌窦正常生理环境的影响。如术前即诊断患者患有急、慢性上颌窦炎或上颌窦病变（如上颌窦假性囊肿）或先天性上颌窦结构异常（上颌窦口狭窄）或存在肿瘤，则应先在耳鼻喉科治疗并等待上颌窦黏膜衬里恢复正常后，一般需要 3 ~ 6 个月的时间再考虑进行种植手术及上颌窦提升植骨术。

临床拓展 ·······

上颌窦提升植骨术后其他罕见并发症：

1. 眶周气肿　上颌窦提升植骨术后使劲擤鼻子所致，请眼科医生会诊，一般采取保守治疗，等待气肿吸收，无其他后遗症，对植骨和种植体愈合无影响。

2. 眶下神经损伤　上颌牙槽骨重度萎缩或上颌窦外提升过程中于颊侧近中行垂直向附加切口时可能会所伤眶下神经。

3. 种植体异位到蝶窦、筛窦、颅前窝　上颌窦内提升术后种植体异位到其他位置，发现后应尽快取出，术前应谨慎选择病例，必要时选择外提升植骨种植。

4. 真菌感染　文献报道上颌窦提升植骨术后感染发生率达21%，较常见的是植骨材料导致的细菌感染。罕见的病例报告中有曲霉菌、耐甲氧西林金黄色葡萄球菌等所致感染。真菌感染的可能风险因素有吸烟、免疫力低下等。

5. 邻牙牙髓失活　可能原因是邻牙牙根距离上颌窦底较近，剥离上颌窦底黏膜时影响血供，导致牙髓无症状坏死。

上颌窦提升植骨技术已成为临床常用的技术，术前进行仔细的临床检查与影像学分析，筛选适应证，选择适合的技术，以减少并发症的发生。

七、种植体松动

（一）发生原因

术后愈合期间种植体松动多见于慢性感染（图 15-15，图 15-16）。可能的风险因素有愈合帽暴露、吸烟、未控制的牙周病、口腔卫生差、患者全身状况差。

（二）治疗

种植体一旦松动，则只有取出种植体，关闭伤口，愈合后再评估再次种植的可行性。

（三）预防

术前仔细评估患者全身及局部情况，筛选适应证，制订可靠的治疗方案。术中严格无菌操作，术后给予短期预防性抗生素。术后定期复诊，发生愈合帽暴露，及时更换愈合基台。

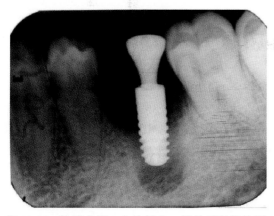

图 15-15　种植术后 3 个月复查 X 线片示种植体周围低密度影像，临床检查种植体松动并向冠方脱位

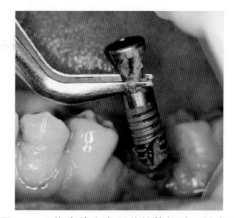

图 15-16　临床检查发现种植体松动，局麻下取出无骨结合种植体，可见愈合基台周围菌斑、牙石，搔刮干净窝洞内肉芽组织，压迫止血

进展与趋势

种植外科手术并发症并不少见，如发生，应立即解决。医源性原因为常见的主要因素之一，在种植治疗前最初诊断治疗方案设计阶段，对患者全身及局部情况的评估是否全面，种植材料选择是否合适，治疗方案是否可靠，这些都会影响种植效果，关系到并发症的发生风险。种植术前阶段，应仔细评估 X 线片、测量模型、必要时拍摄 CT/CBCT 或用数字化技术进行种植修复设计，精确确定种植体植入三维位置，避免并发症的发生。种植外科医生要熟悉颌面部基本解剖结构并对每一个病例的具体情况术前要充分了解，预测手术结果及可能发生的问题，以便术中及时准确应对意外情况的发生。随着种植修复在临床上应用越来越广泛，种植手术并发症可能会增加，进行临床知识储备，不断学习新技术，规范操作是我们每个临床医生必须掌握的。

Summary

Dental implants are considered a safe and predictable treatment technique with both high survival and success rates. However, owing to the increasing number of implants being placed, the incidence of perioperative complications also has increased. Oral rehabilitation using implants is a procedure that traverse many treatment phrases. At any point during examination and diagnosis, treatment and maintenance, problems and complications can occur. The most basic premise in implantology is very simple: Use implants only when all of the prerequisites for complication are free, and treatment are at hand. Furthermore, the dentist should also be self-appraisal of his/her technical abilities as well as the equipment, instruments, and personnel that are available in a realistic manner; the latter can be critically important to prevent complications. The presurgical recognition of potential problems and a far-sighted comprehensive treatment plan always help to avoid complications and/or complicated follow-up treatment. If at the very beginning there exist insecurities or well-founded doubts about chances for success of an implant-prostheitic treatment, it is prudent to consider more conservative prosthetic therapeutic modalities whose chances for success are more clearly defined. Particularly in the field of dental implantology, the critical evaluation of risk and benefit is extremely important to avoid complications.

Definition and Terminology

1.初期稳定性（primary stability）: Clinically, implant immobility at the time of surgical placement, resulting from intimate contact of the implant with the bony walls of the osteotomy. Primary stability decreases with time as osseous remodeling occurs. It is distinct from secondary implant stability, which is the result of new bone formation and osseointegration.

（胡秀莲）

第十六章　种植修复概论

Introduction to Implant Restorations

　　种植义齿修复，首先必须满足常规义齿的修复原则，即保护口腔组织健康，符合生物机械学原理，具有良好的固位和稳定性。但是，种植义齿的种植体在结构、尺寸和骨结合方面与天然牙完全不同，这就使种植义齿在美学，特别是软组织美学，以及咬合设计方面，有许多特殊之处。经过多年的探索和研究，学者们对种植义齿的美学和咬合设计总结出一些公认的经验和原则。

第一节　种植义齿修复的基本原则
Fundamental Principle of Implant Restoration

一、正确恢复牙的形态和功能

　　1.种植义齿的上部结构制作应遵循常规义齿的原则，恢复正常的牙轴面突度，与邻牙的接触关系，适当的外展隙和邻间隙，以及良好的咬合关系，以确保种植义齿理想的咀嚼、美观、语言等功能。

　　2.种植体植入位置和方向合理，既要保证恢复正常的人工牙外形，又应确保其受力的方向尽量接近于种植体的长轴。受力方向沿种植体长轴传导，目的是严格控制侧向力。在前牙区，尽量减小人工牙与基台的水平距离；在后牙区，人工牙的功能尖应位于基台顶部区域。

二、满足良好固位、支持和稳定的要求

　　1.固位　种植义齿的固位力与基台的聚合度、基台高度、基台与修复体的密合度、金属支架的固位方式、螺丝的紧固度及数量等密切相关。由于后牙区骀间距离较小，若为种植单冠，其基台的骀（切）龈高度、聚合度、基台与修复体的密合度尤为重要。采用螺栓固位方式，其固位力与螺栓的紧固度及数量有关。而覆盖式种植义齿的固位力则与附着体形式有关。

　　2.支持　种植体与周围骨组织的骨结合程度直接影响种植义齿的支持力，骨结合程度的影响因素包括种植体骨内段的尺寸及其表面处理、愈合时间、骨密度、手术方式等。这些因素与骨结合率密切相关，骨结合率越高，种植义齿的支持力越大。

　　3.稳定性　稳定性表现为种植义齿受力时产生的杠杆作用，杠杆作用越大，稳定性越差。杠杆作用的大小与基台的位置及其分布、支点线、修复体的密合度、对颌牙等有关。以多个种植基台作联冠或固定桥修复时，必须拥有共同就位道，就位时要求无支点。

三、有益于口腔软、硬组织健康

1. 软组织健康　种植体颈部为软组织包绕，其周围的裂缝由胶原纤维组织形成的龈袖口所包围，有龈沟形成，沟底为连接上皮，紧贴于种植体的表面。种植体的上皮袖口底部和天然牙的龈沟类似，但上皮袖口的连接上皮有明显的、沿种植体表面移行的趋向，两者间结合力较弱。胶原纤维形成的龈袖口应紧密包绕种植体穿龈部分，种植体周围龈沟深度应小于 3 mm。

软组织健康与牙龈的厚度、张力和性质，特别是修复后护理有关。牙龈厚度适中，贴紧种植体颈部，不因肌肉的运动而活动，较易形成健康的软组织。将种植体植入位置设计在附着龈而非游离龈上，是保证软组织健康的前提。修复后对种植体颈部的合理护理是保证软组织乃至骨组织健康的必要措施。

2. 骨组织健康　种植义齿的设计必须考虑到骨组织健康的维护，将种植体周围炎和骨组织受到的应力集中所引起的边缘骨吸收降到最小。这涉及种植手术、修复和种植义齿维护等各个环节。在外科手术时，应保证种植体颈部的唇（颊）舌向骨厚度，在上前牙区保证种植体颈部唇侧边缘骨厚度特别重要。在种植修复设计时，保证𬌗力尽量沿种植体长轴方向传导，降低颈部应力集中所引起的骨吸收。在上部结构制作过程中，确保种植体颈部便于自洁和清洁。种植义齿完成后对其定期复查，并指导患者合理清洁种植体颈部。

3. 余留牙健康　在外科手术时，应避免伤及邻牙。制作修复体时，应避免咬合高点所引起的对颌牙的牙周创伤，选用对对颌牙磨损较小的材料，并对修复体𬌗面进行高度抛光。

四、坚固耐用

根据种植义齿受的咬合力大小和方向，选择合理的种植体尺寸，以免种植修复完成后种植体出现损坏。在外科手术中，避免对种植体部件的损伤，以保证种植体的坚固耐用。修复时，选用较高机械强度的修复材料，避免咬合高点，保证𬌗力传导方向尽量与种植体长轴一致。采用螺栓固位上部结构，制作精确度要求较高，操作复杂。若螺栓过松，上部结构易松动脱落；若过紧，螺栓易发生折断。长期的临床观察证明，上部结构固位螺栓的松脱或折断是该固位方式的一个常见并发症。

问题解析

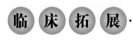

如何平衡维护种植体周围骨组织健康与保证种植义齿坚固耐用之间的关系？

第二节　种植义齿修复的特殊要求
Specific Requirements of Implant Restorations

一、软组织美学

由于缺牙后牙槽骨吸收、牙龈萎缩、牙龈乳头消失，进行种植义齿修复时要恢复美观的牙龈较为困难，当支持牙龈组织的牙槽骨严重吸收时更不易获得理想的软组织美学。因此，有必要了解种植义齿牙龈美学评价标准，软组织美学不良的表现及原因，以及改善软组织美学的方法。

（一）牙龈美学效果的客观评价标准

Jemt 以种植单冠与邻牙之间龈乳头高度作为依据，提出了牙龈乳头指数（papilla index）。该指数可以简易地评价种植义齿牙龈美学效果，是将牙龈乳头的存在情况分为 5 个等级：牙龈乳头完全丧失为 0 级；存在的牙龈乳头高度少于 1/2 为 1 级；牙龈乳头顶未及牙的邻接区但至少存在 1/2 高度的乳头为 2 级；牙龈乳头完全充满邻间隙为 3 级；牙龈乳头增生，过度充满邻间隙为 4 级。

Nordland 和 Tarnow 将牙龈乳头高度丧失的程度分为三类：若牙龈乳头顶位于邻接区与邻间隙釉牙骨质界之间，即邻间隙的釉牙骨质界未暴露，为Ⅰ类牙龈乳头丧失；若牙龈乳头顶位于或低于邻间隙釉牙骨质界水平但仍然高于邻牙唇侧釉牙骨质界水平，为Ⅱ类牙龈乳头丧失；若牙龈乳头顶的位置位于或低于邻牙唇侧釉牙骨质界水平，则为Ⅲ类牙龈丧失。该分类为临床医生评价种植义齿美学效果提供了参考。

Furhauser 等提出的龈色美学评分系统（the pink esthetic score）是采用客观评分的方法对种植体周围软组织进行选择性评估。该评分系统中包括 7 个评价指标，即近中龈乳头、远中龈乳头、软组织水平、软组织轮廓、牙槽骨缺损、软组织颜色和质地。评分时，前牙以对侧同名牙为参考，前磨牙以邻牙为参考。每个指标的评分为 0-1-2 分，0 分最差，2 分最好。各项指标具体评分标准为：近远中龈乳头分别按缺如、不完整、完整进行评分，软组织水平分别按差异大于 2 mm、1～2 mm 之间、小于 1 mm 评分，软组织轮廓分别按不和谐、比较自然和谐、自然和谐评分，牙槽骨缺损分别按明显缺损、轻度缺损、无缺损评分，软组织颜色和质地分别按明显差异、中度差异、无差异评分。该方法对于种植义齿牙龈美学效果的评价更为客观合理。

（二）美学效果不良的临床表现和原因

种植义齿牙龈美学效果不良主要体现在三个方面，即牙龈萎缩、牙龈乳头恢复不良或缺失、牙龈增生。

牙龈萎缩导致基台金属暴露、修复体过长等问题而影响美观。牙龈萎缩发生的高峰是二期手术连接基台后的前三个月和修复完成后的前六个月。在连接基台后的愈合阶段，种植体唇侧中部平均约 1 mm 的牙龈组织发生萎缩；修复完成后的前六个月是另一个发生大量牙龈萎缩的时期，为 0.5～1 mm。牙龈萎缩程度的差异是由于角化龈的厚度和其下方支持骨组织的量的不同。

牙龈乳头占据邻间隙，可以防止食物嵌塞，抵抗微生物侵袭，它不仅是保护牙周组织的生物学屏障，而且在美学中起到关键作用。邻间隙骨嵴是支持牙龈乳头形态的基础，因此邻间隙骨水平是保存牙龈乳头的关键因素之一。当相邻的牙根位置较接近时，拥有的邻间隙骨质较薄，薄的骨质发生吸收的可能性较大，这将降低邻间隙骨高度，引起乳头消失，因此种植体之间或种植体与邻牙之间的必要间距对种植体周牙龈乳头的美学重建是非常重要的。此外，龈外展隙的大小也与种植体周牙龈乳头美学重建有关。

牙龈增生通常是由于菌斑和结石的慢性刺激所致。种植义齿上部结构边缘过长或不密合，表面不光滑，轴面外形或邻面触点恢复不良，患者口腔卫生习惯较差等原因，都可导致局部菌斑牙石堆积，长期刺激牙龈，使种植体周围牙龈组织表现为充血、水肿、增生等慢性炎症症状，若不给予妥善处理，会影响牙龈健康和美观。

（三）改善牙龈美学的方法

临床医生对种植义齿的牙龈美学处理可以美学三角原则作为指导。硬组织构成美学三角的最底层，其上方是软组织，三角形顶端为修复体，该三角形层次图的意义是：硬组织决定覆盖其表面的软组织形态，而软组织形态将指导最终修复体的设计。并且，从三角形的底至顶（按硬组织、软组织、修复体先后顺序），硬组织处理对改善牙龈美学效果起到重要作用，其次是软组织处理，修复体设计与牙龈美观的关系不及前两者。种植义齿修复前，临床医生应该对患者缺牙区的情况做详细的评估，评价内容包括硬、软组织的质和量，牙周组织生物型，龈缘位置，笑线等，根据患者具体情况选择合适的美学处理方法。目前，多种外科、正畸和修复方法已被应用于种植软组织美学领域，在种植体植入前或后对种植体周围的硬、软组织做美学处理，以改善种植义齿牙龈美学效果。

1. 外科手段　外科手段在种植牙龈美学领域的应用包括各种针对种植区域软组织的处理方法和骨组织的处理方法。当牙槽骨吸收程度较轻微时，采用软组织处理方法简单直接，可显著改善美观效果。若牙槽骨严重缺损影响牙龈美观，或者仅采用软组织处理不能达到理想效果时，可采用硬组织处理方法。

（1）软组织处理：在埋入式种植Ⅱ期手术时和非埋入式种植手术同期，可采用一些软组织处理方法，以促进种植体周围龈乳头美学重建。应用最多的是龈组织转瓣技术，包括指状分裂技术和带蒂龈乳头再生技术。指状分裂技术是先形成覆盖种植体正上方和种植体近远中两侧三个相互交错的指状全厚黏骨膜瓣，切口是从两侧邻牙邻面的沟内切口向腭侧延伸2～3 mm，然后向唇侧反折至种植体的表面至少2.5 mm，将蒂位于腭侧的正中指状瓣从正中切开，分裂为两个瓣并分别转移至种植体的近远中，两个分裂瓣从近远中包绕在种植基台或牙龈成形器的近远中和部分颊侧的颈部，与唇侧瓣缝合在一起后，能够增加种植体周乳头高度。如果龈乳头的高度仍然不足，可以联合应用游离结缔组织移植。带蒂龈乳头再生技术是在牙槽嵴顶偏腭侧做水平切口，形成"L"形的带蒂全厚黏骨膜瓣，安装愈合基台后，将带蒂瓣转移进入邻间隙，可形成与天然龈乳头相似的乳头状结构。

此外，也有许多外科手段可改善种植体唇侧颈部龈缘软组织美观形态，例如腭侧瓣前移和管状带蒂瓣技术。前者是在种植Ⅱ期手术时采用腭侧瓣前移的方法，将腭侧软组织向唇侧推移，使软组织堆积在唇侧，可形成良好的唇侧颈缘外形。管状带蒂瓣技术是将腭侧管状带蒂瓣向唇侧转移并插入事先预备好的唇侧黏骨膜瓣的夹层内，以增加唇侧软组织厚度。采用以上软组织堆积和转瓣技术后，一般需要戴上暂时修复体，通过挤压、扩展和调整软组织形态，保持唇颊侧软组织厚度并形成自然的牙龈颈部外形。

（2）硬组织处理：各种软组织外科处理方法是改善种植体周软组织美观的直接的解决方法，但是要长期保持软组织形态，必须要以足够的支持骨量和良好的骨面形态为基础。对骨质缺损严重的病例，一般应做相应的骨组织处理后，再结合软组织成形的方法，可获得可预测的长期美观效果。美学骨移植这个术语是由Jovanovic提出的，即为满足美观目的在各个方向上进行植骨。目前，临床上美学骨移植的方法较多，包括骨引导再生术、内置法（Inlay）骨移植术、外置法（Onlay）骨移植术、"三明治"植骨术等，此外还有骨劈开技术、骨挤压技术、牙槽嵴牵张扩增术等。这些技术效果稳定可靠，对于失牙后牙槽嵴吸收严重的病例，均可达到牙槽嵴扩增的效果。

但是，现今更提倡保存硬组织的理念，即在拔牙前中后期，采用一些方法，尽可能地保存骨量，减小骨吸收，避免采用骨增量手术。例如拔牙前采用正畸力牵引增加骨量（后述），拔牙时采用无创拔牙器械这些方法，都是尽量保留唇侧骨板和邻间隙骨嵴的完整性，以支持软组织。另外，拔牙后可立即进行牙槽窝充填术（socket augment），即用人工骨材料严密充填牙槽窝并使用可吸收胶原膜覆盖，使拔牙后牙槽嵴吸收最小化，可在一定程度上减小或消除未来做牙槽嵴扩增术的必要。如存在无保留价值的残根，可用钻头将其高度降至骨平面以下，注意避免伤及龈缘，3～4周后，残根周围软组织会向残根表面覆盖，此时可拔除残根并即刻种植，这种方法手术创伤小，可保持种植体周软组织形态并减少拔牙后的骨吸收。

（3）种植体定位：种植手术过程中，除了以上辅助性外科手段外，在冠根向、近远中向以及颊舌向三维空间上对种植体位置的准确定位，非常有助于获得良好的种植义齿牙龈美观效果。种植手术前，应该仔细分析研究模型并制作蜡型，预见未来上部结构的合适位置和形态，为决定正确的种植体植入位点提供参考。在冠根方向上，理想的种植体骨内段植入位置应比龈缘低 2 ～ 3 mm，以利于在龈缘水平上获得与邻牙相和谐一致的上部结构外形和龈缘形态。单个种植体应该位于缺牙区近远中向的正中位置，避免位于牙龈乳头位置或邻间隙区域。在修复多个缺失牙时，应该注意各种植体近远中，为未来牙龈乳头的美学重建留出必要空间。在保证种植体唇颊侧骨量足够的前提下，种植体位置近唇颊侧有利于获得自然和谐的龈缘曲线。

2. 正畸手段 近年来，正畸技术在种植美学领域提供了一种新的非手术的方法，促进了种植义齿牙龈美学效果。正畸技术在种植美学领域主要应用的措施和方法包括：借助正畸力调整牙列，形成种植体之间或种植体与邻牙之间的必要间距，纠正邻牙牙根方向，减小邻间隙的大小，对无法保留的牙齿采用正畸拔牙重塑技术，增加未来支持种植体周牙龈乳头软组织的骨量。

种植位置仅能容纳所选择的种植体直径还不能满足种植美学的要求，相邻种植体之间或种植体与邻牙之间至少 3 mm 的必要间距对种植体周牙龈乳头的美学重建是非常重要的。借助正畸治疗调整缺牙间隙大小，不仅可以开辟种植义齿上下部结构空间，而且还可以确保种植体之间或种植体与邻牙之间有牙龈乳头愈合和再生的必要间距。

缺牙区两侧邻牙的牙根方向与邻间隙大小有关。牙根分离意味着邻间隙增大，要填满该间隙则需要更多的软组织量。从未来牙龈乳头的美学重建考虑，应该减小邻间隙。正畸纠正邻牙牙根方向并结合备牙可减小邻间隙，有利于种植义齿美观。

要保证牙龈乳头的良好愈合和美学重建，邻间隙至牙槽嵴顶的距离应小于 5 mm。对于邻间隙骨高度低的病例，拔牙行即刻种植前，可采用正畸拔牙重塑技术。正畸拔牙重塑技术是一种简易的非手术方法，它利用了无保留价值牙齿残存的牙周附着结构，通过向牙周膜上施加正畸张力，在垂直方向上牵拉附着组织，从而使骨和软组织随着牙齿的拔除向冠方增生，是增加垂直骨量的有效方法，能解决软组织水平低、软组织退缩或乳头消失以及邻间牙嵴顶不够的难题。当拟拔除牙齿的游离龈缘与邻牙相比刚好处于和谐位置或更偏根方时，借助正畸力拔除对其尤其有利。因为拔牙创愈合后，已被拔除的牙齿的唇颊侧游离龈至少发生 2 mm 的根向萎缩，而在即刻种植区域也可发生多达 1 mm 的根向萎缩。所以，将正畸拔牙重塑技术应用于这种情况，不仅可以使邻间隙支持组织高度增加，为乳头重建提供支持，还可使拔牙创愈合后的颊侧游离龈缘向根方吸收至恰好和谐的位置。

3. 修复手段 上部结构修复是种植义齿修复缺失牙过程的最后阶段，对于采用其他美学处理方式较为困难或效果不佳的病例，在此阶段还可以采用一些手段来改善美观效果。由于目前常规使用的牙龈成形器和愈合基台横断面为圆形，不能模拟天然牙的横断面形态，建议在上部结构修复前，制作个别基台或暂时冠代替牙龈成形器对牙龈软组织进行塑形。个别基台或暂时冠颊舌向的突度能促进正确的游离龈缘形态的形成，对近远中牙龈乳头的适度侧向挤压也有利于获得自然的牙龈乳头形态。牙龈萎缩或者牙龈较薄会暴露金属基台或透出基台颜色，采用全瓷材料，如氧化铝 / 锆陶瓷制成的基台，可使牙龈色泽更为自然美观。当种植体植入角度有偏差时，可利用角度基台来纠正上部结构方向。如果软硬组织处理都较困难，制作牙冠时可利用粉红色的龈瓷材料来修复和改善所丧失的牙龈软组织的形态和颜色。设计冠桥形态时，邻面接触区的位置应能够保证该区至骨嵴顶的距离小于 5 mm，以利于龈乳头美观效果。

二、种植义齿的咬合设计

正确地获取、恢复或重建种植义齿咬合关系对牙种植体的存留及种植义齿的功能十分重要。由于种植体与牙槽骨之间的骨整合是一种刚性连接，缺乏如牙周膜的应力缓冲结构，加之界面对应力感受迟钝，如何避免牙种植体的损伤一直是人们关注的一个焦点问题。由此学者们提出了种植体保护𬌗（implant protective occlusion，IPO）的概念。

（一）种植体保护𬌗的生物学基础

1. 种植体-骨界面应力特点　天然牙周围为牙周膜，而骨整合种植体周的最佳支持骨是板状骨，两者结构的区别导致受载后种植体-骨界面应力明显大于天然牙。具体分析有以下三个原因。

（1）种植体植入骨内或骨膜下后，种植体表面大部分与骨组织发生骨整合，骨整合的种植体与骨壁之间无纤维膜存在，形成种植体与骨组织相互锁结的复合体，咬合力可以直接通过种植体传导到颌骨。

（2）种植体周结构中缺乏牙周膜特有的本体感受器，反馈调节咀嚼功能的能力较低，𬌗力容易过大。

（3）一般情况下，天然牙牙根的表面积大于种植体，尤其是在骨内的总横截面积较种植体大，故承担同样咬合力时，天然牙周围骨应力较小，种植体周围的应力较大。

2. 界面应力过大的不良后果　界面应力过大可引起进行性创伤，导致种植体周围骨吸收，或者种植义齿机械结构的破坏，这是因为种植体缺乏像天然牙那样的前兆性表现。这些前兆性表现包括牙周本体感受器及牙髓信息接收系统的保护性反应，以及咬合力作用于牙冠的临床表现。

天然牙周的本体感受器以及活髓牙的相关信息接收系统与种植体有着本质的区别。天然牙因轻微创伤时出现的充血、咬合敏感、冷过敏等是可逆性的，在高压力下呈快速、锐痛引起的保护性反应可以避免进一步创伤发生，还可通过人为及时消除或减少创伤来缓解症状。天然牙与种植牙的敏感性不同，天然牙有早接触时，通过神经反射，将调整闭合时的弧线轨迹以减轻咬合力，也可通过不同的位置调整达到紧咬合。种植牙敏感性差，对早接触反应不明显，但因为加载时出现的早接触面积较小，力加载常位于后牙的斜面，呈一定角度施载于种植体-骨界面，易出现较大的应力集中。天然牙创伤的临床指征是 X 线片显示牙槽嵴顶部的牙周膜间隙增宽，硬骨板消失，甚至牙齿松动；但种植体周 X 线片显示的放射暗影仅在负荷较大引起了骨吸收时才会出现。

虽然天然牙是人体中最硬的组织，但随着咬合力的增加，牙冠常出现一些磨耗面如牙尖部位的小坑、颈缘楔状缺损及应力线等临床表现，但种植体义齿修复后，存在的应力集中极难通过口腔的常规检查发现。学者们认为，牙种植体的应力集中可表现为种植体部件间的金属疲劳所致的微小碎片、裂痕，如固位螺丝的折裂片等，一旦发生，导致应力集中进一步增强，致使种植修复失败。

（二）种植体保护𬌗要素

种植体保护𬌗的要素包括渐进性骨受载、与对颌牙相互保护、种植区的骨质量、种植体尺寸及保护薄弱环节。

1. 渐进性骨受载　渐进性骨受载与初期稳定性、种植体愈合时间、对颌牙情况、修复体材料及设计、饮食等有关。在最初的时间内，种植体不承受咬合力，随后采用树脂来恢复咬合，最后采用陶瓷或金属作为修复体材料，使牙槽骨所受的载荷逐渐恢复正常。在种植义齿调改过程中，咬合接触面积应循序渐进地增加。当存在过载功能运动或悬臂设计时，则应采用减少咬合力的方法。悬臂结构可能导致末端种植体承受过大的拉应力和剪应力，悬臂越长，影响越大。悬臂区的咬合接触应沿悬臂的长度，逐渐减少咬合接触。

然而，随着种植体表面研究和形态设计趋于合理，能达到良好的初期稳定性，种植体与骨组织的结合强度得到了明显提高，界面对力的传导更加有效。因此，若骨质或初期稳定性或种植体尺寸不够理想，应遵循渐进性骨受载原则；相反则可进行种植即刻负载。

2. 与对颌牙相互保护 应坚持减少或避免侧向力，消除咬合高点、分散𬌗力的原则。当对颌牙为全口义齿时，设计为平衡𬌗；对颌牙为固定局部义齿、天然牙时，或者为肯氏Ⅲ类、Ⅳ类缺失修复时，设计为组牙功能或尖牙保护𬌗。全颌覆盖式种植义齿应该按照单颌全口义齿的原则设计咬合。局部种植义齿的咬合设计为组牙功能𬌗。

3. 种植区骨质量与牙冠外形 种植区骨质量与牙冠外形恢复密切相关。种植区骨质量直接决定着种植体骨性结合率，骨质越致密，种植体骨性结合率越高，种植体周围牙槽骨的支持力越大。在骨密度高的区域，如下颌区，种植体骨性结合率较高，能较好地承担𬌗力的传导，其牙冠外形设计可更接近天然牙。但在骨密度较低的区域，如上颌后牙区，种植体骨性结合率较低，只有通过增加种植体的长度和直径来提高种植体骨性结合率，其牙冠设计应考虑减小牙冠外形。为了减轻咬合力，可减小上颌磨牙的舌尖宽度，增大外展隙，同时增大后牙的覆盖，以避免影响美观。

4. 种植体的表面积 种植体的表面积是种植体保护𬌗的重要指标之一。因为应力与载荷成正比、与截面面积成反比，增加种植体表面积可以降低应力。在某些应力易集中的区域，可以增加种植体直径和长度，或者增加种植体的数目来增大面积，分散应力。种植体在颌弓上的位置、方向和数目是影响种植义齿修复效果的重要因素，在相同的条件下，种植体的数目越多，支持力越大，且每个种植基牙上承受的力量相对减小。例如，在下颌颏孔之间，在上颌两侧上颌窦侧壁前方，种植体有足够的长度植入骨内，特别是下颌种植体经颌骨中心进入下颌骨下缘的骨密质，其支持力较好，而在上、下颌后段的种植体较短，支持力较差。

5. 保护薄弱环节 任何机械结构都存在最薄弱的环节，种植义齿也不例外。因此在种植体保护𬌗的设计中应该找到整个种植义齿的最薄弱环节，并建立相应的咬合设计来保护薄弱环节。

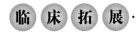 ·······························

问题解析

种植体保护𬌗的关键是保护种植牙还是天然牙？

·······························

进展与趋势

针对种植义齿在修复方面的难点和问题，学者们和临床专家近年来做了大量的研究。在临床上，种植义齿常出现瓷裂、种植体颈部炎症等修复并发症和美观不理想。对于瓷裂，除遵循种植义齿人工牙的设计和制作原则外，专家们建议在不影响美观的前提下，在上颌磨牙区可采用全金属修复体，或者采用高强度的无饰面瓷的全瓷修复体。关于避免或处理种植体颈部炎症，应建立一套种植修复完成后的随访制度，指导患者正确维护局部卫生，出现问题及时处理。为了获得理想的软组织美观，在临床上应以软组织美学三角原则作为指导，即硬组织决定覆盖其表面的软组织形态，而软组织形态将指导最终修复体的设计。

种植覆盖义齿的应用越来越多，2011年以来，有关种植覆盖义齿的研究文献明显增加。特别是临床研究的论文，明显多于实验室研究的论文。与种植修复有关的研究热点主要集中在，即刻负载和早期负载的下颌种植覆盖义齿，单颗或微型种植体固位的下颌种植覆盖义齿，戴用下颌种植覆盖义齿患者的生存质量的研究。单颗或微型种植体支持将受到肯定。种植体的数目、系统与临床效果没有关系。患者生存质量纳入义齿评价的新指标。球帽、杆卡附着体的研究明显多于磁性附着体。

Summary

With the development of biomaterials, dental implant surgery, prosthodontics, and periodontology, today's implant denture is undergoing a revolution. New technology and new implant system appear unceasingly, which makes the indications of implant restoration greatly expanded and promotes development of esthetic dentistry. Implant dentistry reach an unprecedented peak after development of half a century. Implant restoration, as one choice of prosthodontics, not only necessarily reserves the fundamental principles of conventional restoration such as correct reconstruction of shape and function of teeth, favorable retention, support and stability and health benefits of soft and hard tissue of oral cavity, but also has specific requirements in esthetics, especially esthetics of soft tissue, and occlusion design.

Esthetic implant restoration increasingly attracts full attention with the development of implant dentistry, which represents a challenge to reproduce normal-appearing restoration with normal-appearing soft tissue bulk and form. For the patient, the "normal" appearance of the restoration means that the restored tooth looks like a nature tooth. An ideal implant site with complete preservation of bone and the overlying soft tissue is infrequently seen. Most esthetic-requiring implant sites have deficiencies in the ideal bone and overlying soft tissue and must be enhanced with a variety of surgical techniques. Three critical factors that must be considered for esthetic implant restoration are as follows.

1.Assessment of soft tissue. Assessment includes the quality and biotype of the gingival and the presence or absence of papilla. Papilla index and the pink esthetic score can provide reference for clinicians.

2.Deficiencies in soft tissue. Deficiencies in soft tissue mainly reflect in three aspects, namely, gingival recession, the absence or insufficient reconstruction of gingival papilla and gingival hyperplasia.

3.Soft and hard tissue manipulation. Esthetic triangle can be as the guide for clinicians. Soft and hard tissue manipulation can be achieved through surgical technique, orthodontics and prosthodontics method.

Occlusion reconstruction has a major effect on success of implant restoration. Due to lack of the periodontal ligament, osseointegrated implants, unlike natural teeth, react biomechanically in a different fashion to occlusal force. It is therefore believed that dental implants may be more prone to occlusal overloading. How to avoid occlusal trauma to implant is always the focus of concern. Thus scholars define the implant-specific concept of occlusion as implant protective occlusion or IPO. Elements of IPO include progressive loading, protection of antagonist, bone quality of implant site, the shapes and dimensions of implant and protection of the weak link in implant restoration.

Definition and Terminology

1. 牙龈乳头指数（papilla index）：Papilla index is designated five different levels indicating the amount of papilla present，the absolutely absence of papilla for level 0，height of papilla less than 1/2 for level 1，height of papilla more than 1/2 but not all the way up to contact point for level 2，papilla fills up the entire proximal space for level 3，papilla hyperplastic and too full of adjacent clearance for level 4.

2. 种植体保护𬌗（implant protective occlusion，IPO）：Implant protective occlusion（IPO）is an occlusal scheme suggested to decrease overload on the implant supported prosthesis and enable its successful functioning in the oral set-up. This occlusal scheme is a combination of various principles which need to be addressed when fabricating implant supported prosthesis.

（梁　星）

第十七章　种植修复的印模和殆记录

Impression and Occlusion Registration in Implant Supported Restoration

病例 17-1
答案与解析

病例 17-1

29 岁男性患者，4 月余前骑车摔伤上前牙，在外院诊断"右侧上前牙外伤"，给予"拔除 11,12,14 牙＋清创缝合"，未给予修复治疗。患者中位笑线，美学要求不高，不接受取自体骨进行骨增量手术，希望尽快恢复缺失的前牙。

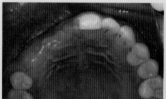
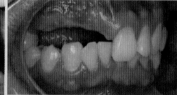
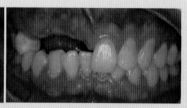

A. 口内殆面观　　　　　　　B. 口内侧面观　　　　　　　C. 口内正面观

图 1　口内照片

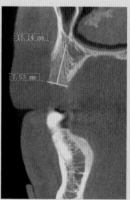
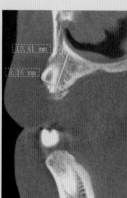
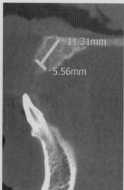
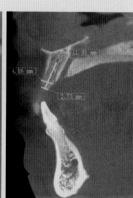

A. 14 牙矢状面观　　　B. 13 牙矢状面观　　　C. 12 牙矢状面观　　　D. 11 牙矢状面观

图 2　影像学（CBCT）检查

思考题：

1. 请结合口内照片（或研究模型）和 CBCT 观测分析患者口腔内的情况并试述种植手术方案。

2. 试述治疗计划。

第一节 研究模型
Study Casts

研究模型（study casts）用于医生确定患者口腔内的细节，制订种植手术方案和修复的设计方案，预判最终修复效果，帮助医生和患者沟通。如进一步明确缺牙区牙槽嵴形态、缺牙间隙的近远中向龈向距离、邻牙的位置关系、上下颌颌位关系、验型等因素。

一、观测分析研究模型

用不可逆水胶体印模材制取口内印模，灌注石膏模型，有咬合关系时以牙尖交错位固定于验架上，无牙颌或游离缺失时通过验位记录固定于验架上，再用面弓转移颌位关系到验架上，重现患者的定位验平面、验曲线等特征。上验架的研究模型能够重现患者的颌位关系，通过与全景片、CBCT 对照，准确观测分析牙列缺失和牙列缺损的解剖特征，进一步明确治疗计划。观察内容如下：

1. 缺牙数目、部位、缺牙间隙的龈验距及近远中距、缺牙区牙槽嵴表面软组织形态。

2. 邻牙和对颌牙情况，有无倾斜、伸长、扭转、牙体缺损、磨耗等。

3. 颌位关系是否正常。

4. 确定种植体植入数目、植入位点、预估种植体的直径和长度、设计手术方案（是否需要软硬组织增量、埋植式或非埋植式）。

5. 确定上下牙列的正中颌关系，有无咬合干扰，去除早接触点。

6. 确定修复方案，固定或活动修复，基台与上部结构的连接方式，是否需要过渡义齿修复等。

7. 验力的方向是否与种植体长轴一致。

8. 现存验型（平衡验或非平衡验）及将来可能重建的验型。

二、诊断性排牙

在种植手术前根据上好验架的研究模型的正中关系，将人工牙按照制作常规义齿的功能和美观要求排列在蜡基托上，必要时在患者口内试戴义齿蜡型，检查功能和美观效果，明确最终修复体牙冠的位置、与邻近组织结构的关系、验平面及其与剩余牙槽嵴的位置关系。诊断性试排牙便于患者术前直观体会最终修复效果，并参与手术和修复方案的制订。

医生则根据诊断性试排牙和放射学检查确定治疗方案：①设计种植体植入的数目，使种植体合理承担咬合力，满足人工牙的功能需求；②设计种植体植入部位、角度和方向，从三维空间恢复人工牙的美观和发音功能要求；③骨缺损严重的患者，设计是否需要进行软硬组织增量技术，如 onlay 植骨、骨劈开术、上颌窦提升术、垂直骨牵张术、带蒂结缔组织移植或游离软组织移植术等。并展示最终的修复效果，使患者对种植修复效果的期望值与实际组织条件相吻合，避免术后的误解和医疗纠纷；④确定种植系统和上部结构修复方式；⑤影响种植修复的邻近组织结构的处理方案，如确定需拔除的松动牙或残根、调改倾斜邻牙和伸长对颌牙、重度磨耗的验重建等；⑥反颌关系的处理，在减小手术创伤原则下，使种植体的位置"迁就"牙槽骨重度吸收后的颌骨解剖形态，人工牙排列为反颌关系、验力仍能够沿种植体长轴传导至周围骨组织，满足患者的咀嚼功能要求。

诊断性排牙时应去除人工牙唇侧的蜡基托，目的是通过诊断性排牙确定患者的骨量和颌位关系是否适宜行固定种植义齿修复牙列缺失、确定永久修复体的临床牙冠长度、笑线与前牙切端和龈缘的位置关系，评估固定修复能否充分支持唇颊侧软组织、确定是否需要龈瓷恢复协调的牙冠长度和美观。

三、常规外科导板

根据诊断性排牙制作外科导板，便于术中确定种植体植入位点、保障种植体相互间的平行，为后期即刻加载和义齿的制作提供便利条件。外科导板有不同的制作方法，如：

1. 真空压模导板　利用诊断性试排牙蜡型或过渡义齿在真空压模机中形成导板，在预计植入植体的前牙舌隆突和后牙颌面中央处钻孔，便于先锋钻通过此孔确定植入位点。为确保真空压模的外科导板的稳定，此导板应该包括植入位点近中3～4个牙位和远中至少1个牙位。

2. 利用研究模型和诊断性排牙制作导板　首先用蜡恢复缺失牙的形态，在诊断性排牙模型上沿前牙切端和后牙颌面中央划线，再通过拟修复牙齿的中点划经过此线的垂线，作为植入位点的标记线。去除拟修复牙的舌侧半蜡型，用丙烯酸树脂恢复舌侧基托和去除的蜡型，至缺失牙后牙中央窝及前牙切端位置，在植入位点标记线处磨出直径2.5 mm沟槽，指示种植体植入方向。

3. 利用旧全口义齿制作腭侧导板　用丙烯酸树脂复制旧义齿，沿前牙切端和后牙颌面中央划线，经每颗牙中点划此线的垂线作为标记线，两线的交点处磨出直径2 mm的沟槽。去除前牙切端和后牙颌面连线的唇颊侧树脂，组织面磨除到最凹点。

导板仅能确定植入位点的近远中向位置，植入的颊舌向角度可依据骨量确定。

四、数字化外科导板

数字化外科导板是利用CBCT获取患者颌骨、最终修复体和影像重组的数字信息，通过口腔种植设计软件的三维重建和可视化处理，进行计算机辅助手术和修复设计，模拟植入种植体，然后将植入种植体的部位、数量和三维方向等参数转化为STL文件格式，最终用数控机床或快速成型法加工而成的高精度定位装置，用于术中指导外科医生的操作，实现以修复为导向的种植治疗计划的顺利实施。

数字化外科导板按照手术中导航的方式分为数字化全程外科导板和数字化分程外科导板。

1. 数字化全程外科导板　数字化全程外科导板通常配合种植系统外科手术工具盒使用，可在种植过程中引导每一级的种植窝预备和种植体植入。从先锋钻、每一级扩孔钻到种植体植入均由导板及其配套的引导钥匙配合完成，并且每一级都能预备到预定深度，保证种植体的植入深度。这种导板可以更加精确地引导种植体的植入，但同时增加了手术的时间和操作步骤。导板影响术中的降温措施，因此需配备内冷却的种植系统或使用慢速备洞防止种植窝骨的热灼伤。

2. 数字化分程外科导板　数字化分程外科导板仅用于引导某一级或某几级扩孔钻预备种植窝。例如仅引导先锋钻的导板亦可称为"先锋钻数字化外科导板"。此导板不能全程引导种植体的植入，但是可以通过先锋钻指示种植体的三维方向和深度，术者可根据临床经验和实际骨量调整种植体的方向和深度，并能配合骨挤压和骨劈开技术实现骨增量手术。

第二节　制作个别托盘
Make Custom Tray

一、制取初印模

在口内取出牙龈成型器，连接印模柱，用硅橡胶印模材料制取初印模。检查其完整性，边缘伸展要求同全口义齿印模。然后灌制石膏模型，口内用牙龈成型器暂时封闭种植体头端平台。

二、制作个别托盘

一般在多颗种植修复和复杂病例时，用开孔托盘转移种植体位置关系时对托盘的要求较高，多需要制作个别托盘。

在初印模石膏模型上用蜡或自凝树脂恢复缺失牙，铺一层蜡片为终印模材料预留空间，覆盖一层揉搓过的锡箔纸（防止自凝固化过程产热导致蜡片融化），用自凝或光固化树脂制作个别托盘，在托盘底部开孔式印模帽的相应位置开窗，让印模帽螺丝高出开窗部位。个别托盘边缘伸展要求同常规固定义齿印模要求，后缘伸展至磨牙后垫或上颌结节。

个别托盘开窗处内侧面以蜡片覆盖开孔区，以保证取模时开窗处印模材料有适当的压力。

第三节　终印模和工作模型
Final Impression and Working Casts

一、制取终印模的相关部件配件

1. 印模帽（impression coping）和印模柱（impression post） 也称转移体（transfer）和转移帽（transfer coping），用于取印模时将种植体或基台在牙列中的三维空间位置与方向转移到工作模型上。在口外模型上为种植体或基台替代体定位，以便完成上部结构的制作，因此也分别称为种植体印模帽或基台印模帽。前者根据托盘是否需要开窗取模，又分为开窗式种植体印模柱和闭口式种植体印模柱（图17-1）。

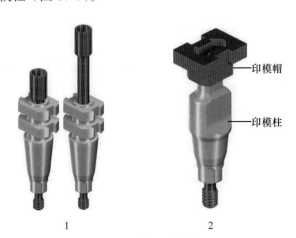

图 17-1　印模柱和印模帽
1. 开窗式种植体印模柱；**2.** 闭口式种植体印模柱和印模帽

2. 替代体（analog/analogue） 与种植体有相同的连接方式（如内连接），或与基台结构一致，用于在石膏模型中模拟种植体头端平台或基台，分别称为种植体替代体（implant analog）和基台替代体（abutment analog）。

3. 基台保护帽（abutment protective cap） 在粘接固位基台就位后直至最终修复体戴入口腔内的时间段使用，用于保护基台，防止食物残渣和钙盐进入植体连接处并沉积在基台上，也可以维持软组织形态，防止周围软组织向内塌陷变形。

二、种植终印模的要求

天然牙固定修复的印模要求肩台和预备体清晰、精确，而种植体印模由于使用了成品替代体，种植体头端形态不受印模质量影响，但是强调准确转移种植体的三维空间位置，其印模材料硬固后必须有足够的强度，能够固定种植体印模帽或印模柱，不发生移位和松动；印模材料必须有足够的弹性，能够从组织倒凹处取出且不发生变形；印模应该有足够的稳定性和精度。

三、常用种植印模材料及使用注意事项

1. 聚醚橡胶印模材料 聚醚橡胶印模材料属于弹性不可逆印模材料，主要由四氢呋喃和氧化乙烯共聚构成的聚醚橡胶所组成。目前已成为临床工作中广泛应用的一类弹性体印模材料。

它具有以下优点：①硬固后强度大；②弹性恢复能力强；③快速凝固，凝固后体积变化小；④尺寸稳定性高；⑤良好的亲水性，甚至在消毒后也有亲水性，不仅在潮湿的口腔环境有很好的流动性，还能吸收少量水分稍微膨胀，以补偿材料本身的收缩，使灌注的模型准确性高；⑥反应过程中不产生副产物等。

聚醚橡胶印模材料常用于制取无严重倒凹的精密印模，精度明显高于缩合型硅橡胶和聚硫橡胶印模材料。

2. 加成型硅橡胶印模材料 加成型硅橡胶印模材料又称A类硅橡胶印模材料，通常为两组分包装，即基质糊剂及催化剂糊剂。基质糊剂主要成分是带羟基及侧链基团的聚甲基乙烯基硅氧烷。催化剂糊剂是由催化剂氯铂（氢）酸、交联剂含氢硅油组成。分为油泥型、重体型、单体型和轻体型。其中油泥型用手混合，适合于种植修复的初印模；重体型流动性差、固化后硬度高，不适于冠桥修复，天然牙倒凹很大的病例，适用于种植体印模帽周围。轻体型流动性好，适用于常规天然牙固定修复、嵌体、种植体取模天然牙倒凹处。

3. 硅橡胶印模材料调和取模时注意事项 ①在将印模材料放置到托盘上时，要均匀不留空隙，上颌后部略低平，防止患者产生恶心现象；②硅橡胶强度较高，在模型脱模时较藻酸盐印模材料困难，因此，脱模操作要非常小心，特别在剩余天然牙倒凹较大或剩余天然牙较少时，要防止基牙折断；③护士手工揉捏软胶泥时，要取下手套洗干净手，避免滑石粉影响硅橡胶聚合；④手工调和硅橡胶必须按厂家根据不同材料给出的调和比例，以免造成强度下降，影响取模精确性；⑤选用金属托盘特别是无孔托盘时，为防印模脱盘，必要时应使用托盘粘接剂；⑥基牙倒凹较大或基牙数目较少时尽可能选择强度低的硅橡胶印模；⑦硅橡胶印模取模时，在硅橡胶印模未完全固化前，应用手一直托住托盘，并轻轻使力，以免硅橡胶印模材料的良好弹性将托盘抬起，致印模变形。

四、取模时机

1. 术中印模 即刻种植术中种植体的植入扭矩大于25 N·cm，需要即刻修复时，为了精确制作临时修复体的穿龈部分，可术中取模。

2. 常规种植印模　不同系统种植体骨性结合所需的时间长短不同。一般情况下，Ⅱ类和Ⅲ类骨密度时，上颌种植体 3 个月，下颌种植体 2 个月时取模；大量植骨术后需等待 6 个月以上再取模；Ⅱ期手术后 2～3 周种植体周围软组织稳定后取模。

五、种植体水平印模和基台水平印模

1. 种植体水平印模　种植体水平印模是通过种植体印模柱与患者口内种植体直接连接，准确复制种植体的三维空间位置和方向的印模，如植体头端与牙龈的位置关系，种植体颊舌向和近远中向位置和倾斜角度等。种植体印模柱下段与种植体结合部位的结构和基台下段的结构一致，可与种植体头端完全吻合。种植体水平印模取模时，印模柱和种植体在口内必须连接准确，必要时可用平行投照法拍 X 线片确认印模柱是否连接正确，植体内壁和印模柱间是否密合，否则可能传达错误的种植体位置关系至模型上，最终影响上部结构的适合性。

根据取模方式不同，可将种植体水平印模分为两大类：

（1）闭口式种植体水平印模：取模时使用闭口式印模柱，不同系统的印模柱设计存在差异，印模取出后印模帽埋在印模材料中，将印模柱就位于替代体，旋紧螺丝后插入到印模帽中，准确就位后再灌注石膏模型。这种取模方式制取的印模模型，间接获得基台位置，其准确性易受影响，常用于初印模初模型、临时修复或开口受限的患者。

（2）开窗式种植体水平印模：取模时使用开窗式印模柱，固定螺丝穿过印模柱中央与种植体头端相连，印模取出时先将开窗式印模柱的螺丝旋松，让印模柱脱离种植体接触，脱模时将印模柱和印模一起取出，在口外将替代体与印模柱旋紧后灌制模型。这种方法制取的印模和模型比较准确，常用作复杂种植义齿修复的终印模，尤其适用于种植体植入角度不平行、殆间距离小，临床冠短，闭口式印模帽在石膏中固位不良的情况。

2. 基台水平印模　基台水平印模需选择合适的实心基台，在口内种植体上就位并旋紧，戴入基台印模帽，用硅橡胶复制基台的三维空间位置和方向。脱模后基台印模帽埋入印模内，口外将基台替代体插入印模帽内后灌注石膏模型。取模后必须用基台保护帽保护患者口内的实心基台。

六、终印模取模步骤

1. 闭口式种植体水平印模取模步骤

（1）在口外确认种植体替代体和闭口式印模柱是否匹配。

（2）旋出患者口内愈合基台，保证种植体头端内连接处清洁，无血液及组织，将闭口式印模柱在口内种植体上准确就位，并拧紧导向螺丝（图 17-2）。必要时用平行投照法拍 X 线片确认印模柱是否正确就位。

（3）将闭口式印模帽固定于印模柱顶端（图 17-3）。

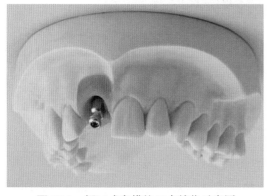

图 17-2　闭口式印模柱口内就位示意图

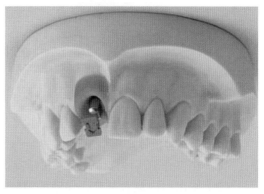

图 17-3　闭口式印模帽口内就位示意图

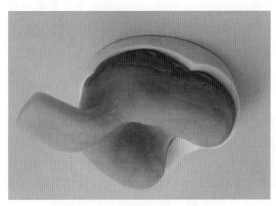

图 17-4　口内取模托盘就位示意图

（4）将弹性印模材料注入印模柱周围及托盘内，避免形成气泡。托盘旋转进入口，从后向前施以一定的压力就位。托盘就位稳定后行肌功能修整。取上颌模型时，为避免患者出现恶心不适，可用口镜刮除腭部溢出的印模材料（图 17-4）。

（5）印模材料固化后脱模。脱模时印模帽与印模柱分离，并埋入印模材料内（图 17-5）。

（6）旋松导向螺丝，将印模柱从口内种植体上取出，口外将替代体连接到闭口式印模柱上，并拧紧导向螺丝。将印模柱头端平压入印模帽内，听到咔嗒声表示准确就位（图 17-6）。

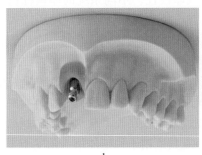
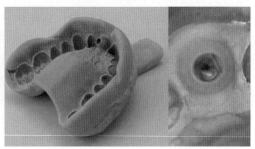

图 17-5　印模材料固化后脱膜
1. 脱模后口内情况示意图；**2.** 脱模后印模帽埋入印模材料内

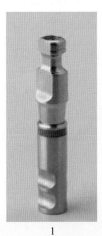
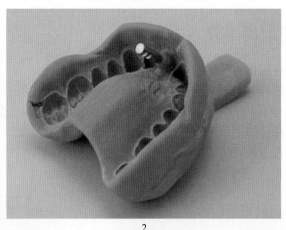

图 17-6　替代体连接到闭口式印模柱上
1. 口外连接种植体替代体和闭口式印模柱；**2.** 印模柱和替代体就位于印模材料内的印模帽上

（7）印模内涂布凡士林分离剂，注入人工牙龈。

2. 开窗式种植体印模取模步骤

（1）在口外确认种植体替代体和开窗式印模柱是否匹配。

（2）旋出口内愈合基台，保证种植体头端内连接处清洁，无血液及组织，将开窗式印模柱在口内种植体上准确就位，并拧紧导向螺丝（图 17-7）。必要时用平行投照法拍 X 线片确认印模柱是否正确就位。

（3）根据口内情况制作开孔式个别托盘，用弹性印模材料取模，取模方法同闭口式种植体印模，需确保印模柱螺丝从个别托盘开孔处穿出（图 17-8）。

（4）印模材料固化后，旋松导向螺丝后脱模，开窗式印模柱埋在印模材料中，一并取除（图 17-9）。

（5）口外将种植体替代体就位于印模柱上

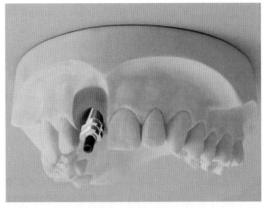

图 17-7　将开窗式印模帽在口内种植体上就位示意图

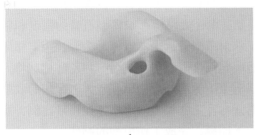 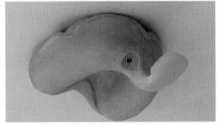

1　　　　　　　　　　　2

图 17-8　制作开孔式个别托盘
1. 开孔式个别托盘；**2.** 开窗式印模柱螺丝从开孔处穿出示意图

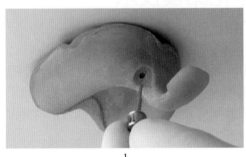 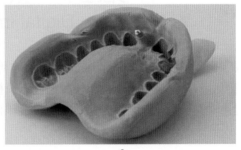

1　　　　　　　　　　　2

图 17-9　印模材料固化后脱模
1. 旋松导向螺丝示意图；**2.** 脱模后开窗式印模柱埋入印模材料内

并旋紧导向螺丝（图 17-10）。

（6）印模内涂布凡士林分离剂，注射人工牙龈。

3. 基台水平印模取模步骤　选择合适的实心基台以 30 N·cm 旋紧在种植体上，相应的基台印模帽就位后会有"咔嗒"声，用封闭式托盘取印模。将包含基台印模帽的印模脱模后，将基台替代体插入印模帽内，确保完全就位，注射人工牙龈，灌注石膏模型。患者口内戴入基台保护帽保护实心基台。

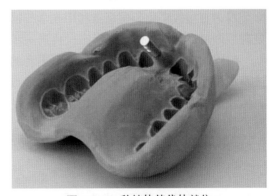

图 17-10　种植体替代体就位

七、制取印模和模型

1. 取终印模　将印模柱固定于口内种植体或基台上，检查确认精确就位。如果多个种植体同时取模，为了保证种植体印模柱位置准确不变，可以在口内用树脂将多个开窗式种植体印模柱的中间部位连接在一起，形成树脂夹板。树脂不能超过印模帽的两端，以免妨碍印模帽螺丝的活动。取模时，先将印模柱周围及树脂夹板龈方注满硅橡胶，注意排除气泡，将盛满硅橡胶印模材料的个别托盘旋转置于口内，印模柱螺丝从个别托盘开孔处穿出，固定托盘并进行肌功能修整。待印模材料凝固后，旋松全部固定螺丝，从口内整体取出包含印模柱和树脂夹板的印模，修整印模，然后用螺丝把种植体替代体固定在印模帽上，确认完全就位后，包围印模，准备灌制工作模型。

取模时应注意：①取模前需再次确认印模柱和种植体连接紧密；②选择不锈钢托盘，其优点是有卷边不宜脱模，不容易变形；③牙周炎患者，倒凹过大的牙齿需用软蜡或暂封膏填倒凹和龈外展隙；④可用不同类型的硅橡胶印模材料一步法完成取模，30～60min后灌注模型；⑤必要时使用用托盘粘接剂。

2. 人工牙龈　在制取好的印模上，将人工牙龈材料注射到替代体的颈缘周围，高度需高出印模帽与替代体连接处2mm。人工牙龈厚度要适中，太厚将影响模型石膏的强度和替代体在石膏内的固定，太薄将影响人工牙龈的强度。注射范围近远中向以邻牙为界，距离邻牙1mm；唇舌向完全覆盖牙槽嵴顶区，并在边缘处形成一定厚度。注射完成后，用乙醇棉球将人工牙龈上方轻轻挤压形成平面，切削近远中面，形成上窄下宽的外形，以利于人工牙龈的取戴。

3. 灌制工作模型　人工牙龈硬固后，按常规灌注工作模型。严格按照粉液比例，真空调拌后灌模，待人造石硬固后，松开固定螺丝，取下印模，完成工作模型的制作。

第四节　数字化印模技术
Digital Impression

数字化印模（digital impression）技术是利用CAD/CAM扫描仪直接收集患者口腔的软硬组织表面形态，省略临床准备印模和灌注石膏模型的步骤，简化操作处理。从而缩短了患者张口时间并改善了患者的就诊体验。它比传统印模技术更方便、快捷，减少了牙医椅旁工作时间和技术人员的工作量。

一、数字化印模的种类

数字化印模技术分为口内直接数字化印模和间接数字化印模。

口内直接数字化印模是指利用光学扫描头在口内直接扫描，所获取的图像经计算机及人工处理后即可得到修复体最终形态，再进一步切削制作。

口内间接数字化印模需要先制取患者的口内模型。托盘的制作、印模材料的调制、模型灌注及最终模型上的扫描，操作步骤繁琐，难免产生微小的误差，同时在数字化扫描过程中存在盲区，这些因素都使间接数字化印模的精度低于直接法数字化印模。

二、制取光学印模的相关部件及常用扫描系统性能特点

1. 制取光学印模的扫描仪，以3 Shape公司的为例，标准配制如下：扫描枪、扫描头、保护头、POD底座、普通校准头、彩色校准头、头套、数据转换器、互联网电缆、Usb数据线、Usb密钥和软件u盘等。

2. 目前常用的口内数字化印模技术的扫描系统性能特点

口内扫描系统	公司	工作原理	光源	喷粉要求
CEREC AC Bluecam	Sirona，德国	基于三角法的光学三维测量技术	短波蓝光，单色光源	隔湿喷粉
CEREC AC Omnicam	Sirona，德国	基于三角法的光学三维测量技术	蓝光	无需
Lava C.O.S	3M ESPE，美国	主动波阵面采样技术	脉冲式可见蓝光	需喷粉
True Definition Scanner	3M ESPE，美国	主动波阵面采样技术	脉冲式可见蓝光	需喷粉
iTero	Align Technology，美国	激光平行共聚焦显微成像技术	红色激光	无需
E4D	D4D Technolgies LLC，美国	光学相干断层扫描测量技术＋共聚焦显微成像技术	激光	无需
TRIOS	3 Shape A/S，丹麦	超快光学分割技术＋共聚焦显微成像技术	不对外公布	无需

三、数字化种植终印模的要求

数字化种植印模要求：上下颌牙列需扫描完整，包括余留牙的咬合面、唇颊舌侧面和缺牙间隙的形态特征均需完整清晰；扫描出患者的上下颌牙列的咬合关系，以方便将上下颌数字模型的咬合关系拟合一起；种植预制备区域即放置扫描杆周围区域必须扫描清晰，以准确传递种植体的三维位置信息。

四、数字化种植印模的步骤和注意事项

1. 数字化种植印模步骤

（1）选择和放置合适的种植扫描杆，口腔的隔湿干燥。

（2）根据不同口内扫描系统需求进行喷砂或者不喷粉。

（3）工作侧牙列与对颌牙列的扫描。

（4）最大牙尖错位的咬合关系扫描。

（5）检查预制备区的邻间区域及预备体肩台是否清晰，不清晰需要重新扫描。

（6）检查扫描好的订单并发送订单，系统就会自动处理扫描的数并发送给技工室。

2. 使用的注意事项

①扫描仪在不使用的状态下，需套上保护头套防止扫描仪的光学镜头受损并且隔绝灰尘。②在扫描过程中遇到扫描质量下降，可以进行扫描仪的校准或者对扫描头进行清洁。③扫描仪长时间不使用（超过8天），或者因碰撞导致扫描数据不清，需进行校准。色彩校准在三维校准完成后进行。④口腔里有唾液会反光而影响扫描精度，所以在扫描前要把患者口内的基牙清理、隔湿处理。⑤扫描完毕后需要检查边缘是否清晰，如果不清晰，需要用排龈线排开牙龈后进行扫描。

五、数字化印模的优缺点

数字化印模设备扫描快捷方便，直接用高速成像手段提取患者口内的三维数据；颜色逼真，真彩效果不仅让备牙效果直接呈现在医师面前，同时帮助患者理解治疗过程；数据传递便捷快速，只需要 1～2 min，数据便传送到义齿加工中心，经技师设计后立即进行加工，省去了收取模型灌注模型的麻烦，缩短了义齿的加工时间，值得临床推广应用。

但是，口内数字化印模技术也面临着自身技术缺陷的限制，一方面在进行口内扫描时，会

因体位和口腔环境，如舌、唾液等因素影响图像采集质量；另一方面，每次扫描时，坐标系的改变在一定程度上影响图像间的融合重建。因此，传统的印模技术仍在临床广泛使用。

第五节　制作暂基托
Make Temporary Base Plate

制作暂基托之前，将模型修整并画出基托的边缘线。暂基托的大小及覆盖模型的范围与可摘局部义齿或全口义齿的类似，不同的是，种植义齿的暂基托在种植体的位置为基台要留出足够的空间。按照材料的不同，将暂基托分为蜡基托、室温固化树脂暂基托、光固化树脂暂基托。

一、蜡基托

将两层蜡片烤软，轻按于模型上，使蜡与模型表面紧密贴合，但在种植体的位置要将基台暴露。将增力丝埋入牙弓或牙槽嵴的舌腭侧基托中，使其形状与牙槽嵴的形态大体一致；在上颌，近后缘也要埋入横行的增力丝。

二、室温固化树脂暂基托

为了消除组织倒凹，用烤软的蜡将模型的唇、颊、舌侧的倒凹区填塞，以便基托容易取下和戴上而不刮损模型。将调拌至粘丝期（或胶粘期）的室温固化树脂放于模型上形成基托，厚度约 2 mm。固化后，从模型上取下暂基托，将其边缘和基台处修磨，备用。

三、光固化树脂暂基托

用蜡适当地填塞模型上倒凹后，将预成的光固化塑料基托板放在模型上，按压成型，用蜡刀切去边缘线以外部分和基台周围一定量的塑料，用光固化灯固化后将其取下，修磨边缘备用。

第六节　𬌗记录与上𬌗架
Occlusion Registration and Articulated Working Casts

𬌗记录与上𬌗架，即记录和转移咬合关系，是制作种植义齿不可缺少的重要步骤之一。由于缺牙的数目和位置不同，确定颌位关系的难易程度和操作方法也不一样，但必须在模型和𬌗架上准确地反映出上下颌牙的关系。

一、记录咬合关系的种类

确定咬合关系的方法有以下几种。

1. 在模型上利用余留牙确定上下颌牙关系　此法简单易行，适用于少数牙缺失，缺牙间隙近远中有余留牙，且余留牙的咬合关系正常者。只要将上下颌模型相对咬合，即能看清楚上下颌牙的正确位置关系，用有色铅笔在模型的相关位置划线，标出关系，即可作为制作种植义齿时校对关系的参考。

2. 利用蜡或咬合硅橡胶记录确定上下颌关系　在口内仍有可以保持上下颌垂直关系的后

牙，但在模型上却难以准确确定关系者，可采用蜡或硅橡胶记录确定。将 1～2 层宽约 1 cm 的软蜡片或硅橡胶置于患者口内下颌牙列咬合面，嘱其做正中位咬合，校正无误后待其变硬，从口内取出后放在模型上，对好上下颌模型，即可获得正确的颌位关系。

3. 利用旧义齿或过渡义齿确定上下颌关系 将旧义齿或过渡义齿做适当的修改后，暴露种植体的位置或为基台留出足够的空间，待取模和灌制模型完成后，旧义齿或过渡义齿翻制成的石膏部分自然就能确定上下颌关系。

4. 利用殆堤记录上下颌关系 在模型上制作暂基托和殆堤，放入患者口中嘱其做正中位咬合，取出殆堤记录放回到模型上，依照殆堤提供的咬合印迹，对准上下颌模型，即可取得正确的颌位关系。

若是后牙缺失，前牙覆殆加深导致垂直距离变低时，或多数牙缺失或无牙颌，必须用殆堤记录法在口内重新确定垂直距离和正中关系后，才能上殆架。

二、颌位关系的记录

颌位关系的记录，是指利用殆堤将上下颌在垂直和水平向的关系记录在殆架上。有些缺牙较多或无牙颌的患者丧失了正中殆位，下颌没有牙列的支持和牙尖的锁结，会向各种位置移动，常见下颌前伸和面部下 1/3 距离变短。对这类患者来说，上下颌关系的唯一稳定参考位是正中关系位。因此在种植义齿的修复过程中，要确定并记录在适宜面下 1/3 高度情况下的关节生理后位，也就是正中关系位。

缺牙数目多或无牙颌，丧失正中殆位的患者，特别是预计需要改变颌间关系者，在外科手术之前就要确定颌位关系，以此来设计种植体植入理想的位置。在种植外科和修复阶段，对这类患者还需进一步确定或调整诊断时确定的颌位关系。

颌位关系的记录包括：殆托的制作、垂直关系的记录、正中关系位的记录。

1. 殆托的制作 殆托由基托和殆堤两部分组成。上下殆托用于上下颌的垂直和水平关系的记录与转移，上殆托还用于记录和转移上颌与颞下颌关节的位置关系，同时殆堤也用于指导人工前牙和后牙的选择与排列。

（1）基托的制作：基托的制作与暂基托类似，如前所述。在缺牙较少或单侧缺牙的种植修复，不做基托，可直接用软蜡殆堤置于缺牙区的基台上咬合，确定上下颌关系。

（2）殆堤的制作：参考解剖标志，制作的蜡殆堤应尽量位于原天然牙存在的位置。将蜡片烤软叠成 8～10 mm 厚的蜡条，按牙槽嵴形状黏着于缺牙区的基托上，引入口中，趁蜡堤还软时，形成殆平面。也可事先预制上殆堤，再放入口内调改殆平面。要求殆堤的殆平面与邻牙的殆平面一致。若是无牙颌，上殆堤的前部在上唇下缘以下露出约 2 mm，且与瞳孔连线平行；从侧面观，殆平面的后部要与鼻翼耳屏线平行。在制作殆堤的过程中，可以与常规可摘义齿类似，不将基台暂时固定于口内，待颌位关系记录和转移完成后，再将基台连接在模型上。若将基台暂时固定于口内记录颌位关系，要将基台周围的蜡充分切除，以保证殆托容易摘戴。

殆堤的制作也可以先在模型的多个基台上，用塑料做成支架，修磨好后方便摘戴，然后在塑料支架上制作蜡殆堤。这种方法制作的殆堤因直接放在基台上，稳定且没有基托，记录颌位关系时简便，患者感觉较好，但是操作的精准度较高。

2. 垂直距离的记录 与常规义齿类似，在临床上确定垂直距离的方法有息止颌位法、面部外形观察法、面部距离等分法。

3. 正中关系位的记录 记录正中关系位的方法一般归纳为哥特式弓描记法和直接咬合法。如果是用塑料支架制作的殆堤，只能用直接咬合法记录正中关系位。

三、上𬌗架

确定颌位关系后，便可以准备上𬌗架。直接由余留牙或旧义齿或过渡义齿，或者利用蜡块、硅橡胶咬合记录确定的上下颌牙关系，上简单的铰链式𬌗架。利用𬌗堤记录上下颌关系或者要求𬌗面高度精确者，可以使用半可调式𬌗架。半可调式𬌗架上𬌗架是首先用面弓转移上颌与颞下颌关节的位置关系，然后转移颌位关系，最后确定前伸和侧方髁导斜度，以及切导斜度。具体操作是，用水浸泡模型后，将上下颌模型和记录固定在一起，调拌石膏将模型固定在𬌗架上，先固定下颌，后固定上颌，中线对准切导针，平面对准下刻线，前后正对𬌗架的架环，最后确定髁导斜度和切导斜度。

第七节　种植过渡义齿
Implant-supported Transitional Prostheses

在局部缺牙或无牙颌患者的种植治疗处理期间，种植过渡义齿常被作为临时治疗方案来维持患者的外观和咬合稳定，这种种植过渡义齿本质上是临时性的，所以被称为过渡义齿，也称为种植暂时性义齿。

一、种植过渡义齿的作用

1. 功能作用　种植过渡义齿具有一定的咀嚼功能，能暂时满足患者的咀嚼要求；可以修复缺失的前牙或后牙，以保持美观；前牙区的种植过渡义齿还可恢复患者的发音功能。

2. 维持和稳定作用　种植过渡义齿在种植外科之后的种植体骨愈合期和义齿修复过程中，可起到保持缺牙间隙，维护咬合面的稳定性，防止邻牙倾斜、移位及对颌牙伸长的作用。种植过渡义齿可维持唇颊软组织正常的丰满度。牙列缺失时，过渡义齿可维持口颌系统与神经肌肉、颞下颌关节的稳定和平衡。

3. 重建咬合关系　可以使用种植过渡义齿建立新的咬合关系或咬合垂直距离。对于需要咬合重建的患者，可以将种植过渡义齿覆盖于余留天然牙𬌗面上，直到患者适应并依赖其所建立的咬合关系为止。

4. 牙龈塑形　美学区种植义齿可通过调改种植过渡义齿穿龈部分的形态和桥体下方的凸度，来达到牙龈塑形和修整牙龈轮廓的作用。

5. 自洁作用　种植体植入后，若需要做固定性种植过渡义齿，即单冠、联冠或桥，该修复体可保证种植体的自洁作用。由于戴用时间较长，要求这类修复体表面高度抛光，边缘密合无悬突。

6. 诊断信息作用　种植过渡义齿可提供美学、形态、位置等一系列信息。最终的种植义齿制作参考种植过渡义齿，达到理想的人工牙形态、排列位置和美观效果。缺牙多或无牙颌等需要重建咬合的患者，就可以通过多次调改种植过渡义齿的龈𬌗高度和位置至理想咬合状态，经过评估，所重建的咬合关系和垂直距离患者能够适应并接受，即可作为制作最终种植义齿的参考。

（临）（床）（拓）（展）⋯⋯⋯⋯⋯⋯⋯⋯⋯⋯⋯⋯⋯⋯⋯⋯⋯⋯⋯⋯⋯⋯⋯⋯⋯⋯⋯⋯⋯

问题解析

前牙区种植过渡义齿如何实现其美学和发音功能？

⋯⋯

二、固定性种植过渡义齿

随着即刻负载的临床应用越来越多，在种植体植入后，即刻制作固定性种植过渡义齿，可即刻恢复咀嚼、美观、发音，又避免在种植体骨性愈合期内戴用可摘义齿。但是，对于即刻负载的固定性种植过渡义齿，主要目的是恢复患者的美观和发音，咀嚼功能次之。要采取减轻殆力的方法，如人工牙减径、轻咬合，甚至不咬合，以免破坏种植体的初期稳定性和影响到种植体的骨性愈合。

（一）固定性种植过渡义齿的种类

固定性种植过渡义齿是在基台上制作的修复体，分为单冠、联冠和桥。根据是否在口腔内直接制作，固定性种植过渡义齿可分为直接法和间接法两种制作方法类型。根据固定性种植过渡义齿使用材料的不同，可分为金属固定性种植过渡义齿和非金属固定性种植过渡义齿两大类。其中非金属固定性种植过渡义齿又可分为甲基丙烯酸甲酯树脂（自凝树脂或热凝树脂）、双丙烯酸树脂、成品树脂牙面与自凝或热凝树脂的混合、成品树脂预成冠与自凝树脂的混合等多种类型。

（二）制作方法

1. 直接法　在患者口腔内直接制作固定性种植过渡义齿。其优点是快速、方便，可即刻恢复患牙形态，减少就诊次数。此法适用于单个或少数牙的固定性种植过渡义齿制作。其缺点是当基台间的共同就位道不太理想时，易造成固定性种植过渡义齿无法取出或取出时变形；用自凝树脂塑形时不易控制外形等。

（1）成品预成冠成形法：基台预备完成后，选择大小、形态、颜色合适的成品预成冠，修改合适后用自凝树脂在口内直接制作，待其初步硬固后取出。最后调磨、调殆，抛光完成。

（2）成品树脂牙面成形法：选配颜色、大小基本合适的树脂牙面，修改合适后加适量单体湿润其组织面。在小瓷杯中调拌白色自凝树脂至均匀，然后加盖至丝状期。清洁基台表面，将调制好的自凝树脂置于其唇（颊）、舌及邻面，嘱患者正中咬合，将调改好的树脂牙面按正确位置压在唇（颊）侧，去除颈缘及邻间隙内多余的自凝树脂。在其完全固化前，轻轻取出固定性种植过渡义齿，放入温水中加速固化。待完全固化后，修整、调殆、抛光并临时粘固。在不影响美观的情况下，也可不使用树脂牙面，只用自凝树脂口内直接制作。

2. 间接法　指固定性种植过渡义齿在口外模型上制作。该方法操作方便，且不受时间限制，制作质量较高；当多个牙需制作固定性种植过渡义齿时，容易塑造良好的轴面和殆面形态，不受就位道不同的限制。缺点是间接法较为费时，不利于预备基台后马上戴入固定性种植过渡义齿以行使其功能。

（1）自凝树脂成形法：用上述直接法在模型上，而不是在口内直接操作制作固定性种植过渡义齿。不同之处在于，间接法制作时需在基台上及相邻牙上涂分离剂，其余步骤同直接法。口外制作完成的固定性种植过渡义齿需在口内进行试戴、调改、调殆、抛光后才能暂时粘固于基台上。

（2）热凝树脂成形法：该方法较为经典，适用于多个牙的固定性种植过渡义齿的同时制作，尤其适用咬合重建固定性种植过渡义齿的制作。首先在基台预备后取印模灌注模型，然后在模型上雕塑固定性种植过渡义齿蜡型（此步骤可结合使用成品树脂牙面获得更佳的唇面外形和颜色），常规装盒、冲蜡、装胶（白色热凝树脂）、热处理、开盒、打磨抛光、临床试戴、口内调殆、修改、抛光、暂时粘固。

（3）数字化切削树脂成形法：目前临床常用的制作方法，制取印模灌注模型，在诊断模型上试排牙，进行数字化扫描，获得 STL 格式文件，将扫描影像与 CBCT 的硬组织形态数据在三维种植设计软件中整合匹配，合成具有骨组织及修复信息的整合影像。在设计软件中模拟种植手术和种植过渡义齿修复，确定种植体植入的位置、深度和角度，选择合适的基台，设计种植过渡义齿。通过CAM技术将可切削复合树脂切削研磨成设计好的修复体。临床试戴，口内调𬌗和抛光，按照不同的固位方式，暂时粘固到临时基台或通过螺丝固位到复合基台上。

三、可摘种植过渡义齿

（一）可摘种植过渡义齿的类型

1. 修理的旧义齿　如果在旧义齿的人工牙位置进行种植，植入种植体后，修理旧义齿的人工牙部分，以便旧义齿顺利就位，要求不压迫手术区域的软组织。如果种植手术为微创型，愈合螺丝露出软组织，要求在此处做基托缓冲。如果手术范围大，创伤大，手术区域的外形变化大，可暂时不戴旧义齿，待拆线伤口基本愈合后，再使用可摘种植过渡义齿。对无牙颌患者的种植，采用旧义齿较为理想，因为与新义齿相比，患者更容易适应旧义齿，而且省时、省钱。

2. 即刻可摘种植过渡义齿　指在前期通过取模、灌模制作好的，在手术完成或拆线后戴入的可摘义齿。该类义齿在即刻种植的情况下较为常用，在制作可摘义齿时，需要在模型上去除将要进行即刻种植的天然牙的牙冠。为了不让即刻可摘种植过渡义齿压迫伤口或愈合螺丝，在模型上去除天然牙牙冠的量要适度，戴牙时在基托组织面要做充分的缓冲。

（二）可摘种植过渡义齿的设计要点

可摘义齿的设计原则同样适用于可摘种植过渡义齿。但是，考虑到可摘种植过渡义齿只是临时使用的特点，通常使用塑料基托来制作即刻可摘种植过渡义齿，以及采用黏膜支持来简化设计。基托的广泛伸展是一个重要的设计要点，既可以减轻黏膜的负担，又可以保证相对较弱的塑料基托有足够的强度。固位力的获得来自于基托伸展区与组织面的吸附力。如果在种植体愈合的后期，可以将基托的组织面与愈合螺丝之间紧密接触，获得固位力。对于复杂的病例，患者自身的面部肌肉的控制也是获得固位力的重要因素。这种简单的黏膜支持的塑料基托可摘义齿对牙周组织和牙槽嵴有潜在的严重危害，因此不能长期使用。但是这种危害的趋势可以通过以下方面来减少。

1. 基托的边缘距离牙龈至少3 mm　这对于上颌即刻可摘种植过渡义齿较容易达到，但对于下颌者比较困难，因为这种设计的基托面积较小，会影响到塑料的强度。因此，可以通过在下颌塑料基托中放置金属网，以增加其强度。

2. 在天然牙上放置支托　通过包埋在塑料基托中的支托来提供支持，适用于龈缘被覆盖或者由于治疗计划需要长时期使用可摘种植过渡义齿的患者。

3. 使用固位体获得额外的固位力　锻造固位体制作容易但常缺乏精密度。锻造卡环和𬌗支托结合可以提供牙支持和更好的密合性，但制作较复杂。

进展与趋势

　　电子技术、信息技术及先进制造技术引发了口腔修复医学领域的深刻技术变革，数字化诊疗模式已成为口腔种植修复的发展趋势与主流模式。快速精确地采集数字化光学印模是其成功的前提与基础。改进口内成像技术、提高口内数字化印模的准确性与重复性是目前的研究重点。

数字化导航牙种植技术是基于计算机断层扫描技术（CT）、计算机辅助设计技术（CAD）和快速原型制造技术（RP）的安全和精确的牙种植手术方法。通过计算机辅助设计的导航模板，能够将种植体理想的三维空间位置精确地转移到患者颌骨内，弥补了单凭医生经验来实施手术的不足。医生在术前设计阶段能够避开神经、血管和重要的解剖结构，并为后期的修复设计制订出最佳的方案。但是目前的导航系统在全口无牙颌中的准确性仍低于牙列缺损，究其原因与 CBCT 数据的准确性和精确性、扫描时间和参数、图像重建算法及数据转换的累积误差均有关系。因此，在使用数字化导航技术时需谨慎，传统种植外科和修复程序的经验仍是其基础和有力的支撑。

展望未来，磁共振技术可能取代传统的牙科放射技术，既减少电离辐射对人体的侵害，又能提供更精确的骨高度、密度和体积数据。基于此数据，设计出符合患者特定骨质和骨量的个性化种植体，由 CAM 的研磨单元或 3D 打印技术实现植体的个性定制，并同期完成修复。数字化种植及其修复将进入更符合人体生物学的新纪元。

Summary

Primary impressions are recorded to enable study casts to be produced. Study casts represent the exact contours of the oral surfaces of the edentulous jaw(s) and residual dentition. It is necessary to articulate the study casts to identify the important details that affect the design of the proposed prostheses. These help in assessing potential space for positioning implants and components, as well as recognizing any problems associated with the relationship of the jaws and the existing or future occlusion of the dental arches. The patient will also benefit from seeing planned evidence. For example, any shortcomings in the appearance of the final prosthesis or need for augmentation of the jaws are apparent, and less misunderstandings of proposed treatments and their predicted outcomes.

Diagnostic wax-up is essential in preoperative planning. They are often of considerable benefit when prepared during the surgical phase, or immediately after the completion of surgery, in order to secure optimum functional and aesthetic outcomes from implant treatment. Diagnostic try-in denture without vestibular flange is of primary importance. This approach will allow the visualization of the length of the clinical crowns of the future fixed implant prosthesis, and the evaluation of whether a fixed prosthesis will provide sufficient lip and facial support.

Impression procedures for dental implants usually make use of manufactured impression transfer copings. These are designed to fit on either the implant body, sometimes called fixture head copings, or the implant abutment, sometimes called abutment copings. The impression procedures associated with these are often referred to colloquially as fixture head impressions and abutment impressions.

It is an important step to make jaw registration, which made at the same vertical dimension and in a similar horizontal retruded position. This may be achieved using an base plate and wax rim which is appropriately extended and fits over the abutments.

The need for transitional protheses depends on the option of final restoration fabrication (direct or indirect), the bone density, the soft tissue contours, and the location in the esthetic zones. The implant-supported transitional prostheses include implant-supported fixed and removable transitional prostheses.

Definition and Terminology

1. 研究模型（study casts）：Study casts represent the exact contours of the oral surfaces of residual dentition and edentulous jaw(s). It is necessary to articulate the study casts to identify important detail that affect the design of the proposed prostheses. These help in assessing potential space for positioning implants and components, as well as recognizing any problems associated with the relationships of jaws and the existing or future occlusion of the dental arches.

2. 诊断性排牙（diagnostic wax-ups）：Diagnostics wax-ups are essential in preoperative planning. It has considerable benefit when prepared during the surgical phase, or immediately after the completion of surgery, in order to secure optimum functional and aesthetic outcomes from implant treatment.

（班　宇　梁　星）

第十八章　牙列缺失的种植覆盖义齿修复

Implant Overdentures for Edentulous Patients

第一节　概　述
Conspectus

一、种植覆盖义齿的定义

种植覆盖义齿（implant overdentures）是指在种植体上覆盖有患者可以自行摘戴的义齿。种植体与义齿之间通过各种附着方式的组合构件相连接。组合构件其中的一部分固定于种植体之上，另一部分固定于义齿基托的组织面内。二者之间依靠摩擦、弹性卡抱、锁扣等形式的机械式附着，或磁性附着而产生固位。

二、牙列缺失的种植覆盖义齿修复与常规总义齿修复效果的比较

种植覆盖义齿由于有种植体发挥固位功能和部分或全部的支持功能，因此与常规总义齿相比较，其修复效果有以下不同：

1. 由于种植体所连接的附着装置为义齿提供固位，使得患者在行使各种口腔功能时，义齿更不容易发生松动和脱位。

2. 义齿的稳定性得以改善，在功能运动的状态下更不容易发生翘动，提高了咀嚼效能。

3. 基托伸展范围随着种植体数量的增加而逐渐减小，也在不同程度上减轻了异物感，提升了义齿的舒适度。

4. 由于咬合更加有力，增加了患者可食用食物的硬度和品种，使其饮食结构发生变化；人工牙的磨耗速度加快，修复体损坏发生的概率上升。

三、种植覆盖义齿与天然牙固位覆盖义齿的比较

1. 种植覆盖义齿的种植体数量和位置可以预先设计，而天然牙覆盖义齿的基牙则很受患者剩余牙的数量、位置、剩余牙体组织强度、牙髓健康状况、根管治疗状况和牙周状况

的限制。

2.周密考虑、合理设计的种植覆盖义齿的近期和远期修复效果均是可以预测的，而天然牙作为覆盖义齿的基牙会因龋坏或牙周疾病对其的影响而使义齿的近期和远期修复效果都难以预测。

3.种植体与附着体的连接方式是用特定的扭矩通过螺栓或基台本身带有的螺纹结构而拧紧固定的，而绝大多数天然牙与附着体的连接方式则是通过粘接剂粘接固定的。

4.种植覆盖义齿的基牙（也就是种植体）位置不会发生变化，使用种植覆盖义齿的患者，如果由于某种原因间隔一段时间（数天，数星期，甚至更久）之后再戴义齿时，不会感到义齿戴入的阻力增加或是义齿不能完全就位；而在同样的情况下，某些种类天然牙覆盖义齿的基牙位置却会在停止戴用义齿的时间段内发生一些变化，导致患者再戴义齿时，轻者能感觉到义齿戴入的阻力增加或有不适感，重者会感到基牙疼痛，甚至义齿根本无法再就位。最常见于天然牙支持的套筒冠式覆盖义齿和球帽式覆盖义齿。

第二节　牙列缺失种植覆盖义齿的适应证和禁忌证
Indication and Contraindication of Implant Overdentures for Edentulous Patients

一、牙列缺失种植覆盖义齿的适应证

在患者全身健康状况、精神状况可耐受种植手术，且原有局部骨质骨量或通过植骨所获得的局部骨质骨量能满足种植体植入的基本前提下，种植覆盖义齿的适应证包括：

1.牙列缺失的槽嵴骨吸收严重，预计常规修复效果不佳者。

2.以往有传统义齿修复的经历，希望进一步改善修复体功能者。

3.上颌牙列缺失，不能耐受义齿的腭部基托者。

4.牙列缺失伴有部分颌骨缺损者。

5.符合种植条件的牙列缺失患者，其牙槽嵴的软、硬组织缺损严重，需要用义齿的唇或颊侧翼基托恢复唇或颊丰满度时。

6.受患者自身的局部解剖条件或全身健康状况或其经济状况的限制，种植体植入的位置或者种植体植入的数量不适合种植体支持的固定修复时。

二、牙列缺失种植覆盖义齿的禁忌证

随着种植体和修复配件设计的不断进步、更新，成骨效果优良的植骨材料、植骨术式的成熟应用，患者的局部骨质骨量对种植覆盖义齿的使用限制越来越小。但种植覆盖义齿的附着装置和义齿基托需具有一定的高度和宽度以保证材料强度，因此当缺失的牙列龈𬌗间距过小，又不具备通过降低牙槽嵴的高度，或降低对颌牙列、修复体的高度来获得足够的龈𬌗间距时，不宜使用种植覆盖义齿。此外，患者心理上的主观接受度及日常清洁义齿的能力亦是影响种植覆盖义齿使用的因素。种植覆盖义齿在每次使用后均需要取下清洁，与种植固定义齿相比虽更容易维护其卫生，但患者常常会认为可摘的义齿更不像自己的"真牙"。因此对于无法接受或没有能力经常将义齿取下并清洁的患者，也不宜使用种植覆盖义齿。

第三节　牙列缺失种植覆盖义齿的设计
Supporting Types of Implant Overdentures

种植覆盖义齿的设计应综合考虑患者个体情况，缺失牙列的龈殆间距，可植入种植体的数量、位置，长度、直径，对颌牙列情况，不同附着装置的特点等诸多因素，以获得一副对患者来说能最大程度恢复咀嚼、发音等功能，外形上最协调满意，便于摘戴且舒适耐用，对医生来说近期和远期效果可预测的种植覆盖义齿。

一、种植覆盖义齿的附着装置设计因素

（一）附着装置的固位方式

种植覆盖义齿的固位方式主要有：

1.摩擦力固位　附着装置的内冠和外冠之间通过轴面的摩擦力产生固位，摩擦力的大小主要由轴壁的聚合度、高度（套筒冠）和长度（杆）进行控制。制作精密的金属内冠和外冠之间的摩擦固位力通常比较稳定而持久，如套筒冠、切削杆附着体。

2.磁性固位　种植磁性附着体的磁路设计和天然牙的磁性附着体一样，也分为开放磁路和闭合磁路两类。开放磁路是将两个磁体分别置于基台的顶端及其固位体内。极性相异的两端相对，互相吸引而产生固位。闭合磁路是将软衔铁置于基台的顶端，磁体则置于其上的固位体内，当磁体与衔铁接触时，二者之间形成了闭合磁路，互相吸引而产生固位。磁性固位力在轴向上比较强，而水平向较弱，受到水平向力时可发生相对移位。

3.弹性卡抱　附着装置的组件部分或全部由具有一定弹性的材料制成，弹性材料发生形变而获得固位力。弹性卡抱的固位力可能随着长期反复摘戴而有所下降，因此使用一段时间后需进行调改或更换组件。按扣附着体、球帽附着体、部分杆卡附着体为弹性卡抱固位。

4.锁扣　锁扣多为预成商品，是常规附着装置的附加配件，一般用于切削杆附着体。锁扣固定于义齿之上，患者可以自行打开或关闭。义齿就位后关闭锁扣，锁片将进入切削杆轴壁上预留的凹槽或孔洞而产生固位。

（二）附着装置的独立性与连接性

球帽附着体、按扣附着体、磁性附着体和套筒冠附着体的基台与对应的种植体相连接，多个附着体之间未发生连接而彼此独立，因此具有独立特性（unsplinted）；与之相对的是，杆卡附着体和切削杆附着体除了与种植体相连接外，彼此之间通过杆体发生部分或全部连接，而具有连接特性（splinted）。

具有连接特性的附着装置由于需要获得多个种植体单位的被动就位，对加工精度的要求更高；同时由于附着装置结构相对更多，将需要更大的修复空间。

（三）附着装置的刚性与非刚性

1.刚性附着体　附着体在完全就位后，附着在一起的阴阳两部分没有形变或彼此之间没有相对运动。施加到义齿上的所有的力几乎全部传导到种植体上，在行使功能时可减少义齿基托覆盖区黏膜的负荷。套筒冠、切削杆和杆的横断面形态近似大写英文字母"U"形的杆卡式附着体都属于刚性附着体。另外，设计成套筒冠形式的磁性附着体也属于刚性附着体。

2.非刚性附着体　附着体在完全就位后，附着在一起的阴阳两部分之间还有一定方向、一

定程度的运动或变形，能发挥应力中断作用。在一个义齿内使用的非刚性附着体数目越多，则每个附着体的运动就越受限制。施加到义齿上的力，其中一部分传导到种植体，其余的则传导到义齿基托覆盖区的黏膜组织。具有弹性的球帽式附着体、按扣式附着体、杆横断面形态为圆形或卵圆形的杆卡式附着体，以及可发生水平向相对运动的磁性附着体都属于非刚性附着装置。

二、种植覆盖义齿设计的种植体因素

根据患者全身状况、局部条件、经济条件和期望获得的修复效果，在颌骨中植入的种植体数量及分布多有不同，将在很大程度上影响种植覆盖义齿的设计。

（一）可植入种植体的数量和分布

1. 下颌可于前部正中联合处植入1颗种植体。独立的种植体附着装置作为支点，除附着装置所在的前牙区受轴向力尚可稳定之外，义齿的任何其他部位受力或义齿前部受到非轴向力时，义齿均有发生旋转或翘动的趋势。为避免更多机械并发症的产生，应选择非刚性附着装置，作为应力中断装置。由于附着装置配件为应力集中处，易发生快速磨耗、损坏等机械并发症。义齿基托的伸展范围应同常规总义齿，充分发挥剩余牙槽嵴和黏膜的支持作用。上颌一般无此设计。

2. 下颌可于前牙区植入2颗种植体。一般在双侧侧切牙或尖牙的位置各植入1颗种植体，但两个种植体的连线将形成支点线，支点线的前后方向上，单侧受力时义齿有发生翘动的趋势。如患者的下颌牙弓形态接近三角形，种植体的位置应尽量靠前，以减少前牙区切咬食物时产生的粭力矩，避免义齿后部翘起；后牙区咬合时义齿前部由于有附着装置的固定作用，不易翘起。此种设计最好选择非刚性附着装置，如具有弹性的按扣、球帽等，可发挥应力中断作用，以减少种植体所受的应力。上颌一般无此设计。

3. 下颌可于颏孔间区域植入3或4颗种植体。当下颌后牙区垂直骨量不足时，可在双侧颏孔间区域植入3或4颗种植体，形成较小的3点或4点面式分布。此时面式分布的附着装置固位稳定性和支持作用增加，前牙区种植体或种植体连线与后牙区种植体连线之间的间距越远，平衡矩的效果越明显，受粭力矩影响产生的翘动趋势越小，因此可酌情选择刚性或非刚性附着装置。

4. 下颌可于前牙区、后牙区各植入2颗种植体。当下颌后牙区垂直骨量充足时，可在大致相当于双侧尖牙、第一磨牙的位置各植入1颗种植体，共4颗种植体形成广泛均匀的面式分布。此时种植体对义齿的前牙、后牙均有良好而稳定的支持和固位，可选择刚性附着装置，充分发挥种植体的支持作用。

5. 上颌可植入6颗种植体。考虑到上颌骨骨质、上颌牙列受力方向等原因，对于上无牙颌的种植覆盖义齿修复，最好能植入至少6颗种植体并形成广泛的面式分布，义齿方可获得稳定的支持和固位。当前牙、后牙区骨量充足时，可在大致相当于双侧侧切牙、第一前磨牙、第一磨牙的位置各植入1颗种植体；当前牙区骨量严重不足，后牙区能通过上颌窦植骨获得足够的垂直骨量时，可在大致相当于双侧第一前磨牙、第二前磨牙、第一磨牙的位置各植入1颗种植体，种植体在牙弓中的连线均可形成广泛的面式分布，此时应选择刚性附着装置。

（二）可植入种植体的自身条件

如患者局部条件限制，或不便通过植骨获得充足的骨量，以致个别种植体条件较差，如直径小、长度短，或轴向不理想，或种植体所使用的基台不具有抗旋转结构（如多角度复合基台）而无法单独产生固位作用时，可使用具有连接特性的附着装置将种植体或种植体基台相连，以达到减小每个种植体所受的咬合力、获得共同就位道等效果。相连接的杆体还可设计悬臂梁增加长度而获得更大的固位力。

三、种植覆盖义齿的支持方式设计

根据种植体的数量、所选择的附着装置不同，种植体对于义齿的支持作用亦不一致。当种植体的支持作用有限时，种植覆盖义齿基托下方黏膜应当发挥一定的支持作用。根据种植体和黏膜各自承担的义齿支持程度不同，种植覆盖义齿的支持方式可分为以下三类：

（一）种植体支持为辅，黏膜支持为主的支持方式

当种植体数量较少，一般为1或2颗时，覆盖义齿主要是黏膜支持，种植体的支持作用有限，主要发挥固位作用。只有在用前牙进行切咬时，主要由种植体发挥支持作用。而在用后牙进行咀嚼时，咬合力则主要是由黏膜来承担。因此，这种支持方式的覆盖义齿基托伸展范围需要与总义齿的基托伸展范围完全一致，其附着装置应为非刚性结构。

（二）种植体与黏膜共同支持式

此种支持方式的种植体数量比前一种支持方式有所增加，以种植4颗种植体最为常见。但分布的位置相对集中，如分布于下颌两侧颏孔之间。覆盖义齿的咬合力由种植体和黏膜共同承担。这种支持方式的覆盖义齿基托伸展范围不再需要与总义齿的基托伸展范围完全一致，可以适当地减小。上颌腭侧、下颌舌侧基托的伸展范围可以参照上、下颌双侧磨牙缺失的可摘局部义齿的基托伸展范围，应根据患者咬合力的大小、𬌗力矩与平衡矩的大小酌情选择刚性或非刚性附着装置。

（三）种植体支持式

当上颌最少6颗种植体，下颌最少4颗种植体在牙弓中的连线可形成广泛均匀的面式分布时，种植体对于义齿的支持作用最为稳定，覆盖义齿的咬合力几乎全部通过种植体传导到牙槽骨，无需黏膜支持。义齿基托在腭侧、舌侧的伸展范围可以更明显地减小，仅达到封闭义齿边缘，减少或避免食物进入义齿组织面的作用。

随着种植体数量的增加，分布范围的广泛，种植体的支持作用逐渐增强，除需要依靠基托来恢复软组织丰满度的位置保证一定的基托体积外，种植覆盖义齿在腭侧、舌侧及牙槽嵴顶的伸展范围可逐渐减小，义齿的异物感下降，患者更容易适应义齿的存在，提升了义齿的舒适度。

四、种植覆盖义齿设计的患者因素

除了患者全身情况、局部骨质骨量影响种植体手术的实施以外，患者的龈𬌗间距、对颌牙列情况、对种植覆盖义齿的心理接受度和操作能力，也是影响种植覆盖义齿设计的重要因素。

（一）种植覆盖义齿设计的龈𬌗距离因素

龈𬌗间距的大小在很大程度上影响着附着方式的选择，因为在覆盖义齿的基托内既需要有足够容纳附着体构件的空间，其上的义齿部分也还需要有足够的厚度，才能够保证义齿的强度。不同的附着体构件在基托内所占据的空间有所不同。

一般来说，磁性附着体和按扣式附着体所需要的龈𬌗间距的最低限比较小（6～8 mm），球帽式附着体和套筒冠次之（大约10 mm），杆卡和切削杆附着体需要的龈𬌗间距则比较大（大约12 mm）。

在龈𬌗间距比较有限的情况下，如果将附着体上方的树脂基托或树脂牙用金属替代，还可以在一定程度降低龈𬌗间距的最低限。但是金属𬌗面的美学效果欠佳。

（二）对颌牙列情况

上颌牙列缺失以总义齿修复或上颌剩余天然牙数量较少以可摘局部义齿修复，下颌牙列缺

失拟行种植覆盖义齿修复时，最好设计成种植体支持为辅，黏膜支持为主的覆盖义齿，一般在前牙区种植2颗种植体，辅助固位。

全口无牙颌时，如上颌和下颌都选择种植覆盖义齿设计，由于上颌牙槽骨的骨质条件比下颌牙槽骨差，在咀嚼运动中又承担着咬合力量的冲击，上颌种植体的数量一般要多于下颌，以上颌种植6颗种植体，下颌种植4颗种植体最为常见。

由于下颌常规总义齿的不稳定性远胜于上颌常规总义齿，全口无牙颌不建议设计上颌为种植覆盖义齿，而下颌为常规总义齿。此种设计会进一步加大上、下颌义齿稳定性的差距，加重下颌义齿及牙槽嵴的负担。

当对颌为完整的天然牙列或经过固定修复后成为完整牙列时，咬合力量通常较大，无论是上颌还是下颌的种植覆盖义齿，最好设计成种植体支持式或种植体与黏膜共同支持式覆盖义齿。

（三）患者主观因素

种植覆盖义齿在每次进食后都应取下，妥善清洁义齿及口内附着装置。日常的维护和清洁也对患者的操作能力有一定的要求。在设计覆盖义齿类型时，除了要考虑患者的功能使用情况，还应考虑患者摘戴及清洁义齿的能力。磁性、按扣式和球帽式覆盖义齿的戴入和摘取的技巧比较容易被患者掌握，也比较容易清洁；套筒冠、切削杆等刚性附着装置的覆盖义齿其戴入和摘取都需要患者掌握一定的技巧；切削杆、杆卡等具有连接特性的附着体的清洁相对比较复杂。

一般来说，年轻患者双手的灵活性比较强，也比较容易理解和掌握义齿的摘戴和清洁方法；而高龄患者双手的灵活性和协调性均有所下降，如果设计不易摘戴、清洁复杂的义齿，可能会影响患者的使用感受。

五、其他因素

此外，医生本人的偏好、义齿加工制作的复杂程度、义齿修理和更换配件的复杂程度等因素也在一定程度上影响着对覆盖义齿的附着形式的选择。

病例18-1
答案与解析

病例 18-1

患者，男性，65岁，主因"上颌义齿固位差，佩戴不适1年"就诊，要求种植修复。临床检查见上无牙颌，下颌缺失36，37及46，47；上颌龈𬌗间距约12 mm；颌位关系在前牙区为反𬌗，上唇丰满度不足；曲面体层片及CT见上颌前部、后部垂直及水平骨量尚可容纳标准长度和直径的种植体。治疗前口内像、面像、影像检查见图片。

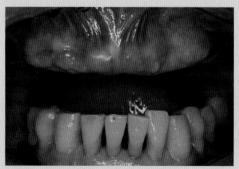

图1　口内正面观

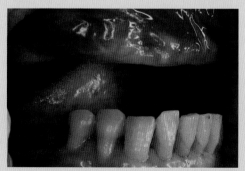

图2　口内侧面观

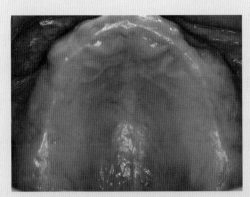

图 3 上颌剩余牙槽嵴𬌗面观

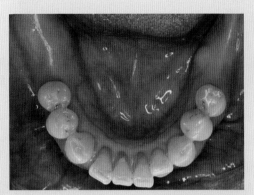

图 4 下颌𬌗面观

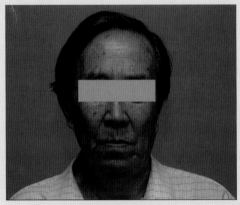

图 5 治疗前正面像

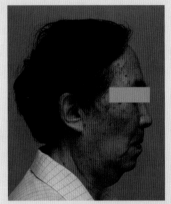

图 6 治疗前侧面像

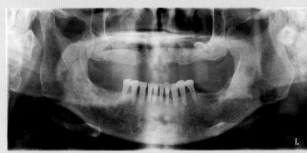

图 7 治疗前曲面体层片

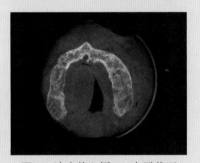

图 8 治疗前上颌 CT 水平截面

思考题：根据患者的主诉及临床、影像检查，请设计上颌种植修复方案。

第四节 牙列缺失种植覆盖义齿的附着类型
Design and Types of Implant Overdentures

应用在种植覆盖义齿的附着形式有很多种，虽然与天然牙覆盖义齿的附着形式相比还存在着一些不同，但是发挥的作用却是相似的。目前临床上可用于种植覆盖义齿修复的附着形式主要有杆卡式附着、球帽式附着、按扣式附着、磁性附着、套筒冠式和切削杆式。

（一）杆卡式附着覆盖义齿（图 18-1）

1. 杆卡式附着覆盖义齿（bar-clip attachment overdenture）的种植修复组合构件有专用基

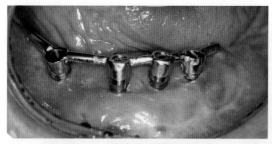

图 18-1　杆卡式附着覆盖义齿

台、基台螺栓、接圈、接圈螺栓、成品杆和成品卡。

2.成品杆按照横截面形态又分为圆形杆、卵圆形杆和"U"形杆。杆固位卡有金属和非金属材料两种。

3.基台由基台螺栓固定于种植体上，接圈和杆通过激光焊接或中熔焊接连成一体后又被接圈螺栓固定于基台之上。接圈和杆的连接应遵循被动就位（passive fit）原则。

4.杆卡式覆盖义齿需要较大的修复空间，𬌗间距至少需要 12 mm。否则可能影响义齿的强度，或覆盖在杆卡分布区域的舌侧基托占据较多的舌侧空间，使舌的运动受到限制。

5.适用于 2 ～ 6 颗种植体的修复。下无牙颌可以设计成由 2 颗种植体固位的杆卡式附着的覆盖义齿。种植体间距要在 20 mm 以上。长轴要平行于颞下颌关节的假想铰链轴。但是当牙槽嵴的形状近似"V"形时，不宜设计成 2 颗种植体固位的杆卡式义齿。设计多颗种植体支持的覆盖义齿时，在颌骨局部解剖条件允许的前提下，使种植体尽可能沿着牙槽嵴的弓形弧线散在分布。每两颗种植体之间的距离最好大于 10 ～ 12 mm，以便于安放固位卡。必要时还可以在最远端种植体的远中端设计悬臂，悬臂的长度一般也不要超过 10 ～ 12 mm。

6.横杆距离牙槽嵴顶黏膜要留有 2 mm 以上的间隙，以便于患者日常清洁。

7.在义齿基托的组织面，杆的分布区域内存在着较大的空腔。一旦当义齿的边缘与其相对应的黏膜组织之间出现较大缝隙时，食物碎渣就很容易进入并积存于基托组织面的空腔内。导致患者感觉不适。

8.金属固位卡的固位力可以使用专用工具进行调整。非金属固位卡的固位力大小不能调整，因此当其固位力降低时需要更换固位卡。

9.更换金属固位卡的临床操作相对比较复杂。

（二）球帽式附着覆盖义齿（图 18-2）

1.球帽式附着覆盖义齿（ball socket attachment overdenture）的种植修复组合构件有阴体部分和阳体部分。阳体为顶端呈球形的基台，阴体部分为与球相吻合的固位帽。

2.基台固定于种植体的上方，固位帽固定于覆盖义齿基托的组织面内。

3.可允许的种植体长轴间的夹角为小于 30°。

4.临床上常常用于在下无牙颌植入 2 ～ 4 颗种植体的覆盖义齿设计。种植 2 颗种植体时，应将种植体植入到相当于下颌侧切牙或尖牙的位置。种植 4 颗种植体时，通常将种植体分布种

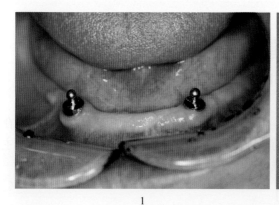

1

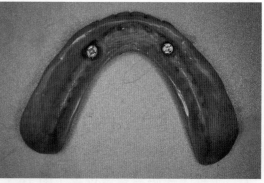

2

图 18-2　**1.** 球帽覆盖义齿口内球形基台；**2.** 球帽覆盖义齿组织面固位帽

植在相当于下颌两侧的颏孔之间的区域。

5.球帽式附着体便于患者自行清洁，义齿的戴入以及摘取的技巧也比较容易被患者所掌握，基台与义齿基托组织面之间因为没有太大的空间，也就不容易积存过多的食物碎渣。

6.金属固位帽的固位力可以用专用工具调节其大小，长期使用可导致固位帽出现磨损，必要时需要更换。更换固位帽的临床操作相对比较简单。

（三）按扣式附着覆盖义齿

1.按扣式附着覆盖义齿（stud attachment overdenture）的种类比较多，目前应用比较广泛的是 LOCATOR®。其组合构件也是由阴体和阳体两部分组成。阴体为 LOCATOR® 基台。基台𬌗端平台中央向内凹陷形成扣碗（图 18-3）；阳体为与基台扣碗相吻合的 LOCATOR® 固位扣。该固位扣是由尼龙扣（图 18-4）和金属底座（图 18-5）两部分组成，二者嵌在一起，成为一体。使用专用工具可以分别对其进行拆分和组装。

2.金属底座固定在义齿基托的组织面内。反复摘戴义齿会使固位扣产生磨损，当固位效果下降时只需要更换尼龙扣。尼龙扣的固位力有大、中、小共三个等级备选；又根据两个种植体长轴之间所形成的夹角大小，分别提供了 0°～10° 和 10°～20° 共两个系列的固位扣。

3.LOCATOR® 设计所允许的两个种植体长轴间的夹角最大为 40°。

4.LOCATOR® 基台暴露在口腔内的部分（从牙龈袖口最高点到基台𬌗缘）最好为 1.5～2 mm，因为当固位扣完全就位时，固位扣的边缘会包绕覆盖在基台轴面边缘大约 1 mm，如果所选择的基台高度不足，义齿就位后固位扣的边缘就很可能刺激牙龈，导致患者感觉不适。

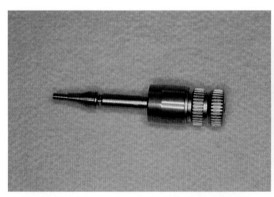
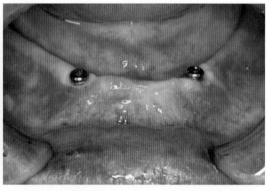

图 18-3　**1.** LOCATOR® 基台；**2.** LOCATOR® 基台口内就位

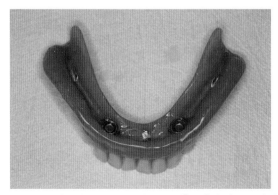
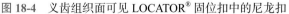
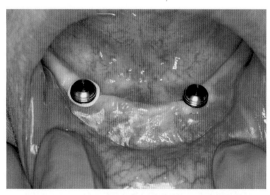

图 18-4　义齿组织面可见 LOCATOR® 固位扣中的尼龙扣　　图 18-5　LOCATOR® 固位扣中的金属底座

5. LOCATOR® 基台连同其上的固位体暴露在口腔内的总高度只有 3.5 ～ 4 mm，在龈殆间距比较有限的情况下也还留有一定的制作覆盖义齿的空间，因此尤为适合龈殆间距比较小的情况。

6. 一般用于种植 2 ～ 4 颗种植体时的设计。

7. 更换固位尼龙扣的临床操作简单。

（四）磁性固位式覆盖义齿

1. 磁性固位式覆盖义齿（magnetic attachment overdenture）的种植修复组合构件通常有磁性附着的基台及其固位体。

2. 基台以规定的扭矩固定于种植体之上，固位体是固定于义齿基托内。

3. 磁性附着体的轴向的固位力比较强，而水平向的固位力比较弱。因此，如果种植体的长轴走向过于倾斜，则其抵御义齿殆向脱位的固位力将会有所减弱。

4. 与其他类型的附着体不同的是，磁性附着体不会因为长期的反复摘戴而出现固位力的下降。

5. 种植体的数量以 2 ～ 4 颗较为常见。

6. 适合龈殆间距比较小的情况。

7. 磁性固位式覆盖义齿的摘取和戴入都比较容易，也比较容易清洁。

8. 磁性附着体被磨损或被腐蚀需要更换时，临床操作比较简单。

9. 配戴使用磁性固位式覆盖义齿的患者一旦需要进行 MRI 检查，除了需要取下义齿之外，还需取出基台，更换上愈合基台。因为磁性附着体的铁磁材料会强烈地干扰磁场，影响 MRI 的成像。此外，在 MRI 扫描时，磁体本身会受到磁场的强烈吸引，可能会对患者造成潜在的危害。

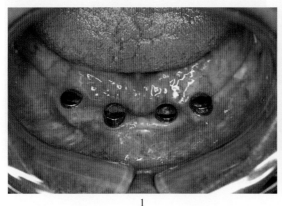 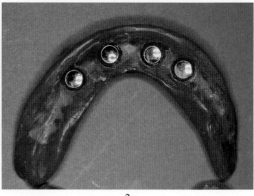

1   2

图 18-6　磁性附着体
1. 磁基台口内就位；**2.** 义齿组织面磁性固位体

（五）套筒冠式覆盖义齿

1. 套筒冠式覆盖义齿（telescopic overdenture）的种植修复组合构件有基台、基台螺栓和外冠。

2. 基台固定于种植体之上作为套筒冠的内冠，外冠则固定于义齿基托内。基台有三种：成品的套筒冠基台、需要调改研磨的预成基台和个别制作的基台；外冠有两种：成品外冠和个别制作的外冠，其中成品外冠一般是与互相匹配的成品内冠基台配套使用。

3. 套筒冠式覆盖义齿的龈殆间距最少需要 10 mm。

4. 内冠的轴壁高度最少需要 4 mm；轴壁的殆向聚合度为 2°～6°，多个内冠之间需要形成共同就位道以便义齿摘戴；外冠的颈部边缘应该终止于牙龈缘的上方 0.5～1 mm 处。

5. 种植修复时制作外冠的材料一般为贵金属。外冠的加工方法有铸造和金沉积。用铸造法加工制作的覆盖义齿外冠更持久耐用。通过金沉积技术加工制作外冠的覆盖义齿固位效果较好，如果使用得当，其固位力可以保持相当长的时间；但如果摘戴义齿的手法不恰当，或内外冠之间没有做到完全清洁，则金沉积外冠的形态就会发生改变，固位力也随之下降；金沉积外冠的耐磨损性能也不如铸造的金合金外冠。

6. 当上颌或者下颌前部牙槽嵴的底部存在比较明显的倒凹时，需要注意就位道的选择。

7. 种植体的数量以 4～6 颗最为常用。种植体的位置应尽可能地散在分布，尽量缩小殆力矩，加大平衡矩，形成稳定的面式布局。

8. 套筒冠式覆盖义齿的支持和稳定效果俱佳，摘取比戴入还更需要一定的技巧。义齿组织面内的空腔较小，不容易积存食物。

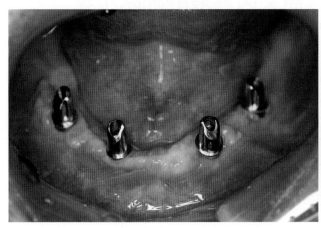
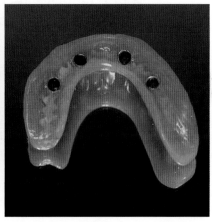

1 | 2

图 18-7　1. 套筒冠基台（内冠）；2. 套筒冠外冠、义齿组织面

（六）切削杆式覆盖义齿

1. 切削杆式覆盖义齿（milling bar overdenture）的种植修复组合构件有基台（种植体水平的切削杆则没有基台）、切削杆、固定切削杆的螺栓，以及与切削杆的形态相吻合的金属凹槽形阴体。

2. 切削杆与其上的凹槽形阴体之间可以通过摩擦和栓道固位。必要时还可以设计左右两侧各带有 1 个锁扣的切削杆式覆盖义齿。

3. 一般用在有 4 颗或 4 颗以上种植体的覆盖义齿修复设计。

4. 龈殆间距最少需要 12 mm。

5. 制作切削杆的材料有金合金、钛合金和钴铬钼合金。铸造完成的金合金切削杆是通过切开、口内再连接，激光焊接的方式达到被动就位的要求；钛合金切削杆是通过 CAD/CAM 的方式加工制作；铸造完成的钴铬钼合金的切削杆与种植体或基台之间的被动就位则是通过电火花蚀刻技术来完成的。

6. 制作金属凹槽形阴体的材料有贵金属（金、金合金）和非贵金属。方法有金沉积、铸造。铸造完成的铸件也可辅以电火花蚀刻技术进一步加工。

7. 技工加工工艺相对比较复杂。

8. 支持和稳定效果俱佳，摘取比戴入还更需要一定的技巧。

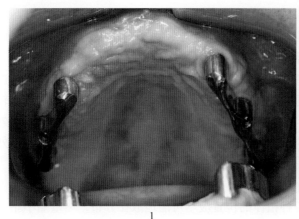
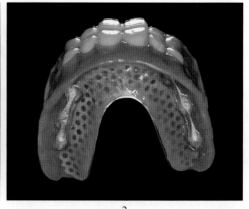

1   2

图 18-8   1.切削杆在口内就位；2.切削杆义齿组织面

第五节 种植覆盖义齿修复的临床步骤
Clinical Prosthodontic Procedures of Implant Overdentures

当种植体的植入时间满足完成骨结合所需要的时间要求，临床检查和 X 线片检查均未发现异常时，就可以开始种植修复。

种植覆盖义齿的临床操作步骤与牙列缺失的全口义齿修复的临床操作步骤有很多相同之处，而二者之间最大的区别则在于是否有种植体参与其中。

各种附着方式的种植覆盖义齿的临床步骤虽然基本相同，但也存在一定的差异。

一、印模

（一）托盘的分类

1.用于种植修复的托盘有两种，一种是开窗式托盘（open tray），一种是封闭式托盘（closed tray）。

（1）开窗式托盘：使托盘上与口内的种植体植入部位相对应的区域开放，就如同在托盘上开了天窗（图 18-9）。使用这种托盘制取的印模被称为开窗式托盘印模（open tray impression），又被称为直接印模（direct impression）。可以使用成品托盘改制，也可以在技工室个别制作。

（2）封闭式托盘：与开窗式托盘不同，没有开窗的托盘。也就是长期以来在临床上进行常规修复时被广泛使用的托盘（图 18-10）。使用这种托盘制取的印模被称为封闭式托盘印模

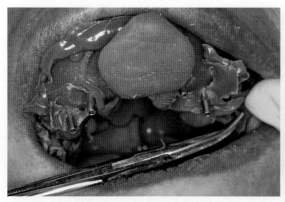
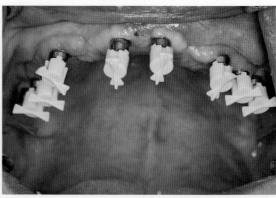

图 18-9   无牙颌开窗式印模   图 18-10   无牙颌封闭式印模

（closed tray impression），又被称为间接印模（indirect impression）。也可以分为成品托盘和个别制作的托盘。

2. 开窗式托盘常用于杆卡式或者是切削杆式这样的在基台层面具有相连特性的修复设计。封闭式托盘常用于诸如球帽式、按扣式、磁性和套筒冠这样的在基台层面具有独立特性的修复设计。

（二）转移杆的分类

1. 转移杆（transfer coping）依照其所配合使用的托盘的种类，分为开窗式托盘的转移杆和封闭式托盘的转移杆两种。

2. 转移杆依照其所复制转移的层面不同又进一步分为种植体层面（implant level）的转移杆和基台层面（abutment level）的转移杆。

3. 上述四种转移杆分别用来制取开窗式托盘的种植体层面的印模（implant level impression）、封闭式托盘的种植体层面的印模、开窗式托盘的基台层面的印模（abutment level impression）和封闭式托盘的基台层面的印模。

4. 不同的种植系统，转移杆的种类可能会有所不同。

（三）初印模

1. 取下愈合基台，放入与种植体直径一致的封闭式托盘转移杆（closed tray transfer coping），确保转移杆与种植体完全对接后，拧紧固定螺栓。

2. 选择成品托盘，经口内试戴，并在做适当的调改之后，使用藻酸盐印模材制取印模。待印模材硬固后将托盘自口内取出。

3. 自口内卸下转移杆，将愈合基台再次固定于口内的种植体上拧紧。

4. 将转移杆与种植体代型完全对接后拧紧螺栓。插入印模内。移交技工室灌制初模型。

5. 有时还需要在初模型上，根据种植修复的设计来选择合适的穿龈高度和合适角度的基台。

6. 在该模型上制作个别托盘。制作个别托盘常用的材料为光固化基托树脂。

7. 如果是套筒冠式覆盖义齿修复，可以使用成品托盘，硅橡胶印模材料，采用两次印模法制取印模。在灌制的模型上制作𬌗托，完成颌位记录、面弓转移上𬌗架、试排牙、内冠基台的选择和切削、外冠制作、金属加固支架的制作，并在内外冠和金属支架均就位的模型上，制作个别托盘备用。

（四）个别托盘

1. 开窗式个别托盘

（1）在初模型的种植体代型上，先安装开窗式托盘的种植体层面的转移杆，或者选择并安装基台后安装开窗式托盘的基台层面的转移杆。

（2）为将口腔内所有种植体之间的位置关系尽可能精确地复制到工作模型上，需要在技工室的初模型上，使用成型塑料将所有开窗式托盘的转移杆连成一个整体，其形状近似在牙列缺失修复过程中所用𬌗托上的蜡堤。待成型塑料硬固之后，将成型塑料堤在每两个转移杆之间切开，使每一段都成为包含转移杆的成型塑料段，备取模时使用。在固定了分段的成型塑料堤的初模型上，进一步制作开窗式个别托盘（个别托盘的技工制作过程从略）。

（3）完成后的开窗式个别托盘的要求：托盘的宽度应比牙槽嵴宽 2 ～ 3 mm，周围的边缘应该离开黏膜皱襞 2 ～ 3 mm，唇颊系带处应该有充分的缓冲。托盘相当于转移杆顶端的部分要形成开放的窗口，使固定转移杆的长螺栓可以从开口处穿出。在非种植区的牙槽嵴顶上或是在转移杆周边的成型塑料段的顶端做 3 个散在的终止点，当托盘就位之后，除了这 3 个终止点有接触之外，托盘的其余部分均离开其覆盖区黏膜大约 1.5 mm。转移杆及其周边的成型塑料周围也要留有充足的空间，以不妨碍托盘的就位过程为限。上颌托盘的后缘的两侧应至翼上颌切迹，腭部应至颤动线后方 3～4 mm。下颌托盘的后缘应该覆盖整个磨牙后垫。

2. 封闭式个别托盘

（1）在初模型的种植体代型上，先安装封闭式托盘的种植体层面的转移杆，或者选择并安装基台后安装封闭式托盘的基台层面的转移杆。在此基础上，制作封闭式个别托盘。

（2）完成后的封闭式个别托盘的要求：托盘的宽度应比牙槽嵴宽 2～3 mm，周围的边缘应该离开黏膜皱襞 2～3 mm，唇颊系带处应该有充分的缓冲。托盘覆盖在转移杆顶端的部分要与转移杆脱离接触，留有大约 1.5 mm 空间。在非种植区的牙槽嵴顶上做 3 个散在的终止点，当托盘就位之后，除了这 3 个终止点与牙槽嵴黏膜接触之外，托盘的其余部分均离开其覆盖区黏膜大约 1.5 mm。在转移杆的周边还要留有更充足的空间，以不妨碍托盘的就位过程和取出过程。上颌托盘的后缘的两侧应至翼上颌切迹，腭部应至颤动线后方 3～4 mm。下颌覆盖整个磨牙后垫。

（五）终印模

1. 制取开窗式托盘的终印模

（1）如果是取基台层面的印模，需要先将基台安装固定于种植体上，使用规定的扭矩锁紧。然后将基台层面的转移杆固定于基台之上。如果是取种植体层面的印模，则在卸下愈合基台后，直接放入种植体层面的转移杆，使之与种植体完全对接，然后拧紧固定螺栓。检查两个转移杆之间的成型塑料段的接缝在通过牙线时是否有阻力，如果发现有阻力存在，则需要取出转移杆，调磨相应处后再固定，再检查。直至消除所有阻力点。目的是消除在成型塑料段与段之间过紧的接触所形成的应力。尽可能满足被动就位的精度要求。

（2）使用成型塑料分期将成型塑料段连接成一体。其目的是尽最大可能地将成型塑料的凝固收缩总量降至最低。

（3）在口内试托盘，必要时做适当的调改。确保在托盘就位后，所有固定转移杆的长螺栓都能够通过托盘的开窗处穿出。吹干托盘，在托盘的内面以及边缘涂布印模材料的粘接剂。

（4）保持口内干燥，在由助手调和低流动性的硅橡胶印模材料的同时，使用调和枪将高流动性的硅橡胶印模材料注入成型塑料连接结构与牙龈之间的空隙和转移杆的近牙龈端的周边区域。然后迅速将盛有调和后低流动性印模材料的托盘旋转放入口内，托盘对牙槽嵴方向用手指加压，在就位的过程中，操作者还要用手指在开窗区按压印模材料，寻找并暴露所有的长固定螺栓的顶端。之后再对印模边缘做被动的功能整塑。待印模材料完成固化后，先旋松并取出所有的长螺栓，再将托盘自口内连同转移杆和成型连接结构一并取出。

（5）制取基台层面的印模后，需要将基台覆盖帽固定在口内的种植体的基台上。并对过渡义齿进行相应调改。如果制取的是种植体层面的印模，则需要将愈合基台固定于口内的种植体上。

（6）使基台代型对接到包埋在托盘印模的基台层面的转移杆上，或是使种植体代型对接到包埋在托盘印模的种植体层面的转移杆上，再次拧紧长螺栓。

2. 制取封闭式托盘的终印模

（1）如果是取基台层面的印模，在卸下愈合基台后，需要先将在初模型上选好的基台分别放置在口内的种植体上，并使用规定的扭矩锁紧基台的固定螺栓。然后于基台之上安装基台层面的转移杆并固定。如果是取种植体层面的印模，则在卸下愈合基台后，直接放入种植体层面的转移杆，使之与种植体完全对接，然后拧紧固定螺栓。

（2）在口内试个别托盘，必要时做适当的调改。气枪吹干托盘，在托盘的内面以及边缘涂布印模材料的粘接剂。

（3）在调和低流动性的硅橡胶印模材料的同时，使用气枪吹干转移杆四周的唾液，并使用吸唾器吸去唾液。拉开口唇，将盛有完全调和的印模材料的托盘旋转放入口内，使托盘柄正对中线，托盘对向无牙颌方向用手指加压就位。做主动的或者被动的功能整塑。待印模材料完成固化后，自口内取出。

（4）用印模切刀修整硅胶初印模，去除转移杆周围和其他有可能妨碍托盘再就位的印模材，制作排溢沟。形成个别托盘型印模。

（5）调和高流动性的硅橡胶印模材料，注入个别托盘型印模之内和转移杆的四周，使托盘再次就位，再次进行功能整塑，直至印模材料完全聚合之后，取出终印模。

（6）自口内卸下转移杆。如果是制取基台层面的印模，而且又配有相应的技工基台代型的话，基台可以留在患者口内。将基台覆盖帽固定于基台上，并对过渡义齿进行相应调改。如果制取的是种植体层面的印模，则需要将愈合基台固定于口内的种植体上。

（7）将转移杆与相应的代型（种植体代型或者是基台代型）对接固定后，将连接了代型的转移杆插入终印模内的相应位置处。在插入之前要仔细核对转移杆在印模内的印迹，一定要与转移杆的形态相对应。

（8）插回印模内的转移杆与印模材料接触紧密，二者之间无空隙，转移杆稳定无晃动。

（9）套筒冠修复时，需要在内冠和外冠都就位于口内并完成外冠与金属支架的粘接之后，才能够制取终印模。

3.将终印模移交到技工室灌制工作模型。工作模型灌制要求和步骤参见第二十三章第一节。

二、颌关系记录

（一）制作暂基托

在工作模型上制作暂基托的方法有两种。

1.在愈合基台上制作暂基托

（1）使用种植体水平的工作模型，选择与患者口内种植体上所用的愈合基台型号相同（同样直径，同样穿龈高度，同样形态）的愈合基台，固定到工作模型上相应的种植体代型上。

（2）在模型上填倒凹后，使用光固化树脂基托材料，制作暂基托。

2.制作带有金属接圈的暂基托

（1）使用基台水平的工作模型，如果种植体数量比较多，只选择靠前的2个种植体。将金属接圈用固定螺栓固定在两侧最前面的2个种植体代型上，其余种植体代型上放置基台覆盖帽。

（2）在模型上填倒凹，使用光固化树脂基托材料铺托，金属接圈表面要有固位形，以便与基托结合成一体。固化树脂基托，截去金属接圈过高的部分。

（二）上下颌关系记录

种植覆盖义齿修复的暂基托与全口义齿的暂基托相比在口内更稳定，因此比全口义齿更容易取得稳定的颌关系记录。

种植覆盖义齿制取颌关系记录的方法与全口义齿相同。

（三）转移面弓

种植覆盖义齿转移面弓的方法与全口义齿相同。

三、选牙、排牙和试排牙

1. 种植覆盖义齿的选牙和排牙的原则和方法与全口义齿相同。只是排牙需要在树脂暂基托上进行，而暂基托则是借助种植体或者愈合基台固位的。这样在患者口内试排牙时基托将比较稳定，不容易错动移位。

2. 试排牙时需要检查的内容与全口义齿相同。

3. 完成试排牙之后，在技工室根据所试排牙的位置和既定的附着方式做进一步加工，例如，设计杆放置的位置和焊接，切削基台内冠、铸造外冠，制作切削杆，铸造加固支架等。

为加强义齿的强度，在覆盖义齿内一般都需要放置一个非贵金属的加固支架。磁性、按扣和球帽式附着体与义齿连接的部分不需要与金属支架发生连接，这样更便于在必要时对这些附着体组件进行更换。在制作加固支架时需要注意避让开附着体安装所需要的空间。

磁性、按扣和球帽式附着体与义齿的连接可以全部在技工室完成加工，也可以在义齿制作完成之后，预约患者戴义齿的当天，在临床上，由具有一定临床经验的医师将附着体与义齿连接固定。

四、试支架

（一）临床试支架

在技工室完成了杆卡和切削杆的金属支架制作后，需要在临床上试支架，检查支架是否达到被动就位之要求。

1. 如果支架的边缘在龈上，可以只拧固定支架上某一个固定螺栓，查看支架与其余的基台的接合处是否存在缝隙。依次变换螺栓的位置，直至每个基台都被轮流换到。如果支架的边缘在龈下较浅处，可以轻轻分开牙龈袖口的黏膜之后进行查看。

2. 轻轻拧入固定支架的所有固定螺栓，一旦感觉到拧入螺栓的阻力增加时便停止。拍摄X线片，检查支架与基台或者与种植体的接合部分有无间隙存在。

3. 如果支架就位顺利，拧入所有的固定螺栓的过程均无阻力，支架与基台或种植体结合处无间隙，则可以直接转回技工室进行进一步加工制作。

4. 如果发现有缝隙存在，需要将金属支架切开，剩余的支架还需要进行再次检查，如果还有，就再切开，直至再无缝隙存在。

5. 在患者口内，使用成型塑料分次连接切开并已经固定于基台或种植体上的金属杆。

6. 将再连接固定后的支架转回技工室，进行激光焊接。

7. 口内再试支架，直至支架就位顺利，拧入所有的固定螺栓的过程均无阻力，支架与基台或种植体结合处无间隙。

8. 将固定支架的螺栓更换成长螺栓，使用开窗式托盘取金属支架就位于口内的印模。在新的工作模型上继续制作义齿。

（二）试套筒冠的内冠、外冠和金属加固支架

1. 当套筒冠的内冠、外冠和金属加固支架在技工室制作完成后，需要将外冠与金属加固支架粘接在一起。

2. 为了保证修复体满足被动就位之要求，外冠与金属加固支架的粘接最好在临床完成。这样可以避免由于在印模制取和模型灌制阶段出现的误差而产生的应力。

3. 在临床完成粘接的步骤

（1）使基台内冠就位，拧紧固定螺栓。

（2）使每个外冠分别就位于基台内冠上。

（3）试支架，如果发现支架就位有阻力，需要确定阻力点的位置并磨除。

（4）喷砂，粗化支架与外冠的粘接面，清洗，消毒。

（5）保持口内干燥。

（6）调和专用的树脂粘接剂，涂布于支架上相应的粘接面，轻轻放入支架，使之就位，在保持支架位置不变的同时，擦去冠边缘多余的粘接剂。待粘接剂完全固化后取出支架。除去妨碍支架再就位的多余粘接剂。

（7）粘接后的支架还需要再进行临床试戴，检查内冠与外冠的边缘是否密合，轻压就位后支架有无翘动。如果发现异常，则需要做相应的处理，如果发现有个别外冠变位，需要对个别外冠进行重新粘接。

4. 再取印模

（1）这是一个将支架就位于口内之后，再取的封闭式托盘印模。因为与外冠粘接完成后的支架已经不能完全就位于原工作模型之上，而原工作模型是由种植体层面的封闭式托盘技术制取的印模所灌制的。

（2）个别封闭式托盘印模是在原工作模型的内、外冠和加固支架都就位的情况下完成制作的。

（3）在由助手调和低流动性的硅橡胶印模材料的同时，使用调和枪将高流动性的硅橡胶材料注入支架与黏膜之间的空隙和基台周边。然后迅速将盛有调和后的低流动性印模材料的托盘旋转放入口内，并进行功能整塑。待印模材料完成固化后，自口内取出。连有外冠的支架也被包在印模内被一同带出。

（4）自口内卸下基台，安装愈合基台。

（5）印模转交技工室用以灌制新的工作模型。并重新上𬌗架。

五、试支架上排牙

切削杆和套筒冠修复均需要再在支架上排牙，并在口内排牙试戴。再试排牙时需要检查的内容与第一次试排牙时需要检查的内容相同。外形和丰满度及其他美学效果要让患者感到满意。必要时还可以在下颌人工牙𬌗面上放置咬合记录材料，再做正中咬合。转回技工室验证正中关系。并完成义齿的最后制作。

六、初戴与维护

（一）戴入义齿前的检查

1. 在覆盖义齿戴入之前，需要检查义齿组织面基托与附着体部件结合处的边缘是否有树脂飞边。因为基托树脂飞边会影响附着体的阴体与阳体之间的完全吻合。

2. 义齿基托的边缘是否有过度伸展，如果发现边缘有过度伸展，则需要调磨相应处。

3. 根据套筒冠式和切削杆式覆盖义齿的就位道的走向，判断唇颊侧基托的组织面是否进入倒凹而妨碍义齿的就位。对进入倒凹的部分基托也需要做相应调磨。

（二）戴入义齿

1. 取下愈合基台，冲洗牙龈袖口，依次放入基台，使用相应种植系统所规定的扭矩锁紧固定螺栓。

2. 戴入覆盖义齿，检查义齿是否完全就位。不能完全就位时，则需要寻找原因。如果是因为组织面局部基托的干扰，则调磨相应处的基托，义齿可以完全就位。如果是固定在基托里的附着体变位所致，则需要将其与基托分离后，在口内再次固定。再固定之前一定要注意填倒凹。防止树脂流入倒凹区固化以后义齿无法完整地取出。

3. 未完成在临床上磁性、按扣和球帽式附着体与义齿的连接，由具有一定临床经验的医师将附着体与义齿连接固定。

4. 调𬌗的原则和方法与常规全口义齿修复时一致，也需要达到平衡𬌗。

（三）口腔卫生宣教

1. 指导患者如何正确地戴入和摘取义齿。

2. 指导患者使用有效的清洁工具清洁种植体基台、附着体和义齿，防止积存食物残渣，有效地清除菌斑。

3. 对可疑夜磨牙或紧咬牙者要采取有效的预防措施，防止对颌牙对基台或者其他附着体的直接接触。通常是在对颌的天然牙列制作𬌗垫，或者是调改原来的过渡义齿并进行重衬，嘱咐患者在夜晚戴用。

（四）复查项目及问题的应对

1. 检查患者口腔卫生状况，例如种植体基台、附着体、义齿是否清洁。如果有清洁不到位的地方，则需要提醒患者注意改进。

2. 检查基台是否发生松动。如果松动，需要清洁之后再锁固。

3. 检查固定在修复体内的附着部件有无松动。发现松动时需要重新固定。

4. 检查修复体的固位力是否减弱，检查附着体的磨损状况。如果固位力的减弱可以通过调改而改善，则进行调改，否则就要更换固位组件。

5. 检查种植体周围黏膜的状况（详见第二十八章）。

6. 检查义齿的基托是否与支持组织间密合，是否容易积存食物。必要时需要进行局部重衬。重衬操作时一定要注意填倒凹。防止树脂流入倒凹区固化以后义齿无法完整地取出。

7. 检查义齿的咬合是否发生了变化。必要时进行调𬌗。

8. 定期拍摄 X 线片，观察和比较种植体颈部边缘骨吸收的变化情况。

进展与趋势

种植覆盖义齿在很大程度上提高了无牙颌患者的生活质量。它不仅惠及牙槽嵴骨吸收严重的无牙颌患者，也惠及了那些牙槽嵴骨吸收并不十分严重，却对义齿的各项功能有更高期望的患者。随着人口的老龄化，无牙颌患者的数量也有上升的趋势。虽然传统的全口义齿修复仍然能够满足相当一部分无牙颌患者的需求，但是多种附着形式的种植覆盖义齿更是极大地丰富了无牙颌患者修复治疗的可选择性。

Summary

This chapter describes the application of the implant overdentures protocol as a routine measure for managing the edentulous predicament by enhancing a complete denture's retention and stability.

Definition and Terminology

1. 转移杆（transfer coping，impression coping）：A device that registers the position of a dental implant or dental implant abutment in an impression. It may be retained in the impression directly or may be transfered from intraoral usage to the impression after being connected to the corresponding analog.

2. 基台水平的印模（abutment level impression）：The impression of an abutment either directly using conventional impression techniques，or indirectly using an abutment transfer coping.

3. 种植体水平的印模（implant level impression）：The impression of the implant platform using an implant transfer coping.

4. 封闭式托盘印模（closed tray impression）：Impression technique that uses a transfer coping with positioning features，around which a rigid elastic impression materials is injected. After removal of impression，the coping is unthreaded from the mouth，connected to a implant analog and repositioned into the impression prior to pouring.

5. 开窗式托盘印模（open tray impression）：Impression technique that uses a transfer coping with retentive features around which a rigid elastic impression materials is injected. To remove the impression，the transfer coping is first unsthreaded through an opening on the occlusal surface of the tray.

（李健慧　罗　佳）

第十九章　牙列缺损的种植修复

Implant Restoration of Dentition Defect

第一节　牙列缺损的种植分类
Implant Classification of Dentition Defect

牙列缺损（dentition defect）是指部分牙齿缺失导致的牙列不完整。牙列缺损会影响患者咀嚼、发音、美观等功能，同时还可能影响口颌系统的健康。造成牙列缺损的原因有龋病、根尖周病、牙周病、外伤、颌骨疾病、发育障碍等。牙列缺损若不及时修复，不仅影响咀嚼功能，还可使邻牙倾斜和对颌牙伸长而失去正常的邻接关系，易导致食物嵌塞、牙体龋坏、牙周病及颞下颌关节病变。缺失牙的部位和数量不同，其影响的方面和程度也不同。为了恢复牙列缺损造成的功能障碍和对口颌系统健康的损害，通常采用人工替代材料来恢复缺失牙的解剖形态和生理功能。

一、牙列缺损的种植分类

Misch 和 Judy 于 1985 年在 Kennedy-Applegate 分类系统的基础上，根据缺牙区骨量的差异构建了牙列缺损的四种种植分类，为其后的治疗方法和原则的选择奠定了基础（表19-1）。在本章牙列缺损的种植修复中，仅按照多牙缺失与单牙缺失、前牙缺失与后牙缺失简单分类。

二、牙列缺损的种植义齿修复

种植义齿是将种植体植入缺牙部位的颌骨内，经过特殊处理的种植体表面与骨组织之间形成紧密结合（骨结合）。种植体相当于人工牙根，与种植修复体（implant prosthesis）连接，起到固定义齿、承受咬合力的作用。牙列缺损患者的种植义齿可采用粘接固位或螺丝固位的方式。患者不需摘戴义齿，舒适美观，使用方便，咀嚼功能好。缺牙较多的患者，也可采取种植覆盖义齿修复，便于患者取下清洁。种植义齿修复的治疗周期长，费用较高。能否进行种植修复需考虑种植部位骨组织的质量、缺牙间隙、余留牙和全身健康状况。随着种植技术的发展，种植义齿已成为牙列缺损修复的首选修复方法。

表 19-1 牙列缺损的种植分类

第一类：双侧游离缺失，缺牙区近中区域有天然牙存在	
A 亚类	1. 缺牙区有足量的骨宽度（＞6 mm）、高度（＞12 mm）、长度（＞7 mm）
	2. 种植体负载方向与长轴之间夹角在 30°内
	3. 牙冠高度小于 15 mm
	4. 可行种植体植入术或常规冠修复
B 亚类	1. 缺牙区牙槽骨宽度中等（2.5～6 mm），高度（＞12 mm）和长度（＞6 mm）充足
	2. 种植体负载方向与长轴之间夹角在 30°内
	3. 牙冠高度小于 15 mm
	4. 种植时可通过牙槽骨修整术、植入小直径种植体或骨增量技术来弥补牙槽骨宽度不足的状况
C 亚类	1. 缺牙区骨量不足，种植体失败风险增加。这其中包括骨宽度（C-w）严重不足、长度不足、高度（C-h）不足或负载角度不良
	2. 牙冠高度大于 15 mm
	3. 对于骨宽度不足者可选择骨修整术和骨增量术，骨高度不足者可选择骨膜下种植体、盘状种植体或行骨增量技术
	4. 进行根形种植体植入时应考虑骨增量技术或下颌神经解剖术
D 亚类	1. 缺牙区牙槽嵴严重吸收，累及牙槽嵴基底部
	2. 牙冠高度大于 20 mm
	3. 此类情况通常需在前期进行骨增量术，再行种植体植入术
	注意：如果双侧缺牙区属于不同的亚类，先描述右侧的情况（例如：第一类，亚类 A，B）
第二类：单侧游离缺失，缺牙区近中区域有天然牙存在	
	亚类 A～D（同第一类）
第三类：单侧后牙非游离缺失，缺牙区近远中均有天然牙存在	
	亚类 A～D（同第一类）
第四类：缺牙区位于牙弓前部，且缺牙间隙越过中线	
	亚类 A～D（同第一类）

第二节 种植印模技术
Implant Impression Techniques

印模（impression）是物体的阴模。口腔印模是口腔有关组织的阴模。口腔种植印模与常规修复印模技术相比有所不同，由于种植体的骨结合形式有别于自然牙，无法补偿任何精确度上的缺陷，所以种植印模必须精确以确保种植修复体上部结构无应力的就位。

一、种植印模材料

制取印模时采用的材料称为印模材料（impression material）。在临床工作中，要获得准确的印模，除与医师操作技术的熟练程度有关外，还与印模材料的选择有关。在材料的选用上，需要对印模材料的种类、特点、组成、性能、应用范围做充分的了解，这样才能根据不同的修复要求选择相应的印模材料，使印模准确地反映口腔有关组织的情况。口腔种植修复工作中常用的印模材料有硅橡胶印模材料和聚醚橡胶印模材料两种。

（一）硅橡胶印模材料

硅橡胶印模材料（silicone impression material）属于人工合成的富有弹性的高分子印模材料，具有良好的生物相容性，对全身和局部组织无毒性、无刺激性、无致敏性，无特殊气味，同时还具有良好的弹性和强度，并且体积收缩小、制取的印模精确度高、化学稳定性好、与模型材料不发生反应、容易脱模，是理想的印模材料（图19-1）。硅橡胶印模材料按照化学反应的不同，分为缩合型硅橡胶印模材料（condensation type silicone impression material）和加成型硅橡胶印模材料（addition type silicone impression material）两种类型。缩合型硅橡胶印模材料称为Ⅰ型硅橡胶印模材料，它尺寸稳定，取模精确，在临床上得到了广泛的应用。加成型硅橡胶印模材料又称为Ⅱ型硅橡胶印模材料，与缩合型硅橡胶相比，它的变形更小，弹性更大，印模的精确度更高。

（二）聚醚橡胶印模材料

聚醚橡胶（polyether rubber）属于人工合成的弹性不可逆印模材料，具有强度大、弹性恢复能力强、凝固快速、尺寸稳定性高、亲水性好及反应过程中不产生副产物等优点（图19-2）。常用于制取无严重倒凹的精密印模，且精确度明显高于缩合型硅橡胶和聚硫橡胶印模材料。聚醚橡胶属于亲水性聚合物，凝固后不宜放在比较潮湿的地方或浸泡在水中，以免吸水后体积膨胀，影响印模的准确性。

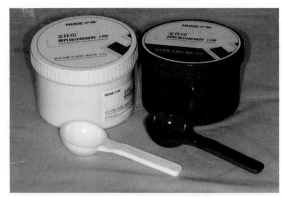

图19-1　硅橡胶印模材料

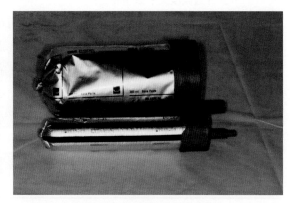

图19-2　聚醚橡胶印模材料

二、种植印模技术

（一）种植印模方法

种植印模根据使用的托盘是否开窗可将印模分为开窗式印模和闭合式印模，根据转移的水平可以分为基台水平印模和种植体水平印模。

1. 开窗式印模　使用开窗的托盘和中央带有固定螺丝的转移杆制取的印模。开窗式印模的精确度更高，但是在磨牙区操作相对困难。

取开窗式印模时，先将转移杆用螺丝固定在种植体或基台上，在患者口内试戴开窗的个别托盘，调磨开窗位置，确保固定螺丝能从开窗处穿出，封闭转移杆螺丝孔避免印模材料进入。然后在转移杆周围注射适量调拌好的聚醚或硅橡胶轻体印模材料，再将盛有印模材料的托盘在口内就位，待印模材料凝固后从螺丝孔处拧松固定螺丝，转移杆会固定在印模材料内从患者口内一起取出，然后将替代体通过螺丝固定在转移杆上，灌注石膏模型。

2.闭合式印模　使用封闭式托盘和闭窗式转移杆制取的印模。闭合式印模操作相对简单，但多个种植体时，印模精度低于开窗式印模，适用于个别牙缺失的简单种植修复或制取初印模。

取闭合式印模时，先将印模帽卡在种植体或基台上，确认就位后安插印模柱，将盛有硅橡胶或聚醚印模材料的封闭式托盘在患者口内就位，待印模材料凝固后取出，印模帽和印模柱就随印模材料一起取出，然后将替代体按指定方向插入印模柱内。

3.基台水平印模　取印模的目的是将基台在口腔内的位置和方向转移到工作模型上，称为基台转移印模。这种印模方法较为简单，避免在修复体制作过程中磨损或破坏种植基台，可以保证种植体和基台之间的精密吻合。适用于不需要调改基台的病例，但是难以保证多个基台的共同就位道。

取模时，先去除愈合螺丝，然后选择合适的种植修复实心基台，安装在种植体上，调磨对颌牙或邻牙，确保有足够的种植修复体制作空间。在进行种植联冠或桥修复时要注意基台的共同就位道，如果无法取得共同就位道，则应部分或全部改为种植体转移印模。用专用棘轮扳手将基台固定在种植体上，通常加力至 35 N·cm。随后安装印模帽和印模柱，用硅橡胶或聚醚印模材料取模，完成印模后将替代体安插至印模柱内，灌注石膏模型，获得带有基台替代体的工作模型。

4.种植体水平印模　取印模的目的是将种植体在口腔内的位置和方向转移到工作模型上，也称为根转移印模。这种取模方法可以在口外的工作模型上选择合适的可调改基台，适用于多颗牙缺失的桥修复和需要使用角度基台调整共同就位道时。

去除愈合螺丝后，直接将印模帽和印模柱安装在种植体上，完成印模后再将种植体的替代体安装在印模柱上，然后灌注石膏模型，获得带有种植体替代体的工作模型。在工作模型上选择中央螺丝固位的空心可调改基台，也可选择角度基台调整共同就位道，基台调磨合适后制作修复体上部结构。

（二）种植印模步骤

1.基台转移、非开窗式印模（以 Struamann 种植系统为例）

（1）用 SCS 螺丝工具卸下种植体上的愈合基台，冲洗种植体顶端，彻底清洁并吹干种植体内部。

（2）根据缺牙区的牙龈𬌗距离选择合适的实心基台，使用基台固定扳手将实心基台旋入种植体后，用棘轮扳手和扭矩控制器以 35 N·cm 的力矩锁紧（图 19-3）。

（3）按照基台高度选择相应的转移杆，将印模帽按压到基台上，可闻"咔哒"声，表示印模帽完全就位，将印模柱的定位平面与基台的抗旋转平面相对应后插入印模柱。需要注意的是印模帽的颜色标记非常重要，一定要与基台一致（图 19-4）。

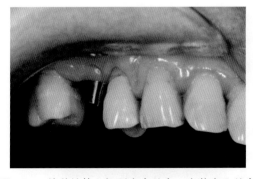

图 19-3　从种植体上卸下愈合基台，安装实心基台

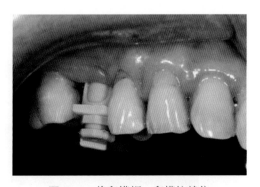

图 19-4　将印模帽、印模柱就位

（4）选择合适的印模托盘或制作个别托盘，试戴合适后，将硅橡胶或聚醚橡胶置于托盘中，吹干口腔内种植区及牙颌面，注射精细硅橡胶，然后将盛有硅橡胶的托盘在口腔内就位（图19-5）。

（5）4～5 min硅橡胶凝固后，将托盘从口内取出，此时转移杆随硅橡胶一同被带出口腔（图19-6）。检查印模是否完整，确认转移杆无移位后安装替代体。

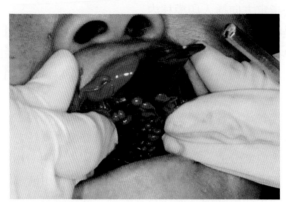

图19-5 将盛有聚醚的托盘在口腔内就位

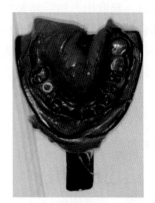

图19-6 将托盘从口内取出

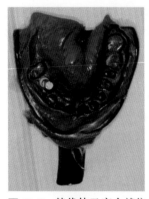

图19-7 替代体已完全就位

（6）安装基台替代体之前需清洁印模，防止将软组织或印模碎片夹入替代体与转移杆之间。注意替代体的颜色与基台及定位转移杆的颜色一致，替代体在转移杆内就位时能发出"咔哒"的声响，表示替代体已完全就位（图19-7）。

（7）将基台保护帽用临时粘接剂固定在基台上，以维持种植体周围软组织形态并保护基台，也可以用临时修复体修复。

（8）检查确认印模完整、清晰后将印模送到技工室灌制工作模型。

2. 种植体转移、开窗式印模（以Struamann种植系统为例）

（1）用SCS螺丝工具卸下种植体上的愈合基台，冲洗种植体顶端，彻底清洁并吹干种植体内部。

（2）在种植体上方安装带有固定螺丝的种植体转移杆，将转移杆的八角与种植体内的八角相对应后，拧紧固定螺丝（图19-8）。

（3）用成品托盘在种植体相应部位打孔或制作个别托盘（图19-9），试戴合适后，先在种植区及牙齿牙颌面注射精细硅橡胶（19-10），然后将盛有硅橡胶的托盘在口腔内就位（图19-11）。同时用手指压住开孔处，确定转移杆的固定螺丝能够从开孔处穿出（图19-12）。

（4）4～5 min硅橡胶凝固后，用SCS螺丝工具拧松固定螺丝，上下提拉确定完全脱位

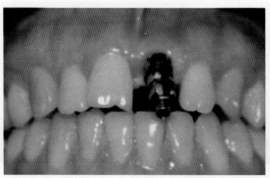

图19-8 将转移杆旋入种植体

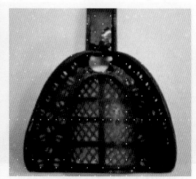

图19-9 制作开窗部位

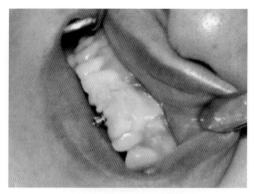

图 19-10　注入精细硅橡胶

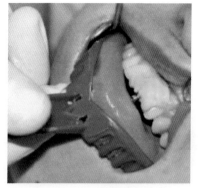

图 19-11　托盘在口内就位

后，将托盘从口内取出，此时转移杆随硅橡胶一同被带出口腔。

（5）检查印模是否完整，确认转移杆没有移位后安装种植体的替代体。

（6）安装替代体之前需清洁印模，将种植体替代体的内八角与转移杆的外八角相对就位后，轻轻拧紧固定螺丝，替代体即被固定到转移杆上（图 19-13）。

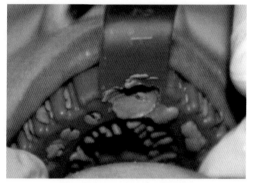

图 19-12　转移杆从开窗部位暴露出来

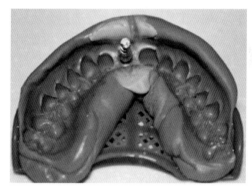

图 19-13　替代体完全就位

（7）将愈合基台安装到种植体上以维持种植体周围软组织形态。

（三）灌注工作模型

1. 制作人工牙龈　人工牙龈材料选择黏度较高的硅橡胶，有一定弹性，可以复制工作模型中替代体周围的牙龈组织。首先，在印模工作区和替代体周围涂上分离剂。然后将人工牙龈材料用混配枪或手工调匀，用注射器注射到替代体周围，注射高度需高出转移杆与替代体接缝处 2 mm 左右（图 19-14）。注射范围近远中向以邻牙为界，避免将人工牙龈注射到邻牙区，唇舌向覆盖牙槽嵴顶区。注射完成后，待人工牙龈初步凝固后，用尖刀片修整边缘，在唇舌向边缘形成 45° 斜面（图 19-15），增加人工牙龈的稳定性，切削近远中面，形成上窄下宽的外形，以利于人工牙龈的取戴。人工牙龈硬固后，准备灌注工作模型。

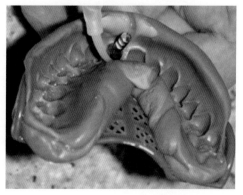

图 19-14　注入人工牙龈材料

2. 灌注工作模型　应选择膨胀率小的超硬石膏灌制工作模型，真空搅拌机下搅拌 30 ～ 50 s，然后在振荡器上灌注石膏模型，避免形成气泡。灌模 40 min 后石膏硬固，可将印模与模型分离，获得带有替代体的工作模型（图 19-16）。

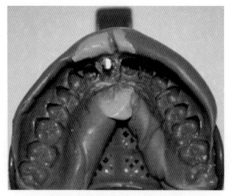

图 19-15　人工牙龈制作完成

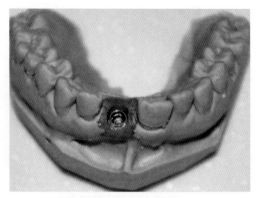

图 19--16　灌注工作模型

第三节　单牙缺失的种植修复
Implant Restoration of Single Tooth

单牙缺失首选的治疗方案是选择合适的种植体进行种植修复。上颌中切牙缺失种植修复难度较高，为了获得理想的治疗效果，可能需要多次手术，进行软硬组织的重建和种植体植入。尽管如此，单牙缺失后大部分患者仍然会首选种植修复。

一、单牙种植修复

单牙缺失的最佳治疗方案是种植修复。Priest 一项为期 10 年的研究报告表明，单颗后牙种植的成功率超过 97%。另外，从远期疗效来说，种植修复的性价比也更高。当邻牙健康且患者不愿过多磨除健康的邻牙时，种植修复是单牙缺失的最佳治疗方案。种植义齿美观舒适；不需要对邻牙进行牙体预备，降低了邻牙发生龋坏、牙髓炎、牙周炎的风险；利于保存缺牙区牙槽骨。种植修复即便失败也不像固定桥修复那样有导致邻牙损伤或拔除的风险（图 19-17）。

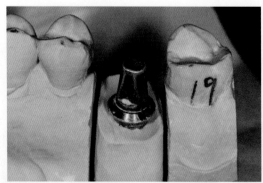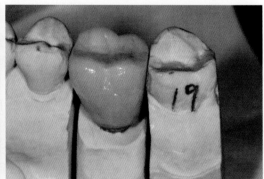

图 19-17　单牙缺失的种植修复

二、单牙种植修复的禁忌证

随着各类口腔种植植骨技术、植骨材料的应用，种植系统的不断完善，以及影像技术和数字化技术的发展，目前单牙缺失、多牙缺失及无牙颌患者理论上均可接受种植修复治疗，但也要在术前对患者的全身及缺牙区局部状况进行认真评估。

全身健康状况不良会影响种植修复手术。例如：心血管系统疾病患者，不能耐受手术，如果病情控制较好，心功能分级Ⅰ、Ⅱ级，也可在心电监护下进行简单的种植手术；血液系统疾病，如红细胞或白细胞性血液病、凝血机制障碍等；严重的内分泌代谢障碍，如未受控制的糖尿病；长期服用特殊药物影响凝血或组织愈合能力者；严重的系统性免疫性疾病；过度嗜好烟酒、神经及精神疾病患者；妊娠期患者等。

缺牙区局部状况也会影响种植修复的效果。后牙缺牙区的近远中距至少应该达到 6.5 mm，龈𬌗距离较小时则应考虑固定义齿修复。如果间隙不在美学区域，且邻牙由于和对颌存在咬合关系不会出现倾斜或过萌，可以考虑不修复缺失牙。如果患者有修复的要求，可行正畸种植联合修复，术前通过正畸调整缺牙间隙和咬合距离，或者将过度伸长的对颌牙行去髓术后截冠。当邻牙的动度达到二度，而其他牙的牙周指数尚在正常范围之内时，固定义齿是较理想的修复方式。当邻牙松动度较大时，如果进行种植修复，由于种植义齿动度小，会形成早接触，种植体会承受松动牙的咬合力，因此在邻牙重度松动时不宜种植修复。有时候，种植义齿治疗周期过长也会使患者放弃种植修复，而固定义齿修复体可以在一周内完成。

总体来讲，单牙缺失后种植修复是较为理想的治疗方案，风险相对较小，但还存在一些全身和局部禁忌证。需要在全身系统急性疾病得到控制以后再行种植手术。术前要进行病例分析讨论，对于牙槽骨骨量不足的患者，可行骨增量技术；对于对颌牙伸长、邻牙倾斜的患者可先行正畸或牙髓治疗，为种植义齿修复提供空间。

三、种植体的选择

口腔种植体按其种植的部位和组织层次不同可分为四类：骨膜下种植体、黏膜内种植体、牙内骨内种植体和骨内种植体。其中骨内种植体是目前国内外临床上应用范围、数量最大的一类种植体，其根据形状有螺旋型种植体、柱状种植体、叶状种植体、锚状种植体、穿下颌种植体、下颌支支架种植体。现在临床上常用的是螺旋型种植体、柱状种植体。按照种植义齿植入过程可以分成两阶段式（two stage）和一阶段式（one stage）种植体。两阶段式种植体在第一阶段手术中将种植体植入牙槽骨，术后完全被黏骨膜覆盖，使种植体周围骨组织愈合在一种受到保护的无菌环境进行，经过一段适当的愈合期，再进行二期手术，使种植体的埋入部分通过穿过黏膜的基台（abutment）伸入口腔环境。基台和植入部分可以通过螺丝（screw retained）或水门汀（cement retained）相互连接。一段式种植体只需一次手术植入，种植体牙冠部分深入到口腔，并且要避免咀嚼刺激干扰愈合过程，术后需要仔细地维持口腔卫生，现有的文献资料表明二者的成功率接近，但临床应用较多的为两阶段式种植体。

带螺纹的种植体比圆柱型种植体功能面积更大，锥形种植体的功能面积小于各壁平行的种植体。当种植体内连接为内八角设计时，种植体的直径要保证在 4 mm 以上来保证其强度，降低折断的风险。种植体直径取决于缺牙间隙的近远中向和颊舌向宽度。基台连接部周围 1.0～1.4 mm 会出现角型吸收，如果种植体与邻牙过近，会出现骨吸收。如果种植体唇面骨壁厚度少于 1.4 mm，常常会发生骨吸收并导致种植失败。较理想的情况是种植体与邻牙需保持 1.5～2.0 mm 的间隙，与颊舌侧也应有 1.5 mm 的间隙。因此种植体的直径应该比缺牙区近远中向和颊舌向宽度都小 3 mm 以上。一般来讲，磨牙区较前磨牙区种植体直径更大。种植体的理想宽度应该与缺失天然牙釉牙骨质界下方 2 mm 处的直径一致。另外，还应该注意两邻牙牙根间的距离。理想情况下，两邻牙釉牙骨质界下方 2 mm 处的距离应比种植体直径大 3 mm。对患有中重度磨牙症的患者，或者在后牙区植入种植体时，此时咬合力较大，较粗的种植体可以降低固位螺丝的松动率，减少颈部骨吸收，并降低种植体远期失败率。

四、前牙种植修复

随着种植体存留率和成功率的不断提高，种植修复在恢复患者的咀嚼功能方面已经取得了令人满意的临床效果。前牙区属于美学区域，患者的高期望值、较高的美学要求和软硬组织的缺损情况增加了前牙修复治疗的难度。医生在术前应认真评估影响前牙种植修复的各种风险因素，包括患者的全身状况和缺牙区局部的软硬组织状况。

（一）患者的期望值

随着种植修复技术的普及，大众对种植修复的了解也越来越多。广告中宣传的种植修复效果往往使患者抱有不切实际的期望。对于骨质条件差、缺牙间隙过大或过小、龈𬌗距过高或过低、软组织缺损较多以及牙龈薄、笑线高的患者，存在较高的美学风险，应在开始制订治疗方案之前与患者进行充分的沟通，告知其种植修复存在的美学风险，降低其期望值。另外，也要保存好术前、术中及术后的照片资料，以便进行对比分析。

（二）年龄因素

先天缺牙患者能够接受种植治疗的最小年龄尚有争议。在前牙区进行固定义齿修复的儿童患者，由于邻牙髓腔宽大，易发生牙髓炎。如果骨量充足，医生一般希望在骨质吸收之前进行种植修复。但是种植义齿会影响颌面部的生长发育。由于种植义齿就像骨粘连的牙齿一样，不会随着邻牙萌出，不会随着颌骨的发育而移动，所以年轻患者在种植术后 10 年时种植体的位置就会显得不合适。重新制作牙冠也许能够解决美观问题，但是由于存在较深的盲袋，后期容易引起牙龈退缩、种植体周围炎等问题。

Misch 等学者为判断年轻患者是否可以接受种植修复提供了 4 条标准。认为女性患者年龄至少应在 15 岁以上，男性患者至少应在 18 岁以后，且接受种植的患者应该表现出明显的第二性征。患者身高也应比同龄人高一些，而且在 6 个月内身高没有变化。如果符合上述标准，患者的颌骨前部发育就完成了，可以接受种植治疗。

（三）笑线高度

患者微笑时的唇线又称为笑线，笑线的高度与患者微笑露出的牙体及其支持组织的量有关。拥有完美的微笑要考虑各个方面的因素，包括脸、嘴唇、牙龈和牙齿的形状及大小。笑线有低位笑线、中位笑线和高位笑线之分。低位笑线患者微笑时上下牙列显露的比例相似，或者下牙列显露较为明显。此类患者的美学修复效果主要与上颌前牙显露的部分有关。口唇可以遮挡牙龈组织，降低了美学风险。中位笑线患者主要显露上前牙的大部分，有时也显露少量的牙周支持组织，如果露出牙龈，一般在 2 mm 以内。中位笑线患者美学风险较低位笑线者增加。高位笑线患者通常以整个上颌前部牙和较多的牙周暴露组织为特征，修复风险显著增加。

（四）牙龈的生物学类型

根据牙龈厚度的不同，可将其分为厚牙龈生物型、中厚牙龈生物型和薄牙龈生物型三类。厚牙龈生物型患者附着龈宽而厚，在上颌前牙缺失时不易发生牙龈退缩。较厚的牙龈组织能够有效遮挡种植体和龈下金属结构的颜色，从而降低美学风险。而且厚牙龈生物型较为稳定，有利于维持种植体周围软组织美学效果。但是厚牙龈生物型较薄牙龈生物型易继发术后瘢痕，手术时需特别注意。中厚牙龈生物型患者的美学风险增高，种植修复的远期效果的可预期性降低。其可能兼具厚牙龈生物型和薄牙龈生物型的特点，例如有的牙龈乳头细长，有的圆钝。薄牙龈生物型患者附着龈细而薄，牙龈乳头细长。牙齿缺失后易发生牙龈萎缩，增加了美学修复的难度和风险。在牙槽嵴高度充足、牙周组织健康时，薄牙龈生物型患者能够得到良好的美学修复效果，能够形成很好的牙龈乳头形态。但是薄牙龈生物型患者牙龈的稳定性较差，在受到炎症刺激时，易发生牙龈退缩。

（五）缺牙区近远中距

缺牙区近远中距大小决定了种植体直径的选择。传统的两段式种植体需要和邻牙保持至少1 mm 的间隙。当小于这个距离时，就会出现种植体周围或邻牙的骨丧失。如果缺牙区近远中距过小，就需要通过正畸治疗调整间隙。另外，当侧切牙缺失时，邻牙的牙根可能会向缺隙侧倾斜，在行种植体植入术时应注意避免伤及邻牙牙根。患者不能接受通过正畸治疗改善间隙情况是种植的禁忌证，这种情况下可选择常规固定义齿修复。

（六）牙槽骨宽度

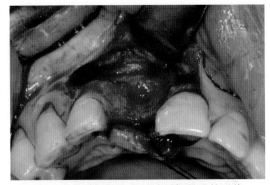

牙槽骨的颊舌向宽度也会影响种植体的选择。在前牙缺失后的第一年唇舌向牙槽骨宽度会减少25%，到第三年会减少30% ~ 40%（图 19-18）。可用骨的宽度至少应比种植体直径大于2 mm，最好是大于3 mm 以上。直径为 3.5 mm 的种植体需要至少 5.5 mm 的牙槽骨宽度。当种植体体部直径为 3.75 mm 时，种植体颈部宽为 4.1 mm，因

图 19-18　单牙缺失会导致唇侧骨壁的吸收

此缺牙区近远中牙槽骨厚度应该在 7.1 mm 以上，颊舌向牙槽骨宽度应该在 6.1 mm 以上。

（七）牙槽嵴高度

在美学区种植时，应仔细评估种植区牙槽骨的高度，因为这会影响到软组织形态、种植体的选择和最终的美学修复效果。理想状况下牙槽嵴顶应该在邻牙釉牙骨质界下 2 mm 处。植骨术后牙槽嵴顶的位置可能会高于这个位置。

牙齿邻面的牙槽嵴高度也是一个重要的解剖因素，对保持软组织高度具有重要作用。牙槽嵴分为低平型、扇形和高凸型三种，理想的牙槽嵴应该呈扇形。邻面中部牙槽嵴高度一般在2.1 ~ 4.8 mm 之间，当高度差在 2.1 mm 以内时为低平型，高度差为 2.8 mm 时为扇形，当高度差在 4.1 mm 以上时为高凸型。

骨增量技术能够增加种植位点的牙槽骨宽度，但是很难获得充足的牙槽骨高度。应考虑多种手段加以恢复，例如牵张成骨、外置法植骨、游离龈移植、引导组织再生（guided tissue regeneration）等（图 19-19）。

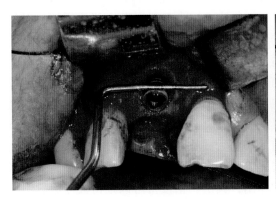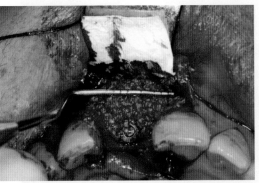

图 19-19　引导组织再生

（八）邻牙状况

为获得理想的美学修复结果，不但要评估缺牙区软硬组织状况，还要考虑邻牙的状况。两颗下颌中切牙应该形态相似、大小一致，这是中切牙缺失修复的重要标准。如果缺牙间隙与对侧牙齿大小不一致，那么就建议通过正畸的方法加以纠正。

牙齿有方圆型、卵圆型、尖圆型三种基本形态。牙齿的形态会影响邻面接触点和牙龈形态。方圆型牙常能获得较好的软组织形态和牙龈乳头，因为邻面接触点更偏根方，不易出现黑三角。与之相反，尖圆型牙冠的邻面接触点更偏切端，牙龈弧度更尖，邻面接触点与牙槽嵴距离更大，连接处易出现黑三角。尖圆型牙的软组织修复达到理想效果并不容易，即便邻面有软组织，也容易在种植术后萎缩。

（九）软组织状况

在制订治疗计划前，还应该关注牙龈乳头的位置和形态。缺牙区软组织的形态和颜色应该与邻牙相似。牙齿缺失以后菲薄的邻牙间骨质吸收，牙槽骨由唇颊侧向舌腭侧斜行吸收，于是牙龈乳头也较邻牙低。牙龈乳头退缩的另一个原因是邻面接触点的消失。牙齿拔除后牙龈乳头很少能够保持在原有高度，一般都会出现根向退缩。所以在种植治疗同期进行软组织改建是很有必要的。应仔细检查缺牙区邻牙的牙龈形态。

（十）前牙区过渡性修复

缺牙区软硬组织状况是种植美学修复的基础。如果能够较好地保存拔牙区软硬组织，则为后期获得理想的美学效果奠定了基础。与硬组织的维持相比，维持软组织的最初形态更为困难。牙齿拔除后，拔牙窝龈缘周围的软组织由于失去了牙体组织的支撑开始塌陷收缩，拔牙窝开始愈合。拔牙窝愈合期的软组织干预十分困难。目前临床上通常采用简单局部义齿或压膜过渡义齿用作种植体植入前的临时义齿，但这两种义齿仅可起到临时的遮挡和有限的装饰作用，无法达到持续维持拔牙窝软组织外形的作用。

拔牙后6个月内是软硬组织快速改建期，这一期间软硬组织的形态变化最大。拔牙窝组织的快速改建期是对牙龈软组织进行最早干预的关键时期，如果能在拔牙后即刻对软组织进行适当的支撑和维持，减少拔牙窝龈缘周围软组织的塌陷和收缩，则可为后续的种植美学修复提供较为理想的软组织条件。在后牙非美学区进行修复，一般不做过渡义齿修复。尽管在3～6个月的愈合期内咬合和邻牙会有变化，但这对后期修复的影响微乎其微。

1. 粘接桥修复　粘接桥作为一种永久修复的方式，存在继发龋和高脱落率两大风险，但作为种植修复愈合期的过渡性修复体则有其独特的优点。作为过渡义齿的粘接桥是在不磨除

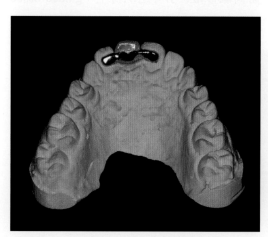

图 19-20　金属舌背粘接桥

邻牙的条件下完成的，选用树脂粘接剂粘接。在种植修复过程中，拔牙后到种植体植入期间仅有2～4个月，一般不至于发生邻牙龋坏，对邻牙的影响较小。比可摘过渡义齿异物感小，患者舒适度高。粘接桥对符合其适应证的患者来说，是前牙区较为理想的临时修复方式，不仅能够较好地满足患者的社会生活需要，并且对牙龈软组织具有很好的支撑和维持外形作用。以粘接桥作为前牙缺失后的临时修复体，可以解决患者前牙缺失后美观和发音问题，粘接桥能够达到美观修饰的作用；其次，粘接桥可以维持拔牙后软组织形态（图 19-20）。

牙拔除后即刻拔牙窝软硬组织的改建随即开始，但是拔牙后即刻进行粘接桥修复存在一定的隔湿困难，影响粘接效果。拔牙后 7 日，拔牙窝软组织初步封闭，上皮组织开始长入。因此应在拔牙后 7 日内完成粘接桥的戴入。桥体部分外形为卵圆形，深入到拔牙窝唇面龈缘下方 1 ～ 2 mm。患者应在拔牙前经排龈后制取印模，然后按天然牙存在时的牙龈曲线和龈乳头形态制取印模，在模型上刮除牙冠，制作粘接桥。牙齿拔除后，已经制作好的桥体部分不可能完全和拔牙窝相适应，临床医生需根据拔牙窝形态，对粘接桥的树脂桥体部分进行适当修整，使桥体部分适当深入拔牙窝内，唇侧边缘位于拔牙窝唇侧龈缘根方 1 ～ 2 mm，起到稳定血凝块、支撑组织的作用。

粘接修复体有一些局限，如果邻牙釉质较薄，在修复体就位后牙齿会显得较灰暗。如果基牙松动超过二度，或者基牙之间动度有少许差异，也会造成种植体脱落。深覆𬌗或磨牙症患者的树脂粘接型修复体脱落的风险也更高。在缺牙间隙过大、牙冠短小或者咬合关系不良时也不适宜做树脂粘接型修复。

2. 可摘义齿修复 可摘义齿也可以作为美学区种植体愈合过程中的过渡性修复体。可摘义齿修复体在佩戴前应调磨基板，避免对伤口施加压力，以免影响伤口愈合或造成植骨材料吸收。骨结合早期阶段的负重可能会影响种植体骨结合，导致种植失败。可摘义齿作为过渡义齿可能会压迫牙龈乳头，造成牙龈萎缩，影响美学效果。

3. 种植体支持的临时冠修复 种植体支持的临时冠对软组织的持续成型作用更强，不存在修复体脱落的风险，能够对软组织进行持续诱导成型，并且由于修复体起始于种植体上部表面，能够将临时修复体制作出较为理想的颈部形态，使软组织循暂时冠的穿龈形态成型。前牙美学区种植义齿永久瓷冠修复前用树脂临时冠进行诱导成型可以有效地改善种植烤瓷冠周缘的牙龈形态，使瓷冠颈部形态更加逼真、自然，美学效果更加理想。

需要注意的是牙龈成型用的临时冠在制作和外部形态上与普通暂时冠是不一致的，区别在于普通临时冠主要起保护基桩或基牙，防止牙龈增生、暂时恢复牙列及部分咀嚼功能的作用，而临时冠除完全具备上述功能外还起到非常特殊的牙龈压迫成型作用。在种植体支持的临时冠制作上，特别要求冠龈颈段参照邻牙及对侧同名牙齿颈部形态制作，深入牙龈下的基台并与之紧密接触，向外侧推开牙龈，压迫成型 2 ～ 3 个月，待牙龈成型后再行永久性修复。实践证实用这种临时冠牙龈成型的方法可以极大地改善种植义齿修复后龈缘的美观问题。

对上颌美学区种植义齿冠修复前用树脂临时冠进行牙龈压迫成型，使冠颈部龈缘接近自然牙齿状态。使龈缘光滑、美观、与邻牙协调一致，真正有种植冠从牙龈中"长出来"的美观效果。当然完全理想美观和谐的种植义齿冠周缘牙龈美学是与许多因素相关的，如缺牙区的骨丰满度、牙龈的厚薄、牙龈是否存在炎症、牙龈乳头部位是否有相应的牙槽突等。

五、前磨牙种植修复

第一前磨牙是种植修复的理想牙位。上颌第一前磨牙位于上颌窦前下方，下颌第一前磨牙位于颏孔前方，通常有充足的垂直骨量，易于种植。笑线较高的患者，上颌第一前磨牙常处于美学区域。由于颊侧骨壁菲薄，上颌第一前磨牙拔除后会出现颊侧骨壁吸收。因此在种植时常常需要植骨，否则可能会出现软组织塌陷，牙龈退缩。

前磨牙在釉牙骨质界下 2 mm 处的直径是 4.2 mm，所以前磨牙区种植体的最大直径一般为 4 mm。当近远中距≥ 7 mm 时，在双侧邻面留有 1.5 mm 的间隙。当缺牙间隙近远中距只有 6.5 mm 时推荐使用直径为 3.5 mm 的种植体。上颌尖牙牙根一般向远中倾斜约 11°，少数情况下会向远中倾斜（32%），有时甚至会越过第一前磨牙较短的牙根。种植体长度一般比天然牙牙根要长，在种植体植入时常将种植体与第二前磨牙保持平行，这就有可能伤及尖牙牙根，其结果可能是不得不给尖牙做根管治疗，甚至最终拔除尖牙。因此在第一前磨牙区植入种植体时必须仔细评估尖牙牙根的位置和方向。有时可能需要将种植体植入方向与尖牙牙根保持平行，或植入较短的种植体。将根部 1/3 为锥度设计的种植体植入效果会比较好。

第二前磨牙根尖与下颌神经血管束或上颌窦关系密切，与前牙区相比其牙槽骨高度降低，所以在这一区域植入种植体时一般使用较短的种植体。在上颌，有时需要进行上颌窦提升术（包括开窗法上颌窦底提升术和经牙槽嵴顶上颌窦底提升术）。

六、磨牙种植修复

第一磨牙是后牙区较常缺失的牙齿，它的近远中径为 8 ～ 12 mm（图 19-21）。当缺牙区近远中距为 12 mm 时，如果植入直径为 4 mm 的种植体，那么在牙冠的两侧会形成 4 ～ 5 mm 的悬臂。杠杆作用会放大种植体的受力，造成种植体周围骨质吸收，而且会增加螺丝松动的可能。负荷的增大也会造成基台或种植体脱落。Rangert 等研究了过度负荷的第一磨牙修复术后的情况，很多患者在牙槽骨吸收后继发种植体折裂。因此应尽可能选择更粗的种植体以增加种植体的强度，这样也可以增加种植体表面积，增强其抗折强度和基台稳定性。

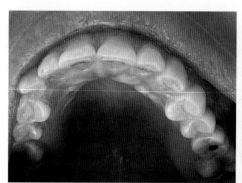
殆面观

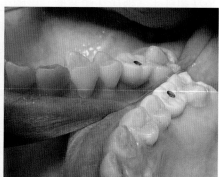
颊侧观

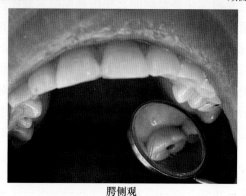
腭侧观

图 19-21　26 牙的种植修复

当缺牙区的近远中径在 8 ～ 12 mm，颊舌向宽度大于 7 mm，应选择直径在 5 ～ 6 mm 的种植体。当缺牙区近远中径大于 14 mm 时，应植入两颗直径为 4 mm 的种植体。两颗较细种植体的表面积要大于一颗较粗种植体的表面积，能够更有效地分散咬合力。当后牙缺牙间隙达到 16 mm，种植体的最大直径可以通过用间隙的总宽度减去 6 mm 再除以 2 得出应该使用两颗直径 5 mm 的种植体。

$$\frac{16\ mm - 6\ mm}{2} = 5\ mm$$

这个直径指的是种植体颈部的直径，一般较种植体体部直径宽 0.35 mm（例如，Nobel Biocare，SteriOss，3i，LifeCore）。两颗种植体至少应保持 3 mm 的距离，否则种植体的颈部会出现骨质吸收。如果可能的话，应尽可能选用两颗较细种植体或一颗较细种植体加一颗较粗种植体以修复缺失磨牙。

当近远中径在 12 ～ 14 mm 之间时，治疗方案就不好确定了。5 mm 直径的种植体会造成 5 mm 的悬臂，缺牙间隙又不足以植入两颗较细的种植体。可以考虑通过以下几种方式调整缺牙间隙，获得至少 14 mm 空间：

1. 对邻牙进行釉质片切，扩大缺牙区的近远中间距，缺隙远中邻牙常向近中倾斜，釉质的片切可以有效地增加间隙。

2. 通过正畸远推向近中倾斜的第二磨牙也是一种增加间隙的方法，可以先种一颗前牙种植体，以它为支抗推磨牙向远中，正畸治疗结束后再植入第二颗种植体。另一种方式是通过正畸减小缺牙间隙，再用一颗种植义齿修复缺失牙。

3. 不将种植体植于牙槽嵴中央，而是将一颗种植体植于偏颊侧、另一颗植于偏舌侧，这样种植体之间的距离就可以增加 0.5 ～ 1.0 mm。在下颌磨牙缺失时，将靠近中的种植体偏向舌侧植入，而靠远中的种植体偏向颊侧植入，这样有利于对修复体进行清洁和维护。在上颌磨牙缺失时，将靠近中的种植体偏颊侧植入，远中种植体偏腭侧植入，这样能使美学效果更好。远中部分为了便于清洁和维护，牺牲了美学效果。

缺失后牙的牙位也会影响修复方案的制订。例如，第三磨牙缺失时，通常不予修复。第三磨牙缺失后，Misch 等不建议修复缺失的下颌第二磨牙。他的理由是下颌第一磨牙及其之前的牙齿承担了 90% 的咀嚼功能，所以修复第二磨牙一般并非出于功能考虑，多数是为了维持牙弓的完整性。但医生还是要根据患者的具体解剖状况和要求来决定。

第二磨牙在咀嚼时的受力比第一磨牙大 10%，且常常出现侧颌干扰。第二磨牙缺失时，由于对颌牙伸长，种植修复空间一般不足。由于咬合力较大，修复体基台高度受限，致使修复体易崩瓷或脱落。另外，在下颌第一磨牙处下颌管与颏孔位于同一水平，而第二磨牙位置下颌管位置变化较大，在该区种植时，术后易出现下唇麻木或下颌神经血管束损伤。下颌第二磨牙区骨质也较其他区域差，骨质吸收和种植失败的风险增大。由于颌下腺窝的存在，此处种植体倾斜角度增大，使种植体颈部受力增大，骨质吸收的风险增高。由于颊肌向口内突出，在修复下颌第二磨牙时易出现咬腮。另外，下颌第二磨牙不在美学区域，种植修复的费用不高。所以在下颌第三磨牙和第二磨牙均缺失时，可不予修复。

不修复缺失的下颌第二磨牙的弊端是上颌第二磨牙伸长，这会造成邻牙接触关系不良，龋病和牙周病的患病风险增高。如果担心上颌第二磨牙伸长，可以将下颌第一磨牙行冠修复，并使其与上颌第二磨牙的近中边缘嵴建立咬合，或者也可将上颌第二磨牙与第一磨牙进行联冠修复，阻止上颌第二磨牙伸长。

当下颌第三磨牙存在并且功能良好时，有些患者会要求恢复牙列完整，希望修复缺牙。如果骨量充足，并且出现下唇麻木的风险较低时可以选择修复下颌第二磨牙。

第四节　多颗种植体支持的固定修复
Multi-implants Supported Fixed Restorations

多颗种植体支持的固定修复遵守单颗牙缺失时种植修复的基本原则，但是多牙缺失进行种植修复时有其独特的特点。多颗种植体支持的固定修复由多颗种植体和上部结构（implant superstructure）两部分组成。种植体数目可以与缺牙数目相同，也可以相应减少。上部结构包括牙冠、桥体和连接体。多颗种植体支持的固定修复可以获得良好的固位、支持和稳定，可以恢复良好的咀嚼功能。与单颗牙缺失时的种植修复相比，多颗种植体支持的固定修复对种植体植入方向和位点要求更高，要求取得共同就位道，并去除影响修复体就位的倒凹。

病例 19-1
答案与解析

病例 19-1

主诉： 下前牙固定桥松动三度，要求种植修复。

现病史： 患者因龋齿于数年前拔除下前牙齿，曾行固定义齿修复，现因松动影响咀嚼遂到我科就诊，要求种植修复，患者自述有糖尿病史 10 年以上。

检查： 42-32，34 牙缺失，43-33 牙行固定桥修复，缺牙区牙槽骨丰满度欠佳，32 牙颊舌向宽度约 3.75 mm，34 牙颊舌向宽度约 5.51 mm；42 牙颊舌向宽度约 3.67 mm；44 牙颊舌向宽度约 4.20 mm。对颌牙未见伸长，颌龈高度约 6 mm。

思考题： 多牙缺失的患者，怎样设计种植修复方案？

一、多颗种植体支持固定修复的分类

（一）种植体支持的联冠

由多颗种植体与多颗牙冠对应连接而成的上部结构。联冠可以有效分散咬合力，增加粘接固位的有效固位面积，防止食物嵌塞。在咬合力较大的后牙，或者骨质较差时，应增加种植体数目，选用联冠修复的方案，以获得足够的支持（图 19-22）。

（二）种植体支持的固定桥

为桥体两侧种植体支持的上部结构。桥体可以有多个单位，可以连续或间隔出现。在咬合力正常或略小时，可以适当减少种植体的数目，设

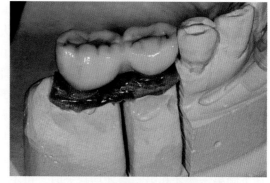

图 19-22　种植体支持的联冠修复

计桥体来代替联冠修复中的某些单位，不仅降低了治疗成本，也方便医师操作（图 19-23）。

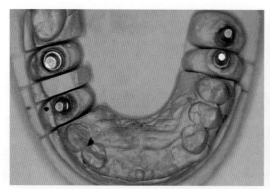 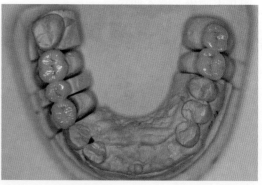

图 19-23　种植体支持的固定桥和联冠

（三）种植体与天然牙联合支持的固定修复

种植体与天然牙联合支持的固定修复还有争议。天然牙与骨组织之间有牙周膜，而人工种植体周没有牙周膜，所以将两种性质不同的基牙相连会遇到特殊的修复力学问题。牙周膜具有黏弹性，可以将咬合力分散到牙槽骨上，对载荷起到延迟作用，可明显缓冲受力，避免应力集中。人工种植体与牙槽骨产生骨性结合，受力时不发生相对运动。因此天然牙和骨内种植体受力时会产生不同的动度。Sheets 曾经提出对于口腔种植学具有重要意义的能量分散假说。当外力施加于天然牙所支持的义齿部分时，外力以应力波的形式向根尖传导，其能量被牙周膜吸收分散。当外力施加于种植体支持的牙冠并沿着种植体传导时，由于没有缓冲作用，受力大小几乎不发生变化，应力作用于种植体周围骨质。在进行种植体与天然牙联合支持的固定修复时，天然牙会因为受到过大的机械应力而受到破坏。虽然研究表明种植体与天然牙联合支持的固定修复会增加种植体根尖周围的应力，但是目前缺乏充分的临床证据。

为了调节种植体和天然牙动度不同的特性，有学者建议使用具有弹性的种植系统。IMZ种植系统内部有特殊设计的微动结构，包括中央螺栓（IME）和高分子垫圈（IMC），其作用是类似种植体的牙周膜的弹性。IMZ 种植系统能够使其种植体支持部分产生足够的垂直向运动和弹性旋转，从而调节种植体与天然牙不同的动度。Paul 等曾选择 IMZ 种植系统，为 843 名患者制作了 1206 个种植体与天然牙联合支持的固定义齿，在功能状态下随访观察了 3～14 年后，只有 9 例发生了天然牙破坏。这些患者同时伴发了螺丝松动或折断。利用带有弹性结构的螺丝固位型附着体连接种植体和天然牙，能够预防种植体与天然牙联合支持固定义齿基牙的侵入性破坏。

虽然目前学者们对于具有弹性的种植系统是否能中和种植体和天然牙之间动度的差异还存在分歧，但是所有的学者都同意，为了使施加于种植体与天然牙联合支持的固定修复体的外力得以均匀分布，必须给种植体提供充足的缓冲。

二、多颗种植体支持固定修复的设计

多颗种植体支持固定修复不仅可以修复牙列和组织缺损，恢复功能和美观，还可以有效保护口颌系统各个组织的健康。其设计遵循传统义齿修复设计的基本原则，需要考虑义齿的支持、固位和稳定。

（一）种植设计

多颗种植体支持固定修复的支持设计主要考虑种植体的长度、直径和数目。在对多颗种植体支持固定修复进行支持设计时，为获得足够的支持，必须考虑种植体的长度、直径和数目。传统固定义齿修复设计的 Ante 理论也适用于种植固定桥的设计。但是种植体不像牙根一样有牙周膜，种植体与颌骨之间没有牙周韧带结构，缺乏弹性缓冲，抗剪切能力较差。所以应尽可能增加种植体的数目，尽量植入较粗和较长的种植体。其中，增加种植体的数目比增加种植体的直径更有意义。多颗种植体的表面积应大于缺失牙齿的牙根面积之和。

种植位点的选择也很关键。多颗种植体支持固定修复时，修复体在咀嚼过程中会受到各个方向的力量，应合理设计种植体的位置和方向。受力不合理可能会造成种植体松动，修复失败。例如在植入三颗种植体时，应避免将三颗种植体排成直线，而应排成三角形的平面，增加其稳定性。在植入两颗种植体进行种植桥修复时，桥体应位于两颗种植体连线上，否则会影响种植体的稳定。单端桥修复时，如果悬臂过长也会影响修复体的稳定，可能造成修复体脱落或种植体松动。

多颗种植体支持固定修复时，植入的多颗种植体之间要保持平行，确保修复基台之间有共同就位道。在共同就位道状况不理想时，可选择可调改基台；或者制作个性化基台；或者采用套筒冠设计，利用内冠调整就位道。

（二）上部结构设计

多颗种植体支持的固定修复分为粘接固位和螺丝固位两种。粘接固位操作简便，更容易达到被动就位，但是在某些情况下不适宜应用粘接固位方式。例如，垂直间隙不足的患者，不宜使用实心基台，可制作个性化基台，行螺丝固位义齿修复。对于种植体基台位于龈下较深的患者（一般在4 mm以上），不宜使用粘接固位，因为取模或戴牙时难以确认是否就位，而且戴牙时不易清除深部的粘接剂，且后期义齿维修不方便。尤其是对于缺牙较多的患者，在进行多颗种植体支持固定修复时，进行较长的种植桥粘接修复的话，如果其中一颗义齿发生崩瓷或破损，可能需要拆除整个长桥。但是螺丝固位设计存在螺丝松动的可能，需要定期复查。

种植义齿由于没有牙周膜的缓冲作用，应分散咬合力，避免早接触，尽量设计为多点接触。在前伸、侧方咬合时应脱离接触。同时利用余留牙形成尖牙保护𬌗或组牙功能𬌗。

种植修复的上部结构应保证高精度、足够的强度和美观。上部结构与种植体或基台之间应达到被动就位，避免间隙。这样可以减少种植体周围炎的发生，也避免了不良的内部应力，保护种植体的稳定。上部结构应适当减径，降低咬合。避免种植体受力过大，尤其是在桥体较长或骨质较差时。另外，还要考虑修复体上部结构的自洁。避免形成悬突，并使修复体与邻牙之间的邻接紧密，避免食物嵌塞，以免造成软组织或骨组织的炎症性破坏。

在种植体支持的固定桥修复中，如果选择较粗较长的种植体，那么要求牙槽骨骨质条件也比较好。在选择修复基台时，也要考虑修复体的固位与稳定。选用较长的修复基台可以增加粘接面积，降低固定桥松动脱落的风险。在龈𬌗距过小时，应改用螺丝固位。

种植修复体设计：

（1）按固位方式分为粘固型和螺栓固位型。

（2）按结构有时可分为联冠和固定桥。

（3）按用途分为临时修复体和永久修复体。

（4）按基台类型分为美观型和标准型。

（5）按材料分为塑料修复体、烤瓷修复体、玻璃陶瓷修复体、全瓷修复体。

进展与趋势

牙列缺损是临床工作中经常遇到的问题。随着种植修复技术的进步，已经不能满足于实现种植体与骨形成骨结合，而是要实现良好的美学修复，达到功能与美学兼顾。从美学修复考虑进行无创拔牙同时粘接桥临时修复、非牙槽嵴顶翻瓣种植技术、种植体支持的临时冠牙龈成型等一系列的治疗过程，在种植修复的各个阶段均对种植术区软硬组织进行成型。针对牙列中缺失牙较多的种植长桥，采用种植个性化印模技术、CAD/CAM钛支架加工等先进技术，并利用螺丝固位聚合瓷修复体进行牙列缺损的修复应用，最终达到较为理想的修复效果，兼顾美学、功能以及远期疗效。

Summary

This chapter summarizes the following：（1）Implantologic classification and restoration of the dentition defect；（2）Impression technology and theory of the implant denture；（3）The restoration of anterior or posterior single-tooth implant and the handling of special cases；（4）The consideration and design of multiple-implant-supported fixed prostheses for complicated dentition defect.

The main point incorporated in the elaboration of the elementary knowledge, fundamental theories and basic skills in each section is introducing the implant restoration extended from the conventional restoration for dentition defects, and specifying the characteristics of different types of implant restoration. The aim of the author is to provide the readers with a coherent and systematic overview of the implant prostheses, including related theories, knowledge and techniques. It will also help the readers gain a deeper understanding of the knowledge and theoretical principles behind the implant prostheses and enhance their challenging, analyzing and problem-solving skills.

Dentition defect is a common scenario in restorative dentistry. The therapeutic options usually are FPD or implant restoration. For those with FPDs, abutment caries and endodontic procedures place these teeth at increased risk of loss. When the intratooth distance is adequate and bone is present or can be created, the implant restoration for missing anterior tooth is the treatment of choice. It should be noted that implant treatment of anterior teeth is one of the more difficult procedures in dentistry. Several soft tissue, hard tissue, and implant procedures may be necessary for an ideal result. Situation would get much more complicate when more teeth are missing. Special treatment should be considered, such as bone graft or guided bone regeneration.

Definition and Terminology

1. 基台（abutment）：Implant component that serves as support or/and retention for a dental prosthesis.

2. 种植修复体（implant prosthesis）：Replacement of missing natural teeth that receives retention, support and stability from dental implants.

3. 印模（impression）：Recording of a negative likeness of intraoral structures.

4. 临时修复体（provisional restoration）：Fixed removable or maxillofacial tooth-or implant-supported prosthesis designed and fabricated for limited-term use.

（宋应亮）

第二十章 种植全瓷修复

Implant-supported Ceramic Restoration

第一节 概述
Conspectus

一、全瓷修复的发展

早在 1886 年，Land 就制作出第一个全瓷修复体——全瓷冠。由于全瓷色泽自然、美观，生物相容性好，一直被修复界认为是最理想的修复材料之一；但又因当时全瓷烧结收缩大，机械性能不足，导致修复体抗折强度不足，破损率较高，所以一直不能被广泛应用，直到 20 世纪 80 年代，全瓷的材料的研究突破了强度不足等方面的缺点，开始在临床上逐步应用，特别是近十几年，全瓷材料成为修复材料的研究热点，从而有了快速发展，目前全瓷材料不仅具有优越的美学性能和生物相容性，而且已经具有满足临床要求的机械性能，并且还出现了可以应用于不同临床情况的不同种类的全瓷材料，成为目前口腔修复临床最常用的修复材料之一。

二、全瓷基台的出现与发展

随着全瓷材料的快速发展，全瓷不仅在修复临床应用广泛，在种植修复中也应用越来越广，在 1993 年，Prestipino 首先将全瓷基台（ceramic abutment）应用于种植修复临床，出现了种植全瓷修复。所以，种植全瓷修复的定义是种植修复体（上部结构）的主体结构是由全瓷材料完成的修复体。主体结构是指基台与冠或桥（传统种植修复体）、一体冠（一体式基台冠）与一体桥（整体桥）。

三、全瓷材料的分类与性能

（一）全瓷材料的分类

全瓷材料因其快速发展，已经成为修复的主要材料，为了便于不同临床情况对全瓷材料的选择，从三个方面对全瓷材料进行分类。

1. 按照化学组成分类

（1）玻璃基陶瓷：玻璃基陶瓷的化学组成以玻璃相为主，或者在玻璃相中添加或生长二硅酸锂等晶体填料以增加材料的强度。临床应用的主要有长石瓷、玻璃陶瓷、白榴石增强、二硅酸锂增强玻璃陶瓷，它们具有良好的透明与半透明性等美学性能，但是机械强度较差。

（2）多晶陶瓷：多晶陶瓷是一种由晶体直接烧结成的陶瓷材料，不含玻璃相成分。临床主要分为氧化铝和氧化锆两大类，目前临床常用的是氧化锆陶瓷，氧化锆陶瓷又可以分为传统氧化锆和高透氧化锆两大类，传统氧化锆具有优异的机械性能，但半透明度低、美观性较差，高透氧化锆通过改变晶相结构、减小晶体颗粒等方法提高半透明性，机械强度有一定下降，但仍高于玻璃陶瓷。

（3）混合陶瓷：是玻璃基陶瓷与多晶陶瓷的氧化锆进行混合，以追求两种材料优势互补，是全瓷材料研究的新的种类，称作为混合陶瓷。

树脂基陶瓷是树脂基质和无机填料的混合体，虽然其机械性能和美学性能与陶瓷材料接近，但严格意义上它不属于全瓷材料，而是树脂材料的一类。

2. 按照加工方法分类

（1）粉浆涂塑：主要用于长石瓷的加工制作。

（2）热压铸造：主要用于玻璃陶瓷的加工制作。

（3）CAD/CAM 切削：可用于玻璃基陶瓷、多晶陶瓷、混合陶瓷、树脂基陶瓷等各类全瓷材料的加工制作。

（4）CAD/CAM 打印：是目前全瓷材料进行数字化加工的研究热点。

3. 按照修复体结构分类

（1）单层全瓷：全瓷修复体由一种全瓷材料制作完成，如前牙玻璃基陶瓷全冠、后牙单层氧化锆全冠等，单层氧化锆全冠临床也称为氧化锆全冠、全氧化锆冠、无饰面氧化锆冠等。

（2）双层全瓷（多层全瓷）：双层结构全瓷有两种结构，一种是有饰瓷，另一种是无饰瓷。

有饰瓷的双层全瓷修复体由高强度的内冠和高半透明性的玻璃基陶瓷作为饰瓷两层结构组成。如传统的双层氧化锆全冠，底层为氧化锆内冠，外层为长石质饰瓷，二者用不同的材料与不同的加工方式完成，氧化锆内冠提供修复体的抗力和遮色，长石质饰瓷提供修复体的外形、颜色、半透明性、表面质地等美学要求，但强度明显低于单层氧化锆全瓷，临床常用于种植前牙修复。

无饰瓷的双层或多层全瓷修复体是不同强度、不同美观性，如不同半透明性或者不同颜色氧化锆制成 CAD/CAM 瓷块，一般是同种材料，同样的加工方法。

（二）全瓷材料的主要性能

全瓷材料的机械性能数据较多，种植修复主要参考全瓷材料强度与美观性作为不同情况选择不同的全瓷材料的依据，所以介绍这两种性能。

1. 全瓷材料的强度——抗弯强度

强度是影响全瓷材料应用的重要因素，后牙咬合力大，需要强度较高的全瓷材料，前牙咬合力相对较低，可以选择强度略低的全瓷材料。抗弯强度是反映全瓷材料强度的常用指标。以下是临床常用全瓷材料的抗弯强度：氧化锆 ≥ 1000 MPa、高透氧化锆 ≥ 700 MPa、二硅酸锂增强玻璃陶瓷 ≥ 400 MPa、白榴石增强 ≥ 150 MPa、长石瓷 < 100 MPa、混合陶瓷 ≥ 400 MPa、树脂基陶瓷 ≥ 100 MPa，对于双层结构的全瓷修复体，因制作工艺与材料的特性不同，其强度多接近但高于饰面陶瓷的强度。

2. 全瓷材料的美观——半透明性

全瓷材料的透明性与强度是反比关系，长石瓷、白榴石增强、二硅酸锂增强玻璃陶瓷、树脂基陶瓷的透光系数均高于 60，高透氧化锆接近 45，氧化锆约为 25，透光性很低。

第二节　种植全瓷修复的基本结构与材料选择
Composition and Materials of Implant-supported Ceramic Restoration

一、种植全瓷修复的基本结构

种植全瓷修复是种植固定修复的一种，其基本结构是由种植体的上部结构组成，上部结构也称为种植修复体。在种植修复中，上部结构是种植固定修复中变化最大的部分，传统种植全瓷的上部结构包括基底、瓷基台、中央螺丝与全瓷冠、桥，随着种植全瓷修复的发展，现在的上部结构除了传统结构以外，还可以是全瓷一体冠，包括中央螺丝与一体冠，全瓷一体桥，包括中央螺丝与一体桥。因为每个种植系统的设计与结构不同，目前各个种植系统的上部结构也不能相互替代，为了表述一致，本章节均称上部结构为种植修复体。

二、种植全瓷修复体的分类

（一）按有无金属基底分类

1. 金属基底式　金属基底也称金属连接体、钛基板或接圈，是目前最常用的方法，无论是基台还是修复体，都包括金属基底，如图 20-1。

2. 无金属基底式　主要是指无金属基底式氧化锆基台，这种结构存在机械并发症高风险，因为：①氧化锆基台折断风险大：这种结构的氧化锆全瓷材料承受主要固位扭力，长期受力全瓷材料会产生疲劳，并且全瓷本身脆性大韧性小，所以存在较大的破损概率；②植体颈部折断风险大：氧化锆基台直接进入种植体内，因氧化锆材料硬度大，会导致植体颈部折断的风险加大；③中央螺丝松动折断风险大：氧化锆材料脆性大于金属，进入种植体的结构较短，不利于基台与种植体之间的摩擦固位与稳定，增加了中央螺丝的负担，导致中央螺丝松动的风险增加，目前只有 Ankylos、Astra 等少数系统使用，如图 20-1。因无金属基底式全瓷修复应用越来越少，以下的全瓷修复主要按金属基底式全瓷修复介绍。

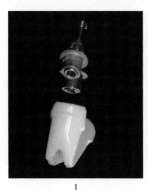
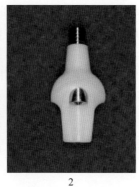

图 20-1　全瓷基台
1. 金属基底式全瓷基台；**2.** 无金属基底式全瓷基台

（二）按种植全瓷修复体的结构分类

1. 传统种植全瓷修复体　包括传统种植全瓷冠、传统种植全瓷桥与连冠。其基本结构是：全瓷基台配合全瓷冠，全瓷基台配合全瓷桥或连冠，如图 20-2。

2. 一体冠　也称为一体式基台冠，是近十年来出现的螺丝固位的主要修复方法，这种结构主要包括中央螺丝、全瓷冠，是在体外预先将金属基底与全瓷冠粘接完成，一般由加工厂或技术室完成粘接；目前 Nobel 系统的 ASC 全瓷一体冠可以改变种植唇舌轴向（约 17°），解决了一体冠因种植体唇倾所致螺丝孔位于唇侧的问题，其主要包括金属基底、中央螺丝与全瓷冠，

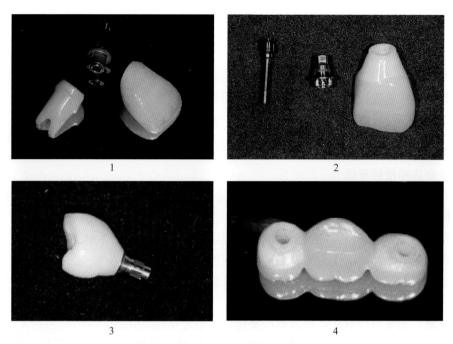

图 20-2 种植全瓷修复体的基本结构

1. 传统种植全瓷冠,包括金属基底、全瓷基台、中央螺丝、全瓷冠;2. ASC 全瓷一体冠,包括金属基底、中央螺丝、一体冠;3. 全瓷一体冠;4. 全瓷一体桥

它的金属基底与全瓷冠是在临床戴修复体时用中央螺丝嵌合在一起的,如图 20-2。

一体冠的出现得益于两方面因素:一是由于近年来种植外科技术提高,特别是数字化技术的应用,如导板、导航的应用,使得种植体植入角度与修复体就位方向基本保持一致。因为一体冠只能按种植体轴向就位,如果植体轴向偏差过大,会导致修复体接触点位置和形态不理想、修复体龈外展隙不理想。二是加工厂或技术室加工精度提高,可以达到种植修复的要求。否则容易出现修复体各部件的精度不足、缝隙较大,进而导致修复松动、中央螺丝松动与折断等机械并发症和种植体周围炎等生物并发症。

目前种植修复中的一体冠有两种方式:①金属连接体与全瓷冠在体外粘接为一体,用中央螺丝固位在种植体上;②金属基台与全瓷冠在体外粘接为一体,用中央螺丝固位在种植体上。前者属于种植全瓷修复,后者因为采用金属基台而非金属连接体,其主体结构中的基台为金属基台,属于一体冠,但不属于种植全瓷修复。

3. 一体桥 由于复合基台的出现,可以调整种植修复体就位方向,使得种植固定桥可以利用复合基台完成类似一体冠的一体桥,如图 20-2,但其金属的部分式复合基台位于种植体上,包括中央螺丝、一体桥。临床上应用的 all-on-X 也是一体桥(也称全瓷马龙桥)。

三、种植全瓷修复体的材料选择

(一)全瓷基台的材料选择

目前的全瓷基台的材料采用高强度的多晶陶瓷——氧化锆材料。在 20 世纪 90 年代,全瓷基台的出现标志着种植全瓷修复的出现,在种植全瓷基台刚出现时曾有两种全瓷材料——氧化锆和氧化铝。由于基台是种植修复承受力量的主要部分之一,所以种植全瓷基台逐步选择强度高的氧化锆陶瓷,以前曾出现的氧化铝基台已被淘汰。

(二)基底

目前各个种植系统采用的基底都是金属基底。因为多项研究表明,由于氧化锆基台强度高，硬度也高，与金属种植体颈部直接衔接，可能会增加植体颈部接口变形与折裂等的风险。

（三）中央螺丝

目前各个种植系统均采用金属中央螺丝。因为中央螺丝承担锁紧基台与种植体的功能，因其直径有限，要求其强度较高，所以采用金属中央螺丝。

（四）全瓷修复体

1. 传统全瓷种植修复体

（1）传统种植全瓷冠：因为有全瓷基台，全瓷冠可以分别选择：①前牙：多选用玻璃基陶瓷冠、树脂基陶瓷冠和双层有饰面氧化锆冠。②前磨牙：多选择高透的单层氧化锆冠或多层无饰面氧化锆，也可以选择锂加强型玻璃基陶瓷冠。③磨牙：多选择单层氧化锆冠全瓷桥。全瓷桥架需要承担桥体跨度，受力大，多选择高强度的氧化锆材料。

（2）传统种植全瓷桥：因为有全瓷基台，全瓷桥可以分别选择：①前牙桥：双层氧化锆桥。②后牙桥：后牙受力大，多选单层氧化锆桥。

2. 一体冠　前牙双层氧化锆或者单层氧化锆，后牙单层氧化锆。

3. 一体桥　前牙双层氧化锆或者单层氧化锆，后牙单层氧化锆。全口长桥：临床常见 all-on-four（six）桥。整体为氧化锆单层结构长桥，后牙单层氧化锆，前牙氧化锆桥架，冠选择玻璃基陶瓷冠，然后粘接在桥架上。全瓷长桥选择这种结构与材料的优点：①避免长桥再次高温；②保证前牙美观；③前牙分小单位修复，破损后易于修改。

四、种植全瓷修复的加工方式

1. 成品加工　传统的种植全瓷修复体中的全瓷基台、金属基底与中央螺丝均为种植系统的工厂（原厂）的成品，加工厂或技术室只对成品基台使用切削研磨的方法进行外形调改，并选择不同全瓷完成全瓷冠桥。优点：主体结构是原厂产品，精度高，质量有保证。缺点：①规格种类有限，不能完全满足临床的多样性；②基台穿龈轮廓与天然牙齿颈部有较大区别，因穿龈轮廓会对牙龈的丰满度造成影响，所以个别情况成品基台会对美观有一定影响；③成品氧化锆基台切削难度大、耗时长。

2. 个性化加工　随着临床对个性化的需求提高，许多加工厂或技术室对种植修复体进行个性化加工。

（1）全个性化加工：临床中提到的个性化加工，是指全瓷基台、金属基底与中央螺丝，或者一体冠桥与金属基底、中央螺丝均由加工厂个性化加工完成。优点：个性化设计，符合临床特点。缺点：精度不足，目前有些加工厂设备非大工业化生产设备，部分产品的精度与质量就目前情况，特别是金属基底与中央螺丝还与原厂成品的精度有一定差距。但随着材料的发展与加工厂加工技术的提高，该种方法是种植修复的发展方向。

（2）部分成品加工：由于临床对基台个性化的需求较高，种植修复对产品质量要求又很高，所以有些医生采用原厂（成品）金属基底与中央螺丝，加工厂个性化加工全瓷基台或一体冠桥，这种修复加工方式称为部分成品加工或者半个性化加工，其优点：即符合临床特点，又基本可以保证修复精度与质量，是目前某些加工厂个别产品精度不足的替代方法，是目前临床应用较为广泛的修复方式。

种植全瓷修复的上部结构不是一成不变的，随着材料性能的改善，加工技术的提高，其基本结构与连接方式也在不断发生变化。临床上在保证种植修复体精度与强度的前提下，其加工发展方向是既有利于美观，又方便临床操作。

第三节　种植全瓷修复的优缺点与适应证
Advantages，Disadvantages and Indications of Implant-supported Ceramic Restoration

全瓷修复是种植固定修复的一种，其固位方式分为粘接固位与螺丝固位，而种植全瓷的优缺点与其固位方式有关，为了解全瓷修复的优缺点，先了解种植修复的固位方式。

一、粘接固位及其优缺点

（一）种植修复的粘接固位的定义
是指修复体在口内用粘接材料粘接固定于种植基台上的固位方式。

（二）种植修复的粘接固位的优缺点

1.种植修复的粘接固位的优点

（1）美观：修复体上没有螺丝孔，相对美观，特别是前牙轴向不佳时，粘接固位可以解决螺丝孔位于前牙唇侧对美观造成的影响。

（2）减少功能并发症：食物嵌塞是种植修复的主要功能并发症，其原因之一是种植体轴向不佳，修复体就位后与邻牙接触点的位置与面积不佳。粘接固位可以用基台纠正种植体的轴向不佳问题，使冠就位方向可以按照牙齿轴向就位，恢复较为理想的接触关系，从而减少食物嵌塞。

（3）方便于固定桥修复：多数种植固定桥的修复设计，其修复体就位道需要用基台调整完成，所以多数固定桥需要采用粘接固位。

（4）试戴时修复体方便修改：当修复体试戴时需要调整形态或者颜色时，粘接固位的冠桥易于修改。

2.种植修复的粘接固位的缺点

（1）临床操作复杂：因为需要在临床上进行口内粘接，操作较螺丝固位复杂。

（2）增加生物并发症的风险：近年来许多临床研究证实，未完全清除溢出的粘接材料是导致种植体周围炎症的主要因素之一，特别是龈下肩台，溢出粘接材料在临床很难肉眼可见而被完全清除，即使清除干净也无法像口外粘接一样抛光，所以会增加生物并发症的风险。

（3）适应证相对较窄：因为粘接固位的冠桥固位力是机械固位力，所以基台需要一定高度以提供足够的固位力，一般基台高度后牙至少需要 3 mm，前牙 4 mm。对于咬合很紧的临床情况无法用粘接固位方法完成修复。

（4）脱粘接：金属连接体与瓷基台为粘接连接，冠桥与基台为粘接连接，两者均有脱粘接的风险。

（5）中央螺丝松动与折断风险：由于基台仍然是中央螺丝固位在种植体上，所以存在中央螺丝松动折断风险。

二、螺丝固位及其优缺点

（一）种植修复的螺丝固位的定义
是指修复体在体外完成粘接，直接用中央螺丝将修复体在口内固定于种植体上，或者直接用中央螺丝在口内将修复体与金属连接体固定于种植体上的固位方式。

（二）种植修复的螺丝固位的优缺点

1. 种植修复的螺丝固位的优点

（1）操作简单：修复体试戴合适后，直接用中央螺丝固定完成修复。

（2）减少生物并发症：没有粘接材料溢出可能，体外粘接，抛光效果可以控制。

（3）方便拆卸：当有临床问题时，方便拆卸。

（4）适应证相对较广：对于咬合紧的情况，设计螺丝固位可以减少种植修复对咬合空间的需求，如图20-3。

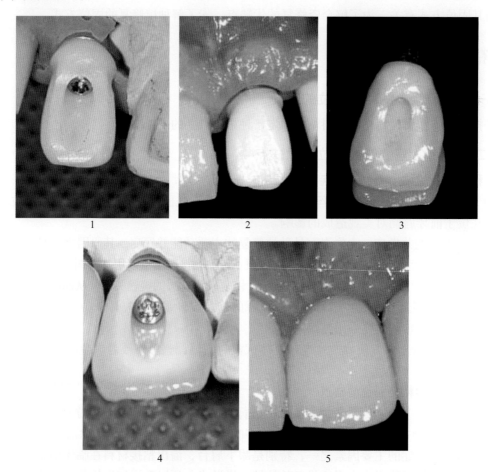

图 20-3   前牙螺丝固位的全瓷一体冠

1. 前牙咬合紧时螺丝固位个性化全瓷基底舌侧观；**2.** 个性化全瓷基底唇侧观；**3.** 一体冠；**4.** 一体冠舌侧观；**5.** 一体冠唇侧观

2. 种植修复的螺丝固位的缺点

（1）种植外科技术要求高：螺丝固位要求种植体轴向精准，因为螺丝固位的修复体是按种植体轴向就位，所以与邻牙的接触关系受就位方向的影响，为了减少食物嵌塞等，要求种植体近远中轴向均分邻牙倒凹，唇舌轴向按原牙齿轴向植入，理想状态是螺丝孔位于前牙舌隆突上，如图20-4。

（2）种植修复技术要求高：一体冠桥临床戴牙时，如果需要调改颜色或者加瓷等，则再次需要修复体放入烤瓷炉，需要先将全瓷冠桥脱粘结，调改后再次粘结，操作较为复杂，所以要求印模与比色非常准确，以减少戴牙时对修复体的修改。

（3）脱粘接：因为多数种植修复体的金属连接体与瓷基台为粘接连接，所以存在脱粘接的风险。

（4）中央螺丝松动与折断风险：中央螺丝是螺丝固位修复体的主要固位方式，存在中央螺丝松动折断风险。

三、种植修复美学评价常用指标与计算变量

种植全瓷修复不仅提高种植修复材料的生物相容性，而且提高种植修复的美学效果，关于种植修复的美学评价美学与计算变量方法有多种，推荐掌握目前已形成共识的评价指标与计算变量。

（一）白色美学评价指标（White Esthetic Score，WES）

1.修复体大小　与邻牙偏差：大　小　无。

2.修复体颜色　与邻牙偏差：大　小　无。

3.修复体轮廓　与邻牙偏差：大　小　无。

4.表面纹理　与邻牙偏差：大　小　无。

5.半透明性　与邻牙偏差：大　小　无。

以上评价指标为5项，计算变量：每项从左到右，变量为0、1、2，满分10分。该评价方法优点是评价指标较为全面，缺点是评价指标计算权重不够客观，如：上颌单个前牙种植的美学权重的重要指标为修复体的大小与颜色，如果这两项偏差大，其他的项目分值再高，其整体美学效果也会很差。

（二）粉色美学评价指标（Pink Esthetic Score，PES）

1.牙龈顶点水平　与邻牙牙龈顶点水平偏差：大　中　无。

2.近中牙龈乳头　缺失　不完全缺失　不缺失。

3.远中牙龈乳头　缺失　不完全缺失　不缺失。

4.唇侧丰满度　与邻牙丰满度偏差：大　小　无。

5.软组织颜色、质地与根凸度　与邻牙偏差：大　小　无。

以上评价指标为5项，计算变量：每项从左到右，变量为0、1、2，满分10分。该方法优点是评价指标较为全面，缺点是评价指标计算权重不够客观，如：上颌单个前牙种植的美学权重的重要指标为牙龈顶点水平，如果这一项偏差大，其他的项目分值再高，其整体美学效果也会很不理想。而前牙连续多牙种植的美学权重的重要指标是牙龈顶点水平与牙龈乳头的充盈程度，这两个项目偏差大，前牙连续多牙种植的修复美学效果也不会很好，并且牙龈乳头的充盈程度这一点也是目前种植修复与天然牙齿美学修复区别的关键点，也是目前种植修复的难点。

（三）种植体周围和冠的评价指标与视觉指数（Peri-Implant and Crown Index，PICI）

1.牙龈顶点水平。

2.牙龈乳头充盈程度。

3.唇侧丰满度。

4.牙冠形态。

5.牙冠颜色。

6.牙冠特征。

每项0～100分，以上评价6个指标，计算变量为每项的视觉得分：0～100，满分600分。

这种评价方法优点为评价指标简洁、重点突出，缺点是评价指标不够全面。所以一些学者建议将这几种方法结合，进行种植修复的美学效果评价。

四、种植全瓷修复的优缺点

（一）种植全瓷修复的优点

1. 白色美学效果理想　种植修复体可选用各种全瓷材料制作，前后牙桥或长桥均可以选择氧化锆材料完成，减少金属的不美观性。特别前牙常用玻璃基陶瓷，或者双层氧化锆修复体，在修复体的颜色与半透明性方面具有逼真的美学效果。

2. 粉色美学效果好　①全瓷一体冠可以深入龈下较深的部位，使牙龈很少透出甚至不透出金属颜色，特别薄龈患者，具有良好的美学效果。②个性化瓷基台可以按照临床情况设计，特别是穿龈轮廓可以更符合临床情况，提高红色美学效果。

3. 减少生物并发症　①全瓷材料生物相容性好，特别是近年来对氧化锆的研究，证实其生物相容性高于其他修复材料，可以减少生物并发症；②粘接固位时，由于种植全瓷基台的美观性能好，可以将基台的肩台设计位于龈下 0.5 mm 或齐龈或者龈上，粘接冠桥修复体后非常容易去除溢出的粘接材料，减少粘接材料溢出产生的种植体周围炎发生；③螺丝固位的全瓷一体冠，体外粘接高度抛光，更有利于种植体清洁维护，减少生物并发症。种植全瓷修复优势如以下临床案例：女性，26 岁，12 外伤多年，变色，根尖炎症根冲后未治愈，近期出现根折，通过术前评估，进行即刻种植，按比色完成一体冠（螺丝固位），全瓷修复后可见良好的白色、粉色美学效果与健康的牙龈状态，如图 20-4。

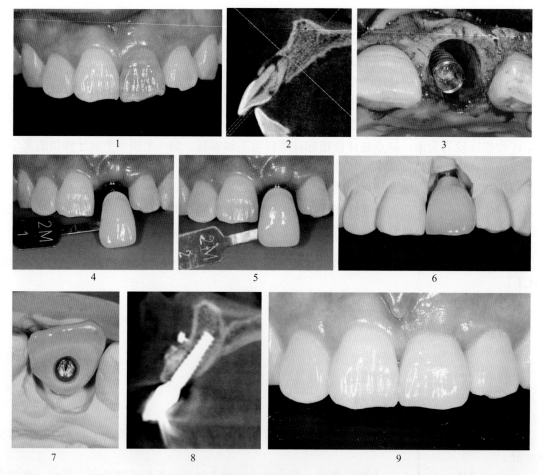

图 20-4　12 种植全瓷修复的过程与效果

1. 种植治疗前；**2.** 种植前 CT；**3.** 即刻种植；**4.** 精准比色：邻牙切 1/2 比色；**5.** 精准比色：邻牙颈 1/2 比色；**6.** 一体冠唇侧观与邻牙形态协调；**7.** 舌侧观螺丝孔位置理想；**8.** 种植修复后 CT；**9.** 种植全瓷修复效果

（二）种植全瓷修复的缺点

1. 机械并发症发生的风险 玻璃基陶瓷的美观性能高，但其强度较低，所以存在破损的风险。

2. 功能并发症发生的风险 由于氧化锆材料强度高，硬度也较大，磨损较少，多用于种植后牙全瓷修复和前牙舌侧咬合面，在咬合设计与调整上要求较高，否则可能会因咬合不适引起功能问题。

3. 费用高 较金属与树脂修复材料费用偏高，特别是全口长桥修复，其制作费用较高。

五、种植全瓷修复的适应证

目前全瓷是种植修复的主要修复材料之一，所以其适应证范围与种植修复的适应证基本一致。具体包括牙列缺损与牙列缺失。

1. 牙列缺损

（1）种植体支持的全瓷单冠修复，任何牙位均可。如图 20-5，12 单个上前牙种植全瓷修复与邻牙全瓷冠同时修复，病例具体情况如下。

女，50 岁，上前牙根折 1 月，要求即刻种植修复。整体设计：全身情况：健康；口腔情况：12 根折，伴有炎症，唇侧瘘管，咬合基本正常，设计即刻种植即刻修复。正式修复：设计 11 双侧氧化锆全冠，与 12 双侧氧化锆一体冠同时修复。如图 20-5 示种植前口腔状况与术前 CT，设计数字化导板下植入并提前制作临时修复体，临床手术按照即刻种植原则完成：拔牙后彻底清创，翻瓣，再次清创，数字化引导下植入种植体后试戴临时修复体合适，软硬组织增量后牙龈冠向复位缝合，术后 CT 显示与手术设计植体的三维位置与轴向一致；术后 6 个月，正式修复设计按原计划 11 与 12 同时修复，11 全瓷冠预备体，12 牙龈塑形，12 个性化转移杆制作并就位；种植与自然牙同时修复，采用流动性较好的聚醚印模材料，获得精准印模，为了减少临床戴牙调整，进行精准比色：邻牙切 1/2 比色与邻牙颈 1/2 比色，在精准印模的先决条件下其模型准确，可以直接完成的正式修复体如图 20-5（15），模型上的修复体与邻牙接触关系良好，临床戴牙顺利，调改很少，先粘接 11 自然牙冠，戴入 12 一体冠，完成修复后效果与模型上状态基本一致，如图 20-5（17）。

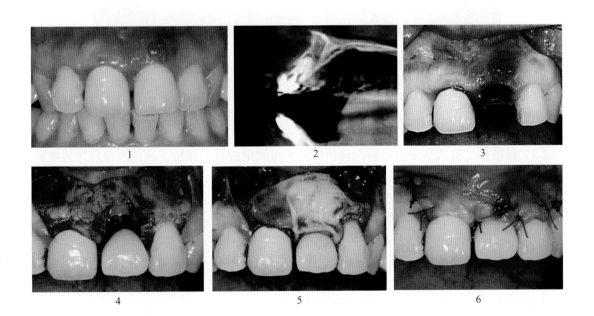

1   2   3

4   5   6

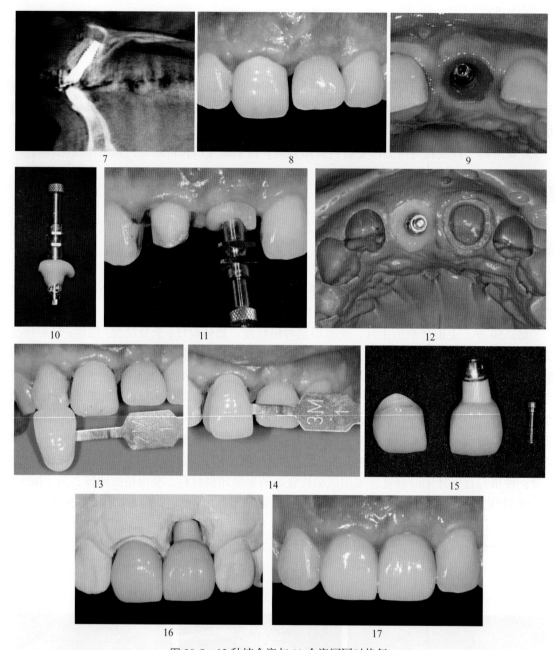

图 20-5　12 种植全瓷与 11 全瓷冠同时修复

1. 种植前；2. 术前 CT；3. 拔牙后彻底清创；4. 翻瓣后再次清创，试戴临时修复体；5. 软硬组织增量；6. 牙龈冠向复位缝合；7. 术后 CT；8. 术后 6 个月，正式修复前；9. 12 牙龈塑形后；10. 个性化转移杆；11. 11 全瓷冠预备体，12 个性化转移杆就位；12. 印模；13. 切 1/2 比色；14. 颈 1/2 比色；15. 正式修复体；16. 模型上的正式修复体；17. 完成修复后效果

（2）种植体支持的全瓷固定桥，包括传统种植固定桥与一体桥，凡是涉及后牙传统种植固定桥，种植体的位置与直径的设计只可以参照自然牙的固定桥设计的牙合力比值法和牙周膜面积计算法，但因种植体的生物力学与天然牙不同，承担侧向力的能力较弱，临床不能将自然牙齿的设计与处理完全直接应用于种植修复，当牙齿缺的数目不多，牙齿缺失的位置又是主要承受牙合力的区域，建议优先选择按牙齿数量种植，如设计固定桥，其桥体均不宜设计超过一个桥体，也不宜设计单端桥修复，目前对于种植固定桥还没有科学的研究结果，建议也多是依据临床现象与经验。

2. 牙列缺失　牙列缺失的全瓷修复都是固定桥修复。

（1）传统种植全瓷固定桥：全口分段固定桥，如图 20-6，病例具体情况如下。

女，40 岁，全口牙列缺失，要求种植固定全瓷修复。整体设计：检查全身情况无异常，口腔情况上下颌位置尚好，牙槽骨基本较丰满，设计传统种植全瓷固定桥修复，粘接固位，材料采用双层氧化锆，设计 16 个种植体，上下 8 个三单位固定桥修复。如图 20-6，修复前全口无殆，按设计完成 16 个种植体的上下颌，制取一次法开窗印模，转移杆刚性连接，取得稳定准确的颌位关系，面弓转移后上殆架，殆架上完成 8 个桥的蜡型，口内试戴全瓷基台与蜡型，检查基台就位，临时修复体密合，核实颌位关系与美学指标，完成传统种植全瓷上下颌氧化锆桥架，完成双层氧化锆固定桥戴入口腔中，上颌、下颌基台就位，修复体密合，正位示咬合状态与咬合设计一致，拍 X 线片确认基台就位后粘固固定桥，完成全口种植传统全瓷固定桥修复，如图 20-6。

（2）一体桥：也称为整体桥，如 all-on-four 与 all-on-six 等。

种植支持的全瓷固定桥均采用高强度的氧化锆全瓷完成。

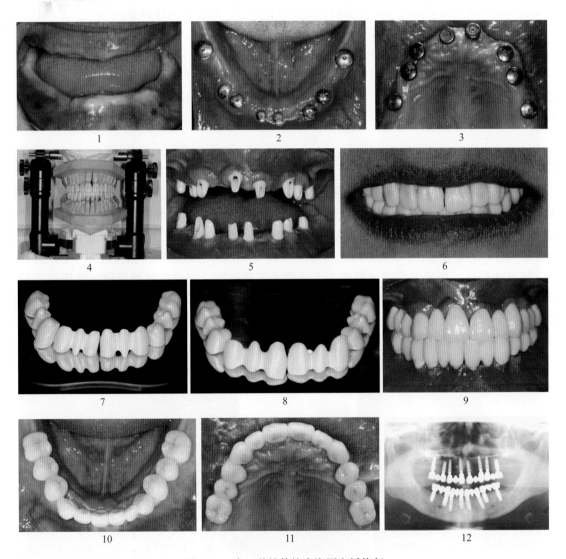

图 20-6　全口种植传统全瓷固定桥修复

1. 修复前上下牙列缺失；**2.** 下颌 8 个种植体；**3.** 上颌 8 个种植体；**4.** 殆架上完成 8 个全瓷桥蜡型；**5.** 口内试戴瓷基台；**6.** 口内试戴 8 个桥的蜡型；**7.** 下颌全瓷桥支架；**8.** 上颌全瓷桥支架；**9.** 全瓷桥戴入口腔中正位；**10.** 上颌；**11.** 下颌；**12.** X 线片

第四节 种植全瓷修复的临床操作
Basic Process of Implant-supported Ceramic Restoration

一、种植全瓷修复的整体设计过程与手术原则

种植全瓷修复是种植固定修复的一种，其临床整体设计与手术原则均符合种植治疗的基本原则。其整体设计过程如下。

1. 全身情况 首先需要了解患者全身情况，特别是影响种植手术的一些基础疾病。

2. 局部情况 术前必须对局部情况全面掌握，拍CT测量缺牙空间（即修复空间），测量软硬组织量，找出可能的特殊解剖结构，选择种植系统、确定种植体数量。

3. 修复设计 初步设计修复体：美学设计与咬合设计，具体为修复体的位置、大小、形态，修复方式（包括固位方式），修复体的咬合等。

4. 手术设计 种植手术设计原则以最终修复目标为导向，兼顾全身与局部情况。依据修复体的情况设计种植体的直径、三维位置等，依据种植体的情况进行手术设计，确定种植手术方案。

二、种植全瓷修复设计与牙龈塑形

在修复前，需要再次修复设计，除了确定种植修复的材料、固位方式、咬合设计等，还需核实或确定余牙是否需要修复以及其修复方案，在前牙美学区除了要进行咬合设计外，还需核实或进行美学设计。前牙区种植修复需要牙龈塑形，牙龈塑形的方法：①愈合基台牙龈塑形：更换粗大直径的愈合基台；②临时冠塑形：在临时冠的颈部分次添加树脂，直到外形满意；③正式修复体塑形：技术员按邻牙修整人工牙龈的出龈轮廓，完成正式修复体，临床戴牙时慢慢压入牙龈，使牙龈的出龈轮廓与正式修复体一致。如以下临床案例：男性，50岁，11根折，咬合未见异常，全身健康，通过治疗前设计种植，设计11不翻瓣种植即刻修复，正式修复时与12贴面一并修复，11采用临时修复体牙龈塑形，如图20-7。

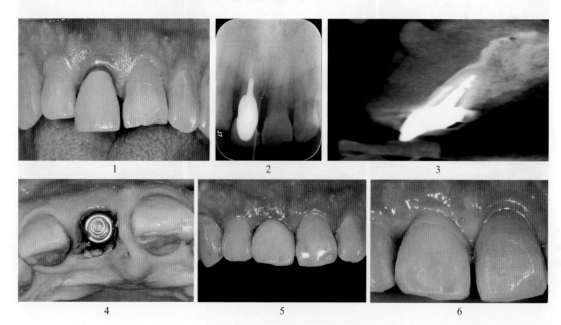

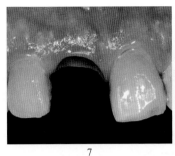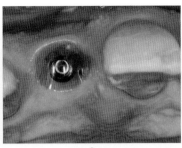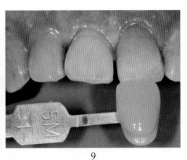

7   8   9

图 20-7 种植全瓷修复的临床设计与牙龈塑形

1. 治疗前；**2.** 治疗前牙片；**3.** 治疗前 CT；**4.** 不翻瓣植入植体；**5.** 临时修复；**6.** 用临时冠牙龈塑形；**7.** 牙龈塑形后正位观；**8.** 牙龈塑形后牙𬌗面观；**9.** 修复前比色

三、种植全瓷修复的印模方式与其优缺点

印模的精准是种植修复成功的先决条件，转移杆（帽）的就位是印模成功的先决条件。所以制取印模是种植修复成功关键的步骤，因为采用精准的印模技术方可以获得准确的模型，此时在模型上完成的修复体与口内情况方可以达到基本一致，临床戴牙才会调整很少。因此我们在此详细介绍种植印模技术。种植印模分为数字印模与传统印模，由于数字印模目前还主要用于单冠修复，所以以下印模介绍是以目前常用的传统方式进行的。

（一）种植修复印模的分类

1. 按托盘的开闭口方式

（1）闭口印模：适用于单个种植体的单冠修复，并且同时种植体位于龈下不超过约 3 mm。优点是操作简单，缺点是因为转移杆需要重新插回印模内而不够精准（详见第 17 章）。

（2）开窗印模：适用于单个种植体的单冠修复和多个种植体的单冠修复与固定桥修复。优点是精准度高于闭口印模，缺点是必须使用开窗托盘，操作较闭口印模稍复杂。

2. 按印模制取的次数

（1）一次印模法：一次修复只制取一次印模。应用于以下情况：

1）单个种植体修复：全瓷一体冠修复多采用一次法开窗印模。

2）多个种植体修复：应用于单个全瓷一体冠修复、连冠修复和固定桥修复，均可采用开窗一次印模法，同时使用转移杆刚性连接技术，以确保种植体之间的三维位置关系准确。优点是较二次印模法操作简单，并节省时间与材料。

（2）二次印模法：一次修复制取两次印模，第一次印模多采用闭口印模，第二次采用开窗印模，其具体方法为：在第一次印模灌制的模型上完成开窗转移杆的预连接，然后分割，第二次制取开窗印模，采用转移杆刚性连接技术。优点一是精准，二是可以参考转移杆的位置判断其是否就位；缺点是操作繁琐，需要患者两次就诊。适用于连续多个全瓷一体冠修复、连冠修复、固定桥修复等情况。

四、制取印模的步骤与制取位关系

1. 口腔检查与托盘和转移杆的准备 修复前需确保口腔软硬组织健康、咬合状态良好、有足够的修复空间，分析邻牙倾斜程度，检查余牙倒凹大小与口内存在的其他修复体情况。在修复前除了核实固位方式、确定印模方法外，需按照印模方式准备托盘与转移杆：试托盘大小，之后干燥涂布托盘粘接剂；准备与种植体型号直径一致的转移杆，或者已完成的个性化转移杆。

2. 调整对颌牙与邻牙　调整对颌牙的不良咬合状态，按就位方向纠正邻牙倾斜所致的不良接触点（接触关系），调整接触点的大小、位置与形态。

3. 确认转移杆（帽）就位　是印模成功的先决条件，是完成修复必须掌握的方法。

4. 刚性连接转移杆　多个连续修复体、连冠、固定桥等要采用转移杆刚性连接技术。

5. 封闭间隙　封闭余牙之间过大间隙与其他修复体的间隙，防止印模脱位困难，避免将其他修复体取下或者导致抗力小的余牙折断。

6. 制取印模　用聚醚或硬质硅橡胶印模材制取印模，印模材按规定的硬固时间取出，用生理盐水或低浓度冲洗液冲洗种植体，愈合基台酒精消毒后拧回到种植体上，扭力 15N。

7. 检查转移杆（帽）动度　在印模上检查转移杆（帽）动度应很小，刚性连接的转移杆应没有动度。

8. 放置人工牙龈　将转移杆与种植体技工代型固定（闭口印模按顺序复位到印模内），连接，在种植体代型周围放置人工牙龈，其高度应覆盖种植体技工代型边缘 1～2 mm，转印模或灌制石膏模型，临床比色。

9. 制取𬌗位关系　对于可能引起模型无法准确、稳定对位的临床情况必须制取𬌗位关系，如游离缺失等。

五、临床试戴

种植修复试戴的主要目之一是检查模型与口内情况的一致性，即印模的精准度；如有误差，需要重新制取印模。此外，种植修复试戴的主要内容是：①被动就位；②美观性；③功能状态。其中美观性包括除了颜色之外的美学评价指标所有内容，功能状态主要包括修复体的接触关系、外形高点与咬合。可以按照临床需要对蜡型进行外形或咬合的调整，返回技术室。

（一）单个种植修复体

试戴美学蜡型，多用于前牙，取下愈合基台，生理盐水或低浓度冲洗液冲洗种植体，试戴消毒后的全瓷基台、全瓷冠或一体冠的美学蜡型。

（二）多个修复体

1. 多个种植修复体试戴　近自然牙的种植体为先，顺序试戴，方法同上。

2. 种植与自然牙同时修复　原则：先试戴自然牙，后试戴种植体。

（三）固定桥试戴

传统全瓷桥或一体桥的试戴，因为种植修复体要求被动就位，所以种植固定桥或者连冠修复需要试戴临时树脂桥或者临时金属桥，种植固定桥试戴的具体内容：

1. 试戴被动就位　①传统种植固定桥，将正式基台就位后，临时桥应被动就位；②一体桥采用单点就位方法试戴。

2. 试戴密合性　传统种植固定桥，临时桥戴入后检查密合度。一体桥的密合度与其就位是一个项目，一体桥的临时金属桥可以拍摄 X 线片检查确认密合性。

3. 试戴咬合关系　长桥或者种植修复支持垂直距离时的临时修复体，需要在试戴时核实咬合关系。

六、戴牙、医嘱与复查

种植修复体戴牙的主要检查内容仍然是：①被动就位；②美观性；③功能状态。戴牙时，对于临床少量调整的修复体，尽量采用抛光方式完成，避免修复体上釉时反复高温，特别是一体冠，上釉时须先把金属基底烧结到一定温度脱粘接，再进行上釉，之后需要重新清洁粘接两部分；如需要改色或加瓷，必须返回技术室进行。对于较长的全瓷一体桥，为了避免反复高温，前牙可以设计单个冠，用粘接的方法固定在桥架上。

（一）戴牙

1. 单个种植修复体

（1）试戴后戴牙：试戴后的修复体基本合适，只对颜色调整。

（2）直接戴牙：直接戴牙其过程与试戴一致，合适后按固位方式完成修复。

2. 多个修复体

（1）多个种植修复体：近自然牙的种植修复体为先，顺序戴入，方法同上。

（2）种植与自然牙同时修复：先戴自然牙修复体，后戴种植修复体。邻牙为贴面时操作稍有复杂，首先戴种植修复体就位，然后戴贴面就位，检查密合性、美观性等，特别是对于颜色的试戴，贴面应采用不同颜色的试色糊剂与邻牙取得协调一致，再确认与种植修复体的颜色接近，之后选择已确定的粘接材料，先粘接邻牙贴面，然后再按单个种植修复体戴入，如图20-8。

3. 固定桥 传统种植全瓷桥或一体桥戴牙：因有试戴步骤，戴牙一般会很顺利，戴牙时对修复体的检查方法和内容与试戴一致。就位后拍摄X线片确认，然后按固位方式完成修复。

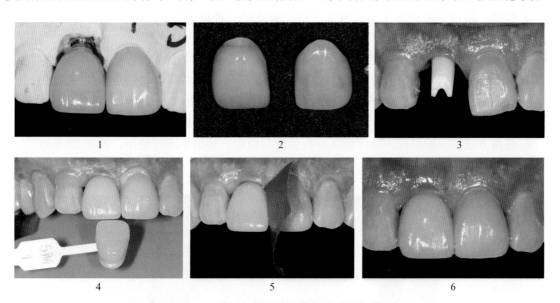

图 20-8 种植与邻牙贴面修复的试戴与戴牙

1. 模型上完成的修复体与邻牙的接触关系良好；**2.** 采用精准的印模可以在模型上直接完成正式种植全瓷冠与自然牙的超薄贴面，其大小形态协调；**3.** 11全瓷基台完全就位；**4.** 采用精准的印模可以在临床上顺利戴入修复体，其状态与模型基本一致，直接进入12超薄贴面试色；**5.** 先粘固自然牙12，后戴种植修复体11，检查接触关系；**6.** 修复完成

（二）医嘱

修复完成后，嘱患者：①注意清洁口腔卫生，除了日常刷牙维护，必须使用牙线或间隙刷清洁种植修复体；②不能进食过韧、过硬食物，如牛肉干等；③发现牙龈红、肿、痛、出血与修复体松动等问题及时就诊。

（三）复查

全瓷修复体的复查一般在修复后1个月左右与1年左右，以后每年复查，复查的内容包括：①软组织检查，如牙龈状况等；②修复体完整性与咬合检查，检查正中与非正中咬合，特别是非正中咬合，必须去掉侧方干扰；③用牙线清洁修复体颈部。

第五节   影响种植全瓷修复成功的几个关键技术
The Key Techniques of Implant-supported Ceramic Restoration

影响种植全瓷修复成功的技术与影响种植修复成功的技术是一致的，由于种植全瓷修复不仅提高种植修复的生物相容性，更重要的是提高其美学效果，所以对于种植的精准设计、精准手术与精准修复提出更高要求，本节简单介绍目前应用于临床的数字化导板（静态导板），近年来新进入种植领域的导航（动态导航），以及影响修复成功的几个传统关键技术。

一、数字化导板

1. 定义   利用数字化方式完成种植设计，在数字化导板引导下完成种植手术。

2. 适用范围   ①要求种植精准；②避免解剖风险；③即刻修复的患者。

3. 优缺点   优点：精准。缺点：①增加费用；②适应证范围窄：患者需要有一定开口度配合，需要一定缺牙间隙放置金属导环等；③导板影响备洞的水冷效果。

4. 种类   目前导板种类很多，有牙支持、骨支持、种植体支持与黏膜支持式导板，有全程、非全程导板，有单导板、双导板等。临床最常用的是牙支持式导板，如图20-9，顺序为单牙导板、多牙导板、双导板的牙支持式第一级导板与骨支持式第二级导板（即种植导板），双导板用于即刻种植即刻修复，两个导板用相同的三个导板固位钉取得固位，如图20-9。

5. 制作方法   一般数字化导板的制作需先制取模型与拍摄CT，利用数字化技术配准，进行种植设计，打印出树脂导板，再按设计将金属导环固定在导板上。

6. 使用方法   浸泡消毒，临床确认导板就位与稳定，种植手术时使用，如图20-9。

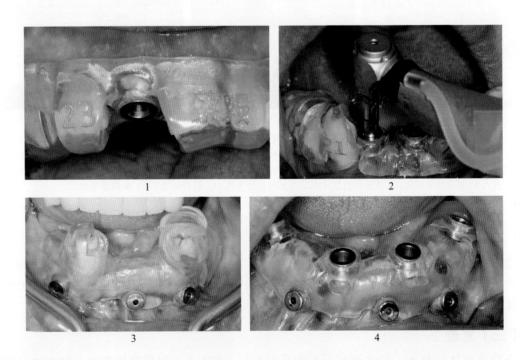

图20-9   数字化导板
1. 单牙数字化导板就位；**2.** 多牙导板的种植操作；**3.** 双导板的牙支持式第一级导板；**4.** 双导板的骨支持式第二级导板

二、数字化导航技术

1. 定义　利用数字化导航设备与其软件，完成种植设计与手术。

2. 适用范围　适合所有种植手术，特别适合：①要求种植精准的情况；②避免局部解剖风险；③即刻修复；④手术区域深在或特殊的病例。

3. 优缺点　优点：①精准；②安全。缺点：①需要购置设备；②术前配准及调试需要耗时。

4. 种类　数字化种植导航根据定位方式不同可分为超声波定位、电磁波定位、机械定位、光学定位等，其中光学定位又分为红外光式与可见光式两种。

5. 导航的作用

（1）对种植设计的作用：通过数字化技术可以先设计修复体，后设计种植体，实现以修复目标为导向的种植设计。

（2）对种植手术的作用：①提高精准性：通过定点与轴向的约束，精准实现种植体三维位置的设定路径；②提高安全性：CT可视操作，避免CT可见的解剖风险，相对安全；③扩大适应证：不受手术视野限制，CT可视操作，实现在肉眼不可视的区域的手术安全，如穿颧骨种植等。

（3）对种植修复的作用：在数字化的虚拟模型上可以提前设计完成临时修复，实现即刻修复。

6. 导航与导板的比较　相同之处是二者在种植设计与即刻修复方面的作用基本一致，不同之处是导航在种植手术中的作用不同，导航有以下优势：

（1）符合医生的种植习惯：没有导板限制，不用改变种植医生的种植穿龈手术习惯与即刻种植偏腭进钻等习惯。

（2）不影响水冷效果。

（3）允许术中及时调整植入设计方案等。

总之，导航具有弥补导板缺陷的明显优势，所以数字化导航基本可以代替导板，是种植治疗的发展方向。

7. 导航的主要操作流程　以单个上前牙的导航为例说明其使用流程。

（1）修复体设计：①获得数据：取得患者模型，拍摄CT（带有放射参考点U型管的CT）；②建立导航病历：利用软件数据匹配，形成病历；③修复体设计：在虚拟模型上进行修复体的形态（美学）设计与咬合设计。

（2）种植体设计：一是设计，依据：①修复体的情况，即修复体的三维位置；②兼顾患者的全身与局部状况；③参照术者习惯。二是确立种植方案，依据修复体的情况对种植体的矢状、冠状、水平三维方向进行设计，参照患者与术者情况调整，确立：①种植体：种植系统，种植体直径、长度等；②手术方案：软硬组织增量与否，增量方法；③修复方案：是否进行即刻修复。三是医护核实方案，保存。

（3）临时修复体制作：用修复体的设计，①测量临时基台高度；②形态设计：在虚拟模型上对临时修复体的形态设计与调整，形态利于软硬组织生长或者支撑软组织；③咬合设计：临时修复体咬合设计为无咬合；④确定螺丝孔的位置等。如图20-10。

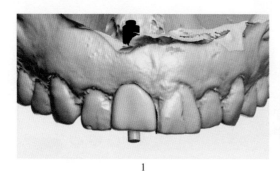

1

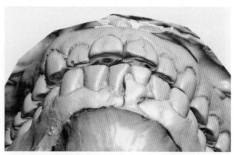

2

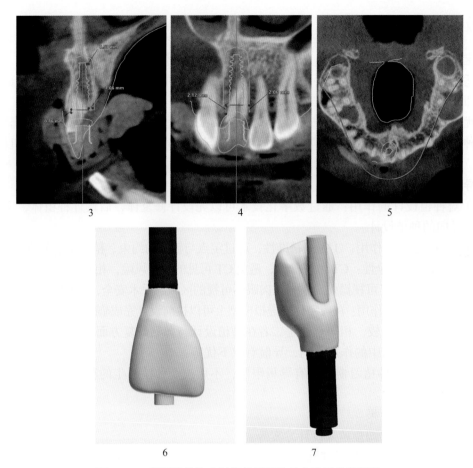

图 20-10　利用导航技术以修复目标为导向进行种植设计

1. 临时修复体美学（形态）设计；**2.** 临时修复体的咬合设计；**3.** 依据修复体设计种植体矢状位；**4.** 种植体冠状位；**5.** 种植体水平位；**6.** 螺丝固位临时修复体唇侧观；**7.** 临时修复体螺丝孔位置

（4）导航引导下的种植手术：医护配合完成，护士将手术计划在导航设备软件中调取，医生安装固定参考板。医护共同匹配数据，实施动态导航手术。导航屏幕上一般有 6 ~ 7 幅图，如图 20-11 之 2，上面 3 幅图为 CT 图，可以在手术中实时看到车针的三围位置，即 CT

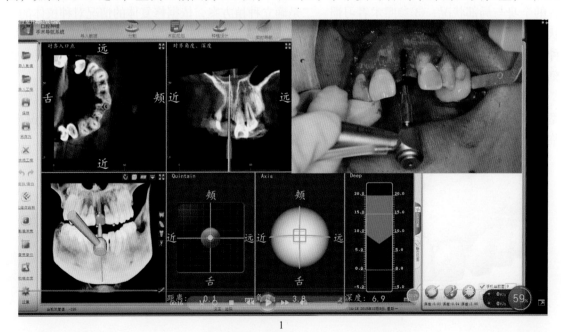

1

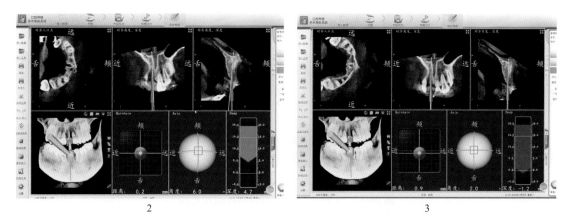

图 20-11　利用导航技术引导种植手术

1. 导航引导下种植手术的临床操作与导航屏幕；**2.** 导航屏幕：导航引导下的种植备洞；**3.** 备洞达到设计深度

可视操作，下面 4 幅图中 3 幅图是提示种植的定点、轴向与深度，是约束种植手术路径的标志，手术有偏差时可以随时重新调整车针，避免风险，提高精准度与安全性。图 20-11 为导航下 12 即刻种植手术：图 1 为临床操作情况（右上角），导航屏幕中下面 3 幅图显示精准的定点与轴向，可以开始操作；图 2 导航屏幕上显示按设计路径备洞，上面 3 幅图可见车针头的位置；图 3 预备达到设计深度，右下角图标色变为红色。按此方法逐级备洞，直到完成种植，拆除参考版，完成即刻修复与软硬组织增量手术。

总之，数字化导航提高了种植的精准度，而提高精准度的技术都是全瓷修复成功的关键技术，也因导航的精准性、安全性会成为种植治疗的常用方法。

三、确定转移杆就位的方法

将转移杆精准、完全、稳定地就位在种植体上。转移杆就位技术是印模成功的先决条件，是所有种植修复必须要求的技术。其方法如下：

1. 拍摄 X 线片　安装转移杆，拍摄 X 线片确认转移杆就位。

2. 临床经验　针对有明确就位手感或者转移杆有明确就位指示的种植系统，可以采用这种方法。

3. 双转移杆法　开窗印模，采用预先在两个相同位置制作记号的转移杆，两次或多次安装两个转移杆，其记号位置相同，说明该位置的转移杆就位。

四、个性化转移杆

1. 定义　临床上经过对转移杆颈部个性化制作，反映种植体牙龈袖口的技术。

2. 适用范围　前牙美学修复，后牙种植体牙龈下位置较深，需要减少功能并发症等情况。

3. 优缺点　优点：反映临床已塑形的牙龈状况，达到美学效果；缺点：操作繁琐。

4. 方法　用开窗印模转移杆就位，将临床已塑形好的牙龈状态用树脂复制在转移杆上，反映临床的出龈轮廓。如图 20-12。

五、转移杆刚性连接技术

1. 定义　转移杆刚性连接技术是指应用开窗印模，将转移杆在种植体上就位后，在口内采用既具有一定强度又具有一定硬度的材料将转移杆刚性连接在一起的技术，如图 20-12 之 4。

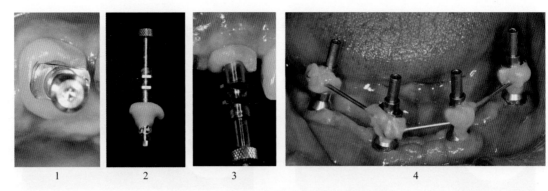

图 20-12　个性化转移杆与转移杆刚性连接
1. 制作反映出龈轮廓的个性化转移杆；**2.** 个性化转移杆；**3.** 个性化转移杆在口内就位；**4.** 转移杆刚性连接技术

2. 应用范围　应用于多个种植体的整体修复，是多个连续种植体修复常采用的印模技术，是种植固定桥、连冠或者杆式覆盖义齿所必须应用的印模技术。它既可以采用一次印模法，也可以用二次印模法。

3. 优缺点　优点是精准：它可以确保种植体之间的三维位置关系准确与稳定地转移到模型上，是目前临床上最为精准的印模技术；缺点是复杂：因其需要口内刚性连接转移杆，所以操作较为复杂。

4. 方法　转移杆刚性连接具体操作方法较多，常用的是：①一次印模法：将开窗式转移杆在种植体上完全就位，然后将用硬的金属杆或提前制作的导板放置在转移杆唇、颊侧，然后用树脂粘固与固定，固定树脂应包绕转移杆大于 180°，形成稳定可靠的固定，彻底固化树脂；②二次印模法：将模型上开窗式的转移杆用成型塑料刚性连接，再分割，在口内种植体上就位，用成型塑料刚性连接。

一次印模的刚性连接与二次印模的刚性连接精度是一样的，具体采用哪种方法依据临床习惯。

六、单点试戴法

1. 定义　多个种植体整体修复时，在口内或模型上检查修复体的被动就位的一种方法。

2. 适用范围　多个种植体的整体长桥、杆式种植覆盖义齿等刚性连接的修复方法均要采用单点就位方法试戴。

3. 优缺点　优点：可以准确获得修复体被动就位状态。缺点：需先排除软组织对就位的影响。

4. 方法　将就位的修复体，在口内或模型上，选择修复体一侧的一个螺丝（单点），初步上紧，然后检测修复体整体有无翘动，如果修复体稳定无任何动度，说明修复体被动就位，如果修复体有任何翘动或另一端施力才可以就位，说明修复体未达到被动就位的状况。

第六节　种植全瓷修复的咬合设计与调𬌗
Occlusion Design and Adjustment of Implant–supported Ceramic Restoration

咬合是一个涉及牙、颞下颌关节、口颌肌肉等结构的复杂𬌗学问题，并且还会受到中枢神经与外部环境等的影响。本节表述的咬合设计是设定患者主要存在牙的问题，当患者同时存在颞下颌关节与口颌肌肉等问题时，除了参考本节所表述咬合设计与处理的原则与方法外，还需要结合咬合病与关节疾病等的处理原则与方法。

目前关于咬合的研究与探讨引起临床高度关注，虽然对天然牙齿的咬合和咬合创伤进行了广泛的研究，但关于种植体咬合的文献有限。由于牙齿和种植体之间存在的生物生理差异，临床不能将自然牙齿的咬合设计与处理的文献直接应用于种植修复。而大多数关于种植体咬合的研究由于伦理等方面的原因，几乎均来源于工程和力学的原理的研究分析，目前一般用咬合力可能造成植体与其周围软硬组织的变化来解释种植咬合问题。

目前对咬合超载是否会导致种植修复出现问题仍然存在一些争议，但一些临床回顾性研究与临床报告明确显示：咬合超载或水平力过大与种植修复并发症，包括生物并发症和机械并发症有关，甚至有的研究指出，咬合超载和种植体周围炎是晚期（骨整合后）种植体失败的最常见原因，所以要高度重视种植修复的咬合设计。除了本书在修复概论中阐述的咬合设计的理论外，本章节主要阐述有关种植全瓷修复的咬合设计与处理。

一、种植全瓷修复咬合设计的原则

1.消除咬合超载与咬合干扰。

2.咬合设计种植体尽量轴向受力，减少水平分力。

二、种植修复的咬合分型

临床上咬合是一个很复杂的状态，影响因素也很多，为了方便种植临床设计，首先对咬合状态进行初步分型。

（一）按咬合力的大小分

1.咬合超载　重咬合和咬合超负荷等含义相同，以下几种情况都称为咬合超载：①咬合高：种植体支持的修复体在牙尖交错位的咬合力高于原有自然牙；②咬合干扰：在前伸与侧方运动时种植体支持的修复体出现咬合干扰；③咬合点数量过大：种植体支持的修复体在牙尖交错位或者前伸与侧方运动的咬合力点的数量或面积明显大于原有自然牙。

2.正常咬合　指种植体支持的修复体在牙尖交错位的咬合力与原有自然牙一致，在前伸与侧方时种植体支持的修复体与原有自然牙一致，无咬合干扰。

3.轻咬合　指种植体支持的修复体在牙尖交错位的咬合力小于原有自然牙，在前伸与侧方运动时种植体支持的修复体无咬合干扰，甚至无咬合接触。轻咬合分为两种：①轻咬合：即轻接触，特指种植体支持的修复体在牙尖交错位与前伸和侧方运动时的咬合力均小于原有自然牙，具体操作举例：用约 40 μm 左右的薄咬合纸检查咬合时，自然牙有咬合点，种植修复体无咬合点，用 80～100 μm 或更厚咬合纸检查咬合时，自然牙有咬合点，种植修复体有极少量咬合点；②适中轻咬合：轻接触至中等力量，具体操作举例：用约 40 μm 薄咬合纸检查咬合时，自然牙有咬合点，种植修复体有极少量轻咬合点或者无咬合点，用 80～100 μm 或更厚咬合纸检查咬合时，自然牙有咬合点，种植修复体有适中咬合点，但是少于自然牙的咬合点。

4.无咬合　也称为低咬合，是指种植修复体在正中与非正中时都与对颌牙无接触，无咬合只用在无负重的种植即刻临时修复。

（二）按种植修复体是否支撑垂直距离分

由于种植体与骨结合后没有自然牙的牙周膜组织，其生理动度小于自然牙，所以在修复时，根据种植体是否支撑咬合垂直距离，咬合设计不同。

1. 种植体支撑型 当患者口腔中的自然牙无法维持正确、稳定的垂直距离，种植修复同时恢复患者垂直距离，修复后完全由种植体支撑咬合垂直距离，常见咬合重建治疗，此时种植修复的咬合设计原则为正常咬合。

2. 非种植体支撑型 是指患者口腔中的自然牙可以维持正确、稳定的垂直距离，种植修复后不支撑咬合垂直距离，此时的咬合设计原则为轻咬合。

3. 部分种植体支撑型 是指患者口腔中的自然牙虽然可以维持正确、稳定的垂直距离，但后牙缺失数量多，修复后的咬合垂直距离部分由自然牙支撑，部分由种植修复体支撑，此时的咬合应依据种植体数量分别设计为：①种植体数量较多为正常咬合；②种植体数量较少则为适中轻咬合。

三、种植全瓷修复的分类咬合设计

临床情况复杂，为了方便临床选择不同的咬合分型，进行以下初步分类设计。按缺失牙齿数目分单牙缺失种植与多牙缺失种植，单牙种植咬合设计为轻咬合，而多牙缺失情况复杂，初步按下列情况分类设计；当缺失情况复杂或临床情况复杂，不能被以下分类概括时，可以参考以下分类进行咬合设计。

（一）前牙种植

自然牙支撑垂直距离，即非种植体支撑型，指几个前牙种植体以及前牙固定桥的咬合设计。

1. 正中咬合（最大牙尖间位） 种植体对颌为自然牙，咬合设计为适中轻咬合；对颌为种植修复体，咬合设计为轻咬合，即轻接触。

2. 前伸引导 在前导设计中，尽量由健康自然牙引导，种植修复体尽量轻接触或不接触。

若上中切牙种植，或者全部前牙种植，设计序列前牙引导：前伸在初期，上颌 13～23 一并引导，前伸中期上颌 12～22 引导，前伸末期，上颌 11、21 引导。

3. 侧方引导 侧方运动为尖牙引导，后牙分离。若尖牙为种植体，设计组牙引导（组牙功能𬌗）。

（二）非游离缺失后牙种植

非种植体支撑型，患者的咬合垂直距离由自然牙支撑，种植修复设计为轻咬合。

（三）单侧游离缺失后牙种植

部分种植体支撑型，患者的口内有稳定的咬合关系。

1. 正中咬合 对颌牙为自然牙设计为适中轻咬合，对颌牙为种植修复体设计为轻咬合。

2. 前导 前伸与侧方运动为前牙引导，后牙分离。

（四）双侧游离缺失后牙种植

1. 非种植体支撑型 如第二磨牙缺失种植修复，咬合设计为轻咬合。

2. 部分种植体支撑型

（1）正中咬合：即最大牙尖间位时设计为适中轻咬合。

（2）前导：前伸与侧方运动为前牙引导，后牙分离。

（3）正中自由度：由 0.5～1 mm 加大到 1～1.5 mm。

3. 种植体支撑型

（1）正中咬合：即最大牙尖间位时设计为正常咬合，咬合力均匀分布。

（2）前导：前伸与侧方运动为前牙引导，后牙分离。

（3）正中自由度：由 0.5 ～ 1 mm 加大到 1 ～ 1.5 mm。

（五）牙列缺失种植固定修复

1. 正中咬合　即最大牙尖间位时，设计后牙正常咬合，咬合力均匀分布，前牙轻咬合。

2. 前伸引导　设计前牙序列引导，后牙分离。

3. 侧方引导　设计组牙引导（组牙功能𬌗）。

3. 正中自由度　由 0.5 ～ 1 mm 加大到 1 ～ 1.5 mm。

（六）其他情况

当个别牙种植修复时，存在反或者种植体植入过度偏腭侧或偏颊侧时，不仅设计轻咬合，还应减少正中咬合点，并将咬合点设计在种植体支持的牙尖上或中央窝，且种植修复咬合的正中自由度由 0.5 ～ 1 mm 加大到 1 ～ 1.5 mm。

咬合设计不是一成不变的，因为具体每个患者的软硬组织的质量不同，特别是患者的咬合情况不同，种植体情况不同，咬合设计应有所不同。

四、影响种植全瓷修复咬合设计的因素

1. 患者因素　患者的期望、口腔环境、审美结果等对咬合设计有影响。特别是遇上高龄、Ⅳ类骨、植骨量非常大、有代谢疾病等患者，咬合设计一定要轻。

2. 材料因素　种植系统不同，外科设备、材料与技术不同，种植修复的咬合诊断分析技术、所应用的材料与设备不同，咬合设计应有所不同。

3. 团队因素　治疗团队具有的口腔咬合理论、临床医生的经验和所受的培训，团队整体能力和沟通协作能力以及工作环境等都会对咬合设计有所影响。建议不断学习，否则以轻咬合处理，但避免无咬合。

五、种植全瓷修复体的调𬌗与抛光

1. 咬合纸的选择　选择容易操作、容易印出清晰咬合印记的咬合纸。

（1）咬合纸颜色的选择：咬合检查一般有红、蓝两种颜色咬合纸，一种颜色检查正中，另一种检查非正中，即前伸与侧方运动。一般来说蓝色咬合纸更容易印出咬合印记，所以建议种植全瓷修复的调𬌗方法：用红色检查调整正中咬合与正中自由度，用蓝色检查前伸与侧方运动，因为种植全瓷修复中消除侧方干扰尤为重要，选择容易咬合印出清晰咬合印记颜色的咬合纸，以免因为侧方咬合印记没有印出而引起咬合干扰。

（2）咬合纸厚度的选择：因为种植咬合经常会设计为轻咬合与适度轻咬合，所以，采用薄厚两种或更多厚度的咬合纸确认种植修复体是否是轻咬合。

2. 调𬌗的顺序　先检查调整正中咬合与正中自由度，然后检查非正中，前伸与侧方不分顺序。

3. 调𬌗的方法

（1）粗调：种植修复体戴入就位、密合、接触点松紧合适后可以开始粗调，主要是消除正中咬合高点。

（2）细调：调整种植体正中咬合力点数量与位置，消除侧方干扰，核实咬合状态与咬合设计一致。

4. 调𬌗的时机

（1）戴牙时调𬌗：种植修复体戴入就位、密合、接触点松紧合适后可以开始粗调，调𬌗

合适后可以立即开始细调，或者修复体戴入顺利，口内情况与模型基本一致，即印模精准时，可以省去粗调，直接进入细调。

（2）复查时调𬌗：由于天然牙齿有生理动度，所以会出现调𬌗时发生位置轻微改变，一般会有两种情况：①一周后牙周膜回复，牙齿回到以前未被压缩的位置，这时会发生咬合变化，出现咬合高或侧方干扰；②患者自然牙齿慢慢适应新的位置，不会出现任何问题。由于无法判断患者是哪种情况，所以建议每次复查均要检查咬合，发现咬合高或侧方干扰时，立即调𬌗。由于自然牙会出现生理性磨耗，而全瓷材料的磨耗比较少，所以每年一次定期复查时检查咬合十分必要，减少因全瓷材料磨耗不足导致的咬合超载，或者修复体破损。

5. 抛光　全瓷修复材料硬度大，不易磨耗，所以全瓷调𬌗后必须认真抛光，以减少对颌牙齿的磨耗。

总之，咬合是种植修复长期稳定性的重要影响因素之一，无论种植修复的咬合设计与戴牙时调𬌗，还是复查的咬合检查与调整，都不能有早接触𬌗干扰，更不能随意抬高或降低咬合，导致出现咬合超载与无咬合的种植修复，以免因此导致无代偿能力或者接近代偿失调等敏感患者的颞下颌关节与肌肉等问题。

思考题：

1. 种植全瓷修复成功的先决条件是什么？（答案见第四节之二）
2. 什么是转移杆刚性连接技术？（答案见第五节之五）

进展与趋势

种植全瓷修复主要提高修复体生物相容性与美学效果。随着全瓷材料性能的不断提高，加工技术的不断提高，种植全瓷修复的长期稳定性得到保证，其适应证越来越广，种植全瓷修复不仅在前牙区进行，在后牙区也常规进行。特别是数字化技术的应用，氧化锆全瓷一体冠，不仅在功能、美观、舒适度等方面都符合种植修复的要求，而且临床操作简单，所以被广泛应用。因全瓷材料的物理特性——磨耗较少，种植全瓷修复的咬合设计不仅是目前临床关注焦点，也是研究热点。总之，种植全瓷修复是种植固定修复方法之一，必须符合种植整体设计与要求。随着全瓷材料性能的提高，加工技术的改进，种植医生对咬合的理解与处理能力的提高，种植全瓷修复将是种植固定修复的主要修复方法。

Summary

The chapter introduces the development of all-ceramic cultivation, the classifications of all-ceramic dental materials, the selection of materials for each part of implant-supported ceramic restoration, the advantages and disadvantages of implant-supported ceramic restoration, and the aesthetics evaluation scores of implant-supported ceramic restoration.The treatment procedures and the standardized clinical operations are described detailedly.This chapter focuses on the principle of occlusal design and method of adjusted occlusion of implant-supported ceramic restoration. The chapter describes the development and status of implant-supported ceramic restoration comprehensively and systematically.

Definition and Terminology

1.种植全瓷修复（implant-supported ceramic restoration）：The main materials of implant-supported restorations are all-ceramic.

2.一体冠（integrated crown）：Also called hybrid abutment crown. It is implant superstructure，and is one kind of implant-supported restorations. It includes one screw andone crown，and is screwed on implant directly.

（孙　凤）

第二十一章 种植即刻修复

Implant Immediate Provision-alization

第一节 概 述
Conspectus

一、即刻修复的概念和发展历史

种植即刻修复是指在种植体植入颌骨后立即制作并戴入暂时修复体。暂时修复体可以设计制作为功能性殆接触的修复体，也可以制作成非功能性殆接触修复体。即刻功能性殆接触也称为种植体即刻功能性负重（immediate functional loading），指种植体植入后 48 h 内种植体即开始通过与对颌牙或对颌义齿建立咬合接触，修复体行使功能时种植体承担咬合力量。种植即刻非功能性负重（immediate nonfunctional loading）是指种植体植入进行暂时修复，但暂时修复体与对颌牙之间在正中殆牙尖交错位时以及咬合运动时均没有咬合接触。种植体非功能性负重时种植体所承受的负荷来自于唇舌运动带来的压力和食团与修复体碰撞接触产生的力。

按照经典的种植程序，拔牙后需要等待 2 ～ 4 个月，当拔牙窝完全愈合后植入种植体，种植体植入以后必须经过 3 ～ 6 个月的骨愈合期才可以在种植体上部进行义齿修复。常规种植修复的疗程可能长达 1 年甚至 1 年以上。而种植体植入后即刻修复显著地缩短种植修复疗程，患者在种植体植入后最短的时间内即可使用种植体支持的修复体，满足患者功能、美观、发音需要，符合患者的期待和要求，因此，通常接受种植即刻修复的患者满意度较高。

正因为种植即刻修复具有诸多优点而备受患者青睐，早在二十世纪六七十年代就有学者开始尝试在种植体植入后立即制作修复体，不再给种植体几个月的愈合时间。但是，其结果多以种植体脱落失败告终。组织学观察发现，种植体和周围骨组织之间没有产生直接结合，而被纤维组织包绕。需要说明的是，当时使用的种植体和目前使用的种植体在几何形状、表面形貌、表面结构、表面处理方法等方面有天壤之别。几十年前的口腔种植研究的局限使得临床医生对种植体骨结合机制的认识尚不深入，几十年前种植体的设计、表面处理等不足以达到即刻修复对种植体的要求。诸多因素综合作用，导致了种植即刻修复尝试的失败。

那么种植体植入颌骨后为什么会有成功也有失败，种植体被纤维组织包绕的主要原因是什么？

首先需要了解种植体植入颌骨后正常的生物学机制和过程。种植外科医生制备种植窝洞的过程对于骨组织、血管的影响相当于外伤，具体表现为骨组织被切割、毛细血管破裂。随后，种植体被植入到制备好的种植窝内，这时种植体与骨组织之间是机械性的表面接触和锚着。实际上，从种植外科手术开始之时，不管是否植入种植体，人体就已经开始通过信号转导启动骨创伤愈合过程。种植体植入到骨组织之后的愈合过程类似稳定性骨折的愈合机制。

手术创伤启动的成骨过程，首先是创伤刺激使大量生长因子释放：转化生长因子 β（TGF-β）、成纤维生长因子（PDGF）、骨形成蛋白（BMP）等释放到细胞外间质。术后第 1 周主要是毛细血管和成纤维细胞增生组成的肉芽组织。在以后的几周里，主要变化是新骨形成和旧骨吸收的动态过程。在这个"新旧更替"的变化过程中，如果新骨生成良好，替代过程顺利，则种植体得以完成从机械稳定性向生物学稳定性转化。如果这一过程的平衡被某些不利因素打扰，甚至打破这个平衡，则导致新骨生成和替代障碍，最终种植体被纤维组织包绕致种植体稳定性下降，导致种植失败。具体而言，术后第 2 周，愈合过程仍处于最初的阶段，种植体周围有类骨质形成，一些小的类骨质形成岛状结构，同时，组织学观察可以看到破骨细胞活跃，最初与种植体表面接触的骨组织开始吸收。动物实验发现，在种植体植入后第 2 周，大约25% 的种植体表面可见活跃的破骨细胞，这些破骨细胞使旧的骨组织间产生了一些裂隙。第3 周时新的骨组织继续生成，最初和种植体表面接触的骨组织已经大多处于吸收状态。而种植体表面新形成的编织骨还十分脆弱，由于新生骨量不多且脆弱，种植体-骨之间的机械强度很小。种植体植入后的第 4 周以后，新骨形成持续增多，骨吸收率下降，破骨细胞开始改建牙槽嵴顶的皮质骨。在种植体的螺纹之间可见新的骨单位出现。这期间，如果种植体稳定性不足或过度负重，将导致种植体产生微小的动度，当这种不稳定大于 100 μm 时，成骨速率降低，纤维组织长入，包绕种植体，最终至种植体失败。术后第 6 周，骨吸收速率下降，层板骨形成增加，新的骨小梁产生，这些新的骨小梁在种植体周围，达到一定的机械强度，种植体周围发生所谓的骨皮质化（peri-implant corticalization）。

临床观察和体外试验研究显示，种植即刻修复后种植体失败多发生在种植体植入后最初的1～2 个月，种植体周围旧骨的吸收多发生在种植体植入最初的几周。如果在种植体植入后的第 2 个月骨吸收仍然活跃而新骨形成速度不足，则纤维组织易于长入，种植体失败风险增加。相反，成功产生骨结合的种植体多为种植体周围骨皮质化完善的种植体。第 3 个月时，组织学研究观察到层板骨和种植体螺纹平行，大量的骨形成于牙槽嵴顶和种植体中部。4～8 个月，种植体周围见皮质骨和层板骨与种植体之间的接触面积增加，有研究认为，植入后 8 个月和 4 个月的种植体周围骨密度等无明显差别。由此可见，种植体植入后 2 个月以创伤愈合的机制为主，包括破骨细胞的活跃，在种植体植入后 3 个月时发生了骨形成的一个高峰，使骨质的质量提高，骨质变得致密，而破骨细胞活跃于种植体植入最初的 2～4 周，高峰在种植体植入后 3 周，种植体在最初的 1～2 个月发生失败的风险较大。最初达到初期稳定性的骨在逐渐吸收，而新生的骨组织并未进行替代，即刻修复带来的种植体的动度打扰了新生骨组织的替代，破坏了动态平衡。如果在种植体植入后第 1 个月内种植体和骨组织之间就产生细微的间隙，在第 2 个月的时候，有纤维组织长入到种植体和骨组织之间的间隙之中，最终为纤维组织包绕种植体，而非骨组织，种植体失败随即发生。那么，种植体的动度超出多少即会导致这种动态平衡被破坏则成为关注热点。

随着对种植体各项研究的深入，人们发现，种植体植入后的动度小于 100 μm 并不会对骨结合的产生造成不良影响。而大于 100 μm 的动度将破坏骨结合的过程。种植体设计和表面处理技术的改进，促进了人们再次尝试即刻修复的想法。人们开始尝试在种植体植入后 1 周内戴入临时修复体，与对颌牙之间没有咬合接触。患者在进食和口唇颊运动时对修复体有一定的功能刺激。这样避免了使种植体产生过大的动度，达到了较好的临床效果。这样的做法称为"即刻修复"或"种植体非功能性负重"，以区别于修复体与对颌牙完全咬合接触状态，后者被视为"即刻功能性负重"。

而在无牙颌种植即刻修复的尝试中，最早由 Brånemark 教授提出下无牙颌的种植即刻负重，提出了 Novum SameDay 概念，下颌植入 3 颗种植体，当天戴修复体，使种植体即刻功能性负重。也有其他学者采用不同方式对无牙颌患者在种植体植入后进行即刻负重，采用双重冠、杆卡或球帽等方式实现无牙颌种植后即刻负重。

目前，种植体植入后即刻修复已经进入了一个理性发展阶段。现代种植学的即刻修复理论和实践是建立在种植体表面设计制作方面的改进、种植即刻负重骨结合机制研究以及临床的尝试和实践基础上，并得以快速进步和发展。

二、与种植体骨结合相关的因素

种植即刻修复不应以种植体失败脱落为代价，因此，在进行种植即刻修复时，人们最为关注的是种植体的骨结合，也就是即刻修复不可影响种植体产生骨结合和长期成功。影响种植成败的主要因素：

1. 种植体的特性　种植体的性质和特征对骨结合产生重要影响。包括种植体的材料、几何形状、表面形貌、微观特征等。回顾种植体产生和发展的历史，种植体的外形有锥形、柱状、叶片状、螺丝状、中空柱状，种植体表面有不同类型的螺纹等。种植体的材料有纯钛、钛合金、氧化铝、氧化锆等。种植体的表面特性包括机械光滑表面和粗糙表面两大分类。表面性质包括有（无）涂层，如羟基磷灰石喷涂、钛离子喷涂或酸蚀喷砂表面的种植系统等。种植体连接方式有内连接和外连接之分。种植体上部结构的设计对于骨结合和软组织封闭和保存也会产生不同影响，例如平台转移的种植体。研究表明，骨组织的反应和种植体表面性质有很大关系。种植体研发者和生产商不断改进种植体表面特性，以利吸引成骨细胞趋化、促进骨组织形成、加速骨结合，提高种植体和骨组织之间的接触率（bone-implant contact，BIC）。BIC 是种植体相关研究中评价种植体骨结合率的重要指标。但是，并非 BIC 高的种植体就是适于即刻修复的种植体。用于种植即刻修复较为适宜的种植体还需要具备较好的自攻性、易于获得满意的初期稳定性。

2. 种植体和骨组织界面之间的相对动度　早期的研究中多采用机械光滑表面或钛离子喷涂的柱状种植体，种植体相对骨组织之间可能存在滑动的趋势。由于种植体表面形貌、表面特性、粗糙度、螺纹的几何外形等对种植体和骨组织之间相对运动的程度产生影响，目前对种植体的开发和研制多考虑加强种植体植入后与骨组织的接触状态，不同的种植体表面螺纹以及螺纹的切割功能等成为种植体设计的热点。对临床医生来说，良好的外科技术，按即刻修复原则和种植体特点制备种植洞形，达到种植体植入的理想的初期稳定性，可有效地减少种植体和骨组织之间的相对位移。使种植体相对骨组织之间的动度小于 100 μm，不影响骨结合的产生。

3. 生物力学因素　生物力学因素涉及的是这样一个概念，即每个种植体所能够承受的负荷的程度和范围。例如，患者戴用种植体支持的即刻修复体进食硬质食物的时候，种植体承担的负荷比进食软质食物时重，种植体负荷重则种植体骨结合失败的风险增大。如何合理地分配种植体的负荷，符合生物力学原理需要给予足够重视。一是在种植体植入位置和数目设计时应根据患者全身状态、缺牙间隙大小、咬合力情况，进行科学合理的术前设计，理想的种植体位置轴向、恰当的种植体数目和分布可以使种植体受力更为合理。第二，多个相邻的种植体进行即刻修复时，将几个种植体上部结构之间进行连接，使几个种植体上部被一个整体修复体限制，使每个种植体的位移趋势减轻，种植体相对动度减少，达到减小种植体动度的目的。第三，咬合的调整和控制需尽可能使咬合力分散，个别牙位或区域可考虑非功能性负重。

总之，种植即刻修复或者说种植即刻负重的成功依赖 3 个主要因素：①良好的初期稳定性限制种植体动度；②良好的生物学稳定性使种植体周围产生骨结合；③避免即刻修复期内的不利受力导致的骨吸收。初期稳定性的获得主要与局部解剖条件、种植体设计、患者状况和术者的种植外科技术密切相关。种植体表面形貌是促进成骨的重要因素，目前已经出现了纳米级种植体表面，对成骨细胞的趋化等起到一定的促进作用。但是，种植即刻修复的成功仍然需要有合理的种植修复设计、规范的种植外科和种植修复技术、精密的修复体加工制作以及患者良好的依从性等各方面因素作为基础。

第二节 种植即刻修复的适应证
Indication

种植即刻修复的适应证为：

1. 种植区域骨量较好，至少允许植入直径 3.5 mm、长 10 mm 的种植体。

2. 种植区域骨质为Ⅰ～Ⅲ类。

3. 种植体植入扭矩 ≥ 35 N·cm。

4. 种植体植入同期无需进行上颌窦底提升术、外置法植骨术、骨牵引术等骨增量手术。

5. 咬合关系基本正常，龈𬌗距离不小于 5 mm。

6. 种植体周围附着龈宽度 ≥ 2 mm，无需牙龈移植等手术。

7. 无明显夜磨牙或紧咬牙等。

8. 患者依从性良好。

种植即刻修复成功的关键是种植体植入时达到足够的初期稳定性。初期稳定性定义为：种植体在颌骨内最初的固定稳定程度。可以通过种植体植入最终的扭矩大小作为临床评价种植体初期稳定性的标准，也可以使用种植体稳定性测试仪测得种植体的初期稳定性数据。常用的种植体初期稳定性测试仪有 Periotest 和 Ossteoll RFA。研究表明，种植体植入时的种植体稳定程度和植入种植体的终末扭矩大小有关，较高扭矩植入的种植体，植入后种植体和骨组织之间的机械接触更稳定，并且，种植体植入扭矩和植入时种植体和骨组织接触面积呈正相关。因此，在临床上，采用植入扭矩大小判断种植体是否可以即刻修复是可行可靠的方法。目前将种植体植入时扭矩大于等于 35 N·cm 作为种植体即刻修复的标准，即种植体植入扭矩大于等于 35 N·cm 时方可进行种植即刻修复，而当种植体植入的扭矩小于 35 N·cm 时不应进行种植体的即刻修复。因有研究表明，种植体植入时扭矩大于 32 N·cm 的种植体失败率较低。但是，这并不意味着种植体植入的扭矩越大越好，采用过大扭矩植入种植体时，植入过程中可能导致产热过多，造成种植骨床骨组织坏死，不利于种植体的成功。过大扭矩植入种植体时，种植体本身的机械强度也是必须考虑的问题，避免过大扭矩植入导致种植体变形甚至折裂。因此，种植体植入扭矩不宜超过 70 ～ 80 N·cm。

种植体植入时的初期稳定是机械的稳定，也就是由种植体的外表面和骨组织之间机械接触而获得的，尚没有成骨现象发生。种植体的初期稳定性与外科种植窝制备、骨质情况、种植体表面形状和性质、种植体的自攻性有关。初期稳定性是种植体获得骨结合的基础，也是种植即刻修复成败的关键因素。种植体植入后，被外科手术创伤的骨组织和血管受伤，机体启动修复机制。坏死组织吸收，新骨生长才能使种植体达到生物学稳定。受伤的骨组织吸收将导致种植体的稳定性下降，新骨形成促使稳定性上升，只有在这两个过程之间达到平衡，种植体才能成功存留。而在种植体植入后最初的几周内由于骨组织的吸收和改建，种植体的累积稳定性呈下降趋势，因此，种植体植入后 4 ～ 8 周内是种植体早期高失败率的时期。

骨组织对抗种植体动度的能力也很重要，不同的骨的质量和密度对种植体动度的抵抗能力不同，在植入于Ⅱ类骨的种植体上施加 30 N·cm 的力矩会导致 100 μm 的动度；在Ⅲ类骨的种植体上同样施加 30 N·cm 的力矩将导致种植体产生 150 μm 的动度，而 5 ～ 10 N·cm 的力矩引发 50 μm 的动度；在Ⅳ类骨的种植体上施加 30 N·cm 扭矩，会引起 250 μm 的动度。这说明，骨质的密度和质量与种植体的成功存留之间有密切关系。相比之下，植入到Ⅲ类骨和

Ⅳ类骨的种植体即刻修复后失败的风险更大一些。以松质骨为主的Ⅳ类骨不适宜进行种植后上部结构非刚性连接的即刻修复。研究表明，层板骨能够抵抗三维方向上 2% 的变形，网状骨可抵抗 10% 的变形，但是，变形度在 10% ～ 30% 的范围时就会使骨吸收变得活跃。因此，术前放射学检查以及术中对骨质的判断非常重要。在患者骨质不良、种植体初期稳定性欠佳的情况下不宜进行种植后即刻修复。

对种植体稳定性的测量有 Periotest 仪器，最初用于测天然牙动度，后来发展为用来测种植体的动度。其数值越低，则种植体的稳定性越高。有研究结果显示，当使用 Periotest 测量种植体动度时，其数值为负数时种植体的动度小于 20 μm。

另一个可以测量种植体稳定性的仪器是依据种植体和骨组织震动的原理，即频率共振分析（resonance frequency analysis），其读取数值在 1 ～ 100 之间。其读取的数值称为 ISQ 值（implant stability quotient）。种植体稳定性测试仪和数据可以作为种植体稳定性的参考。

究竟在种植体植入后哪个时间点种植体的稳定性降到最低，目前尚未见大量基于患者的研究报告。动物实验中，在把纯钛光滑种植体植入到兔的胫骨 1 个月时种植体稳定性最低；另外也有动物实验结果表明，在种植体植入后 1 ～ 4 周种植体的稳定性都很低，种植体从第 5 周开始到 12 个月稳定性增强。

而种植体植入后 1 ～ 3 个月间是不成熟的骨向成熟的层板骨转化的时期。极少的人体试验观察到以 45 N·cm 植入的即刻负重的种植体，种植体稳定性在 15 ～ 21 天明显降低。因此，正式的终末修复应在种植体植入后至少 3 个月后进行，并且，避免在危险期内拆卸种植体上部结构。而即刻修复体也需要在种植体植入后 48 h 之内就位，以保证种植体能够有足够的稳定性，能耐受旋下愈合基台、安放临时基台等操作的力而不至于种植体失败。

目前短种植体尚无可靠的即刻修复成功报告，因此不建议使用短种植体进行种植即刻修复。

第三节　种植即刻修复的术前设计和术前准备
Clinical Examinations and Preparations

无论牙列缺损还是牙列缺失患者的种植即刻修复，均需进行充分的术前检查、设计和术前准备。种植即刻修复能够获得的最终效果虽然与团队的专业知识有密切关系，但是，术前详细的检查、对患者条件客观评估、宏观和细节的设计对最终效果起到至关重要的影响作用。因此，术前准备工作实际上从患者初诊时就已经开始。现代社会生活中，患者可以从各种媒体获得关于种植修复、种植即刻修复的信息。因此，患者通常不仅仅要求恢复他们所缺失的牙齿，可能还存在较高的美学期待以及在社会生活中的认可和赞赏。因此，初诊时应充分了解患者的期待和需求。继而再进行相关的术前检查、条件评价、预计未来的修复效果，达到和患者有效的沟通和交流，以期获得满意的效果。种植即刻修复的术前准备包括三大内容：收集信息、评估条件、制订计划。

一、收集信息

（一）病史收集

1. 患者一般信息　患者的性别、年龄、职业、饮食偏好、烟酒嗜好。

2. 全身情况　患者全身健康情况以及全身疾病的治疗和控制情况。有无严重的心血管疾病、糖尿病、高血压，骨质疏松症治疗情况如何。有无进行放、化疗，是否服用抗凝药、代谢调节或免疫调节药。

3.患者心理健康和生活状态　是否存在精神心理疾患、心境障碍或处于身心疲惫的特殊生活时期。

4.口腔健康情况　牙齿患病与治疗情况，缺失牙的原因，牙周治疗情况，原有义齿修复情况和满意程度。

5.患者对种植治疗的要求和期待。

（二）临床检查

1.口外检查

（1）口腔颌面外科检查：颜面外形、开口度、开口型、颞下颌关节检查有无弹响或开口受限、双侧咬肌、颞肌力量，有否咬肌肥大。下颌运动情况。

（2）口腔修复要素检查：对面型、垂直距离等进行检查记录。必要时可拍摄患者正面照、侧面照、大笑照，进行美学参数分析。面型：方面型、椭圆、长圆。上下唇的丰满度、侧面观丰满度和突度（直面型、凸面型、凹面型）、面下 1/3 距离。笑线：低位、中位、高位三型。低位笑线：下颌前牙显露较明显或上下颌所显示的比例相似；中位笑线：显露出上颌前牙大部分牙冠，或部分龈缘、牙龈乳头和较少的附着龈；高位笑线：暴露上颌前牙牙冠、龈缘、龈乳头、大部分附着龈甚至牙槽黏膜。

2.口内检查

（1）口腔一般检查

1）口腔卫生情况：菌斑、软垢、牙石、色素附着情况。

2）牙齿：龋病、非龋疾患、磨耗程度、修复体完整度、边缘密合度。

3）牙周：出血指数（BI）、牙龈指数、牙周袋深度。

4）黏膜：有无黏膜病，口腔黏膜湿润度，有无口干表现。

（2）缺牙区检查：缺牙间隙、邻牙有无倾斜、对颌牙有无下垂、牙槽嵴丰满情况、附着龈宽度。

（3）咬合关系和龈𬌗距离。

（4）对原可摘义齿的检查：固位性、稳定性、丰满度、垂直距离、覆𬌗覆盖、咬合情况等。

3.放射学检查　常规拍摄全口曲面体层片，对口腔颌面部进行检查，检查颌骨或上颌窦内是否有囊肿、异物、感染灶等。必要时摄 CBCT，精确测量骨高度、宽度；获得骨密度信息。

4.全身情况检查　常规进行血常规、血生化、传染病筛查。血压测量。

二、术前设计和术前准备

1.结合患者实际情况，参照修复为导向的种植理念，设计种植体植入的位置和轴向。

2.无牙颌即刻修复患者需要制取患者上下颌印模，灌制模型，获得稳定的颌位关系，面弓转移、上𬌗架、患者口内试排牙、预计修复效果。根据修复体人工牙位置，结合放射学检查结果进行种植体植入位置的确定和术前设计。

3.在导板指导下种植的患者需采用计算机软件设计种植体植入的位置和轴向，制备外科导板。

4.无牙颌种植即刻修复患者需制备个别托盘备用。

5.术前口内、口外像资料收集。

6.术前知情同意。

根据患者临床情况和需要完成的治疗内容和项目的不同，术前检查和术前准备的内容项目也有所不同。例如，对于美学区域需要进行种植即刻修复的患者，对美学要素的检查和美学风险评估则更为重要。

第四节　牙列缺损的种植即刻修复
Immediate Prosthesis in Partial Edentulous Patients

在牙列缺损的种植即刻修复中，从缺牙情况和修复体方式上可分为单牙缺失的种植即刻修复和多牙缺失的种植即刻修复。相比之下，多牙缺失的即刻修复虽然临床步骤上较单牙缺失多，临床操作难度大，但是，从种植体失败风险的角度看，单牙缺失进行种植即刻修复的种植体失败风险大于多牙缺失。其原因在于单牙缺失进行修复时只能进行单冠修复，无法和相邻的种植体进行上部结构稳定连接。单个种植体的动度大于种植体相连时每个种植体的动度，因此，种植体失败的风险增大。

随着修复技术的进步，单牙缺失和多牙缺失的种植即刻修复体可采用传统技工加工技术完成修复体制作，也可通过数字化技术实现种植即刻修复。无论采用何种办法实现即刻修复这一结果，均需遵循即刻修复的理论和原则，规范地完成种植即刻修复。

一、单牙缺失的种植即刻修复

单牙缺失要求即刻修复的情况多见于前牙缺失或前牙即刻种植的患者，部分患者对前磨牙、磨牙缺失也有即刻修复的要求。单牙缺失种植即刻修复的步骤：根据术前检查和设计，评估种植条件，可翻瓣或不翻瓣，采用级差备洞种植技术进行种植体的植入，即制备的种植洞形直径小于将要植入的种植体直径。级差备洞技术较常规逐级备洞更易获得大于 35 N·cm 的种植体初期稳定性。采用级差备洞植入种植体时需选用自攻能力较强的种植体，否则，在种植体植入过程中产热过多，对种植体周围骨组织过度损伤致种植体失败。植入种植体后制取印模，采用不同种植体系统为即刻修复提供的临时基台等配件制作树脂材料的临时修复体。可采用螺丝固位或粘接固位方式。螺丝固位可以有效地避免粘接剂的残存，避免术后水肿甚至修复体脱落等并发症。粘接固位时基台边缘不宜置于龈下，避免粘接剂残存。单牙缺失进行即刻修复种植体面临的风险较大，因此，咬合控制于正中𬌗、侧方𬌗、前伸𬌗时临时即刻修复体和对颌牙之间无接触（图 21-1）。

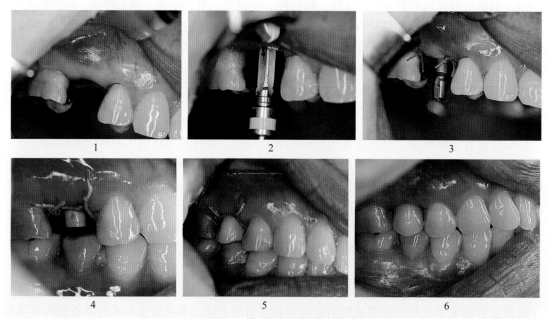

图 21-1　单牙缺失种植即刻修复

1. 患者右上后牙（15）缺失；**2.** 级差备洞制备直径 3.8 mm 种植洞形；**3.** 植入直径 4.3 mm 种植体并安放转移杆取印模；**4.** 临时基台在种植体上就位；**5.** 临时基台上戴入暂时冠，无咬合接触；**6.** 即刻修复后 6 个月后，完成烤瓷冠修复（颊侧观）

二、多牙缺失的种植即刻修复

多牙缺失种植后即刻修复不同于单牙缺失的情况，多牙缺失后，种植体植入数通常为2个或以上。当邻近的两个或两个以上牙位植入种植体，进行即刻修复时，为了减少每个种植体的动度，降低种植体失败的风险，需要通过即刻修复的临时修复体将种植体连接起来，即制作成为联冠修复。进行联冠修复时需要保证每个种植体上方的修复体达到被动就位（passive fit），不能使种植体产生不良应力。无论螺丝固位或粘接固位，均可通过在患者口内进行修复体同时就位后重衬的办法达到被动就位的目的（图21-2）。

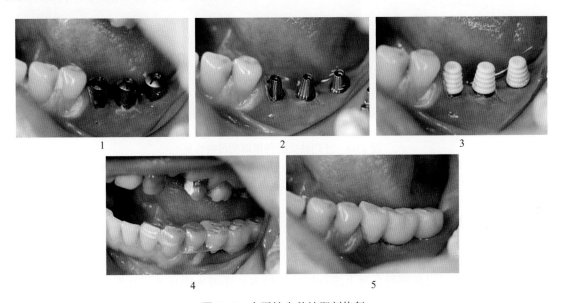

图 21-2 多牙缺失种植即刻修复
1. 不翻瓣植入种植体；**2.** 安放基台；**3.** 临时修复帽于基台上就位；**4.** 椅旁重衬完成临时修复；**5.** 完成即刻修复

第五节 牙列缺失的种植即刻修复
Immediate Prosthesis in Complete Edentuliusm

一、牙列缺失种植即刻修复设计

牙列缺失的种植即刻修复可以通过可摘形式和固定方式实现。但是，目前的临床应用多以固定修复为主，固定修复方式避免了患者摘戴义齿对种植体造成打扰和影响，固定修复是可靠的即刻修复办法。

二、牙列缺失种植即刻可摘修复

据报道，Lerdermann医生首先将覆盖义齿用于即刻修复，无牙颌种植即刻修复采用可摘方式修复时可以使用杆卡、双套冠固位的即刻修复方式。也有报道使用球帽附着体进行即刻修复。单颌需植入4～6个种植体，术前按照总义齿的修复步骤完成义齿，可以使用患者旧义齿作为简易外科导板，级差备洞植入种植体，采用口内重衬的方式达到被动就位。也可以术后即刻制取印模，由技师加工制作义齿，再于患者口内重衬修复体完成即刻修复。如果设计为种植可摘即刻义齿修复，术后2周内不建议反复摘戴义齿。以覆盖义齿方式实现种植即刻修复时建议采用将种植体上部结构坚固相连的方式，减小种植体潜在的风险（图 21-3）。

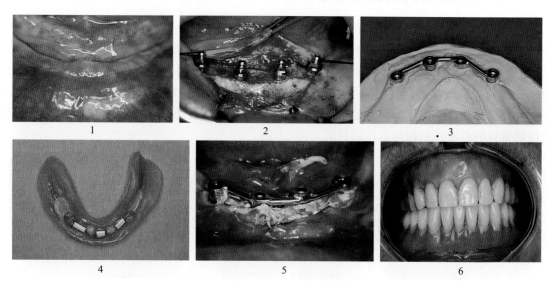

图 21-3　牙列缺失的种植即刻可摘修复

1. 无牙颌患者牙槽骨重度吸收；**2.** 下颌前部植入 4 枚种植体，术后即刻制取印模；**3.** 在模型上完成连接杆；**4.** 义齿制作完成后组织面观；**5.** 杆卡于口内就位；**6.** 即刻修复体就位

三、牙列缺失种植即刻固定修复

牙列缺失的种植即刻修复以固定方式为主，可采用分段临时冠桥方式，也可采用一体式固定修复方式。手术可以在翻瓣直视下进行种植体植入，亦可采用在外科导板指导下，不翻瓣植入种植体。不翻瓣手术需要术前拍摄 CBCT、双重扫描、通过设计软件确定种植体植入的位置和轴向、制作临时义齿等术前准备。

在患者临床条件较好的情况下，可以通过植入 4 ~ 6 颗种植体支持即刻修复修复体。在 Brånemark 教授的无牙颌固定修复理论基础上，Paulo Malo 分别于 2003 年和 2005 年先后提出了下无牙颌和上无牙颌 "all-on-four" 种植即刻修复的理念。即无牙单颌植入 4 枚种植体：颌骨前部垂直植入 2 枚种植体，远中倾斜植入 2 枚种植体，利用 4 个种植体实现全牙弓种植即刻固定修复（图 21-4）。

全牙弓即刻固定修复为跨过中线的整体修复方式，将植入的 4 ~ 6 个种植体上部连接为一个整体，有利于种植体的稳定。临床工作中应根据患者临床条件进行合理设计，例如，如患者条件允许垂直植入种植体，则可不必倾斜植入。

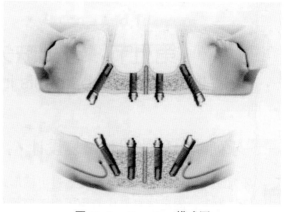

图 21-4　all-on-four 模式图

（一）种植即刻固定修复适应证

1. 要求固定修复的无牙颌患者。颌位关系和上唇丰满度符合无牙颌固定修复的基本要求。

2. 骨质骨量至少允许单颌植入 4 颗直径不小于 3.5 mm、长度不小于 10 mm 的种植体。种植体植入时能够获得 > 35 N·cm 扭矩的初期稳定性。

上无牙颌：牙槽嵴宽度 ≥ 5 mm，上颌双侧尖牙之间的牙槽嵴最小骨高度 ≥ 10 mm。

下无牙颌：牙槽嵴宽度 ≥ 5 mm，双侧颏孔之间的牙槽嵴最小骨高度 ≥ 8 mm。

3. 种植体植入扭矩大于 35 N·cm。

（二）修复过程

1. 将转移杆钢性相连后制取基台水平硅橡胶印模。灌制模型、确定颌位关系、试排牙，采用注塑加温加压制作完成即刻修复体。一般在种植体植入后 5 ～ 7 个小时，即可完成单颌 10 ～ 12 个人工牙的即刻修复体（图 21-5）。

2. 戴牙时，确认义齿与基台之间达到完全就位且为被动就位，通过 4 个连接于基台上的纵向螺钉将义齿与基台相连固定，义齿完全就位并旋紧螺丝后调𬌗。调𬌗原则：以种植体支持的区域承担咬合力，且避免𬌗力集中。义齿在正中𬌗时广泛接触，侧方𬌗和前伸𬌗时多点接触。远中游离端悬臂梁区域在各个咬合位置均无接触。

3. 嘱术后 2 个月内进软食，夜间戴𬌗垫。每餐后清洁义齿，保持口腔卫生。

4. 正式修复　即刻修复 3 ～ 6 个月后开始永久修复。正式修复时根据患者情况和要求，可设计为体内置金属支架，树脂牙修复或金属支架支持的瓷类或树脂类材料修复。

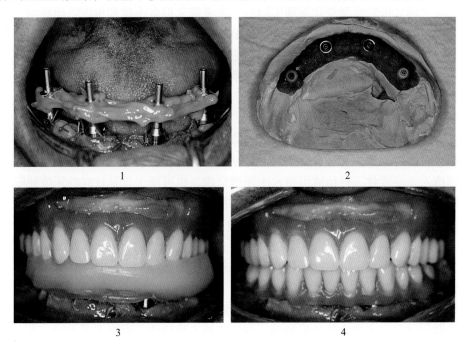

图 21-5　无牙颌种植即刻固定修复临床过程
1. 下颌连接转移杆开始修复；**2.** 下颌无牙颌基台水平模型；**3.** 确定颌位关系；**4.** 完成即刻临时修复

（三）种植即刻固定修复的局限性及常见问题

种植即刻固定修复较好地解决了无牙颌即刻修复的难题，避免大量植骨，降低重要解剖结构损伤风险，患者满意度高。但是，其要求单颌至少植入 4 个种植体，前牙区和后牙区在三维方向要有一定的骨量，骨质也需具备一定的硬度。否则，无法满足全牙弓即刻固定修复所需的、分布合理的、达到足够初期稳定性的 4 颗种植体。当上颌后牙区骨量严重不足时，可采用颧骨种植体，配合前牙区两个垂直种植体进行即刻修复；整个上颌骨均缺乏满足种植体植入条件的，可考虑每侧植入两个颧骨种植体，支持即刻修复体。其次，上下颌骨位置关系不良，如下颌后缩的患者，若上颌无牙颌行类似 "all-on-four" 形式的修复，则修复体位于上颌前牙区，咬合功能恢复不佳。第三，前牙区唇侧重度骨吸收导致上下唇丰满度不佳的患者，因固定修复体对支撑恢复上下唇丰满度的作用有限，不适宜采用全牙弓固定修复方式。第四，种植即刻固定修复对患者口腔清洁的要求高，清洁难度较覆盖义齿大。全牙弓固定修复对患者种植区域软组织条件要求高，应有一定宽度的附着龈。

全牙弓即刻固定修复常见问题：修复体的机械并发症是最常见的问题，包括修复体折裂，多发生在金属套管和树脂材料之间；悬臂梁的部分折断；义齿人工牙剥脱；少数上颌即刻修复的患者戴牙后吐字不清，1～2个月后逐渐适应。悬臂梁的长度即刻修复阶段限制在7～8 mm之内，正式修复体需控制在15 mm内。否则远中种植体受力不良，悬臂梁部分折断风险增大。无牙上颌种植即刻修复风险大于下颌。

四、全颌拔牙后即刻种植即刻修复

种植即刻修复中更为复杂的，对医生的术前设计、计划实施、义齿加工等要求更高的是全颌拔牙即刻种植及即刻修复。

对于那些因各种原因导致的口内剩余牙齿全部无法保留，即将转变为无牙颌的患者来说，拔牙、戴总义齿、种植后戴过渡义齿、直至种植永久修复完成，这一过程时间长、复诊次数多，担心拔除全部牙齿后面型变化等现实问题给患者带来很多困扰和焦虑。而拔除全部剩余天然牙后即刻种植即刻修复则能够明显地缩短种植疗程，在种植体植入后最短时间内给患者即刻修复体，消除了患者的缺牙期，解除了思想顾虑，符合患者的期待和要求。因此，困难条件下实现即刻种植即刻修复是目前国际种植学专业领域关注的热点和挑战。

治疗步骤：

1. 微创原则拔除单颌全部无法保留的患牙，彻底搔刮拔牙窝，3% 过氧化氢、0.2% 氯己定交替冲洗，彻底清除感染灶，修整牙槽嵴，去除过尖过锐过突部分。

2. 根据患者颌骨的解剖形态，在颌骨前部轴向植入2枚种植体，中后部倾斜或垂直植入种植体，单颌植入4～6枚，种植体可植入于牙槽窝内，也可植于骨量较好的牙槽间隔上。

3. 采用级差备洞技术完成种植体植入。倾斜植入的种植体穿出部位为第二双尖牙远中或第一磨牙殆面。种植体植入后安放专用的修复基台，根据情况以30°或17°基台调整角度，使各个种植体在基台水平取得共同就位道。基台完全就位后均以15 N·cm锁紧，在基台上安放保护帽后缝合。术后即刻摄全口曲面体层片，确认基台完全就位。

即刻修复过程同前所述。

无牙颌即刻种植修复的手术模式有两种：翻瓣直视下手术和外科导板指示下种植。单颌拔牙即刻种植即刻修复患者均为拔牙后翻瓣、直视下植入种植体。直视下手术时，术者可以清楚地判断种植术区的骨质骨量、唇舌侧骨板厚度、软组织情况、调整基台角度、检查基台就位情况。可以根据临床情况对种植术区软硬组织给予适当的修整，以利于达到种植体较好的初期稳定性并获得理想的最终修复效果。由于天然牙周围牙槽骨吸收程度不同，骨缺损类型和部位不同，拔牙后均需要进行牙槽嵴修整才能更好地选择种植体植入位置，确定理想的植入角度，牙齿拔除后几乎百分之百需要进行牙槽嵴修整。由于单颌全部拔牙后牙槽嵴顶形态术前无法准确估计，不宜采用CT检查影像参数预先制备用于无牙颌的导板指导种植体植入，如需使用导板，需充分考虑牙齿拔除的影响因素，采用特殊设计制作的导板。随着技术进步，可在实时导航指引下进行种植体植入。

在单颌拔牙即刻种植即刻修复的患者中发音状况改变较为明显，上颌牙齿拔牙后即刻种植即刻修复对发音的影响更为明显。原因在于牙周病患者的牙齿在数十年病程中缓慢发生了扇形移位。而在即刻修复时几个小时之内拔除患牙，即刻的固定义齿建立了新的牙列位置，导致患者唇、舌、齿的相对位置改变，发音位置也发生变化。因此，戴牙即刻患者感觉言语发音与以往不同。一般1～4周即可适应义齿牙列的发音位置，罕见长期不适应的患者。

种植即刻修复能够带给患者一个种植体支持的即刻固定修复，最大可能地缩短了患者的缺牙时间。患者无需在拔牙后戴用需多次修改的过渡义齿，在拔牙、种植体植入当天即可得到一副种植体支持的固定义齿，舒适度和咀嚼效率均较可摘方式的过渡义齿效果满意。因不需大量植骨，手术创伤小，术后肿胀轻。患者手术当天即可使用种植义齿咀嚼进食，给了患者有力的心理支持，减轻了患者由于牙齿丧失导致的生活质量下降和精神心理创伤，达到了真正意义上的种植即刻修复，患者满意度高。

病例 21-1
答案与解析

病例 21-1

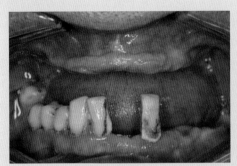

图 1 术前口内像

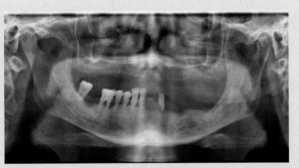

图 2 术前曲面体层片

　　患者，男性，64 岁。主诉：上下多牙缺失未修复 6 年，要求种植固定修复。

　　临床检查：上无牙颌，骨吸收明显。下颌仅存 31、42～46、48，松动 3 度。牙石（＋＋＋），探诊深度：5～7 mm。BI：2～3。龈𬌗距离适中。附着龈宽度尚可。开口度开口型正常，无关节弹响。

　　诊断：上牙列缺失　下牙列缺损

　　思考题：

　　1.如果该患者需行上下颌种植即刻固定修复，临床流程如何设计？

第六节　即刻修复的咬合控制
Occlusion of Immediate Restoration

一、种植牙和天然牙的不同

　　种植体支持的修复体和天然牙以及天然牙支持的修复体有很多不同之处。天然牙有牙周膜，牙根通过牙周韧带悬吊在牙槽窝内，当受到咬合力作用时，天然牙在各个方向上均存在一定的动度，这种生理性动度是对天然牙受力后的缓冲，具有保护作用。同时，牙周膜的压力感受器能够使天然牙对作用在其上的力量有所感知，并快速将咬合的感觉传递到大脑，及时停止咬合力过大的不利咬合行为，即天然牙对外界反应的反射弧是完整的。当天然牙受力过大时会有一些临床表现，患者咬合不适、叩诊异常、X 线片上所见根周膜增宽等都可提示某个天然牙咬合负担过重，使得医生和患者对这些现象给予足够的重视和必要的处理。相比之下，种植体和周围的骨结合没有类似天然牙的牙周膜结构，缺少压力感受器。虽然有一些研究观察到种植体周围骨组织具有骨感知的现象，但是，和天然牙相比，这种感觉非常微小，患者在使用种植牙时对食物的软硬质地不敏感，或者说种植牙的感觉非常迟钝。有研究发现，当上下颌均为天然牙咬合时，患者能够感觉到 20 μm 甚至更小的咬合干扰；当种植牙和天然牙咬合时，患者能感知 48 μm 的咬合干扰；在牙列缺损的种植修复中，种植牙和种植牙咬合时，患者可感受到 64 μm 的咬合干扰；而在上下颌全口种植修复时，当咬合干扰达到 108 μm 时患者才能感觉到。可见，由于种植牙压力感受机制不健全，种植牙缺乏必要的反馈和保护机制，易于受到外力的影响或伤害。

种植修复咬合调整的目标是使患者建立稳定的咬合关系，发挥种植牙的咀嚼功能，并且使合力比较合理地分布于种植体和天然牙上。建立良好的咬合是种植体长期存留的关键因素之一。在已经产生了骨结合的种植体上制作修复体，患者戴牙后咬合不平衡可以表现为基台螺丝或修复体螺丝松动、变形、折断；饰面瓷崩脱；种植体周围明显骨吸收、甚至种植体折断等并发症，也可表现为口颌系统肌肉和（或）颞下颌关节功能紊乱。

种植修复体和天然牙修复体另一不同之处为，种植体支持的修复体是由几个部分机械连接构成的，包括基台和种植体之间的连接，内连接或外连接；基台和修复体之间的固定，螺丝固定或粘接固定等，几个不同的部件之间的机械连接带来的公差配合等都对种植修复体上部结构的稳定性有影响，对于技师加工而言，种植修复加工对精度要求更高。技师是在石膏模型𬌗架上完成修复体的制作，印模和模型与口腔真值之间的偏差，修复制作过程中材料的膨胀与收缩等因素复杂，技师在加工中保证种植修复体加工精度的难度很大。且无法在石膏模型和𬌗架上模拟咀嚼肌收缩时天然牙的变化状态，而当种植即刻修复体受到不平衡的𬌗力作用或有早接触等咬合干扰，则将对种植体带来"过度负重"的不良影响，最终可能导致种植体脱落。因此，种植即刻修复中对咬合的调整和控制非常重要。

二、种植即刻修复的咬合调整

种植即刻修复咬合调整的原则是使种植修复体尽可能轴向受力，避免侧向力对种植体的影响。调𬌗的步骤为：第一步，对患者存留的天然牙的咬合情况进行检查，观察其在正中𬌗咬合的稳定性、侧方𬌗的保护型，是尖牙保护𬌗或组牙功能𬌗。患者在正中𬌗紧咬牙状态下，检查全口天然牙咬合情况，特别是缺牙间隙相邻的天然牙咬合的松紧情况。一般建议使用厚度为 12 μm 的检测专用咬合纸，检查天然牙咬合松紧程度。除检查邻牙的咬合以外，还需检测对侧同名牙和前牙的咬合松紧度，并进行记录。第二步，根据缺牙部位、数目、咬合要求对种植即刻修复体进行调𬌗，顺序是正中𬌗、前伸或侧方𬌗。第三步，完成调𬌗后对天然牙的咬合情况进行检测和确认，要求种植修复体完全就位咬合调整完毕后天然牙的咬合松紧程度与未戴用临时修复体时一致。

具体调𬌗要求如下：

1. 单牙缺失的种植即刻修复 无论前牙还是后牙缺失即刻修复，即刻修复体和对颌牙齿在正中𬌗、前伸𬌗的静止和运动状态下均无咬合接触。后牙即刻修复时修复体的颊舌径需适当减径。

2. 多牙缺失的种植即刻修复 多牙缺失的种植即刻修复中，需将种植体上部结构进行坚固的连接。前牙多牙缺失种植即刻修复体要求与对颌牙无接触，后牙缺失时在可能情况下与对颌牙无接触，需要注意的是种植体的位置和对颌牙之间的相对位置关系，当种植体较偏舌腭侧或唇颊侧时，为了减小悬臂梁带来的杠杆力，可以考虑修复为反颌关系。适当减小即刻修复体的颊舌径和牙尖高度，减小覆𬌗。

3. 无牙颌的种植即刻修复

（1）一体式固定修复方式：尽量减少悬臂梁，悬臂梁的长度须小于 15 mm。正中𬌗时修复体双侧上下牙同时接触，悬臂梁部分无接触。非正中接触滑动运动时呈平坦的滑动曲线，避免过高牙尖受力。

（2）分段冠桥修复：分段冠桥的修复设计为将种植体分组修复，不连成一个整体。远端不宜设计悬臂梁。分段冠桥调𬌗需达到双侧后牙和尖牙同时接触。侧方𬌗时调整为组牙功能𬌗。

（3）可摘方式的即刻修复：种植即刻修复时不建议采用可摘修复方式，如果临床情况必须进行可摘方式修复，当对颌牙是天然牙或固定修复，调𬌗要求为，正中𬌗时双侧后牙同时接触，侧方运动时组牙接触、平坦线性运动。对颌牙为总义齿时调𬌗至总义齿达到平衡𬌗要求。

第七节　种植即刻修复的维护和口腔卫生指导
Implant Maintenance and Support Therapy

无论种植即刻修复的形式为可摘修复还是固定修复，2个月内均为高危险期，应嘱患者进软食，避免种植体受力过大。患者𬌗力较大或疑有紧咬牙、夜磨牙倾向的患者，应制作软𬌗垫嘱固定修复的患者睡眠时戴用。避免种植体和种植体支持的临时修复体受力过大。

此外，种植即刻修复的临时修复体戴入口内后，需要特别注意保持修复体的清洁。合理使用即刻修复体、保持口腔卫生、保证义齿良好的清洁度对种植体远期效果意义非常重大，不可忽视。

患者的口腔卫生情况以及义齿的清洁度一方面和患者的重视程度、清洁义齿的方式等有关，另一方面，在种植外科和修复的设计、患者条件等方面影响种植体基台和义齿清洁的因素主要有：①必要的牙槽嵴修整：平坦的牙槽嵴与修复体组织面之间的均一接触有利于患者对修复体的清洁。②修复体周围附着龈的质和量：种植体基台周围附着龈宽度大于2 mm的患者，种植体周围炎明显减少，黏膜的稳定性易于患者保持局部清洁。③修复体类型：通常认为可摘性质的义齿较固定义齿便于清洁，患者可以将义齿取下，直视下将义齿清洁干净。口内的种植体上部结构相对简单，易于清洁。单冠较联冠易于患者保持清洁。④修复体龈端组织面外形：固定修复体龈端组织面与牙龈为端对端接触，而非马鞍型设计。⑤修复材料选择：瓷类材料较树脂类材料致密光滑，因此患者易于保持表面清洁。即刻修复时均需使用树脂材料制作临时修复体，因此，需要将修复体表面高度抛光，利于患者对修复体的清洁。

患者个人因素对义齿清洁度的影响：患者的口腔卫生习惯和重视程度直接影响种植体上部结构的清洁度及其口腔卫生状况。因此，在患者初次就诊时就应将未来种植义齿的清洁问题作为一个重要信息告知患者，且每次复诊时均需提醒和强调保持口腔卫生的重要性及其与种植体长期成败的相关性，使患者真正从思想上给予重视，逐步养成良好的口腔卫生习惯，建立个性化的义齿清洁方式，合理选择清洁工具和合适的清洁频率。患者术后当天仅用氯己定含漱液含漱，术后第二天可以开始刷牙。多数患者形成的天然牙的清洁习惯多为用普通牙刷刷牙。但是，进行种植修复以后，临床观察结果显示仅使用普通牙刷清洁修复体是无法达到理想的清洁效果的。需要患者改变仅仅使用普通牙刷进行口腔卫生维护的观念，科学地选择清洁工具，除使用普通牙刷刷牙以外，还需要使用其他辅助清洁工具对种植修复体进行清洁。目前市场上可以购得的口腔和牙齿清洁工具包括：普通牙刷、间隙牙刷、普通牙线、种植专用牙线、电动牙刷、电动冲牙器等工具（图21-6）。患者使用普通牙刷结合电动冲牙器或种植体专用牙线对义齿进行清洁效果较为显著。除建立早晚刷牙习惯以外，进食后立即清洁效果最佳，每次刷牙时间不少于3 min，义齿的舌侧面、尤其是下前牙舌侧面，邻面清洁难度相对较大，应予足够重视。

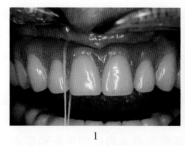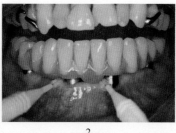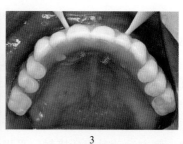

图 21-6 义齿清洁工具
1. 牙线；2. 间隙牙刷；3. 间隙牙刷

即刻修复的患者与常规种植修复患者的不同之处在于，患者在术后 48 h 内戴上了临时义齿，尚处于术后恢复期，在即刻修复到正式修复完成之间的时间段里都在使用即刻修复体，这段时间患者的术区和口腔环境发生着较大的变化。在术后 4～8 周时间里，水肿消退、缝线拆除或脱落，是软组织变化最为明显的时段，也是种植体由机械稳定向生物学稳定转化的时期，不宜对种植即刻修复义齿进行过多的调整或修改，避免打扰种植体骨结合的建立。戴种植即刻修复 3 个月后，黏膜质地恢复正常，术后反应完全消退。需要在术后 3 个月复查，可以对由于黏膜牙龈退缩而致的临时修复体与软组织之间的间隙给予一定的义齿组织面添加或调整，以利患者清洁。前牙区的软组织退缩可能导致义齿组织面和软组织之间出现间隙，患者发音漏气，应给予及时修改义齿，改善发音。

种植即刻修复患者的复诊周期一般为 3～6 个月，规律复诊对患者保持义齿清洁和口腔卫生有很大帮助。患者复查时对其进行口腔卫生指导，强调保持口腔卫生的重要性。也可使用专业清洁工具对义齿和种植基台进行清洁，必要时可取下修复体分别对种植体基台和义齿进行彻底清洁。一般即刻修复体戴用 6 个月进行正式修复，如患者对修复体有具体要求，可以即刻修复体为基础和参考，建立有效的医患沟通，必要时可在即刻修复体上进行调改，明确患者要求，以利于完成更为理想的正式修复。

进展与趋势

种植即刻修复是国际口腔种植学领域研究的热点课题。随着研究的深入和种植体表面处理技术的进步，各种情况下的种植后即刻修复的效果将越来越可靠。种植即刻修复大幅度缩短疗程，缩短患者缺牙期，解决患者的功能、发音、美观问题，患者满意度高，是现代种植修复发展的趋势之一。种植即刻修复未来发展趋势为相对困难条件下的种植即刻修复，与种植美学修复相关的拔牙窝保存技术联合的种植即刻修复等。

Summary

Since Professor Per-Ingvar Brånemark established the principles of modern implantology, clinical and experimental research in the field has continued improvement. Implant immediate provisionalization implies the application of functional or nonfunctional load to an implant at the time of surgical placement or shortly thereafter; ie, generally considered to be loading within 48 hours of implant placement. The concept of immediate loading included the immediate functional loading and immediate nonfunctional loading. The former means implant prosthesis is seated at the time of implant placement and immediately subjected to functional loading. The latter implies implant prosthesis is seated at the time of implant placement but kept out of direct occlusal contact. Loading occurs from lip and tongue pressure and contact with food, but not from contact with the opposing teeth.

At present some researches have indicated that immediate loading of implants is well documented for completely edentulous mandible and for the completely edentulous maxilla, and it has been found to be a highly predictable treatment modality. The immediate rehabilitation of post-extraction sites has grown more and more popular over recent years. There are many elements involved in the implant immediate loading treatment results, such as implant system, implant surface feature and micromorphology, patient selection, splinting of number of implants and achievement of enough primary stability. Distribution of the occlusal load on a larger surface at the bone-implant interface is a favorable biomechanical condition, which contributes to increasing stability of the structure. Further studies are required to document the long-term results of immediately loaded partial prostheses and for single-tooth implants in the posterior sectors.

Definition and Terminology

1. 即刻负重（immediate loading）：Application of functional or nonfunctional load to an implant at the time of surgical placement or shortly thereafter；ie, generally considered to be loading within 48 hours of implant placement.

2. 即刻功能性负重（immediate functional loading）：Implant prosthesis is seated at the time of implant placement and immediately subjected to functional loading.

3. 即刻非功能性负重（immediate nonfunctional loading）：Implant prosthesis is seated at the time of implant placement but kept out of direct occlusal contact. Loading occurs from lip and tongue pressure and contact with food, but not from contact with the opposing teeth.

4. 即刻暂时修复（immediate provisionalization）：Fabrication and seating of provisional restoration at time of implant placement. The provisional restoration may or may not be designed for immediate functional occlusal contact.

（邱　萍）

第二十二章　种植修复工艺概述

Conspectus of Implant Dental Laboratory

　　早在 20 世纪初人们就试图植入各种材料修复缺失的牙齿与牙根，但是成功率很低，种植修复这种方法一直不被广大医务人员及患者接受。直到 1965 年瑞典 Brånemark 教授提出了骨结合（ossointegration）理论，并对种植修复进行了大量的动物实验及长期的临床追踪，取得了令人瞩目的成绩。经过三十多年的临床研究，已证实应用骨结合牙种植体修复各种原因造成的牙齿或牙列缺失，其舒适、咀嚼效能高、不损伤邻牙等特性已远远超过常规义齿修复方法，被称为 20 世纪口腔医学里最令人瞩目的新进展，有人称其为口腔医学领域的一场革命，为人类提供了类似天然牙结构的第三副牙齿。

　　20 世纪初，Alfred Gysi 就运用组合的轴承齿轮运动生动地阐明了修复体咬合不平衡会导致咬合干扰，最终导致义齿移位及疼痛，义齿只有保持稳定固位才能保证咬合平衡。如最常见的下颌无牙颌患者，长期佩带义齿导致牙槽骨严重吸收，虽然患者不断制作新的义齿，但是由于义齿固位不良，引起患者佩带时疼痛且不能行使咀嚼功能。采用种植体支持的义齿修复后，义齿能够获得稳定的固位，保证了咬合平衡，患者佩带舒适并能行使正常的咀嚼功能。

　　种植义齿有别于常规义齿的一个根本特性即种植体与牙槽骨之间的界面不同于天然牙与牙槽骨之间的牙周膜，因而在受力时产生的生物学反应有明显差别。当天然牙受到长轴向力时，环绕牙根放射状有序排列的牙周膜韧带纤维会受到牵拉，对牙槽骨形成拉应力。根据骨的 Wolff 生物法则，拉应力促进成骨细胞的活动。对天然牙的侧向力能使一部分牙槽骨受到拉应力，另一部分牙槽骨受到压应力，在前者区域中成骨细胞活跃，后者区域中破骨细胞活动占优势，从而使环绕牙根的牙槽窝形态发生改建。对于形成骨结合界面的种植体来说，由于不存在起悬吊作用的牙周膜，当受到侧向力时，界面上受压侧可能出现骨吸收，而其对侧因缺少韧带纤维联系可能脱离接触形成空隙，这两种情况都视为界面的破坏。研究表明，骨结合界面一旦破坏，纤维组织侵入种植体与骨组织间隙，就无重新形成骨结合的可能性，这一进程是不可逆的。Brånemark 教授提出的骨结合能够得以长期保持，在很大程度上取决于修复体的精密度，即种植体与修复体的连接是否为被动就位（passive fit）。被动就位即种植体与修复体无张力、密合，无垂直向或水平向的不密合间隙，不是靠螺丝拧紧而使间隙消失。勉强用螺丝将修复体固位，持续的张力及压力会作用于种植体上，最终导致种植体周围骨吸收或松动。与常规义齿修复工艺相比较，种植义齿的制作工艺更为复杂，义齿的加工难度更大，修复体加工精度要求更高。

　　1965 年瑞典 Nobelphame 公司以 Brånemark 教授的骨结合理论为基础开发生产了 Brånemark 种植系统。近几十年来口腔种植学的不断发展与成熟，使过去许多常规义齿难以修复的疑难临床病例通过种植修复而解决，为义齿修复提供了新的途径。基于种植修复的种植修复工艺学也应运而生，并促进了整个行业的快速发展。20 世纪 90 年代以来，口腔种植技术已越来越广泛地应用于临床工作中，随着口腔种植外科技术的不断创新与发展，可以通过各种外科手段为种植修复创造条件。多种植骨技术、上颌窦底提升技术、GBR 技术、牵引成骨技术、PRP、PRF 等技术的应用已使更多的缺牙患者选择种植修复成为可能。口腔种植外科技术的发展为种植修复的应用奠定了一个良好的基础。不同类型高质量的种植体不断研制成功，使患者享受口腔种植修复的愿望成为可能。

在此基础上，种植修复设计及修复体的制作有了不同程度的变化，如在无牙颌的设计中，较早的 Brånemark 种植系统使用了单一的高架桥式设计，而这一修复形式在 20 世纪 90 年代已发展为以球帽式固位、磁性附着体式固位、杆卡式固位、套筒冠固位、切削杆式固位等多种固位形式并存以活动修复为主的覆盖义齿设计；牙列缺损修复中从单牙缺失的种植修复发展到多牙缺失的种植修复；种植体与天然牙相连接的固定、活动式修复。如此丰富多样的修复形式，不仅依赖于良好的种植外科基础，还有赖于种植体厂商所提供的形式多样的种植体上部结构，以及近年来迅速发展的口腔新技术，如烤瓷技术，全瓷技术，平行切削研磨技术，贵金属铸造技术，激光焊接技术，双重冠、附着体技术，金沉积技术，电火花蚀刻技术，计算机辅助设计/计算机辅助制作（CAD/CAM）技术等在种植修复中的应用；与这些新技术相关的新设备、新材料的使用，如烤瓷炉、全自动真空铸造机、平行切削研磨机、激光焊接机、金沉积仪、电火花蚀刻机、CAD/CAM 等仪器设备，贵金属以及与之相匹配的瓷粉，全瓷材料，新型的树脂牙、基托材料，光固化复合树脂等材料的使用。这些新技术、新设备、新材料的应用在很大程度上扩大了种植修复的适应证，提高了修复体制作的质量，同时也推动了种植修复工艺学的发展。

第一节　种植技工室设置与装备
The Set-up and Equipment of Implant Laboratory

一、种植技工室设置

种植技工室在设计时，同常规修复技工室相似，应提供宽敞、明亮、清洁的空间，并能保护工作人员的身心健康和具备必要的工作条件。室内布局应合理，方便工作，可根据工作的清洁程度将其划分为不同区域，应分为：烤瓷区、日常工作区、喷砂打磨区、铸造区，以及 CAD/CAM 和 3D 成型机等高端设备应用区。

种植修复体要求制作精细，在一些细微之处以及烤瓷配色上都有较高要求，因此技工室的照明条件要好。因烤瓷制作时需尽量避免粉尘，此区域应最为清洁；其他工作，如修整基台、制作蜡型、金属基底冠完成就位等工作可在日常工作区内进行。修整模型、喷砂时会产生大量粉尘，该区域在设计时应考虑放置在专门的房间或区域，配备专用的吸尘设备；在调和塑料、烧圈等过程中会有大量有害气体产生，室内应保证空气流通，安装必要的通风排气设备。CAD/CAM 设备宜放置在专用区域，因 CAM 数控车床在工作时会产生较大的噪声，最好单独区域放置。

二、种植技工室的设备及器械

种植技工室不仅应提供常规义齿修复时所需的设备，还需有一些较为特殊的专用设备，以便更好地开展种植义齿的制作工作。

1. 电子配比机　按照石膏材料或包埋材料生产厂家提供的粉液比例设定相应的程序，并恒定液体的温度，温度范围在 17～19℃。可提高模型的制作精度和强度，可严格控制包埋材料的膨胀率。

2. 真空搅拌机　在包埋时使用可调节时间、真空度的包埋搅拌机，能更好地控制包埋材料的收缩、膨胀，可提高种植修复体的准确性、精度。

3. 平行切削研磨仪　在修复体制作中应用范围较广，可作为观测仪确定就位道。在制作两个以上相连的种植体支持粘接固位的修复体时，首先需在平行切削研磨仪上寻求共同就位道，通过研磨种植体上部各个基台的轴壁而获得修复体的共同就位道；制作附着体时将附着体或附着体的替代件的位置精确排列；制作套筒冠根据修复体类型修改蜡型或研磨金属冠，使之互相平行或保证其轴面应有的聚合角度。

4. 全（半）自动真空铸造机　种植义齿制作过程中会大量使用金属，真空铸造机可保证铸件的致密、完整、准确，还可在铸造过程中降低金属的损耗。

5. 笔式喷砂机　装有氧化铝和玻璃珠的可调节气压的笔式喷砂机，可以根据金属的种类有效地清除金属表面的包埋材料，对烤瓷前的金属进行清洁，还可在修复体完成后用玻璃珠状二氧化铝砂去除修复体组织面的氧化层，确保修复体与基台间的精度。

6. 激光焊接机　种植修复体对精度的要求很高，制作两个以上相连的种植体支持的修复体时需要切开金属部件释放应力，再精确地连接，以确保修复体的被动就位。激光焊接属焊接技术中的熔化焊，即通过激光束将需要焊接的金属熔化后再凝固连接在一起，焊接部位精确，焊接后变形度小，焊接区机械性能好，抗拉强度、抗弯强度高。可根据修复体设计要求对同种材料或异种材料进行焊接。

7. 压膜机　在种植修复中使用范围较广，对种植术前或种植永久修复完成前的牙列缺损患者可提供压膜式过渡义齿，为患者提供必要的生理功能。在种植永久修复完成后可提供夜磨牙保护𬌗垫保护种植修复体不受损坏。当牙列缺损较多时，种植体的位置与轴向则不易准确判断与定位，术前可先使用压膜机加热成型制作外科手术引导模板，对种植体的位置、轴向进行定位，以便最终获得更为理想的修复效果。

8. 放大镜　制作种植修复体时，使用放大镜可更容易地观察到细小之处，既可保护工作人员的视力，更有助于提高修复体的质量。放大4倍的头帽式放大镜经济而且实用，高倍的体式放大镜有助于检查修复体的精度。

9. 器械盒　种植体上部基台、固位螺丝、种植体技工代型、印模转移杆、螺丝扳手等小器械小工具较多，放在器械盒易于保存，方便使用也避免丢失。

10. 打磨钻针　无论是在口腔内科、口腔外科、口腔修复科还是技工室工作中，钻针是必不可少的。在钻针的使用过程中，应遵循厂家提供的数据，按其要求由大到小，由粗到细地使用，既能缩短工作时间，还可提高工作质量，起到事半功倍的作用。

以德国Komet钻针为例：①转速：通常直径较大的钻针应使用较低的转速，较小的钻针转速可略高。用于临床弯机头上的钻针最大转速为300 000转/分，用于慢速机头或技工室的钻针最大转速为30 000～100 000转/分。需特别注意的是，技工室用钨钢钻针直径在60 mm时，最大转速为50 000转/分，钻针直径在70 mm时，最大转速为30 000转/分，常用钻针转速在10 000～15 000转/分。切盘直径在190～250 mm时，最大转速为25 000转/分，切盘直径在340～400 mm时，最大转速为15 000转/分。抛钛或贵金属用橡皮轮，最大转速为5000～6000转/分。②操作压力：在操作过程中避免对所打磨物体施以较大的压力，一方面钻针因压力过大会过度产热，一方面会因压力过大导致钻针头部折断，缩短钻针使用寿命，同时也会对操作者的腕部造成伤害。③冷却：为避免钻针产热过高，在操作过程中可适当加水或特殊研磨油进行冷却，既可延长钻针使用寿命，又可保护打磨手机马达。

11. 𬌗架　𬌗架是技师在制作修复体时所依赖的重要工具，用以转移和重现患者的上下颌位置关系，上下颌牙列咬合关系和下颌运动时的个体特征。对于不同的病例正确地选择和使用𬌗架可以提高工作效率以及修复体的质量。

有以下几种𬌗架形式：

（1）简单𬭁架（simple articulator）：仅能保持上下颌模型的相对位置并以旋转轴为轴仅可做上下开闭口运动。

（2）平均值𬭁架（average-value articulator）：除上下开闭运动外，有固定的平均数值作髁导斜度，在一定程度模拟下颌的前伸运动及侧方运动，但不能反映患者固有的颌关系。

简单𬭁架与平均值𬭁架只能用于后牙嵌体、单冠等简单修复体的制作。

（3）半可调𬭁架（semiadjustable articulator）：可根据患者的实际情况调节前伸髁导斜度，并可根据患者的情况或根据平均值调节侧方髁导斜度，须用面弓转移患者上颌对颞下颌关节的固有位置关系，能在很大程度上模拟患者的下颌前伸及侧方运动。这种𬭁架适于全口义齿的制作及复杂牙列缺损时的修复。

（4）全可调𬭁架（adjustable articulator）：将患者所有相关参数转移到𬭁架上，能完全模拟患者的下颌运动情况，须利用运动面弓做下颌运动的三维描记，或用立体描述方法记录三维髁导，将患者的实际情况转移至𬭁架。这种𬭁架适用于全口咬合重建治疗或科研工作。

第二节　种植修复体制作所需材料
Manufacture Materials for Implant Prosthesis

种植修复体制作时不仅需要常规修复工作中所需的常用材料，如石膏、雕刻蜡、塑料、树脂、支架合金、瓷粉等，为确保种植修复体的精度，在从事种植修复体的加工制作时，还需使用一些特殊的材料。

1. 印模材料　传统修复工作中常用的藻酸盐印模材料的稳定性差，体积变化较大，硅橡胶印模材料弹性较大，质地较软，都不是用于种植修复的理想材料。聚醚类橡胶印模材料凝固体积变化小，性能稳定，硬度韧性较好，灌注模型后稍有膨胀，可补偿印模材料本身的收缩，使模型的体积变化最小，准确性更高，对控制种植修复体制作的精度有利。

2. 仿牙龈材料（人工牙龈）　仿牙龈材料是一种具有牙龈色泽、有一定弹性、模仿牙龈软组织的材料，又可称人工牙龈。此种材料多为硅橡胶类材料，在种植修复体制作时，使用仿牙龈材料是根据此种材料的特性，再现患者口内局部软组织状态，以便技师在操作过程中检查种植体基台与种植体代型是否紧密接触，基台在模型上是否能完全就位。如若不使用仿牙龈材料，基台周围直接被石膏包绕，在翻制模型分离转移杆时，会造成种植体转移杆周围牙龈边缘较薄处的石膏破碎丢失，无法确定种植体上端牙龈的高度，给以后基台的修整带来困难。

3. 成型塑料　成型塑料是一种自凝塑料，粉液调和后可在室温下迅速凝固。与普通自凝塑料所不同的是，它在烧圈过程中可完全挥发，不会留下任何残渣，不会影响铸件质量。因其有一定强度，在制作金属基底冠蜡型前，先用成型塑料形成蜡型的内层，以确保蜡型在基台上反复摘戴过程中不变形，冠边缘有良好的密合性。不因其凝固时收缩变形，在制取连冠印模时通常用其将分割开的修复体各部件在口内进行连接以保证准确的种植体位置。

4. 金合金　种植修复体的精度要求高，建议烤瓷冠的金属基底冠使用金合金。含金量较高的金合金，其生物相容性、边缘延展性较好，修复体密合度高，并且其色泽多为金黄色，烤瓷后美观性好，烤瓷冠边缘的颜色好。对冠周软组织刺激性小。

5. 高点指示剂　金属基底冠在基台上就位时可用高点（冠内）指示剂检测边缘是否完全密合，是否完全就位。操作简便，只需在距被检测物体 1～3 cm 处按压指示剂罐体顶部至喷雾射出，在被检测物体上形成均匀薄层即可观察到基底冠就位情况。

6. 模型材料　种植修复体制作所用的模型需要高度清晰、准确，模型膨胀变形率低，故宜采用Ⅳ级及以上石膏材料或树脂类模型材料。

第三节　种植体上部基台的类型
Classification of Implant Abutments

种植体支持的修复体制作随着种植系统的不断完善，新技术、新材料的不断应用，多数种植系统提供的上部基台，已可完成单个种植体烤瓷冠的制作，多个种植体支持的固定桥的制作，种植体与天然牙连接的固定义齿、活动覆盖义齿的制作，无牙颌多种固位形式的覆盖义齿的制作，更可根据特殊情况完成特殊义齿的制作。

种植体上部基台（abutment）是指二段式种植系统中，固定于种植体上端，并穿出牙龈软组织暴露于口腔中，相当于常规修复中基牙预备体的部分，是对修复体提供支撑和固位作用的种植体部件。基台对种植修复的功能和美学效果有较大的影响。

基台包括在种植体内固定、抗旋转部分；通过牙龈软组织的穿龈部分；暴露在口腔中，与修复体相连接支持固位的部分。

种植体上部基台与种植体的连接方式分为外连接方式和内连接方式。从种植体受力来讲，内连接方式优于外连接方式。内连接方式中又有内六方连接、锥形连接、管套管式连接等多种方式。从精度、受力等角度来讲，目前管套管式连接是一种较好的连接方式。

各个种植系统生产厂商为适应临床所遇到的情况，生产出各种类型的种植体上部基台，从最初不可修整打磨的基台，发展到如今技师可根据不同病例使用不同的上部基台完成不同类型的修复体。通常基台直径与种植体直径一致，根据种植体位置与轴向的不同，设计了直基台和角度基台；根据牙龈深度的不同，设计了不同牙龈高度的基台；根据义齿固位形式的不同，设计了套筒冠式基台、球帽式基台、杆卡式基台，还有可根据特殊需要，技师能自行加工的铸造基台。各种类型基台的应用为技师加工制作高品质多样性的修复体提供了必要的条件（图22-1～图22-4）。

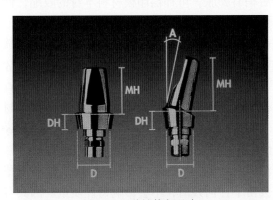

图22-1　种植修复基台

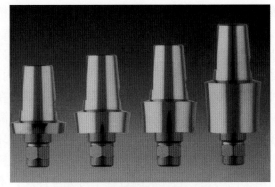

图22-2　不同穿龈高度的直基台

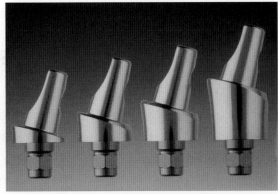

图22-3　不同穿龈高度的角度基台

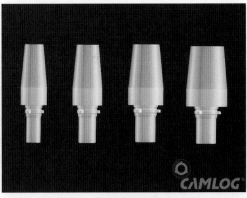

图22-4　不同直径的临时基台

第四节　种植技工室人员培训
Training and Qualification of Dental Technician in Implant Laboratory

许多文献报道了种植体及义齿的折断、种植体脱落、修复体部件松动及种植体周围骨吸收加重，所有这些并发症都可能与种植义齿加工技术有关。即使种植体的植入很成功，愈合也很好，患者也很配合，但是由于种植义齿加工技术能力不足，会直接导致许多失败病例的发生。

目前国际上公认成功的治疗不仅取决于患者的合作，更取决于种植体植入术前、术中、术后医生与医生之间，医生与技师之间的合作。传统的修复方式只提供短期或相对长期的治疗，而骨结合的种植体则为患者提供了一个长期的，甚至是一个最终的治疗形式。因此就要求在传统治疗工作中相对独立工作的技师、修复医生、外科医生必须密切合作。加强技师与临床医生之间的交流非常重要，这就需要提出"team work"的概念，即需要一个团队，大家合作共同完成整个种植治疗工作。在种植术前即要制订一个长远的治疗计划，包括将来修复体的设计，上部结构形式如何利于清洁，预期的美学效果如何等。

从事口腔种植修复工作的技师，不仅应具备常规义齿修复如固定冠桥制作、可摘活动义齿制作、全口义齿制作，以及套筒冠、附着体、金沉积技术、全瓷修复技术等相关的知识技能，熟悉与之有关的设备的使用，材料的性能，更需要了解口腔种植外科学、口腔种植修复学、牙周学、正畸学等相关学科知识才能胜任种植修复工艺工作的要求。在我国，专门培训口腔修复技师的学校还较少，也缺乏系统规范的教材，更没有培养种植修复技师的正式途径。借鉴国外的经验，具备常规义齿修复 5 年以上工作经验的技师，必须再经过专门的种植工艺学培训，最好是技师与外科医生、修复医生一起进行培训，这样大家都互相了解彼此的工作和责任，技师应了解修复及外科的知识，而不仅仅是义齿加工技术。这种培训与学习需要不断进行，才能促进彼此的合作。但目前国内很少有这种技师培训单位，只有少量种植体制造商能够提供初级的培训。通过参加初级培训，可基本了解该系统加工过程，而较系统的种植修复工艺制作技术的培训，目前只能在开展种植修复工作较好的一些专业种植技工室进行。

进展与趋势

近年来，口腔种植学已逐步发展为从一个单牙的缺失到无牙颌都可采用种植技术来进行修复。随着口腔种植外科学及口腔种植修复学的发展，口腔种植修复工艺学也得到了相应的发展。在社会经济、材料科学、种植专业技术快速发展的今天，选用何种材料，采用什么牙科加工工艺完成制作精致、耐磨耐用的种植上部修复是国内外种植学领域关注的关键问题。

Summary

This section mainly describes the commonly used materials and equipment of the implant laboratory, which is the key factor of improving the efficiency and the quality of implant prosthesis products. Machining accuracy is the first element of guaranteeing the long term success of any prosthesis. Technicians involved with the oral implantology technique work should not only be familiar with all the components used for prosthetic treatment，grasp the knowledge and skills of conventional denture technology，but also need to understand the disciplines related to oral implantology.

Definition and Terminology

1. 被动就位（passive fit）：Adaptation of one component to another in a manner that does not impart strain. In dental implant prosthodontics，the creation of passively fitting prostheses is desirable.

2. 技工代型（laboratory analog）：Cope of a prosthetic or implant element used in laboratory fabrication procedures.

3. 技工螺丝（laboratory screw）：Element used in dental laboratory procedures in the fabrication of the prosthesis. Laboratory screws can be modified，eg，elongated or made from a different alloy，from the definitive design.

4. 修复螺丝（prosthetic screw）：Prosthetic component serving as a retention screw，used to connect the prosthetic component to the mesostructure or to a transmucosal element.

5. 固定螺丝（fixation screw）：Type of attachment screw used to secure a prosthetic component.

6. 生物相容性（biocompatibility）：Condition whereby the body does not respond to a foreign substance（eg，metal）but recognizes it immunologically as self. Biocompatible materials do not lead to acute or chronic infla mmatory responses nor do they prevent proper differentiation of implant-surrounding tissues.

（崔宏燕）

第二十三章　种植上部结构的制作

Manufacture of Implant Super-structure

第一节　翻制与修整模型
Model Fabrication and Cast Trimming

临床采制好的印模被转到技工室后，技师首先要检查印模是否清晰，种植体代型与转移杆连接是否牢固，在印模中是否稳定，清除印模中残余的唾液和血迹，准备翻制模型。

一、仿牙龈材料的使用

在翻制模型前先放置仿牙龈材料（图 23-1）。仿牙龈材料分为基质和催化剂，调和比例为10∶1。将仿牙龈材料基质从包装瓶内倒出，放置在干净的玻璃板上，按比例加入催化剂，充分调和均匀后，放入专用注射器中，将其放置在种植体代型周围，覆盖转移杆与种植体代型的接触面，以便能清楚暴露种植体代型上端接口，但不宜太厚，以保证种植体代型在模型中仍具有良好的稳定性（图 23-2）。

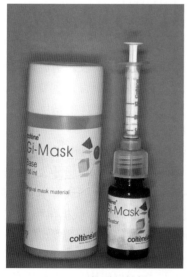

图 23-1　仿牙龈材料

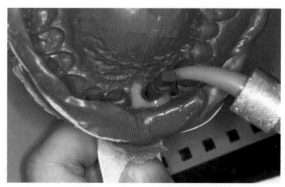

图 23-2　印模内注入仿牙龈材料

二、翻制模型

技师在模型上完成修复体的制作，一副清晰准确的模型是完成高质量修复体的前提。石膏在加水调拌后的凝固过程中体积发生膨胀，具体膨胀率及变化曲线在不同品种的石膏模型材料之间存在差异。为了保证种植义齿的制作精度，在翻制模型的石膏使用上，应选用膨胀率控制在 0.09% 以下的超无水石膏。在操作时水的比例、调拌速度、水的温度和石膏凝固环境的温度等易产生影响的因素均需加以控制。石膏的调拌过程应在真空下完成，以确保模型的清晰度、准确性。在灌注模型前应再次确认转移杆与基台代型间无松动，以避免在灌注震动时上部构件松脱变位。

1. 开窗式印模的翻制　开窗式印模在石膏凝固后，先将固定转移杆与种植体代型的长螺丝旋松，再分离印模与模型，此时转移杆多会留在印模中。

2. 闭口式印模的翻制　当印模为闭口式印模时，直接将模型从印模中取出，此时转移帽留在印模中，与种植体代型相连的转移杆被转移到模型上，将转移杆内纵向螺丝旋松，转移杆即可取下。

三、模型的修整

与印模分离后的模型需经过修整，再进行下一步工作，模型修整时首先要磨除飞边，模型底面应尽量与𬌗平面平行，牙冠𬌗面等处的石膏瘤子要刮除，并检查咬合关系是否稳定。修整后的模型应干净整洁，清楚反映应有的口腔软硬组织情况，为后面的工作打下良好的基础。

四、上𬌗架

上𬌗架前检查𬌗架的状况，确认各项数值均在原始位置，各调节螺丝功能正常。根据面弓、模型固有的咬合关系和𬌗记录，将上下颌模型固定在𬌗架上。

第二节　种植单冠的制作
Implant Supported Single Crown

单个种植体支持烤瓷冠的修复工艺过程较为简单，也是种植修复体制作工艺中最基础的环节。其包括了种植修复体制作中最基本的取模、翻制模型，基台的选择、调改，金属烤瓷基底冠的制作，以及烤瓷冠的比色、配色等环节。另外，对于种植上部修复体而言，重要的是金属基底冠与种植体上部基台的密合度，其精度是种植修复中的第一要素。修复体的精度对种植义齿的远期效果有较大的影响因素，需要在制作每一环节中加以控制。

为了获得良好的修复效果，在修复体制作前可先在模型上行预排牙，与患者、医生一起观察可能的修复效果。可以选择与邻牙或对侧同名牙形态、大小相近的预成树脂牙，根据患者缺牙处的间隙大小，参考邻牙或对侧同名牙的轴向、扭转度排牙。得到患者的认可后，用硅橡胶留取牙位记录，为以后基台的调改、蜡型的制作、烤瓷冠的形态等制作步骤提供参考依据。该记录的功能有：①制订修复计划；②确定固位方式；③确定修复体位置；④提示基台位置；⑤提示基底冠蜡型位置，提示烤瓷层空间。

种植固定修复体的固位方式分为粘接固位和螺丝固位两种方式。粘接固位方式是指种植修复体通过粘接剂的使用粘接固定于种植体上部的基台上，要求基台有一定的固位形，并有一定的粘接面积以利于粘接固位。螺丝固位方式是指利用𬌗向螺丝或横向螺丝将种植修复体固定于种植体上部的基台上。近年来，利用殆向螺丝直接将种植修复体固定在种植体上的修复方式应用也较为普遍。

一、粘接固位单冠制作

（一）基台的选择

不同种植系统的基台选择有所不同，比如 Frialit-2、Camlog 种植系统由种植体水平直接取模，所以模型中的种植体代型反映患者口内种植体的位置，技师根据具体情况来选择基台。而有的种植系统则由医生在患者口内选择基台，比如 Ankylos 系统中的 Standard 基台就是由医生挑选基台代型在口内调试合适后，再将修复基台固定于口腔中，随后再取模。此时模型上体现的是种植体与基台的状况，类似常规修复中医生备牙后取的模型。在这样的模型上技师是不能再对基台进行任何改动，因此时模型上的基台实际是患者口内种植体上部修复基台的替代体。

1. 种植体水平模型基台的选择　这一类基台主要有 Frialit-2 系统、Camlog 系统、Nobel Replace 系统中的美学基台，以及 Ankylos 系统中的 Balance 基台。

技师在模型上选择基台时应当考虑种植体的直径、种植体上端牙龈的高度、种植体长轴方向、种植体唇舌向的位置等相关因素。

（1）基台直径的选择：基台直径的选择由种植体的直径决定，外科医生植入多大直径的种植体即选用多大直径的基台。比如 Nobel Biocare Replace 系统中种植体的直径分为 3.5 mm、4.3 mm、5.0 mm、6.0 mm，对应的基台分别也是 3.5 mm、4.3 mm、5.0 mm、6.0 mm；Camlog 系统中种植体的直径分为 3.3 mm、3.8 mm、4.3 mm、5.0 mm、6.0 mm，对应的基台直径为 3.3 mm、3.8 mm、4.3 mm、5.0 mm、6.0 mm。按国际惯例，不同直径的种植体及其上部相匹配的转移杆和基台会以相同的颜色加以标记，直径不同，标记的颜色不同。

Frialit-2 种植系统中，用于单个种植体修复的应选用 MH-6 基台，基台上部有防止冠旋转结构，牙冠部高度为 6 mm，适用于单个牙的固定修复。Camlog 系统基台牙冠部高度约为 10 mm，技师在制作时需进行调改并形成防止冠旋转结构。

（2）基台牙龈高度的选择：外科医生植入种植体时，深度难以准确控制，患者个体存在差异，种植体周围牙龈的深度也是因人而异的，各种植体生产厂家根据患者牙龈深度的不同提供不同穿龈高度的基台，例如 Frialit-2 种植系统中基台牙龈部分的高度为 1 mm、2 mm、3 mm、5 mm，可根据患者牙龈的实际高度进行选择。Camlog 种植系统中基台牙龈部分高度为 1.5 mm、4 mm。Nobel Replace 种植系统中基台穿龈高度为 1 mm、3 mm。

（3）基台角度的选择：由于种植体植入轴向的偏差，有可能致使在修复时标准的直基台不能获得满意的修复效果，受颌骨解剖条件的限制，尤其是在上颌前部种植体植入后种植体轴向多向唇侧倾斜突出牙列。此时可选择牙冠部高度、牙龈高度与直基台相同的角度基台，其中基台在牙冠部有 15° 的倾斜，可将唇侧倾斜的轴向向舌侧进行调整。Camlog 系统有 15° 和 20° 两种倾斜角度可纠正不够理想的种植体轴向。

2. 种植体-基台水平模型基台的选择　对技师而言，基台水平模型上基台通常无需选择，基台的选择已在临床由医生在患者口内完成。模型上所携带的是口内基台的替代体，即基台代型（abutment analog）。例如 Ankylos 种植系统中 Standard 基台无需技师选择基台，只根据种植体-基台代型的高度和直径选择相应的预成塑料帽即可。Standard 基台的高度有 4 mm 和 6 mm，角度有 0° 和 15°。Ankylos 系统中基台的预成塑料帽有两种：白色预成塑料帽和灰色预成塑料帽。白色塑料帽内有防冠旋转结构，可制作单冠。灰色塑料帽内无防冠旋转结构，可制作连冠和桥。

（二）基台的磨改

种植上部基台在出厂时是预成的，选择相应的基台也只能大致符合患者情况的需要，具体到每一个病例还需技师对每个基台进行相应的磨改（图23-3）。基台的磨改是根据模型反映的口腔实际情况，出于对美观和功能的考虑，为了获得理想的修复效果，对可供磨改的基台在其高度、颈部形态、唇舌侧厚度等处进行调改。基台就位后，要为修复体留出足够修复空间，修复体的边缘应放置在龈下 1～2 mm。唇侧过于突出的部分应去除，腭舌侧妨碍咬合的部分应修整掉。对

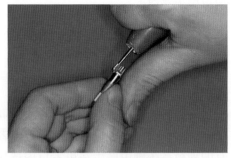

图 23-3　磨改基台

于基台的修整，如同修复医生在患者口内制备修复体的基牙预备体，同样要求肩台清晰，并用牙位记录检测是否有足够的修复空间。

1. 基台牙冠部高度的调改　根据上下牙的咬合关系，对基台龈𬌗向的高度进行调改，以便留出种植烤瓷修复体金属基底冠与瓷层的𬌗间间隙。

2. 基台牙冠部突度的调改　对于前牙区缺失的种植修复而言，由于前牙唇舌向牙冠较薄，所以此时需要对基台唇侧突度进行磨改，磨除唇侧多余部分，并对腭舌侧妨碍咬合的部分进行调改，预留烤瓷冠唇舌侧间隙。

3. 基台牙龈高度的调改　由于患者牙龈形态的不同，且前牙区对美观的要求较高，需对基台牙龈高度进行磨改，参考患者牙龈形态，将修复体边缘放置在龈下 1～2 mm 处。

调改后的基台要完全去除倒凹，进行高度抛光，以确保修复体的顺利就位，冠边缘的高度密合，以减少菌斑的堆积，预防炎症的发生，保证种植体周围组织健康。

（三）金属基底冠的制作

1. 成型塑料冠的制作　在制作金属基底冠蜡型前，先用成型塑料形成蜡型的基层，以确保蜡型在基台上反复摘戴过程中不变性，冠边缘有良好的密合性（图23-4）。在磨改抛光后的基台上堆加成型塑料，为方便从基台上取下可适当加大，从基台上取下后再将厚度均匀磨至 0.3～0.5 mm，此时其膨胀收缩与蜡最接近，铸造后与基台的密合性好。若厚度过大，在其膨胀过程中会造成包埋材破裂折断，影响铸造效果。

2. 基底冠蜡型的制作　成型塑料冠完成后，在其外侧恢复烤瓷冠蜡型。为保证基底材料对饰面瓷有足够的支持，减少烤瓷修复体在行使咀嚼功能等运动中发生的绷瓷，在恢复烤瓷冠蜡型时，宜先完成全解剖形态的冠，再行回切。在切端、近远中、唇舌侧预留相应的瓷层间隙（图23-5）。

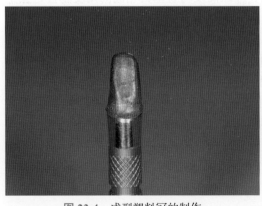

图 23-4　成型塑料冠的制作

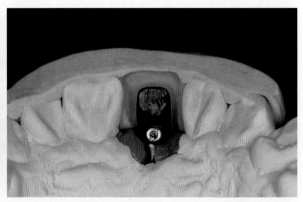

图 23-5　基底冠蜡型的制作完成，index 检查预留瓷层空间

3. 基底冠蜡型的包埋、铸造　完成后的种植体烤瓷基底冠蜡型，按常规方法安插铸道、包埋、烧圈、铸造、喷砂。

金合金在使用时可将新金属和旧金属混合在一起应用，为减少在使用过程中旧金属的用量，在蜡型与铸道安插在铸造底座前，可以先计算出蜡件与铸道的总重量，即可算出所需金属的最低用量：

所需金属重量＝（合金密度 × 蜡型重量）/ 蜡密度（平均为 0.93 g/cm）

安插铸道时应注意铸道的直径不宜太细，在铸圈内的安插角度应避开热源中心。在包埋时应避免在铸件蜡型上形成气泡，使用与金合金相匹配的包埋材料，根据包埋材料的要求调整粉液比例，控制包埋材料的膨胀和收缩。设定茂辐炉的烧圈温度。

铸造完成后，待铸模自然冷却至室温，再清除包埋材料，切不可将铸模放入冷水中。用机械方法清除包埋材料后，用精密喷砂机清除铸件上残留的包埋材料。喷砂的颗粒不可过大，宜在 100 μm 左右。喷砂压力视金属强度不同而定，一般控制在 2 ～ 4 bar 压力。压力过低很难有效去除包埋材料，压力过高易造成砂粒嵌入合金表面影响后续工作，尤其是饰瓷与金属基底冠之间的结合效果。操作时喷嘴须与合金表面形成 45° 夹角，切勿垂直于合金表面。

4. 金属基底冠的就位　清除包埋材料后的基底冠与铸道分离后，将基台从模型上取下，安放在另一个种植体代型上，在基台上试戴基底冠，用冠内指示剂喷在基台上或基底冠内侧，检查基底冠是否能顺利就位，检查有无障碍点并磨除障碍点，基底冠在基台上应完全就位。基底冠边缘与基台应紧密接触，无悬突，无可见间隙，制作精度高的修复体冠边缘间隙可小于 50 μm。可用冠内指示剂喷在冠边缘处，检测冠的密合度。完全密合的边缘应看不到任何缝隙（图 23-6）。顺利就位后的基底冠用钨钢车针打磨，磨除基底冠上的锐边、锐角。

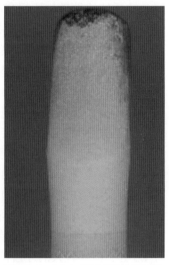

图 23-6　冠内指示剂喷在冠边缘处，检测冠的密合度

（四）烤瓷冠的制作

1. 烤瓷冠的比色　在通常情况下，比色是在临床由修复医生完成。比色时主要参考邻牙与对侧同名牙的颜色，但随着患者要求的不断提高，对修复效果不仅仅停留在能吃东西，能行使咀嚼功能，而是越来越注重对美观的要求，尤其是一些年轻的患者，对前牙区的美学要求更高，有时不仅仅注重唇侧的形态、颜色，甚至舌侧的形态颜色也要加以考虑。由此可见，单纯靠 VITA 十六色比色板的颜色已不能满足患者日益提高的美学要求。按照常规步骤比色，只是将比色结果记录在设计单上，技师不能直观地看到患者牙齿颜色的情况，医生与技师之间只凭一张设计单及各自手中的比色板，往往在一些色彩的理解上会存在一定的差异，最终造成技师制作出的烤瓷冠，在临床配戴时，与患者口内颜色出现偏差，不能达到理想的美学效果。尤其是一些患者的牙色较为特殊时，如四环素牙、氟斑牙，或在比色板上无法找到相应的颜色时，这种差异更为明显。国际上通常采用的有效的解决办法是将患者请到技工室，让技师能直观地看到患者的牙齿。由技师来比色，避免了与临床医生之间传递信息带来的偏差。在比色时，应注意患者牙齿的明度、亮度、饱和度，并将牙齿唇颊面近远中、龈殆向以"井"字分为九区，即分为近中龈 1/3、龈中 1/3、远中龈 1/3；近中中 1/3、中 1/3、远中中 1/3；近中殆 1/3、殆中 1/3、远中殆 1/3，分别在这九区进行比色。比色时不仅考虑牙本质的颜色，牙釉质的颜色也应加以考虑，并要注意在一些特殊部位的特殊比色，以及这些特殊颜色所在部位在牙齿上的深度，考虑能以何种手法体现出来，是用内插色法还是用外染色法，或是将两者结合起来加以应

用。如遇到一些极其特殊的颜色，还可将患者请来坐在一旁，一边参照患者的牙齿一边制作烤瓷冠，或将所用瓷粉在比例上进行调整、配制，以获得最为理想的修复效果。这就需要技师在制作过程中熟练掌握牙齿的解剖形态，熟练运用各种颜色的瓷粉，熟练控制各种瓷粉的比例，使制作出的烤瓷冠具有最完美的仿真效果。

2. 烤瓷冠的制作　烤瓷修复体修复效果不仅要满足患者的功能需要，而且要满足患者的美观需要。而以种植体作为支持的烤瓷冠修复，在保证患者以上两种需要的同时，更为重要的是保证患者种植修复的长期成功。这就要求种植体支持的烤瓷冠在制作上与常规修复的烤瓷冠在技术处理上有所不同。常规烤瓷冠的边缘多位于龈下 0.5 ～ 1 mm，并且由于烤瓷冠是在天然牙根上部形成的，所以其颈部多与天然牙形态一致，修复后与天然牙相比，在形态上更为接近。而种植体支持的烤瓷冠则不同，由于种植体烤瓷冠颈部的直径几乎都比天然牙冠颈部的直径小，种植体在骨内的深度多由外科医生确定，并且由于患者缺牙时间的不同，缺牙原因的不同，缺牙处的骨量与牙龈高度都会有所改变。虽然外科医生通过外科手术的方法进行弥补，但终究不如天然牙根存在时的条件理想，这就给技师在制作种植体支持的烤瓷冠时带来有一定难度。它要求种植修复体不仅能正常的功能，而且要通过其工艺加工过程的技巧使其接近自然。

由于前牙清洁相对容易，在制作种植体支持的烤瓷冠时其边缘在前牙区可位于龈下 1 ～ 2 mm，后牙区在龈下 1 mm 或在龈上。将烤瓷冠边缘伸展到龈下，对牙龈组织略施加压力，其压力大小以戴入烤瓷冠后牙龈受压发白，过 1 ～ 2 min 后恢复正常为宜。对个别牙龈软组织略显不足的病例，有一定的改善作用，可减小牙龈高度不足时，牙间隙出现的"黑三角"。在制作前牙区种植修复的烤瓷冠时，不仅要考虑到"白色美学"，也要兼顾到"红色美学"。"红色美学"虽说可通过外科手术进行改善，但对一些个别病例还须技师在制作修复体时加以弥补。在此须强调的是，牙龈部分烤瓷冠边缘一定要与基台非常密合，冠边缘处瓷要光滑，基台要高度抛光，不能对牙龈组织造成任何不良刺激，避免出现一系列不良后果。

而对于后牙而言，由于在清洁上有一定困难，所以要尽量扩大外展隙，将接触点的位置放在合 1/3 处，似年轻人的牙齿接触情况，以便于患者用间隙牙刷或牙线进行清洁，必要时，先在模型上用间隙刷进行检查。烤瓷冠𬌗面可恢复一定的沟窝尖嵴，与对颌牙的接触形式为点状接触，避免对种植体造成过大的咬合负担，尤其是在烤瓷冠戴入初期，咬合力过大会引起牙槽骨的吸收。烤瓷冠边缘应与基台高度密合，尽量减小其间隙，并在此处高度抛光，尽量减少菌斑堆积的可能，降低其对牙龈的刺激，预防牙槽骨的吸收，防止种植体的脱落，避免造成种植体的失败。

制作完成后的烤瓷冠，牙冠外形需参考相邻的天然牙外形，尤其是在后牙区颊侧，避免因牙冠外形过突不利自洁，或牙冠外形过于平坦，食团沿牙冠颊侧面直接下滑刺激牙龈，引起牙龈不适。不仅应满足患者的美观、功能要求，还应满足种植体修复的各种要求，如种植体的精度要求，种植体的受力要求，种植体周围软组织的易清洁要求，以确保种植体的长期成功（图 23-7）。

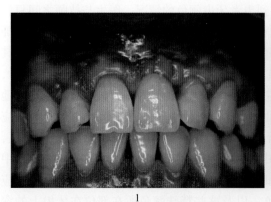 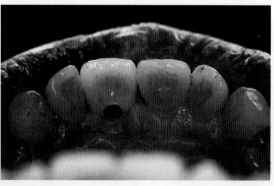

1　　　　　　　　　　　　　　　2

图 23-7　种植修复完成后
1. 种植修复后烤瓷冠修复；**2.** 牙位修复后烤瓷冠腭侧观

二、螺丝固位单冠制作

螺丝固定的种植单冠修复体在牙冠上留有固位螺丝孔，牙冠与基台为一整体，修复体被动地放置在种植体上，用固定螺丝固位，医生可定期拆卸检查。基于对美观、功能及种植体轴向受力的考虑，前牙螺丝孔的位置应放在牙冠的舌侧隆凸处，且螺丝孔的长轴延长线也应放在牙冠的舌侧，如果从冠的切端或唇侧穿出，则需采用粘接固位的方式。后牙螺丝孔的位置应在𬌗面中央。亦有采用横向固位螺丝的设计方式，但目前已较少应用。

螺丝固位的单冠制作与粘接固位的单冠制作相比加工过程较为简单，在基台选择时可供使用的基台类型较少，各厂家用于螺丝固位的基台多为可铸造的金塑基台，即基台下端与种植体连接的部分为金合金，上端用于制作牙冠的部分为塑料，可在塑料部分添加蜡以形成基底冠，之后烤瓷，所以又称之为"基台一体冠"。

在制作螺丝固位的单冠时，首先选择与种植体直径一致的可铸造金塑基台放置在模型缺失牙部位的种植体代型上，并将螺丝拧紧固定，参考与对颌牙的间隙，之后根据缺牙间隙的大小，磨除上端多余的塑料部分，然后用铸造蜡或成型塑料在可铸造金塑基台上恢复缺失牙的外形。同样采用回切法制作蜡型，先完成全解剖形态的冠，恢复正常的颌关系后再进行回切，在切端、近远中、唇舌侧预留相应的瓷层间隙。随后按常规方法安插铸道、包埋、烧圈、铸造。

在铸造过程中需要注意的是，可铸造金塑基台金属部分的熔点要高于所选用的铸造合金，以避免在铸造过程中因为金属熔化温度高造成金塑基台下部金属熔化变形。

在喷砂过程中应注意保护好可铸造金塑基台金属部分，尤其是与种植体上端平台对接处，避免被氧化铝砂喷到而形成粗糙面，以确保修复后基台–种植体连接的稳定性。

第三节　种植联冠的制作
Implant Supported Splinted Crowns

牙列缺损的种植修复分为固定修复形式和活动修复形式。固定修复形式在美观性、舒适度、咀嚼、发音等功能上都明显优于活动修复形式，更避免了患者每天摘戴义齿所带来的烦恼，多数情况下患者都希望采用固定修复。种植体支持多牙缺失的修复体因考虑种植体的受力，多将各个基台上部的冠连接为一个整体，以便更好地传导分散𬌗力，减小单个种植体受力过大导致种植体脱离的风险。

种植联冠的制作是以种植单冠的制作为基础，不仅要考虑单个种植修复中应注意的牙冠颜色、形态，金属烤瓷冠与种植体上部基台的密合度，更值得注意的是以多个种植体为支持的固定联冠，当其就位时应为"被动就位"。被动就位是指在不施加应力的方式下使得两个部件相匹配。在种植修复中要求修复体为被动就位，即支持固定联冠的任何一个种植体均不应过早、过度负重，以避免因过度负重而引起的某一个种植体处牙槽骨的吸收，种植钉的松动，甚至脱落。"精度是种植修复中的第一要素"在此更为突出。

一、确定共同就位道

外科医生在实施手术时，虽然有手术模板的引导，但也只能限定种植体的位置，不可能保证种植体的轴向在三维方向的一致。在制作种植体上部修复体时，将各部分基台连接成一整体，能有效地分担各种植体所承担的合力，有利于种植体的受力和长期成功率。为确保修复体能顺利就位，此时需要对模型进行观测，对每个基台进行打磨修整，以便找到一共同就位道。

不同种植系统在确定共同就位道时有不同的方法，如 Brånemark 种植系统、Nobel Replace 种植系统中，用于制作联冠和桥修复的基台，基台上部深入冠内部分较短，只有 1 mm 高，且聚合度较大，不影响修复体就位，Frialit-2 和 IMZ 种植系统中也有类似的设计。另如 Ankylos 种植系统中，Standard 系列基台的设计是直接置于口内，由医生在患者口内选择不同高度、不同角度的基台，来确定共同就位道，采制基台位置的印模，此种方法与常规固定桥修复的牙体预备类似，不需要技师在模型上做任何改动。再如，可利用一些种植系统中设计的常规基台，制作多个种植体支持的固定联冠，例如 Frialit-2 和 IMZ 种植系统中的 MH-6 基台，Camlog 种植系统中的大部分基台。选择此种基台：①可避免固定基台的纵向螺丝从𬌗面穿出，影响美观；②基台有一定高度，修复体与其粘接后有足够的固位力；③由技师在模型上确定共同就位道，操作较口内操作容易，缩短患者占椅位时间；④就位道方向的确定由仪器完成，操作简便，精确。

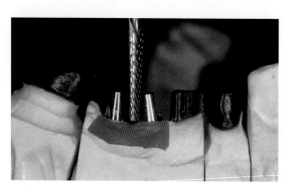

图 23-8　平行研磨仪上确定修复体的共同就位道

共同就位道的确定必须在平行研磨仪上完成（图 23-8）。研磨仪上的研磨钻针已被固定，在此前提下，将模型在云台上做相应调整，采用均凹法，调整各基台的倾斜角度，以便对每个基台都施以少量磨改，磨除各个基台上的倒凹，但应避免对其中一个基台大量磨改，而使其丧失大量轴壁，影响固位。用于研磨的钻针，聚合角度可选用 2°，便于操作，且可获得较大的固位力。在研磨过程中，钻机速度不宜过快，一般在 10 000 ～ 15 000 转／分，或根据所使用钻针的要求设定转速，并适量加些研磨油或研磨蜡，降低产热可保护研磨钻针和基台。各基台倒凹磨除干净后，其共同就位道即沿钻针方向形成，根据咬合关系、牙龈形态逐个修整基台。修整后的基台要经过高度抛光，此时注意不要破坏已形成好的就位道，对基台的轴面不要再加以调改，随后准备制作蜡型。

二、金属桥架的制作

种植联冠的修复体蜡型制作似种植单冠的修复体蜡型制作，先用成型塑料制作内冠，以确保修复体边缘的精密度。随后将各个基台上的成型塑料冠进行连接，增加整个修复体蜡型的强度，减小变形的可能。因成型塑料在凝固过程中会有收缩，数量越多，变形度越大，可待其完全凝固后，用较薄的切盘将连接体处切开，以释放应力，以少量塑料再次连接，凝固后在其外侧加蜡，制作金属烤瓷冠桥的蜡型。此蜡型的制作方法似常规固定桥蜡型的制作，根据咬合关系，预留足够的瓷间隙，注意基台周围应有清洁间隙，利于间隙刷的通过。随后按常规方法安插铸道、包埋、铸造、喷砂、分离铸道。

铸造完成后的金属桥架，应先在各个基台上逐一就位，方法与单个冠的就位方法相同，要有一定的固位力，每个基台在冠内不应有旋转、松动，边缘有较高的密合性。随后将整个金属桥架按共同就位道方向在模型上就位。

金属桥架在包埋、铸造过程中，金属在熔化、浇注、冷却凝固过程中理化因素有所改变，势必影响金属桥架的精密度。因此当金属桥架在就位时，会与一个或几个基台间出现缝隙，产生翘动，不能完全就位，此时应用薄切盘分离金属桥架，以释放其内部应力（图 23-9）。或由于在采制印模转移种植体位置时所产生的误差，当金属桥架试戴时在口内不能完全就位，此时也应将其分离，在口内用成型塑料重新连接，重新采制印模，灌制第二个模型，在新的模型上将被分离的金属桥架焊接在一起。因修复体为烤瓷修复，故焊接应采用高熔合金焊接，最好使用激光焊接法。激光焊接法是通过激光束将两断端金属在瞬间熔化后凝固在一起，形成一个整体，不同于普通熔焊，所以焊接面在强度上要明显高于普通熔焊（图23-10）。焊接完成后的金属桥架仍应达到被动就位，检查方法为对桥架一端施力，检查另一端有无翘动。修复体边缘与各基台间应完全密合，就位后应十分稳定，无丝毫翘动。随后按常规方法在金属桥架上完成烤瓷。

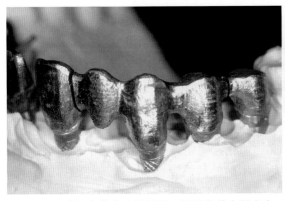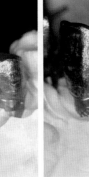

图 23-9　薄切盘分离金属桥架，以释放其内部应力　　　图 23-10　激光焊接法将断端金属焊接在一起

三、烤瓷桥的完成

根据咬合关系、比色效果，完成金属桥架烤瓷部分的制作。制作过程似常规烤瓷冠桥，但需注意以下几点：①前牙区除考虑牙冠的形态以外，更应考虑其周围软组织的情况，当牙龈软组织有少量缺乏时，需在牙冠颈部稍加瓷，略挤压牙龈，补偿不足的龈间隙。当软组织缺失略多时，可仿牙周病患者牙龈退缩状，制作牙根形态。②后牙区牙冠周围应留出清洁间隙，间隙大小可参考患者所使用的间隙刷大小。③牙冠颈缘近远中面应形成凸面，避免形成凹面，以利清洁。④下颌后牙区受下颌骨形状的影响，种植体的位置多偏向舌侧，而下后牙的工作尖为颊尖，为恢复较好的咬合关系，可适当调整牙冠的颊舌径，并注意颊侧外形突度，避免外形过突，颊侧颈缘压迫牙龈，影响清洁，牙颈缘与牙龈之间形成较深的夹角，引起水平嵌塞；还需避免牙冠外形过于平坦，在咀嚼时食物无缓冲直接沿牙面下滑，撞击牙龈引起牙龈不适。

第四节　无牙颌种植上部结构的制作
Super-structure of Implant-supported Full-arch Restoration

无牙颌患者传统的黏膜支持式义齿的固位方式主要靠吸附力和大气压力，但牙槽嵴条件随着配戴义齿时间的增加而变差，固位力随之降低，这是口腔修复医生和牙科技师时常面对、亟待解决的难题。20世纪60年代口腔种植技术的问世，从根本上解决了无牙颌患者传统义齿固位不良，无法恢复咀嚼功能的问题。如今，无牙颌种植修复的效果已被全世界的口腔医生及患者所接受。近年来，随着材料学、精密加工学及口腔临床修复学的进展，无牙颌种植修复上部结构出现了许多新技术，进一步改善了无牙颌种植修复义齿固位的效果，提高了患者的舒适度、满意度，且提高了种植修复的长期成功率。

无牙颌种植修复体的固位方式主要分为两类：固定修复和活动修复。

一、种植体支持的无牙颌固定修复

为满足患者对固定修复的要求，并为更好地解决固位问题，20世纪80年代初期无牙颌的种植修复方式多采用较为单一的高架桥式的固定修复。随着临床医生和技师的经验越来越丰富，逐渐发现这一方法有很多问题：①牙槽骨吸收较多，固定修复受种植体位置、轴向和金属桥架的影响，起不到支持软组织的作用，难以恢复无牙颌患者上下唇的自然生理突度与外形；②义齿桥架与软组织黏膜之间有间隙，给口腔清洁带来了一定困难，尤其是年龄较大的患者；③易引起种植体周围炎，远期效果不理想。

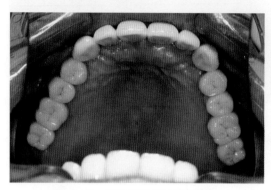

图 23-11　无牙颌种植固定桥修复

采用类似常规固定桥的方法来修复无牙颌，要求上下颌弓位置关系协调，颌间距离适当，颌骨的唇颊侧有足够的丰满度，种植体的位置要求高度准确，颌骨的高度与宽度能容纳较多的种植体，患者有一定的经济承受力，支付较多的种植体费用。因此要求在术前做好周密的计划，在手术实施前就已确立修复方案。先由技师提供便于实施手术的外科引导模板，限定种植体的位置，确定种植体的数目，固定方式修复无牙颌，至少需要 8 ～ 10 颗种植体（图 23-11）。

无牙颌固定桥式修复体制作步骤和制作要求与种植体支持联冠的制作步骤和制作要求一样，注意被动就位，合理分散𬌗力，修复体形态利于清洁，符合美观、咀嚼等功能要求。

二、种植体支持的无牙颌活动覆盖义齿修复

固定方式修复无牙颌受牙槽骨解剖条件制约、加工技术要求苛刻等条件限制，较难满足临床要求。种植体支持的活动覆盖义齿的修复形式被越来越多地采用，其良好的美学效果、恢复缺损的软硬组织的能力、极佳的固位、咀嚼功能的有效恢复已被众多的患者所接受。

活动修复的覆盖义齿的固位方式有：球帽附着体式固位 /Locator 式固位、磁性附着体式固位、套筒冠式固位、杆卡式固位、切削杆式固位。每一种固位类型都有其各自的特点：

1. 球帽附着体式固位 /Locator 式固位　似"子母扣"固位方式，种植体上球形固位体嵌入义齿基托内的"卡抱"装置内，通过两个部件之间所产生的摩擦嵌合作用产生固位力（图23-12）。医生、技师操作简便，患者摘戴很容易，修复宽容度大。但义齿基托范围大，舒适度较低，球形固位体动度较大，不稳定，各种植体单独承担𬌗力。适用于对颌为总义齿的老年患者。义齿基托内的"卡抱"装置在使用一段时间后，固位力会明显降低，需频繁更换，对医生和患者来讲都极为不便。固位不好，𬌗力分布不均，易引起骨吸收。

球帽附着体式固位 /Locator 式固位覆盖义齿的制作：

（1）选择球帽基台：参考模型内种植体代型上缘至牙龈上缘的距离，选择相应高度的球

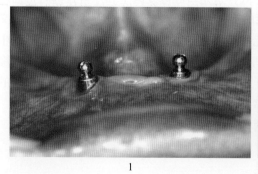

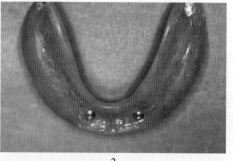

1　　　　　　　　　　2

图 23-12　Locator 球帽覆盖义齿

1. 种植体上部球帽附着体；**2.** 义齿组织面观球帽附着体阴性部件

帽基台，固定在石膏模型上，同时将球帽附着体的阴性部件固定在球帽基台上。

（2）参考𬌗记录选牙排牙，制作覆盖义齿蜡型。

（3）装盒、装胶及打磨、抛光，完成修复体的制作。注意在装胶时，应先将球帽下部的倒凹区填补处理，防止装胶后塑胶材料进入倒凹导致义齿无法取下。开盒打磨工序中注意保护球帽附着体的阴性部件防止损伤。根据修复体的结构可制作加固体支架，以增加修复体的强度。

2. 磁性附着体式固位　利用磁性附着体进行种植修复借鉴了传统修复中利用磁体吸引力固位的原理。种植体上部与义齿基托内各有一磁性装置，相互吸引，产生固位力（图23-13）。一些机构和厂家专门研制了适用于不同种植系统的磁性附着体，包括特殊的磁性基台和磁块。磁性基台连接于种植体上，磁块固定在义齿组织面，使之相互吸引产生固位力。磁性附着体固位的覆盖义齿适用范围广，可以确保适宜的冠根比例，最大限度地减小施加到种植体上的侧向力，从而保证种植体的长期稳定性。但是，由于基台和磁块具有一定高度，因此，在种植体植入的术前设计时，必须充分考虑龈𬌗距离的大小。当龈𬌗距离较小时，需要合理选择适宜的种植系统或基台。若患者龈𬌗距离小于 4 mm，无法容纳磁性基台和磁块的高度，则不宜选择磁性附着覆盖义齿修复。医生、技师操作较为简单，患者摘戴十分方便，易于清洁，尤其是年龄较大且有震颤性麻痹的患者，固位效果满意，种植体受力相对小。但因磁性基台和磁块之间为端端接触，义齿在力的作用下会产生微量水平向移动。

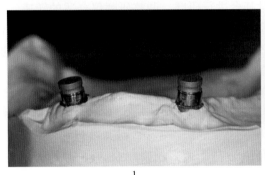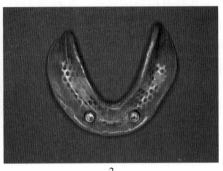

1　　　　　　　　　　　　　　2

图 23-13　磁性附着体
1. 种植体上部磁性附着体及其磁性固位体；**2.** 义齿组织面观磁性固位体

磁性附着体式固位覆盖义齿的制作：

（1）选择磁性基台：根据模型内种植体代型上缘至人工牙龈上缘的距离，选择相应高度的磁性基台，固定在石膏模型上，同时将磁块放置在磁性基台上。

（2）依据𬌗记录选牙排牙，制作覆盖义齿蜡型。

（3）装盒、装胶及打磨、抛光，完成修复体的制作。注意在装胶时，控制塑胶的软硬度，防止磁块与基台之间发生移位。必要时可将磁块加以固定。开盒打磨工序中注意保护磁基台及磁块，防止损伤。根据修复体的结构可制作加固体支架，以增加修复体的强度。

3. 套筒冠式固位　类似于天然牙上做的双重套筒冠，种植体上部基台经平行研磨后形成内冠，在基台上直接制作外冠与义齿基托相连。义齿就位后，固位力好，基托范围小，舒适，似固定义齿，在上颌区也可形成似下颌区的"马蹄"形。每个种植体为单独受力，加工精度要求高。

套筒冠固位种植覆盖义齿的固位结构由固定在患者口腔中种植体支持的多个具有共同就位道的基台和固定在种植覆盖义齿内与基台精密吻合的冠式固位体构成。由固定在义齿内的多个冠式固位体与种植体支持的有共同就位道的基台之间精密结合产生的摩擦而获得固位力。制作时要求种植体支持的多个基台间形成共同的就位道，基台轴壁的聚合度以 2° 为宜，冠式固位体与基台之间越精密，固位效果越好。

套筒冠固位种植覆盖义齿的制作：

（1）试排牙：依据临床制取的颌关系，选择与牙弓形态及垂直距离相适的牙列进行排牙，并完成修复体基托的蜡型制作。

（2）制作牙位记录器（Index）：用硅橡胶包绕在义齿蜡型周围，待硅橡胶凝固后取下，使其能够准确反映牙列殆面、颊侧、唇侧各方面延展范围，为基台的切削提供依据。

（3）基台的选择：以模型上种植体代型上缘至人工牙龈缘的距离确定基台的穿龈高度。由于种植体植入方向的不同，可能导致各基台在轴向上产生很大的差别。可根据厂商提供的角度基台或选用可铸造基台，调整到理想的角度。

（4）基台的切削：基台固定于石膏模型的种植体代型上，将牙位记录器放置在模型上观测基台在龈殆向以及颊舌侧向与其的距离。基台周围距牙位记录器应不小于 3.5 mm，空间小于 3.5 mm 时应将基台进行切削，以保证修复体有足够的强度，并有足够的空间放置人工牙。基台龈边缘应与周围黏膜平行或基台边缘位于龈上，减少修复体在戴入时对黏膜的刺激。

（5）基台就位道的确定：基台的高度及角度经过修整后，用观测杆对基台逐一进行观测，调整云台的角度，使各基台的轴向与水平面角度呈最小平均值，即以每一个基台最小的切削量达到共同就位道为准，将云台固定，切削基台（图23-14）。

（6）基台就位道的研磨：选择 2° 钻针对基台进行研磨，调整研磨仪合适的转速，避免研磨时对基台产热过高，使钛基台变性。为增强固位冠与基台的固位力，防止固位冠与基台间发生旋转，在切削研磨基台的过程中，可在每个基台上研磨出有共同角度的纵向凹槽。研磨后的基台高度抛光后无倒凹及粗糙面，无妨碍外冠被动就位的因素，肩台边缘清楚。

（7）固位外冠的制作：与种植体支持单冠蜡型的制作方法相同，为保证外冠的精密度、强度及与基台的密合度，先使用成型塑料制作固位外冠的内层，厚度约 0.3 mm。用蜡在成型塑料冠外侧少量添加至整个固位外冠厚度为 0.5 mm。外冠蜡型经过包埋、煅烧、铸造、开圈、喷砂等工序后，逐个与基台就位，使基台与固位冠精密吻合，同时获得良好固位力（图23-15）。

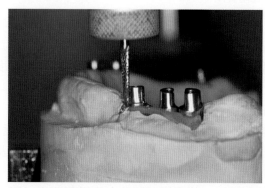

图 23-14　双套冠基台调磨

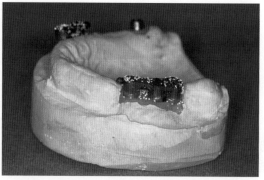

图 23-15　双套冠固位种植覆盖义齿的外冠

（8）加固支架的制作：为增加义齿强度，更好地抵抗、传导、分散殆力，需在固位外冠完成后制作义齿加固支架。将携带基台及固位外冠的模型翻制成耐高温模型，雕刻加固支架蜡型并铸造成型。

以上步骤完成后，将牙列蜡型、基台、固位外冠、加固支架转交医生。医生在患者口内利用金属粘接剂将固位外冠和加固支架粘接在一起，准确，无应力，之后制取第二个印模。

（9）印模转回技工室后完成灌制，参考之前留取的牙位记录器完成支架上的排牙及基托蜡型的制作。必要时行第二次口内试牙。随后完成装盒、装胶、打磨、抛光等工序（图23-16）。

4. 杆卡式固位 较传统的修复方法，适应证较宽。固位的杆卡为成品材料，根据基台之间的距离，截取部分预成杆，与基台连接在一起。卡的长度根据杆的长度做相应调整，固定在义齿基托内。义齿就位后，依靠卡与杆之间的卡抱力获得固位。由于各个种植体被连接成一整体，有利于𬌗力的传导与分散，在颌间距离适当时，都可选用此种方法，可支持软组织，技工制作较容易，患者摘戴方便，此种固位法较多应用于下颌。下颌种植体多位于颏孔间，后牙区义齿多为游离，排牙时需减数。义齿基托较大，似传统黏膜支持式下颌义齿基托范围。基托与基台相对应处无金属支撑，易出现基托断裂，需用金属网加强义齿基托强度，预成卡在反复摘戴的过程中固位力会降低，需定期更换。

杆卡式固位覆盖义齿的制作：

（1）试排牙：参考医生制取的𬌗记录在𬌗架上完成人工牙的排牙及基托蜡型的制作。以此为安装杆卡固位体提供依据。

（2）制作牙位记录器：硅橡胶包绕于牙列基托周围，待凝固后取下。记录牙列各牙齿位置及形态，基托唇、颊、舌向的延展范围。

（3）连接杆支架：参考牙位记录器，将用于连接杆的金柱固定在种植体上。测量两个金柱之间的距离，截取适当的杆，将杆的两端通过铸造或焊接的方法连接在金柱上，注意中线两侧部位的杆的走向须平行于双侧髁状突连线。在义齿受力时，杆与双侧髁状突连线相平行的情况下，对种植体产生的扭力较小。杆的下面与黏膜之间留 1～2 mm 间隙，方便患者清洁（图23-17）。

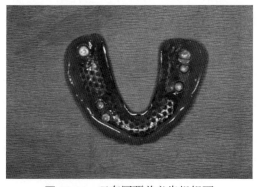

图 23-16 双套冠覆盖义齿组织面

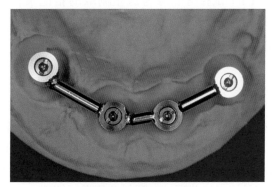

图 23-17 杆卡的连接杆

（4）试戴支架：将连接好的连接杆和金柱，试排牙的蜡型转交临床，由医生在患者口内进行试戴，检查连接杆有无撬动，是否完全被动就位。若出现变形，用超薄切盘分割后成型塑料连接，安装焊接代型后转回技工室。

（5）连接杆再焊接：可以采用激光焊接或火焰熔接焊接方法将分割后的杆进行二次连接。并检查在新模型上完全就位。

（6）卡的固定：参考两种植体之间杆的长度截取预成卡，并固定在杆上。卡的材料有金属和非金属两类，金属卡因其耐磨和固位力可以调节而应用较多。

（7）完成排牙蜡型的制作：将牙位记录器放置在石膏模型上，按牙位记录器各牙位恢复牙列，完成蜡型的制作。必要时口内再行试戴。之后完成装盒、装胶、打磨、抛光，完成修复体的制作（图23-18）。

5. 切削杆式固位 固位方式似双套冠，在基台上制作切削杆的内冠，将各个种植体基台连接在一起，形成较大的内冠（图23-19）。外冠与义齿基托连接，各部分外冠经基托连接为一整体，𬌗力经义齿基托先传导至切削杆上，再传至种植体上。由于几个种植体被切削杆连接在一起，每个种植体在此时承担的𬌗力较种植体单独受力时大大降低。有学者研究指出，若单个种植体承担100%𬌗力，直线分布的两个种植体连在一起时，每个种植体承受𬌗力为67%；非直线分布（面式分布）的三个种植体连在一起时，每个种植体承受的𬌗力为33.3%。将几个种植体连接在一起共同承担𬌗力，较种植体单独承担时受力轻了很多。引起种植体松动、脱落、牙槽骨吸收的主要原因是种植体承受了较大𬌗力，减小受力后，可起到保护种植体、延长其使用年限、提高种植成功率的作用，与杆卡式固位的覆盖义齿相比较，切削杆式固位的义齿固位力更大，稳定性更好，精度要求更高，但加工难度较大。

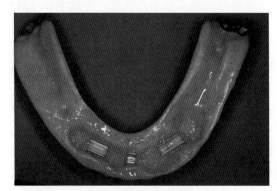

图23-18　杆卡义齿的组织面

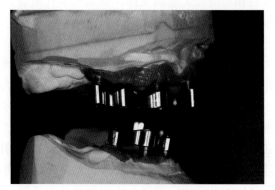

图23-19　在基台上制作切削杆的内冠

切削杆式固位种植覆盖义齿的制作：

（1）试排牙：参考医生制取的𬌗记录在𬌗架上完成人工牙的排牙及基托蜡型的制作。以此检查牙列颌关系是否准确，患者对修复后效果是否满意，同时为制作切削杆固位体提供依据。

（2）制作牙位记录器：硅橡胶包绕于牙列基托周围，待凝固后取下。记录牙列各牙齿位置及形态，基托唇、颊、舌向的延展范围。

（3）基台的选择：以模型上种植体代型上缘至人工牙龈缘的距离确定基台的穿龈高度。在基台上方选择与基台相匹配的可铸造塑料套管，用螺丝固定在基台上。将牙位记录器放置在石膏模型上，观测各塑料套管与牙位记录器之间的位置关系。基台距牙位记录器之间的距离是切削杆、切削杆外冠、加固支架、修复体人工牙列及基托所占用的空间总和。用笔在塑料套管上记录切削的范围，对塑料套管进行切削。

（4）蜡型切削杆的制作：将各基台上塑料套管用成型塑料或专用切削蜡（milling wax）相连，依据牙位记录器的唇、颊、舌、𬌗向位置制作出切削杆的大致形态，随后在平行切削仪以2°专用切削钻针对切削杆蜡型进行切削研磨。切削杆与牙位记录器在𬌗向、唇颊向及舌向的距离应不小于3.5 mm。切削杆龈端可与黏膜轻轻接触，在种植体周围预留不小于1 mm的间隙，以可通过间隙刷为宜，便于患者清洁。切削杆的厚度2.0～2.5 mm，过宽占用空间，过窄影响切削杆强度，切削杆的高度在不影响外冠放置及人工牙排列的前提下可尽量增高，以增强对𬌗力的抵抗作用。

（5）对研磨完成后的切削杆蜡型进行包埋、煅烧、铸造。在模型上检查铸造完成后的切削杆是否与各种植体基台顺利就位。通常情况下，由于制取印模时弹性印模材的变形，灌制模型时石膏凝固过程中的膨胀引起的种植体代型的变位，切削杆蜡型制作过程中的蜡型变形，包埋铸造过程中的包埋材料膨胀收缩引起的切削杆铸件的变形，切削杆铸件存在的应力等因素的存在，切削杆很难与患者口内的每个种植体达到很好的被动就位。为避免种植体有不良受力，保障种植体与骨的良好结合，克服以上因素引起的误差，用0.2 mm超薄切盘在切削杆与基台连接处分割切削杆，以矫正切削杆与口腔中种植体代型位置的偏差。

完成以上工序后将试排牙的蜡型、分割后的切削杆铸件、固位螺栓、基台、个别托盘及石膏模型送交医师进行试牙、切削杆口内连接定位、制取第二个印模。

（6）切削杆焊接：第二个印模转回技工室后完成灌制，依据第二印模各种植体代型的位置对切削杆进行焊接。可以采用激光焊接或火焰熔接焊接方法。焊接后切削杆应无变形，与第二模型各种植体代型达到被动就位，焊接点无虚焊，焊接点光洁、无缺损，焊接处以外切削杆无损伤。

（7）切削杆的研磨：将焊接后的切削杆固定在第二个模型上，按制作切削杆蜡型时的云台角度，用2°切削钻针，在平行切削仪上对切削杆进行研磨，适当选择转速与研磨压力。研磨后切削杆各面应高度抛光，无划痕，无缺损及倒凹，从龈向至殆面2°聚合，与牙位记录器唇、舌、殆向距离不小于 3.5 mm，与黏膜轻接触，种植体周围不小于 1.0 mm 间隙，间隙刷可通过。切削杆上部边缘为 45°角倾斜，引导切削杆外冠就位。

（8）切削杆外冠的制作：用成型塑料涂布在抛光后的切削杆上，待凝固后取下，用钻针将成型塑料外冠均匀磨至 0.3 mm 厚，用嵌体蜡将外冠固位雕刻成型，厚度不超过 0.5 mm 厚，并在冠的外壁制作固位体，以利于修复体塑料基托的固定，随后包埋铸造。由于材料等因素的制约，切削杆外冠在制作成型后，与切削杆就位时会有误差。因此，调整切削杆外冠的内壁，使其与切削杆精密吻合是十分重要的。用冠内指示剂喷涂于切削杆外冠内壁，并轻轻就位于切削杆上，取下后观测划痕位置，用钻针磨除。如此反复多次，直至切削杆外冠与切削杆顺利被动就位（图 23-20）。

（9）加固支架的制作：为增加修复体强度，制作加固支架。将切削杆及外冠就位于石膏模型的种植体代型上，在牙槽嵴及切削杆外冠上均匀覆盖 0.5 mm 厚薄蜡片，翻制耐高温材料模型制作支架模型，并用钴铬合金铸造打磨成型。

（10）完成排牙蜡型的制作：将牙位记录器放置在石膏模型上，按牙位记录器各牙位恢复牙列，完成蜡型的制作。必要时口内再行试戴。之后完成装盒、装胶、打磨、抛光，完成修复体的制作（图 23-21）。

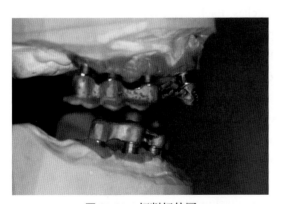

图 23-20　切削杆外冠

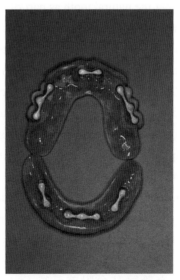

图 23-21　完成后的切削杆固位
种植体支持的覆盖义齿

进展与趋势

种植修复体上部结构种类较多，但无论是单冠修复、联冠修复，还是无牙颌上部结构的修复，在种植修复体制作时需要遵循的原则始终是以种植体为中心，在保存种植体存活的基础上完成修复体的制作。且不因佩戴了修复体而造成种植体的损伤、脱落。这就要求在种植修复体制作时遵循"精度第一"的原则，遵循被动就位的原则，规范细致地操作。无牙颌种植修复上部结构已发展为多种固位方式并存，以活动修复为主的覆盖义齿。新材料与新技术的应用使活动修复在固位效果、美观性、咀嚼功能上已明显有别于黏膜支持的传统义齿修复方式，优于高架桥式的种植修复，提高了临床修复的效果及患者的满意度，越来越多的无牙颌患者在修复时将会首选种植修复。

Summary

This chapter depicts the basic techniques and skills in the fabrication process of implant supported prosthesis. Implant related technician work shares the same principles as the conventional prosthetic production process from a single crown to complete denture. The demands of fabrication accuracy and passive fit are even higher in implant supported prosthesis, which play an important role in the long term results of implant restoration.

Definition and Terminology

1. 球式附着体系统（ball attachment system）：Specific design of a mechanical attachment in which the patrix fits into the matrix in a ball-and-socket type of relation. Each element is incorporated into either the natural tooth as part of a restoration or as an abutment on the implant with the reciprocal element incorporated into the prosthesis. The patrix, or ball, can be made of plastic or metal alloy of various diameters and with varied amounts of resistance.

2. 杆式附着体系统（bar attachment system）：Specific design of an attachment in which the patrix spans a specified width that the matrix matches. Each element is part of a prosthetic structure that spans two or more natural teeth and/or implants and is fixed intraorally with the matrix, which is incorporated within the prosthesis. Once the components are engaged with riders, chips, or microplungers, there is resistance to displacement through either a mechanical mechanism or frictional fit.

3. 磁性附着体系统（magnet attachment system）：Retentive mechanism that is nonmechanical but dependent on the attraction properties of rare-earth composition, such as samarium-cobalt and a ferromagnetic alloy. Element consists of a magnet and a keeper, which is made of a ferromagnetic alloy.

4. 套筒冠基台附着系统（telescopic coping attachment system）：Retentive mechanism that employs a frictional fit between the matrix and patrix components. External surface of the patrix mirrors the internal surface of the matrix and fits within the confines of the matrix for a frictional, passive fit.

5. 可调磨基台（preparable abutment）：Prosthetic component that can be modified using rotary instrumentation.

6. 可铸造基台（castable abutment）：Prosthetic implant component made as a generic plastic pattern that can be designed or modified to specific dimensions. The pattern can be modified either by shaping via a rotary carbide bur or applying wax prior to alloy casting.

（崔宏燕）

第二十四章 其他形式的上部结构制作

Manufacture of Alternative Superstructure

第一节 种植体轴向不良时的修复体制作
Unfavorable Implant Axis and Its Super-structure

患者缺失牙的情况是多种多样，较为复杂的。外科医生在植入种植体时，受牙槽骨条件的限制，或因缺失间隙在牙列远中，外科医生操作不便，有相当一部分病例用标准的直基台不能达到理想的效果。20世纪90年代，口腔种植技术得以大量开展，其中一个主要因素即成熟的种植系统提供了形式多样的种植体上部基台，且这些基台可根据具体情况进行打磨，在极特殊情况下，技师还可自己铸造基台，以纠正不理想的种植体轴向。

一、角度基台的使用

预成的基台上端牙冠部分的倾斜角度多为15°，Camlog系统有20°的基台。种植体最佳的受力方向是随种植体长轴的垂直向受力。若种植体轴向偏差过大，种植体受到较大的垂直向力，而又不能沿种植体长轴方向传导在种植体上，会导致种植体颈部受力过大，出现基台中央螺丝松动、种植体颈部骨吸收等问题。使用角度基台支持种植修复体可适当减小种植体的受力。

角度基台支持的种植修复体在制作时同直基台的制作工艺相似，只是在基台的选择上稍有不同。在基台的调改打磨时注意尽可能多地保留角度基台的轴壁，避免打磨量过多。丧失大量轴壁的基台，粘接固位力会大大降低，在包埋时冠内容积变小容易出现"小瘤子"、包埋不全等包埋缺陷。修复体就位时不易戴入等问题。制作单冠时同样需保证修复体有良好的边缘密合性，制作联冠时确保"被动就位"。

二、特殊基台的使用

角度基台能纠正的种植体轴向是15°或20°，但在极特殊情况下，如外科医生手术经验不足，手术时未使用外科手术引导模板；牙根部骨缺损较多，未进行植骨的病例，用角度基台仍无法纠正过于倾斜的种植体轴向，且患者美学要求较高时，只能考虑用特殊的上部基台，即技师使用可铸造的基台（casting abutment）来弥补这一不足。成熟的种植系统都可提供这样的选择，如 Frialat-2、IMZ 系统的 Aurobase 基台，Camlog 系统的金塑基台，Nobel Replace 系统中的 Gold Adapt 基台。这类基台与种植体连接部分似常规基台与种植体的连接，为机械加工的金属部分，与种植体紧密吻合，且可耐受铸造过程中的高温（只限使用金合金，而非贵金属合金。由于铸造温度要求过高，可铸造基台的金属部分会因高温变形受损）。基台上部为塑料部分，根据需要打磨调改后可直接用蜡恢复所需的基台外形，经铸造后金合金与原基台的金属部分机械嵌合为一整体。在这样的基台上可继续完成金属基底冠、烤瓷冠。也可在可铸造的基台上直接恢复基底冠或全冠外形，采用螺丝固位方式固定在种植体上。

第二节 种植覆盖义齿锁扣式固位体的制作
Stud Attachment Overdentures

在无牙颌种植上部结构的制作一节中，已经介绍了无牙颌种植上部结构的几种固位形式，各固位型的适应证、优缺点，制作工艺特点。其中以切削杆式固位形式固位效果最佳，患者舒适度、满意度最高。为保证切削杆的长期使用效果，还可在切削杆结构上加一锁扣。

一、锁扣式固位体的特点

引起牙列缺失的原因不同，有些患者在年龄较轻时可能就成为无牙颌，虽说切削杆的固位效果最好，但切削杆的固位力会随着使用时间的增加而降低。当患者年龄较小，须要配戴义齿的时间较长时，为解决固位力下降的问题，可在切削杆上设计辅助固位的锁扣式装置。因上颌的覆盖义齿固位力下降后，义齿易松脱，所以锁扣式装置多设计在上颌义齿中。当义齿完全就位锁扣装置锁紧后，切削杆固位的覆盖义齿固位效果，行使咀嚼功能舒适度上都如同固定义齿。当打开锁扣装置后覆盖义齿可与切削杆分离，便于患者清洁义齿，清洁切削杆及种植体周围。种植覆盖义齿锁扣式的固位形式同时具备了种植体支持的固定义齿和覆盖义齿的优点。

二、锁扣式固位体的制作

1. 制作锁扣及其切削杆 锁扣式固位体制作的基础是种植覆盖义齿切削杆固位形式。由于种植体的位置因人而异，不是恒定的，很难有预成的锁扣供选择，所以这一装置只能由技师根据每一个患者的具体情况自行制作。在恢复切削杆蜡型之前，根据切削杆的可能长度，预先铸出一个锁扣。锁扣的末端预留一个直径 1 mm 的孔，便于一小金属杆通过。再选用特殊的可铸造基台完成切削杆的蜡型后，在上颌颊侧切削杆的近中各做出一延长杆（延长杆的长度小于种植体之间距离的一半）。延长杆上预留出锁扣的就位孔，随后将切削杆蜡型进行包埋铸造。

2. 制作与锁扣相连的切削杆外冠 铸造完成后的切削杆经过口内试戴，切开后在口内用成型塑料连接，以确保被动就位。在新采制的模型上用激光进行焊接，在平行研磨仪上完成打磨抛光，保证覆盖义齿左右两侧能在一个就位方向上顺利就位。

置于切削杆的腭侧锁扣前端就位于切削杆近中延长杆的就位孔内，小金属杆穿过切削杆末端的小孔。用成型塑料制作切削杆外冠，同时也包绕在锁扣装置的外侧及小金属杆两端。待成型塑料凝固后，以锁扣末端的小金属杆为轴，旋转锁扣，将锁扣前端从切削杆近中延长杆内推出，锁扣从就位孔内脱出后，切削杆外冠即可与切削杆分离。将锁扣装置及小金属杆从切削杆外冠中分开，外冠即可包埋、铸造。

3. 切削杆外冠与锁扣的连接 铸造完成后的切削杆外冠经调磨后在切削杆上完全就位，锁扣装置在切削杆外冠的相应位置中就位，锁扣前端通过外冠就位于切削杆延长杆的就位孔处，此时从切削杆外冠一侧穿过作为锁扣转动轴的小金属杆，将金属杆的两端以焊接的方式固定在切削杆外冠上。至此，覆盖义齿的锁扣固位装置已基本完成。反复转动锁扣前端的小金属柄，反复摘戴切削杆外冠，检查其就位是否顺利，检查锁扣是否运动自如，就位是否顺利。

4. 完成锁扣式固位的覆盖义齿　上颌左右两侧的切削杆外冠均顺利就位，两个锁扣均运动自如后，为增加义齿的强度，在切削冠外侧制作金属加固支架。此支架以激光焊接的方式与切削杆外冠连接在一起。实验证实，激光焊接可将钴铬合金支架与金基合金很好地焊接在一起。随后完成义齿的排牙、蜡型、装盒、装胶、打磨等工作。

完成后的义齿，锁扣装置边缘应与义齿基托平滑连接，无异物感，用于转动锁扣的手柄应小巧，但便于患者使用。

第三节　金沉积技术在种植中的应用
Electrical Forming Technique

一、金沉积技术原理及发展史

纵观目前口腔领域应用的具有不同弹性模量的不同合金，金沉积技术引起大家特别关注。它在满足美学及生物学特性要求的同时，能够提供长期的治疗预后结果。高生物相容性，精确的就位，对牙髓的保护，容易粘接，美学效果好，制作成本适中，这些都成为金沉积修复体具备的优点。

Luigi Galvani（1737—1798 年）奠定了电镀技术的基础，他研究了化学能到电能的转换。电镀技术在工业中主要用于处理材料表面，提高其抗腐蚀性、导电性、耐磨性和美观性。金沉积技术又称为电铸成型技术，即如果一个承担力的支架在从铸件模型上取下后形态不变，这一过程可称为电铸。

金沉积应用于牙科有三十多年的历史，可用于制作嵌体、高嵌体，全冠、固定桥、套筒冠的外冠，全口义齿的基托，牙周夹板以及种植体上部结构。1935 年 Damiano 及 Viverihofi 第一次制作出精密抗磨耗的代型，但所用电镀液中仍含有对人体有害的氰化物。1962 年 Armstrong 及 Rogers 制作出厚度为 250 μm 的金基底冠。1979 年 Rogers 制作了第一个烤瓷冠。1968 年加拿大人 Wiesmann 开始对金沉积在牙科的应用进行实验研究，1971 年他因在代型上应用涂银漆进行牙科修复体制作获得美国专利。通过进一步研究，他获得另一项专利，即 Platamic R 操作系统，这是首次使用没有氰化物、无毒的金电镀液，但设备费用高，仅有少数技工室可以使用。1989 年德国 Wieland 公司生产了全自动金沉积仪——AGC，它可以自动运行且电镀液不含氰化物，只是外形不被接受，之后被更小更复杂的设备所取代。随后 Hafner 公司、Gra mm Technik 公司和 Austenal 公司也相继推出了小型台式设备，使得这一技术得以推广。2001 年北京大学口腔医学院种植中心首先在国内将这一技术应用于种植修复工作中。

二、种植金沉积单冠的制作

用金沉积方法制作种植单冠与用铸造方法制作种植单冠比较，在修复效果、基底冠与基台的精度上有很大提高。由于金沉积技术所使用的材料纯度很高，含黄金量高达 99.9%，色泽美观，又因使用金沉积技术可直接在种植体基台上沉积形成基底冠，两者间的缝隙可 < 10 μm，远小于铸造法制作的基底冠与基台间的缝隙，可以说是一次成型。金沉积基底冠成型后只需将边缘进行打磨即可就位，且十分密合，精度较高。

1. 基台的选择　与普通种植修复基台选择的方法形似，根据种植体的直径、轴向、牙龈厚度等进行选择。但有一点需注意：用铸造法完成的种植基底冠可根据需要在制作蜡型时恢复缺失牙的形态，在基台磨除较多时也没有太大的问题。而使用金沉积法制作基底冠，因其厚度均一，且较薄，通常只有 0.2 ~ 0.3 mm，所以当基台磨除量较大需要恢复较大的缺损时，金沉积法不能满足这一需求，否则势必造成局部瓷层过厚而引起裂瓷、崩瓷。在决定用金沉积法制作基底冠时，应选择较粗大的基台，如 Camlog 系统的基台普遍都较粗大，可供打磨的量较多；或在 Frialat-2 系统中选择用于制作套筒冠的基台，打磨量也较大，都可作为金沉积法基底冠的选择。

2. 金沉积种植单冠的制作过程　按种植单冠制作中基台打磨调改的要求对基台进行修整，打磨修整后的基台应完全去除倒凹，并预留出金沉积基底冠的厚度及瓷层的厚度＞ 1 mm，局部瓷层的厚度不要大于 2.5 mm，防止崩瓷。

制作常规修复的金沉积烤瓷冠需要将原始代型进行修正，填充倒凹后翻制用于沉积的代型。在制作种植体支持的金沉积烤瓷冠时，可以在调改打磨抛光后的基台上直接沉积金，这样就避免了在翻制代型过程中引起的误差，更易提高种植修复体的精度。

首先用成型塑料将打磨抛光后的基台不需要做沉积的部分覆盖，只暴露基台上端需要沉积成为基底冠的部分，待成型塑料完成凝固后进行修整，并连接导电铜丝。随后在需要沉积的部分涂布导电银漆，以诱导金离子附着在基台表面。注意银漆需涂布均匀，避免局部漏涂，并与导电铜丝相连以形成完整的电流，不出现断路。待银漆干燥 15 min 后，将导电铜丝的另一端安插在金沉积仪上。参考厂家提供的具有三维牙坯模型的详细对照表可查到沉积表面的面积，选择被沉积物所用程序，按照仪器提示在容器内放入足量含金溶液。关闭仪器顶盖，启动程序。金沉积冠厚度不同，所需时间也有所不同。德国 Wieland 公司的 AGC 系列 Micro 仪器沉积 0.2 mm 厚度需要 5 h，沉积 0.3 mm 厚度需要 7 h。其他厂家的仪器根据其各自的使用说明进行操作。

沉积过程结束后，仪器自动停止。将金沉积冠连同导线一并从仪器中取出，用水清洁。仪器中的残余液体倒入专用收集器中，作进一步回收，不可直接倒入下水管道，因残余液体为强酸性，对环境有污染，需要特殊处理。

用薄切盘分离金沉积基底冠与导电铜丝相连的部分，即可将金沉积基底冠与基台分离。在浓度为 25% 的硝酸溶液中去除干净金沉积基底冠内侧的导电银漆，以免影响后期的烤瓷工作。将清洁干净的金沉积基底冠重新就位在基台上，用软质橡皮抛光轮对金沉积冠边缘进行修整，磨除多余的边，金沉积基底冠即已完成。操作过程简单、制作精度高是金沉积技术的特点之一。

金沉积基底冠经口内检查后即可准备烤瓷，通常因金沉积基底冠边缘十分密合，也可不经口内检查直接烤瓷。烤瓷喷砂前需注意，金沉积基底冠的韦氏硬度在 140 左右，对其进行喷砂时应使用 110 μm 的氧化铝≤ 2 bar 压力，避免损伤金沉积冠。随后按常规方法完成烤瓷。

三、种植金沉积覆盖义齿的制作

金沉积技术制作种植体支持的覆盖义齿主要是通过金沉积技术制作套筒冠的外冠。套筒冠修复技术已成为现代牙科修复领域里一项成熟的修复方法，在过去几年里，技工加工技术及材料有了很大发展。即使在种植体支持的固定局部义齿及其他修复体，套筒冠修复也被广泛应用。与水平杆修复体相比，套筒冠修复体易于调改及就位，粘接固位的内冠容易清洁，对于年龄大的患者易于保持口腔卫生。20 世纪 90 年代初，许多学者提出，将套筒冠技术与金沉积技术相结合应用有其特殊优越性。套筒冠内冠仍用高含金合金进行铸造，或将种植体基台研磨成平行的轴壁，用金沉积技术制作高精密度的外冠。目前金沉积套筒冠技术已通过实验阶段并被认为是现代修复技术的标准。

金沉积外冠与内冠的固位方式为吸附式固位，不同于铸造外冠的摩擦固位。摩擦固位会随着摘戴次数的增加而降低，而吸附式固位因唾液存在于内外冠之间，起到润滑剂的作用，降低了摩擦力，使得义齿固位更长久。

种植金沉积外冠的制作过程同种植金沉积单冠的制作一样，都可直接在基台上完成沉积冠，并用一金属支架将各个金沉积冠通过激光焊接或粘接的方法连成一整体，以增加覆盖义齿的强度，对于种植修复体而言，钛与金沉积冠结合已被证明是最好的。

四、种植金沉积固定总义齿的制作

种植体骨结合的特性决定了种植义齿的制作精度极高，不仅是单冠密合的边缘，还有多个种植体的被动就位。在用常规的铸造方法制作义齿的过程中，取模、制作蜡型、包埋、铸造、烤瓷等各种因素的影响，使制作一段式固定总义齿极为困难，而采用金沉积技术在很大程度上解决了这一难题。

在基台上沉积金基底冠后，在金沉积基底冠上可以根据种植体的数目（固定总义齿要求种植体数目在上颌＞8颗种植体，在下颌＞6颗种植体）和种植体的位置，制作固定烤瓷总义齿的蜡型，经包埋铸造后在基台金沉积冠上逐个就位。经口内试戴后，变形较大的部位可切开再焊接。随后完成常规烤瓷制作。因义齿较长，在烤瓷炉内烧结过程中，桥架还会有少许变形，此时可通过与金沉积冠粘接的方法加以弥补，并达到被动就位。

第四节 电火花蚀刻技术在种植修复体制作中的应用
Spark Erosion Technique for Implant Prosthesis

在种植修复中，修复体的加工精度和被动就位是种植修复成功的关键因素。修复体加工精度不足、被动就位不良则引起应力集中和种植体周围炎，最终导致种植体失败。为了达到满意的加工精度，普遍采用贵金属铸造辅以激光焊接技术，以期保证较好的加工精度，但贵金属的使用无疑加重了患者的经济负担。特别是当多牙缺失及无牙颌患者多种植体修复时，许多患者因无力承担而放弃治疗。电火花加工亦称电蚀加工（spark erosion）或放电加工，是利用脉冲放电的电蚀作用，精密加工金属零件的方法。火花放电的频率可达每秒25万次，其加工精密度可达10 μm。1982年电火花加工被首次引入口腔修复体的加工领域，现已用于制作精密附着体、套筒冠、全瓷冠、固定可摘修复体等，也可以用来纠正铸造的缺陷，改善种植体上部结构与基台之间的适合性。其使非贵金属用于种植修复体制作成为可能，非贵金属在种植修复中的应用开拓了种植修复材料的新领域。

电火花蚀刻技术虽然在工业上是被广泛使用的金属加工技术，但于1995年才开始在口腔种植修复领域中应用。由德国SAE公司首次将其用于种植修复体金属的加工，经过不断改进，取得了良好的效果。目前，仅有俄罗斯、韩国等少数国家引进该技术，种植修复体采用非贵金属进行加工。

非贵金属的铸件，由于其硬度高，传统方法调磨困难，加工难度较高，难以用于种植修复体的制作。电火花蚀刻加工技术基于电火花腐蚀原理，在工具电极与工件电极相互靠近时，极间形成脉冲性火花放电，产生瞬时高温，使局部金属融化，甚至汽化，从而将金属蚀除下来，消除工件之间不匹配的金属部分，达到铸件和基台之间的密合。

电火花加工技术可以加工任何高强度、高硬度、高韧性、高脆性以及高纯度的导电材料；

可以改变修复体结构，简化加工工艺，提高修复体使用寿命，降低技师的劳动强度等，保证修复体加工的精度。

进展与趋势

　　随着数字化技术的进程，计算机辅助设计 / 计算机辅助制作技术，即 CAD/CAM 技术近年来在国际上已逐步广泛应用于口腔修复领域。该技术的发展对现代口腔医学起到了巨大的推动和促进作用，成为国际口腔种植领域近年来学科进步的标志性技术。快速发展的计算机技术将用于种植上部结构的设计和制作，选用不同材料进行种植体上部修复，利用现代计算机数字化辅助设计加工理念，提高修复体的加工精度、美观效果和耐久性。将带动和推动口腔修复工艺学的发展，成为当前口腔种植临床学科发展的重要内容和关键环节。

Summary

This chapter introduces the special production process when the position and angulation of placed implant was not in a favorable condition. Angled abutments, goldadapt abutment, gold deposition technology, and lock processing technology can be choices in correct indication. EDM etching and CAD / CAM technology are also given a brief introduction in this chapter.

Definition and Terminology

1. 角度基台（angled/angulated abutment）：Prosthetic implant component designed to change direction from parallel along the long axis of the implant to a specified angle from parallel.

2. 非角度基台（nonangled abutment）：Prosthetic implant component designed to parallel the long axis of the implant, considered straight to indicate no deviation from the long axis of the implant. Called also nonangulated abutment.

3. 暂时基台（temporary abutment）：Implant component used for a limited period of time prior to fabrication of the definitive prosthesis.

4. 计算机辅助设计 / 计算机辅助制作（CAD/CAM）：Acronym for computer-aided design/computer-assisted manufacture.

5. 支架（framework）：Core component of implant prosthesis, generally fabricated of metallic or ceramic material and veneered with ceramic or resin coatings. It is incorporated in fixed prostheses for strength and retention of matrices and teeth. For removable prostheses, it can be designed to provide prosthesis retention, support, and stability.

6. 氧化锆（zirconium oxide）：Ceramic material used for implant components, generally attributed to have excellent mechanical properties. It is used in situations where esthetics are of primary importance and metal show-through of the tissues is a potential problem.

（崔宏燕）

第二十五章　口腔维护与随访

Oral Maintenance and Follow-up

种植体与骨组织之间稳固的骨结合是获得理想种植修复效果的基础和必要条件，骨结合过程完成后就可以给患者戴入种植义齿，继而发挥咀嚼、美观及发音等功能。然而，种植义齿修复并非一劳永逸，为了长期维持和巩固良好的治疗效果，义齿戴入后应为每位患者制订一个口腔检查和评估（oral examination and assessment）的时间表，进行口腔维护和定期随访，必要时给予治疗，以保持种植义齿的良好功能状态。种植义齿的维护与随访是确保远期成功率的重要因素，科学规范的口腔维护与检查随访需要医患双方的共同努力和配合协作才能顺利进行。

第一节　概　述

Introduction

种植义齿由金属、陶瓷或树脂等材料制作，与自然牙相比，没有患龋病或牙髓疾病的风险。但是，种植体周围与自然牙周的组织结构有根本的差别（表 25-1），这给种植牙的健康维护带来一些不利的因素。一方面，由于没有牙周膜，种植牙对于咬合力的缓冲能力以及感觉的敏锐度明显不如天然牙，这使得种植体-骨结合界面对外界刺激甚至有害应力的感知能力较差，不能通过类似自然牙的保护性条件反射来回避过大的应力或者其他有害刺激；另一方面，种植体周围软组织内的纤维走行分布与天然牙相比也存在很大不同，其附着强度和血运都比天然牙差，不能有效地发挥防止异物、细菌及其他病原入侵的屏障作用，抗机械性外力、抗感染和自我修复的能力明显降低，这些不利因素都可能成为种植义齿失败的原因。

表 25-1　自然牙与种植牙周围组织结构的比较

结构	自然牙	种植牙
结合界面	牙骨质、牙周膜	骨结合
结合上皮	半桥粒及基底板	半桥粒及基底板
胶原纤维	围绕牙根放射状排列	环形包绕种植体
牙周膜	有，其内有本体感受器	无
生物学宽度	2～3 mm	3～4 mm
软组织血运	较丰富，源于骨膜及牙周膜	较少，源于骨膜
探诊深度	3 mm 以内	2.5～5.0 mm
探诊出血指数	可靠	较可靠

种植体周围组织疾病主要包括种植体周围黏膜炎和种植体周围炎。种植体周围黏膜炎的特点是炎症仅累及种植体周围软组织；种植体周围炎的特点是已经骨结合的种植体周围发生进展性骨吸收，其原因尚不完全清楚，可能与细菌感染、免疫反应及有害应力相关。种植体周围组织疾病的诊断和治疗已在专门章节中详细介绍。以上这些种植体周围组织疾病的发生和发展与菌斑的关系非常密切，与天然牙相比，种植体周围的软组织更容易受到菌斑的影响，一旦黏膜封闭遭到破坏，致病菌便获得直达种植体表面的通道，造成牙龈炎症、牙槽骨吸收甚至种植体松动失败。因此，加强口腔卫生维护，严格控制种植体周围的菌斑附着，保证种植体颈部软组织的良好封闭是提高种植义齿的远期成功率的关键。

医生应该给每位种植患者强调菌斑的危害性和控制菌斑的必要性，根据患者的具体情况为他们选择口腔卫生维护方案。在选择和推荐口腔卫生工具时，决定的因素有：种植体的位置与分布、基台的类型与角度、修复体的结构设计、解剖结构的限制、患者的习惯及配合程度等。

第二节　口腔卫生维护
Oral Hygiene Maintenance

菌斑是种植体周围疾病的始动因子，会持续不断地在种植体颈部、基台和牙冠表面形成，患者须每天坚持用正确的方法尽可能清除种植义齿周围的菌斑，才能最大程度保持种植体的健康和稳固。菌斑控制（plaque control）是口腔卫生维护的主要内容和目的，也是治疗和预防种植体周围疾病的主要措施，医生应针对患者的具体情况，选择个性化的菌斑控制方法，这不仅包括患者口腔卫生的自我维护，还包括医生实施的专业维护。

一、口腔卫生的自我维护

口腔卫生自我维护由患者本人实施，是指利用漱口水、牙刷、牙线和其他家用口腔卫生工具清除口腔内，尤其是种植义齿和自然牙齿周围的菌斑和食物残渣等。医生应该帮助患者养成良好的科学的口腔卫生习惯并持之以恒，从而达到控制菌斑、维护种植牙健康的目的。菌斑控制方法很多，主要可分为机械性菌斑控制法和化学性菌斑控制法，其中机械性清除菌斑的效果最为直接和显著，也最为常用。

（一）机械性菌斑控制法

1. 刷牙　刷牙是最重要、最有效的机械性菌斑控制法（mechanical plaque control）。通常情况下，建议早晚各刷牙一次，每次 3 min。硬毛牙刷在刷牙过程中因为摩擦作用容易造成修复体表面不光滑及周围软组织创伤，从而造成种植义齿表面菌斑堆积以及种植体周软组织炎症。因此，种植牙患者最好选择弹性好的软毛牙刷，刷毛头部应光滑圆钝，以减少对牙龈的刺激和修复体表面的磨损。另外，一般要求牙刷的刷头不宜过大，可以灵活达到牙列的各个位置（图25-1）。每次刷完牙还应将牙刷洗净、刷头朝上放置于通风干燥处，以减少细菌滋生。根据个人刷牙习惯，每 1 ~ 3 个月应更换一把

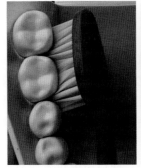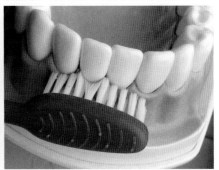

图 25-1　牙刷及使用方法

新牙刷，如发现刷毛散开、变曲、倾斜，应立即更换。

2. 牙线和牙间隙刷　种植固定修复完成后，种植体之间、种植体与天然牙之间以及种植义齿周围软组织附近的菌斑由于所处位置特殊，仅靠刷牙很难除掉。因此在刷牙的基础上，还需要使用一些特殊的牙间清洁工具（如牙线、牙间隙刷等），帮助去除义齿周围间隙的菌斑及食物残渣，使口腔清洁更为彻底。

牙线：使用牙线可以有效去除种植体之间及种植体周围的菌斑和食物残渣，尤其适用于牙间隙正常的患者。饭后使用牙线清洁义齿，配合正确刷牙、使用漱口液，可以非常有效地防止菌斑附着和牙石产生，对预防种植体周围疾病有良好的效果（图 25-2）。

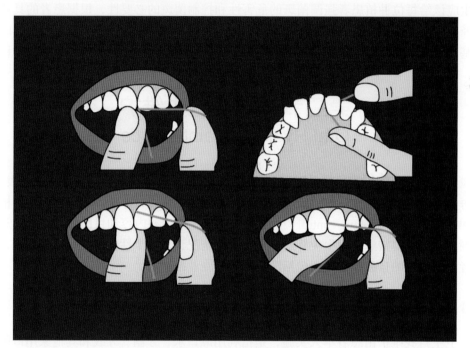

图 25-2　牙线及使用方法

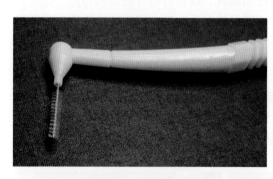

图 25-3　牙间隙刷

牙间隙刷：当患者牙齿排列不齐或牙龈萎缩时，种植义齿的某些部位（如邻面、组织面）是一般牙刷和牙线难以清洁的。而使用细小灵巧的牙间隙刷，却能轻而易举地进入其中，不但可以减少对牙龈的损伤，还能更有效地清除牙菌斑。牙间隙刷一般在每晚睡前刷牙后使用，分为刷头和持柄两部分，刷头有多种直径可选，使用后需定期更换（图 25-3）。

牙签：牙签的使用已经有数百年的历史，多为木质或者塑料制成，一般较为坚韧，具有一定的机械性清洁作用，但是使用不慎就很容易造成种植体周围或牙周软组织损伤，从而加重软组织萎缩、食物嵌塞和菌斑附着。因此，对于一般患者不建议使用牙签，只对于个别牙龈乳头萎缩明显、牙间隙较大的患者可以小心选用。此外，市场上常见的牙签多数为开放性包装，消毒不严格，其表面经常附带有多种细菌，一旦牙签所携带的病原体通过损伤部位引起种植体周感染，将可能直接导致种植义齿失败，所以牙签在推荐患者使用时应十分慎重。

3. 水冲式洁牙器　也叫做冲牙器，通过微电机泵体对水加压，产生高频的超细高压脉冲水注，经喷嘴冲刷到口腔内任何部位。同牙线和牙间隙刷类似，也是配合刷牙后使用，特别适合清洁牙刷、牙线和牙间隙刷不易到达的"死角"，只要冲洗 1～3 min 即可获得理想的清洁效果。冲牙器操作简单方便，一般配合使用清水即可，也可以加入漱口液等，有针对性地强化清洁效果。此外，冲牙器采用非固体接触性清洁方式，其脉冲水流的压力可以调节，产生的冲击是一种良性的刺激，不仅不会伤及种植体及其周围软组织，还可以起到一定的按摩牙龈作用。在清除菌斑的同时，其"氧泵"作用亦能抑制菌斑中厌氧菌的沉积，从而有效控制种植义齿尤其是固定义齿的菌斑沉积（图 25-4）。

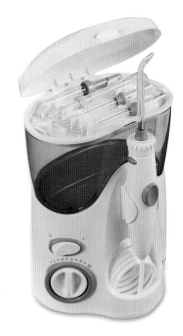

图 25-4　电动冲牙器

（二）化学性菌斑控制法

使用牙刷、牙线、牙间隙刷和冲牙器等机械性方法可以清除绝大部分菌斑，在此基础上，应用有效的化学药物来抑制菌斑的形成或杀灭菌斑中的细菌是控制菌斑的辅助方式，即化学性菌斑控制法（mechanical plaque control）。化学药物通过一些载体（如含漱液）作用到局部，从而起到控制菌斑的作用，用药方法可包括含漱、涂布、局部冲洗，以及牙周袋内导入缓释药物等。

最常用的化学性菌斑控制法是含漱液漱口，它能有效抑制菌斑龈上堆积或牙周袋内定植，防止种植体周围炎的发生，但其在口腔内停留时间短，且药物进入龈下不超过 1 mm，故对牙周袋内的细菌作用不强。目前最常用的漱口水为 0.12%～2% 的氯己定含漱液，又名洗必泰，它能较好抑制龈上菌斑形成。其缺点是可能会使牙齿、修复体等轻微染色，对口腔黏膜有轻微刺激。

（三）全身干预：戒烟

吸烟是引起种植早期失败的一个主要原因，烟草的产物，如尼古丁、一氧化碳、氰化氢等会导致原发性及继发性免疫功能低下，影响微循环及组织的新陈代谢，降低患者局部的创伤愈合能力，从而导致骨愈合期的种植体骨结合失败的风险增高。即使种植体完成了骨结合且修复体戴入患者口内后，吸烟也会加快种植体周围菌斑沉积，加速种植体周围骨吸收，从而导致种植体远期预后的不良。

戒烟是一个漫长的过程，且不容易坚持，所以口腔医生最好定期复查并注重宣教，加强患者自身的戒烟意识，必要时建议患者应用一些辅助方法和工具，例如用尼古丁替代疗法、电子烟、戒烟牙膏等来协助戒烟。口腔医生对吸烟者的口腔卫生情况应更加关注，按照烟量大小约定随访时间或每月电话随访，督促患者按时复诊。

二、口腔卫生专业维护

（一）种植义齿的卫生维护

种植义齿卫生维护的内容主要包括义齿本身结构内部和义齿周围软硬组织表面的食物碎屑清理和菌斑的控制。多数情况下，这种维护需在患者的积极配合下由口腔医生帮助完成，因为仅靠患者个人的维护难以完全彻底的清理干净，有些位置对于患者也难以触及，这就必须结合定期的专业维护，才能维持良好的口腔卫生环境，减少感染和炎症的风险。

专业的卫生维护主要依赖定期洁牙（dental scaling），洁牙应在合格的口腔医疗场所完成，是彻底清除修复体和牙齿表面菌斑、牙石的最有效方法。传统的金属洁治器容易损伤种植义齿的光滑穿龈表面，不利于远期的菌斑控制，采用特制的碳纤维头洁治器可以减小此种风险。

对于已经发生种植体周围炎的病例，可以进行种植体表面脱污（decontamination）处理，其目的是清除种植体周围的感染组织，类似于牙周刮治，采用方法包括超声洁治、手工洁治器（碳纤维头洁治器、钛质洁治器或塑料洁治器）洁治、激光处理、喷砂及氯己定冲洗等。

螺丝固位式种植义齿由于患者不能自行取下清洗，可根据个体情况决定每 3 ～ 12 个月复诊一次，在医生的协助下旋松义齿固位螺丝、拆下义齿进行清洗和消毒；粘接固位式种植义齿也需每隔半年至 1 年复诊，进行必要的维护和处理。

另外，在种植义齿戴入初期，或者义齿修理后的专业维护内容中还包括消除咬合干扰，由医生根据患者的具体咬合情况和调𬌗原则完成，要特别注意消除过大的侧向有害应力，避免由于不良应力造成种植体周围组织退缩（peri-implant tissue recession），甚至牙槽嵴顶骨吸收（crestal bone loss）。

（二）控制糖尿病

糖尿病不属于口腔医生的诊治范围，然而近年来，糖尿病在人群中的发病率逐渐升高，需要种植牙修复的患者中糖尿病患者的比例也在逐渐上升，这为种植围术期尤其是种植义齿戴入后的口腔健康维护提出了新问题。糖尿病患者的伤口愈合能力差、抗感染能力低，不仅会影响软组织的初期愈合，对骨组织与种植体发生骨结合的进程产生不利影响，需要在种植手术前进行相应的控制；同时，糖尿病也是导致种植体骨结合之后的种植体周围疾病的风险因素。口腔医生应建议糖尿病患者在合理用药及饮食调节的基础上增加定期复诊的频次，对种植义齿的健康状况进行连续评估，并提供正确的口腔卫生指导。另一方面，糖尿病患者也应在专科医生的指导下，积极参与相关系统性疾病的治疗，力争将血糖水平控制在正常水平或接近正常水平，避免并发症的发生，在此基础上加强口腔卫生的个人维护和专业维护，保证种植修复的远期效果。

第三节　随访与评估
Follow-up and Assessment

规范的随访（follow-up）是维持种植义齿长期稳定使用的前提和必要条件。如前所述，种植体周围无牙周膜，缺乏压力和本体感受器，对应力和位移的感受较为迟钝，不能对过大和侧向的应力通过神经反射弧途径进行有效的自我保护，这在一定程度增加了种植牙受创伤的风险。医生通过随访可以尽早发现种植义齿出现的问题，及时给予干预，阻断疾病进程，将危害降至最低程度；同时，随访也是评估种植义齿疗效的重要途径之一。

患者的口颌系统与新戴入的种植义齿需要一定的"磨合期"，医生制订复诊计划和设计随访时间节点的时候，应该基于每位患者的具体修复形式、风险因素、个人口腔卫生维护以及菌斑控制水平来考虑。一般来说，建议患者戴牙后 1 周进行复诊，主要是检查是否存在早期并发症，并且进一步调整咬合关系。之后的第 1、3、6 个月复诊中，除了检查咬合情况，还要特别注意种植义齿有无机械并发症，口腔卫生维护的水平是否能够达到预定要求。第 1 年内无明显异常及并发症者，以后可以每半年到 1 年复诊一次，复诊间隔还可以根据患者的配合程度和口腔卫生维护水平等具体情况做出一定的调整。

总体来讲，种植随访复诊的主要目的是通过规范的定期复查，对患者的种植义齿进行诊断性监测，早期发现问题及隐患，及时采取必要的预防和治疗措施，减少种植体周围疾病的发生，维持种植牙功能的长期稳定。同时，也可以通过种植随访复诊及时发现和处理口腔内的其他各种不良状况，维护患者口颌系统的整体健康。种植随访复诊的主要内容包括记录患者的主观感受、口腔专科检查及相关辅助检查的情况。

一、主观感受

患者的主观感受（self assessment）是指使用种植义齿后患者的直接感觉和患者对义齿功能和美观的评价，这也是医生评估每位患者种植修复效果的重要参考指标，主要包括以下两个方面：

（一）满意度评价

患者满意度（satisfaction assessment）是患者对种植义齿多方面性能的主观评价，主要包括咀嚼功能满意度、美观满意度、固位力满意度、舒适性满意度以及语言发音满意度等方面，可以用分值的形式让患者进行直观的定量评分，并可以在此基础上进行统计学的研究和分析，其结果对于优化和制订种植治疗计划具有重要的参考意义（表25-2）。

表 25-2 种植义齿评分表

	10 ~ 8 分	8 ~ 6 分	6 分以下者
美观度	丰满度适中，覆盖、覆𬌗正常；颜色与肤色协调，年龄相称，形态大小与面型一致	丰满度较好，牙齿颜色、形态、大小较满意，覆𬌗覆盖较正常	丰满度差，牙齿颜色、形态、大小不满意，覆𬌗覆盖不正常
语音功能	日常发音不受任何影响	一般发音正常、发"t""d"等音受影响	语音含糊不清
咀嚼功能	日常进食正常	能咀嚼一般食物，但咀嚼蔬菜等纤维性食物受一定影响	仅能咀嚼较脆的食物
固位功能	进食讲话不脱位	仅吃黏性食物时脱位	安静时固位好，进食、讲话时易脱位
舒适性	无异物感，咬合关系恰当	有异物感，但不明显	异物感非常明显，咬合高点明显

（二）感觉异常

1. 种植义齿咬合不适 在种植义齿的"磨合期"，不少患者会出现咬物不适的状况。这在修复多个牙齿连续缺失和缺失时间较长的患者中表现更为明显。有些时候，这是正常的反应，经过 1 ~ 2 周就会缓解，然而值得注意的是，𬌗干扰一般也是出现在修复体戴入后早期，只是咬物不适感较为强烈，咬合纸显示局部有明显咬合高点，这种情况需要调𬌗。

对于种植义齿，尤其是多牙缺失甚至是牙列缺失的种植固定义齿、牙列缺失的种植活动义齿可以部分参考平衡𬌗的原则进行调磨，即稳定的正中𬌗、前伸和侧方运动时无𬌗干扰。另外，调𬌗磨改应尽可能使侧向力转为垂直力，并消除过大的𬌗力；前伸𬌗时应取得多个前牙的多点接触，此时后牙一般不应有接触；侧方𬌗的磨改应兼顾工作侧和非工作侧，尽量磨上后牙颊尖的𬌗斜面和下后牙舌尖的𬌗面，以免降低工作尖而影响正中𬌗关系；相关天然牙或种植牙𬌗面不均匀时，应磨改高陡的牙尖，减小𬌗面的颊舌径，尽可能磨出𬌗面和相应的颊、舌面的生理外形。在磨改时，转速不宜过快，应有水冷却，间断磨改，防止崩瓷；对功能性牙尖的磨改应慎重；边磨边检查，一次不宜磨牙太多，如牙位多，可分次磨改，磨改后观察数天可复查效果；磨改结束后，最好用橡皮轮将牙面抛光。

2. 食物嵌塞　食物嵌塞（food impaction）也是种植修复后的常见问题，其发生通常认为与龈乳头萎缩、对颌牙有充填式牙尖或楔形边缘嵴以及食物种类有关。食物嵌塞的类型分为垂直型、水平型及混合型，其中以垂直型最多，混合型次之，水平型较少。垂直型食物嵌塞多由冠修复邻接不良或对颌为充填式牙尖所致，一般通过改善邻接关系或局部调磨充填式牙尖可得到解决，必要时需拆除冠修复体重新制作；水平型食物嵌塞多由于牙龈乳头萎缩和义齿冠根比不协调所致，可以通过外科手术恢复软硬组织来预防，一旦发生目前尚无通用的解决办法，因此种植方案制订时就应对某些患者告知食物嵌塞的可能性，修复后应向患者推荐牙间隙刷或冲牙器等针对性的清洁用具，以保证种植体周围组织的长期健康，预防种植体周围组织萎缩的发生。

3. 种植义齿周围疼痛　由于种植体不具备所谓的"牙神经"结构，所以种植义齿的疼痛来源一般不会是"牙"源性的。当患者主诉为种植牙疼痛时，要着重考虑种植体周围组织的病变。此时应仔细检查种植体周软硬组织和邻牙或对颌牙情况，排除软组织损伤以及邻牙或对颌牙的病变。对于种植覆盖义齿，主要应缓冲义齿基板的高点，检查黏膜是否有压痛点，及时给予对症处理。

4. 其他　主观感觉异常除上述外，还有义齿异物感过强、咀嚼效率不足等情况，因患者适应能力不同，异物感一般1～2周后可基本消失；咀嚼效率不足的问题在排除咬合不良的情况后，也会通过咀嚼习惯的重新养成而逐渐解决；对于种植覆盖义齿而言，感觉异常还有义齿固位和稳定性不良等，此时应根据患者的主诉查找相应的原因，调节和增强义齿的固位力，消除患者的不适。

需要强调的一点是，患者的主观感觉有时能比客观检查更加敏锐和特异，有助于更早期发现种植义齿存在的各类问题，医生应该对患者的主观感受给予足够的重视，积极与患者沟通，以便尽早发现和消除各种隐患。

二、口腔专科检查

口腔专科检查是指医生在口腔专用器械的辅助下，对患者口腔进行的视诊、触诊和探诊，也包括仪器检查，如拍根尖片和CBCT扫描等。种植义齿的检查内容既包括上部修复体也包括下部支持结构，如种植体和基台等。

（一）一般口腔情况检查

一般口腔情况的检查内容包括菌斑、软垢、牙石和色渍沉积、食物嵌塞等情况，这部分的检查方法和诊断标准与自然牙类似。

菌斑检查一般使用目测或菌斑显示剂辅助观察，后者一般用2%碱性品红溶液。一般以有菌斑的牙面不超过总牙面数的20%为口腔卫生较好的指标。目前有以下几种评估方法。

1. 菌斑指数（plaque index，PLI）　从疾病控制角度来说，应该特别重视种植义齿与软组织边缘附近的菌斑、软垢量及其成分的变化，因为它直接刺激并损害种植体周围软组织，并使病损向深层组织发展。不同学者提出的菌斑指数，由于订制的标准不同，临床适应证也有所不同。种植学中较为常用的是Silness和Löe于1963年所提出的菌斑指数，检查过程中无需菌斑显示剂，临床操作较简便，使用广泛。它采用目测加探查的方法，记录龈缘附近菌斑的厚度、量及分布范围，分为4级：

0：龈缘区无菌斑

1：龈缘区的牙面菌斑肉眼不可见，但用探针尖的侧面可刮出菌斑

2：在龈缘或邻面可见中等量菌斑

3：龈沟内或龈缘区及邻面有大量菌斑、软垢

2. 牙石指数　根据目测加探查的方法，记录种植牙附近牙石量及分布范围，分为4级：

0：无牙石

1：龈上牙石覆盖牙冠< 1/3

2：龈上牙石覆盖牙冠> 1/3 但< 2/3 及（或）有斑点状龈下牙石

3：龈上牙石覆盖牙冠> 2/3 及（或）龈下牙石连成片

需要指出的是，目前对于口腔卫生的评估方法多来源于牙周病学和流行病学的研究，多数为针对天然牙的全口卫生的评估，对种植义齿的卫生评估尚缺乏强针对性的方法。

3. 食物嵌塞　食物嵌塞的定义、原因、分类及处理方法在前面患者主观感觉异常中已经提到过，客观检查时也能发现食物嵌塞的情况，此时应特别注意种植义齿与邻牙或种植义齿之间有无接触不良；有无修复体轴面外形不良，如牙殆外展隙过大，龈外展隙过于敞开；有无殆面形态不良，殆缘边缘嵴锐，颊舌沟不明显，食物排溢不畅；有无殆平面与邻牙不一致，形成斜向邻面的倾斜面；有无邻面接触虽然好然而修复体有悬突或龈边缘不密合；对颌牙有无充填式牙尖，等等。

医生可以利用牙线对种植义齿和邻牙之间的间隙进行检查。研究表明：相邻牙间隙在0.1 ～ 0.15 mm 范围内时最容易产生食物嵌塞；邻牙间隙在0.2 ～ 0.25 mm 范围时肯定会产生食物嵌塞；而当牙间间隙在0.04 ～ 0.09 mm 范围时，仅在对颌牙有充填式牙尖、相邻牙的边缘嵴高低不平等情况下才会有食物嵌塞。

（二）种植义齿松动及损坏

通过触诊或叩诊可以检查种植体或修复体的松动度。种植义齿发生松动，一般可能有下面三种情况：①种植体与牙槽骨间的松动。与天然牙不同，种植体与周围组织为骨性结合而非牙周纤维结合，成功骨结合的种植体的动度应小于60 ～ 70 μm，临床检查常表现为无松动。一旦出现临床上可见的松动，表明炎症已经破坏到骨结合，往往无法治疗，只能拔除失败的种植体。②种植零件松动。义齿长期使用所致的种植部件疲劳、医生螺丝固位用力不足、固位螺丝加工精度差等均可造成种植部件之间松动。复诊时该类问题通过普通的视诊、触诊及松动度检查一般较容易发现，予以适当的调整或及时更换配件就能够得到良好解决。若不及时处理，则可能造成种植义齿部件的进一步松动、丢失、折断、误吞、种植体周围不可逆性骨吸收等更严重的后果。③修复体与基台之间的松动。造成种植义齿与基台之间发生松动从而导致修复体脱落的原因很多，种植基台过短、聚合角度过大、粘接剂还没完全粘固就开始进食食物（一般建议在粘接后2 ～ 12 h 后再吃食物）、粘接过程未完全吹干有唾液污染、粘接剂变质、长期使用造成的粘接剂疲劳、微渗漏以及活动义齿的反复取戴造成的部件磨耗都可导致修复体的松动，发生这些情况后需重新粘接或及时更换修复体。当松动部位不能明确时，有必要取下修复体，拍X 线片对种植义齿的每一个组成部件进行详细的检查与分析，最终明确松动部位并予以相应的处理。

常规口腔检查只能查出较为明显的种植体或者修复体的松动，对于松动早期或细微的松动则难以发现。近年来，不断有各种动度测量的精密仪器被应用于种植体、修复体松动度的检查中。例如，20 世纪80 年代就出现了牙周动度仪（periostest），通过PTV（periostest values）量化种植体动度3% 的变化，有利于早期发现种植体微动。牙周动度仪还能查出有无生物力学负载过重的情况，但因其测量耗时且使用时需叩击，会对种植体造成一定的震荡，所以目前在临床上应用更多的是共振频率分析法。共振频率分析（resonance frequency analysis，RFA）是最近发展的一种无创测量种植体稳定性的方法，可以对种植体的稳定性进行反复的长期的监

测，也是判断种植体骨结合情况的有效方法，其测量值即为种植体稳定系数（implant stability quotient，ISQ），范围是 1 ～ 100，数值越大，稳定性越高。目前常用的 Osstell 共振频率分析仪测得的 ISQ 值一般介于 55 ～ 85 之间，平均值为 75。

种植义齿可能出现的问题除了松动之外，还可能由于患者使用不当或者义齿材料（金属、烤瓷或树脂）疲劳，造成折断等损坏。这种情况一旦发生，一般需要拆除旧修复体，重新制作新义齿。如果是种植体折断损坏或无法更换配件时，则需将种植体取出后再重新植入。

（三）种植体周围软组织检查

种植体周围软组织是种植体的保护屏障，前牙区的牙龈美学也是种植美学的重要组成部。因此，在随访中及时发现软组织的异常并恢复其健康是保证种植体成功和美观的重要手段。

1. 牙龈美学参数　种植义齿的美观既要求"义齿"本身的美观，也要求种植体周围软组织与之协调，牙龈情况便是一个很重要的因素。在美学修复计划中，牙龈健康是最重要的因素。此外，牙龈的形态轮廓也是必须考虑的因素之一。在目前的牙龈美学基本标准中，牙龈乳头指数、牙龈指数、龈缘水平、患者美观满意度都是评价的重要参数。下面具体介绍下临床常用的两个参数。

（1）牙龈乳头指数：Jemt 以单个种植体与邻牙之间龈乳头高度作为依据，提出了牙龈乳头指数（papilla index）。测量时由种植义齿和相邻的天然牙或修复体的唇侧牙龈曲度最高点做一连线，再从接触点至连线做一垂直线，根据龈乳头顶点在此直线上的位置将龈乳头情况分为 5 级：

0：无龈乳头

1：龈乳头高度不足一半

2：龈乳头高度超过 1/2，但未达两牙接触点

3：龈乳头完全充满邻间隙并与相邻的乳头一致，软组织外形恰当

4：龈乳头增生，覆盖单个种植义齿和（或）相邻牙面过多，软组织外形不规则

Nordland 等将牙龈乳头高度丧失的程度分为 3 类：

Ⅰ类牙龈乳头丧失：牙龈乳头顶位于邻接区与邻间区釉牙骨质界之间，即邻间区的釉牙骨质界未暴露

Ⅱ类牙龈乳头丧失：牙龈乳头顶位于或低于邻间区釉牙骨质界水平，但仍然高于邻牙颊侧釉牙骨质界水平

Ⅲ类牙龈丧失：牙龈乳头顶位置位于或低于邻牙颊侧釉牙骨质界水平

（2）牙龈指数：通过视诊结合牙周探诊检查牙龈颜色和质的改变，以出血倾向来确定牙龈指数（gingival index，GI）。检查时，使用钝头牙周探针检查每颗种植体周围的牙龈，将其周围牙龈分为近中唇（颊）乳头、正中唇（颊）缘、远中唇（颊）乳头和舌侧龈缘。每颗牙的记分为 4 个牙面记分的平均值，每人记分为全部受检牙记分的平均值。

0 ＝牙龈健康

1 ＝牙龈轻度炎症：牙龈的颜色有轻度改变并轻度水肿，探诊不出血

2 ＝牙龈中等炎症：牙龈色红，水肿光亮，探诊出血

3 ＝牙龈严重炎症：牙龈明显红肿或有溃疡，并有自动出血倾向

2. 附着龈宽度　附着龈往往在微笑或大笑状态下才显露出来，也是口腔美学的重要因素之一。附着龈与骨面附着牢固，富含胶原纤维，表面角化程度高，对局部刺激有较强的抵抗力，可以形成纤维防御屏障，阻挡炎症进一步发展。若附着龈减少甚至消失，则牙龈与种植体表面附着的机械稳定性易受到破坏，抗感染能力下降，容易发生种植体周围感染和炎症。正常附着龈的宽度因人、牙位而异，范围在 1 ～ 9 mm。上颌前牙唇侧附着龈最宽，为 3.5 ～ 4.5 mm；

后牙区较窄，第一前磨牙最窄，为 1.8～1.9 mm。种植体周围附着龈宽度应详细记录，随访时对比前后宽度的变化。

3. 种植体周围探诊　种植义齿周围的探诊是一个重要的检查内容，包括种植体周围袋的探诊深度、骨附着丧失量和有无探诊出血几个方面。目前，临床上采用手动探针和电子探针两种检查工具来进行探诊。

手动探针一般使用钝头塑料、钛合金或尼龙探针，不能使用普通的金属探针，以免划伤或污染种植体表面；种植体周围龈组织结构薄弱，探诊时动作要求轻柔并有支点，控制力度在 0.2～0.3N。如果力量过大，黏膜与种植体表面的附着会被机械损伤，探针将终止于接近牙槽骨水平；探诊时探针方向尽可能平行种植体长轴，紧贴种植体，避免因方向错误而产生牙龈组织穿通伤或者种植体表面的损伤；以提插式而非滑行的方法检查，检查位点一般包括种植义齿的颊（唇）、舌面的远中、中央、近中，共计 6 个位点。

牙周电子探针是与计算机相连的压力控制探针，钛合金针头呈球形，不易损伤种植体，探针的压力恒定，可以消除探诊力量不同造成的误差。该电子探针的探诊力量可稳定控制在 0.2 N，探诊测量值可精确到 0.2 mm，探诊数据由计算机系统自动记录、保存，临床应用简便而准确。

正常的种植义齿周围探诊深度应小于 3～4 mm，由于测量误差的存在，一般统一将探诊深度 5 mm 作为健康的种植体周围龈组织探诊深度上界，超过此深度则视为炎症状态。

附着水平的改变通过探诊来判定。由于个体差异的存在，相对探诊深度而言，种植体探诊所得的附着水平改变值更为重要。当测量所得附着水平出现异常改变时，应引起高度重视并采取必要措施，及时干预阻断炎症的进一步发展。

4. 出血指数　健康的龈组织呈粉红色，有光泽，质坚韧且有弹性，紧贴于种植义齿周围，正常探诊时不会出血。当组织发生炎症时，牙龈呈暗红色，质地柔软肿胀，表面点彩消失，同时探诊可发生不同程度的出血。Mombelli 等根据种植体周围软组织特点提出了改良龈沟出血指数（modified sulcus bleeding index，mSBI），对种植体周围龈组织的评估更具有针对性。检查时将牙周探针尖端伸入种植体周围龈缘下 1 mm，平行龈缘滑动，等候 30 s，记录龈缘出血情况，将其分为 4 级：

0：探诊无出血

1：分散的点状出血

2：出血在龈沟内成线状

3：重度或自发性出血

改良龈沟出血指数是在种植义齿中应用最广泛的一种记录种植体周围龈组织的方法，不但简单容易操作，同时易于分级，也一定程度上区分了出血情况的严重程度。

（四）𬌗与咬合功能的检查

局部的咬合不协调可导致种植义齿出现异常，如烤瓷修复体的饰瓷崩裂，对颌牙的过度磨耗，修复体固定螺丝、基台固定螺丝的反复松动，种植体周围异常的骨吸收。一般可用咬合纸或蜡片进行检查。

随着研究手段的进步，咬合接触的研究从定性观察转变到可以进行定量研究。目前较为先进的光学咬合分析系统、计算机图像分析系统等临床应用较少，主要应用于科学研究。临床上应用较多的检测仪器是 T-Scan 咬合分析仪系统，这类系统一般由传感器、连接柄、电缆、计算机和咬合分析软件组成，其传感器薄膜由纵向和横向排列的导线组成，将其置于牙列咬合面上咬合后，通过计算机分析，从二维及三维不同角度直观地进行动态咬合接触观察。它还可以对接触点的力值、时间及平衡情况进行定量分析，记录接触的时间，根据接触发生的先后顺序与部位，可以准确判断是否存在早接触与干扰等异常情况，从而为临床提供可靠的咬合数据。

（五）影像学检查

种植体周围骨吸收是影响种植体的长期稳定性和成功率的主要因素，为了严格监测种植体周围骨吸收的状况，术后随访时都应拍摄 X 线片（根尖片、全景片或 CBCT）进行影像学检查（diagnostic imaging），并在出现种植体周围炎症状时进行跟踪随访，以评估种植体周围骨吸收水平和骨结合情况。

1. X 线片拍摄要求及常用方法　种植体周围影像学检查要求失真小并有足够的精确度，能显示骨髓腔和骨皮质的厚度以及特殊结构（如下牙槽神经管、上颌窦等）的定位信息；影像清晰，包括种植体螺纹、肩台等结构，有合适的密度和对比度，没有伪影；可重复性良好；放射剂量低；费用低廉。

临床上最常用的有口内根尖片、口腔全景片和 CBCT，具体拍摄方法请参考相关资料。所有种植牙患者术后和修复后均应拍片，并在随访时根据需要复查。其中，口内根尖片放射剂量低、图像清晰且不产生伪影，是口腔种植随访常用的 X 线检查方法。每次拍摄口内根尖片时均应使用持片器，详细记录患者的姓名、根尖片型号、投照条件以及显影时间、温度和有关参数，以便对照研究。对于"平行法"投照技术，X 线中心线与种植体长轴垂直，胶片长轴与种植体长轴平行，胶片应大于种植体两边到骨边缘 5 mm 以上。

2. 影像学诊断标准　影像学资料中发现的种植体周围骨吸收可分为垂直型和水平型两种，骨吸收平面与种植体长轴形成的角度小于 60° 时，称之为垂直型骨吸收，X 线片表现为骨的吸收面与牙根间有一锐角形成，因此也称角形吸收；当此角度大于等于 60° 时，则称之为水平型骨吸收，X 线片表现为牙槽骨高度呈水平降低，骨吸收面呈水平状或杯状凹陷。Albrektsson 和 Zarb 等于 1986 年提出，在种植体使用第一年后平均每年骨吸收应小于 0.2 mm，而实际上维护良好的患者牙槽骨的丧失几乎不存在或非常小。临床上，应将 X 线片所示结果与口内专科检查结果相结合后判定种植体情况。

Cranin 将骨吸收进程分为 4 级：

1 级：未出现骨吸收

2 级：呈浅碟形吸收

3 级：骨吸收较明显，但呈水平型

4 级：骨吸收明显，至种植体尾端

McKinney 等也根据种植体周围影像学将种植体周围骨吸收分为 5 级：

0：影像学显示种植体周围无骨吸收迹象

1：种植体周围牙槽骨轻度吸收，吸收量少于 0.5 mm

2：种植体周围牙槽骨中度吸收，吸收量为 0.5 ～ 2.0 mm

3：种植体周围牙槽骨重度吸收，吸收量大于 2.0 mm

4：种植体有大于 1.5 mm 的根尖透射影，且占据整个种植体根面的 1/3 以上

另外，Hishman 等也提出了一种通过影像学结果评价种植体周围骨吸收的方法：以标准的平行投照的根尖片为依据测量种植体长度，依据根尖片中近远中部分骨丧失占这一长度的比例进行分级。

综上，不论哪一种诊断标准，其目的都是监测种植体周围骨吸收的状况，及时发现导致骨吸收的问题所在和潜在原因，并及时处理，以确保种植体的远期成功率。

理论上讲，种植牙和我们的天然牙都是有寿命的，如果对种植牙的维护不当，它同样会有失败的风险，这与患者自身的保健意识和配合程度，以及医生的规范化操作和随访维护有着

密切的关系。近年来，临床上种植修复后多风险因素评估、维护和随访已经得到越来越多的重视，种植体维护已经被认为是种植修复过程中的一个重要组成部分，而且应当伴随患者终生。种植牙维护的原则是预防为主，早期发现和去除影响种植牙长期成功的不良因素，早期发现和治疗种植牙周围的轻微病变，而这正是保证种植牙长期成功的关键所在。

进展与趋势

种植修复后的口腔维护和定期随访可以被认为是种植治疗的一个组成部分，对于提高种植修复的最终效果和远期成功率至关重要。然而，目前种植维护和随访工作还没有得到患者甚至是部分医生应有的重视，种植复诊具有一定随意性。建立和规范并严格落实种植修复后口腔维护和随访制度是目前口腔种植临床工作的一个重要内容。

医生应该根据患者的全身和口腔健康情况、种植外科方案、修复体结构设计和配合程度等因素，给每位患者制订一个日常口腔卫生维护方案。与此同时，义齿戴入后应为每位患者制订个性化的口腔检查和健康评估的时间表，进行定期维护和随访，必要时给予治疗，从而可以长期维持和巩固种植义齿良好的治疗效果。

临床工作中，医生可以利用一些种植维护、检查和治疗的新技术和新仪器进行针对性的诊疗操作。例如，共振频率分析仪可以无创定量测定种植体的稳定系数，牙周电子探针可以准确测量种植体周围软组织袋深，各种新型的激光器可以用于种植体周围炎的治疗，脉冲式冲牙器以及新型牙间隙刷的普及应用为种植体周围的菌斑控制提供了很好的手段，椅旁根尖片拍摄设备及手持定位器的使用提高了操作的便利性和可重复性等等。这些新技术的应用使得种植维护和随访工作更加高效和便捷。

Summary

Implants are fundamentally different from natural teeth in that they have no periodontal membrane. No connective tissue fibers at the implant-bone interface could integrate into the surface of the implant. Soft tissue seal at the trans-mucosal portion of the implant is also weaker and easier to be infected than gingival-tooth complex. Consequently, regular oral examination and assessment, well-performed peri-implant maintenance and follow-up are essential to prevent complications occurred in the surrounding hard and soft tissue, and would enhance the long-term success rate of implant treatment. Plaque control is regarded as the main method and aim for peri-implant maintenance, which could be performed by the patients themselves and by the dentists.

1. Self-maintenance by the patients

For the patients, both mechanical and chemical plaque control methods, including tooth brush, dental floss, interdental brush, mouth wash and oral irrigators are recommended to maintain a high-level oral hygiene. When choosing these methods, dentists should take the implant location, length, angulations of abutments, superstructure design, anatomical limitations and habits of each patient into consideration. Patients should be instructed in advance to master the proper hygiene techniques. In addition, in order to increase the predictability of the long-term success rate of dental implants, patients should be advised to quit smoking permanently.

2. Professional maintenance by the doctors

When peri-implant plaque formed, dental scaling is suggested. Traditional metal scalers（e.g., stainless steel or titanium）are not recommended because of the risk of surface damage, metal contamination and the galvanic corrosion. As a result, only carbon fiber or plastic instruments could be used to scale the implant. Conventional ultrasonic scalers with a non-metal tip are also suitable for implant maintenance. In addition, It is well-documented that higher failure rate could be found in implant patients with diabetes. Therefore, professional treatment and control of diabetes is strongly recommended to reduce the unfavorable effect of diabetes.

3. Follow-up and assessment

By regular follow-up, dentists could collect and assess information of implant denture from patients' self-assessment and oral examinations. Patient satisfaction and abnormal sensation（e.g., discomfort, food impaction and pain）should be carefully considered, which could often help to find out potential problems. As for oral examinations, Peri-implant plaque index（PLI）, calculus index, food impaction examination should be performed to evaluate oral health condition; Periostest or RFA are used to assess implant mobility; Peri-implant gingival health could be assessed by means of papilla index, gingival index, attachment examination, pocket probing and bleeding index examination; Radiographic interpretation（parallel periapical radiographs, panoramic radiographs）could be regarded as an effective diagnostic tool to assess implant crestal bone loss. All these examination results should be monitored and analyzed for future maintenance.

In one word, oral maintenance and follow-up are essential after implant-borne prosthesis connection, and would play a key role to achieve long-term implant success.

Definition and Terminology

1. 口腔卫生自我维护（personal oral hygiene maintenance）：Personal maintenance of the cleanliness of teeth and/or oral implants and other oral structures by removal of bacterial plaque and food debris with brushes, dental floss or other auxiliary devices.

2. 洁牙（dental scaling）：removing plaque, calculus, stains or other deposits from surface of teeth or oral implant by a dental scaler.

3. 随访（follow-up）：Periodic monitoring of patient health after implant placement and prosthesis connection, including that of clinical study or trial participants.

4. 口腔检查和评估（oral examination and assessment）：Process of assessing the oral cavity to ascertain the state of health or disease; may include visualization, digital palpation, percussion, auscultation, radiographic analysis and functional measurement techniques.

5. 患者满意度（patient satisfaction）：Individual's perceived fulfillment of a need or a want; can be measured by obtaining reports or ratings from patients about services received from a healthcare provider.

6. 种植体周围组织退缩（peri-implant tissue recession）：Location of the receding marginal peri-implant tissue apical to the prosthesis-implant interface.

7. 牙周动度仪（periostest）：Instrument used to measure the relative mobility of teeth and dental implant. Device utilizes a tapping piston to percuss a tooth or an implant four times per second. Rate of deceleration recorded at the point of contact is measured as the relative stiffness of the tooth or

implant.

8.共振频率分析（resonance frequency analysis）：Determination of the relative stiffness of an implant within the bone via attachment of a resonance frequency transducer containing two piezo-ceramic elements to an implant. One piezo element is excited by an electrical signal，and the resulting vibration is measured by the second element. The higher the resulting frequency，the stiffer the implant-to-bone connection.

（马　威）

第二十六章 口腔种植修复并发症及其处理

Implant Prosthesis Related Complications and Management

口腔治疗中种植修复的临床应用日益普遍，已成为修复牙列缺损和缺失的常规治疗方法之一。系统性回顾研究显示，单牙缺失种植固定修复的种植体5年存留率达到97.2%，10年存留率达到95.2%；而牙列缺损种植固定修复的种植体5年存留率达到95.4%，10年存留率达到92.8%。尽管种植体存留率较高，但不可忽视的是种植修复仍存在较高的并发症风险，同样的系统性回顾研究显示：单牙缺失种植固定修复5年累积生物学并发症发生率为7.1%，修复机械并发症发生率为8.8%，美学并发症发生率为7.1%；而牙列缺损的种植固定修复中，5年累积生物学并发症发生率为8.6%，修复机械并发症发生率为21.7%，仅有61.3%的种植修复患者在5年内能免于种植修复相关并发症的影响。这些并发症与患者健康状况、口腔卫生维护、医生临床操作和技工修复体的制作工艺等密切相关。全面认识并发症的病因、预防和处理将有助于改善种植治疗的临床效果，提高种植治疗的成功率和患者生活质量。

第一节 修复体并发症
Complications of Implant Prostheses

修复体并发症主要为机械并发症（mechanical complications），发生于种植系统部件及上部结构，包括种植体、基台、螺丝及上部的修复体冠桥、支架等。这些系统部件的连接界面是种植系统中容易产生应力集中的薄弱环节，也是修复体并发症的好发部位。修复体并发症主要包括：基台松动或折断，基台螺丝或修复螺丝螺纹滑丝、松动或折断，修复体崩瓷，铸造支架折断，覆盖义齿磨损导致固位不良等。

引起修复体并发症的常见原因包括：种植系统设计加工缺陷，存在薄弱环节；种植治疗设计缺陷，种植体支持力不足或负荷过大；修复体加工精度不足，无法被动就位或连接界面不密合导致应力集中；修复体强度不足；义齿使用时间过长，发生材料老化或金属疲劳。

一、基台折断

基台是种植体与上部结构的连接部件，是𬌗力传导的重要结构。基台与种植体、修复体、螺丝的多个连接界面都是容易发生应力集中的区域。基台折断（abutment fracture）的临床表现为上部结构松动、移位或脱落，颌关系紊乱；患者出现局部炎症或咬合疼痛；X线显示基台内部出现裂隙或基台与螺丝折断于种植体内。

基台折断的相关因素包括：负荷的大小、基台的材料与抗折性能、基台与种植体的对接方式以及基台与修复体的连接方式等。

1. 负荷　避免种植修复体承受过大负荷，应给予修复体足够的种植体支持，同时通过适当减小咬合接触面、减小牙尖斜度、缩短悬臂长度等方法减轻咬合力，从而保护修复体和基台。

2. 材料选择　基台包括金属基台和陶瓷基台。最常用的金属基台是钛基台和贵金属可铸基台，陶瓷基台包括氧化铝、氧化锆、玻璃渗透的铝-锆瓷基台。金属基台的抗折强度明显高于陶瓷基台。研究发现，钛基台、氧化锆和氧化铝基台的体外抗折强度分别为 1454 N、672 N 和 443.6 N，而临床观察也发现氧化铝基台的折断率显著高于氧化锆和金属基台。

3. 连接方式　临床报道与实验研究均显示内连接方式下基台的抗折能力显著高于外连接。体外实验发现：平面对接及采用多边形抗旋转的基台，在咬合力作用下，连接部位仍存在微间隙（microgap），基台界面存在微渗漏和腐蚀现象，容易引发基台金属疲劳；而采用平台转移对接形式与锥度摩擦抗旋转的基台与种植体之间能达到"冷焊接"样效果，减小了咬合力作用下连接部位的微动（micromovement），发生基台折断的风险降低。

4. 固位方式　螺丝固位的修复体，在受到较大的咬合力作用下，常常先引发修复螺丝的松动，起到对基台的间接保护作用，从而避免了基台折断。粘接固位的修复体，缺少了修复螺丝的应力缓冲，较螺丝固位的修复体更易出现基台折断。

5. 角度基台的使用　角度基台的使用是否会增加基台折断的概率还缺乏足够的科学证据，有学者认为角度基台的使用使得咬合力无法垂直传导至种植体，非轴向力的产生加大了发生机械并发症的概率；但体外实验发现，氧化锆角度基台（20°）在静态负重和周期性负重疲劳状态下的抗折强度均高于直基台，而临床上也并未见到角度基台发生更多折断的报道。因此，角度基台的使用是否会增加折断的风险还有待进一步深入研究。

如出现基台折断，卸下中央螺丝，逆时针旋转取下基台折断部分后，应检查种植体内部螺纹有无破损，若无破损则选用新的基台及螺丝重新修复即可；若发现种植体内部螺纹或种植体与基台的连接破损严重，且选用个性化基台无法达到良好的固位和稳定时，则该种植体将无法继续使用。

二、螺纹滑丝

螺纹滑丝（slippery thread）是指由于受力过大或其他原因导致螺纹磨损，使基台螺丝与种植体内部螺纹之间或修复螺丝与基台的螺纹之间无法拧紧的现象。造成螺纹滑丝的原因包括：紧固时扭力过大，螺丝反复紧固、旋松造成磨耗，螺丝与螺纹加工精度不良以及材料强度不足等。

螺纹滑丝现象可能源于螺丝、种植体内以及基台的螺纹破坏，其中由螺丝表面的螺纹破坏导致的滑丝现象相对常见，通常更换新螺丝即可解决；当更换新螺丝后仍出现滑丝现象时，则存在种植体内部的螺纹破坏，可考虑选用特殊器械对种植体内部重新攻丝，否则该种植体将无法正常使用。

紧固扭力是临床上对螺丝进行预载荷以保证基台与种植体之间无间隙连接。每个种植系统对紧固扭力有不同要求，紧固扭力过大可能直接导致螺纹滑丝或螺丝折断，紧固扭力不足则可能在使用中发生螺丝或基台松动。为防止螺纹滑丝的发生，一方面应严格遵照种植系统要求的扭力对螺丝进行紧固，若在螺丝紧固过程中发现阻力较大，应检查螺纹对位情况，切忌使用暴力；另一方面，应避免对螺丝的反复紧固与旋松。许多种植系统配备了技工螺丝和医用螺丝，前者用于修复体加工过程，避免技工在修复体加工制作过程中因反复紧固与旋松螺丝而损坏螺纹；后者用于临床医生戴入修复体使用，试戴完成后应尽量一次紧固达到种植系统要求的扭矩，避免再次旋松。

三、螺丝松动或折断

螺丝松动或折断（screw loosening or fracture）常表现为修复体松动或脱落。螺丝折断包括基台螺丝折断和修复螺丝折断。造成螺丝松动或折断的原因包括：预载荷不足或丧失，种植系统部件之间未形成被动就位，咬合高点或夜磨牙导致负荷过重，螺丝材料的物理性能不良或金属疲劳。

1. 预载荷不足或丧失　预载荷通过棘轮扳手对螺丝实施紧固力来实现，它的主要作用是使种植系统的各连接部件紧密连接成为整体以共同承载负荷。临床使用的棘轮扳手包括两大类：第一类带有扭矩刻度值或可调整扭矩大小，可以根据需要选择适合的扭矩；另一类则不带有扭矩刻度，当达到种植系统预设的扭矩后，扳手会自行旋转而中断扭矩的继续增加。临床操作中应严格遵照种植系统的要求，对固位螺丝实施预载荷，以防止预载荷不足导致的螺丝松动。

预载荷作用下，对于采用机械摩擦固位锥度连接的种植体系统，基台与种植体之间可以形成"冷焊接"样，有效防止咬合状态下基台与种植体之间的微动。但对于不具备锥度连接的种植体系统，基台与种植体之间仍存在一定微动，这一微动可能引起螺纹间的微小滑动而导致预载荷的部分丧失，成为螺丝松动的开始。预载荷的丧失，螺丝的倒转，使得种植系统连接部分出现间隙，咬合力不能通过基台完全传递至种植体而加载在螺丝上，使螺丝进一步松动，甚至出现疲劳性折断。循环疲劳测试发现：反复紧固与旋松基台螺丝会导致连接部位的螺纹磨损，减少螺纹之间的摩擦适合性，形成镶嵌松弛，导致预载荷逐渐丧失。因此，为降低螺丝松动率，临床操作中应避免对螺丝的反复紧固与旋松。

2. 种植系统部件适应性不良　种植系统部件适应性不良指各部件之间连接不紧密，存在微小缝隙或修复体不能达到被动就位（passive fit）。部件间的适应性不良导致螺丝部位残留应力，加速螺丝的金属疲劳，最终引起螺丝松动或折断。

3. 咬合负荷过重　咀嚼时咬合力的大小和方向也是影响螺丝稳定性的重要因素。过大的咬合力，尤其是非轴向力更易造成螺丝的松动或折断。

4. 金属疲劳　基台螺丝主要由钛合金加工制作。随着种植义齿使用时间的延长，在长期交变应力作用下，钛合金螺丝抗折强度下降，形成微裂纹，容易发生折断。当修复螺丝折断时，可以尝试利用探针或其他器械逆时针方向取出螺丝（图 26-1）。基台螺丝折断则比较棘手（图 26-2）：如果断裂位置高于种植体头部，可用血管钳夹住螺丝旋转取出；如果断裂处平齐或者低于种植体头部，首先应确定其断面位置及残留螺丝的松动度，然后优先选用种植系统配套的工具盒（如有）取出螺丝，或尝试使用手动器械取出残留端；如若失败，可尝试用机动器械如小球钻钻入螺丝断端，逆时针旋转取出螺丝。操作中均应避免损伤种植体内部螺纹。

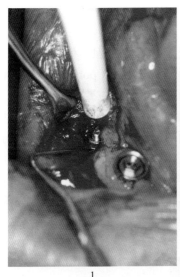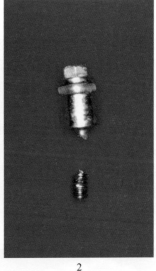

图 26-1　基台螺丝折断

1. 基台螺丝折断口内探查；**2.** 取出折断的基台螺丝

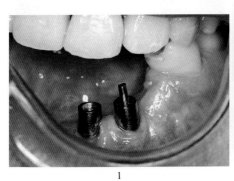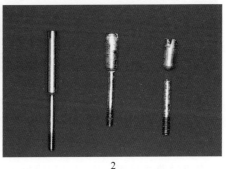

图 26-2　修复螺丝折断

1. 修复螺丝折断口内观；**2.** 取出折断的修复螺丝

病例 26-1

病例 26-1
答案与解析

主诉： 左下后牙区种植桥渐进松动半年，加重一月。

临床表现： 患者于 8 年前行左下后牙口腔种植修复治疗，半年前觉左下后牙区种植桥松动，一月前咬硬物后松动加重，无明显疼痛，但有口腔异味。

检查： 口腔卫生欠佳，34-37 种植桥崩瓷，但未见螺丝孔，其下牙龈红肿，可见食物残渣；种植桥可颊舌向移动，无近远中向和冠向动度；叩诊无明显疼痛；前庭沟区无明显扪痛。X 线检查见 34、36、37 种植体影像连续无中断，种植体周无明显透射影像，其上修复体内未见明显螺丝通道影像。

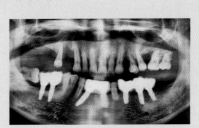

思考题：

1. 患者种植桥松动的原因可能是哪些？

2. 如何解决患者的诉求？

3. 如何避免新修复体再次出现松动？

四、崩瓷

种植修复的上部结构中金属基台联合烤瓷冠修复仍然是临床最常采用的修复方式。美学区域的种植修复可采用全瓷基台联合全瓷冠进行修复。崩瓷（porcelain fracture）是种植烤瓷或全瓷修复体最常发生的机械并发症之一，造成烤瓷冠崩瓷的主要原因包括：

1. 𬌗力过大　𬌗力过大是导致崩瓷最常见的原因。对于有紧咬牙或夜磨牙习惯的患者，修复前应充分考虑崩瓷的可能，通过改善咬合面的形态设计，减少牙尖斜度与咬合面积等手段减小咬合力对种植修复体的影响。

2. 咬合接触高点　咬合接触的设计，应当遵循种植体保护𬌗（implant protected occlusion）的原则，咬合调整中应消除咬合高点，防止早接触，达到正中𬌗多点均匀接触，非正中𬌗无干扰（图26-3）。

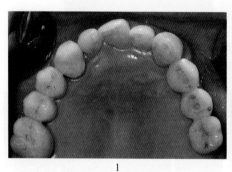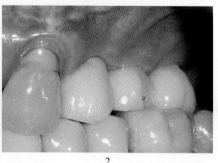

图26-3　种植烤瓷冠崩瓷
1. 修复体戴牙，颊侧见咬合高点；**2.** 种植修复2年后见原咬合高点处出现崩瓷

3. 局部瓷层过薄或过厚　瓷层局部厚度不足，会直接降低瓷层的强度，金属基底冠外瓷层至少应有1～1.5 mm的厚度以保证其强度。瓷层局部过厚时，一方面由于瓷的热传导差，烧结中可能会对表层瓷产生张应力导致瓷微裂，进而引起崩瓷；另一方面，过厚瓷层的延展由于缺乏金属基底冠的支持，也增加了崩瓷的风险。

4. 金瓷结合线位置设计错误　金瓷结合线是烤瓷修复体的薄弱区域，应当设计在正中𬌗2 mm范围外。

5. 可能引起崩瓷的其他因素　包括金属与饰面瓷选择不当，导致金瓷结合力不足；金属与瓷热膨胀系数不匹配导致烧结冷却过程发生瓷微裂或脱落；此外，金属基底预处理喷砂不当，表面清洁不当，忽略除气及预气化不充足或过度均可影响金瓷结合强度，增加崩瓷的风险。

研究发现，螺丝固位的修复体崩瓷率显著高于粘接固位的修复体，其原因可能是螺丝固位的方式破坏了瓷层的连续性，在咬合作用下剪切应力集中在烤瓷冠的𬌗1/3是引起崩瓷的主要原因；此外，螺丝固位更多应用于复杂冠桥修复，在紧固螺丝加载预载荷过程中容易引起金属支架的微变形，残余内应力也容易导致崩瓷。相对于螺丝固位，粘接固位的方式在牙冠和基台之间还存在一薄层粘接剂，具有一定的缓冲或应力减震的作用，因此发生崩瓷的风险显著降低。

崩瓷的原因复杂，常涉及患者自身、医生及技工等多方面因素。崩瓷发生以后应首先分析导致崩瓷的原因，然后采取相对应的补救措施。由咬合设计、加工因素等导致的崩瓷应当重新设计和制作修复体；有夜磨牙习惯的患者，可以通过夜间佩戴𬌗垫以防止崩瓷；有紧咬牙或者咬合过紧的患者，后牙区尽量选择金属修复体。对于崩瓷的临床处理，螺丝固位的修复体可以在拆卸后送返技工中心重新处理上瓷；对于粘接固位的修复体，若崩瓷面积小且不影响美观，常在口内直接用树脂进行修补，采用复合树脂材料在偶联剂作用下，在酸蚀后的瓷表面或者喷砂后的金属基底表面直接粘接固化；若崩瓷面积大或影响美观，仍建议拆除修复体并重新制作。

五、铸造支架折断

种植固定桥的铸造支架折断（framework fracture）是指桥架与下部的连接部位或桥架内部结构断裂，临床表现为义齿变形、断裂或咬合紊乱。

引起铸造支架折断的原因包括：铸造支架外形过薄过细或材料抗折性能不佳，导致抗力性不足；铸造缺陷，形成气泡、缩孔等；焊接缺陷，如焊接面积过小；义齿设计缺陷，游离端过长或种植体支持力不足，支持力分布不均；义齿加工精度缺陷，导致支架在未达到被动就位时行使功能。

铸造支架折断发生的概率相对较低。一旦发生，应当分析导致折断的原因后再采取补救措施。对于铸造支架抗力性差或者铸造缺陷引起的折断，应当选择合适的材料重新进行支架铸造；若是焊接缺陷引起的折断，可以口内拆下支架后重新焊接；铸造支架断裂位置位于末端种植体远中的，应当缩短游离端的长度，一般以不超过 15 mm 为宜；由于种植体数量不足或者分布不合理等设计缺陷引起的反复折断问题，应当重新设计增加种植体的数量后再行修复。

六、覆盖义齿磨损与固位不良

种植体支持或种植体与黏膜联合支持的覆盖义齿磨损，包括人工牙、塑料基托以及固位相关配件的磨损。与传统可摘义齿相似，当受到较大殆力或在长期使用后，种植体支持的覆盖义齿也会出现人工牙和基托的磨损甚至折断。人工牙的磨损表现为牙尖斜度的降低和咬合的改变；当磨损导致低颌超过 3 mm 时应考虑重新制作人工牙，可在保留原有桥架的基础上，利用桥架转移颌位关系，重新制作基托与人工牙部分。

覆盖义齿固位不良的原因包括固位相关配件的磨损以及所覆盖区域的软硬组织因改建而与组织面不贴合。覆盖义齿的固位相关配件磨损时，需根据固位体的情况采取对应的措施：球帽附着体系统固位不良时应考虑更换金属帽和帽内固位环；磁性附着体系统固位不良常由于附着体的磁性减弱或消失所致，应更换磁性附着体；Locator 固位体覆盖义齿出现固位不良时，可以将原覆盖义齿的固位环取出，更换固位力更大的固位环。对于因组织面与其下组织不贴合而导致的固位不良，则应对义齿组织面进行重衬处理。必须注意的是，覆盖义齿的固位与稳定不仅取决于固位的附件，义齿的设计与制作还必须充分考虑义齿密合性、边缘延展范围、基托厚度、上下颌位关系以及塑料牙排列关系。

第二节　种植体并发症
Complications of Dental Implant

一、种植体脱落

种植体脱落若发生于种植修复前，表现为种植体植入后在初始愈合期（一般为 3 个月）出现松动或脱落，常为种植体骨结合失败（failure of osseointegration）所致（图 26-4），这一情

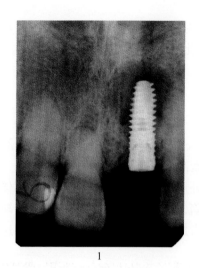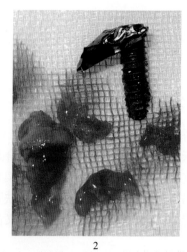

图 26-4　种植体骨结合失败

1. 种植体植入术后 4 周，根尖片显示种植体中下段周围牙槽骨呈透射影；**2.** 种植体取出，可见种植体周围形成大量肉芽组织

况属于种植外科并发症。临床表现为：种植体愈合期出现急性炎症，继而引发种植体松动或直接脱落；或愈合期无明显急性炎症，在修复前的临床检查中发现种植体松动，X 线显示种植体周围透射影，提示种植体周未形成骨结合而是纤维性包裹；部分无明显临床症状的种植体骨结合失败甚至在修复过程中无法紧固基台时才被发现。此外，临床中仍有一部分种植体松动和脱落的病例发生于种植修复完成后，不同于植体周炎导致的种植体脱落，其临床表现为：在修复初期种植体并无松动，根尖片检查发现种植体周并无明显低密度透射影像或边缘骨吸收，种植体脱落后往往骨壁完整，种植窝内未发现或仅有少量肉芽组织。这一情况属于种植修复并发症，其原因可能是种植体负荷过早、骨结合率尚不足以承担修复体传导的负荷，导致已形成的骨结合界面被破坏，最终引起种植体脱落。

种植体骨结合不良导致种植体脱落的相关因素如下：

1. 种植体初期稳定性不足或过高　种植体初期稳定性不足常导致种植体植入后在骨愈合期出现微动。有报道称如果这种微动超过 150 μm，种植体将被纤维包裹而无法完成骨结合。随着种植体表面处理技术的不断改进，种植体骨结合的能力增强，临床上观察到许多初期稳定性不足的种植体也能完成骨结合。为了减小愈合期的微动，当发现种植体初期稳定性差时，建议采用埋入式愈合以提高骨结合的成功率。过高的初期稳定性表现为过大的植入扭矩（高于 50 N·cm），容易在种植体植入时对骨壁造成过大压力，影响局部血管微循环，不利于骨结合。

影响种植体初期稳定性的因素包括：

1）骨质与骨量　在高密度骨（D1 类骨）和中等密度骨（D2、D3 类骨）中，种植体较易获得足够的初期稳定性；但在 D1 和 D2 类骨中，也可能因为备洞级差过大、皮质骨过厚、遗漏皮质骨钻、攻丝钻等因素导致种植体植入扭矩过大。此时，不可强行植入种植体，应重新调整种植窝洞后方可植入，以避免造成对骨壁的过度挤压。在低密度骨（D4 类骨）中，种植体较难获得初期稳定性，因而在临床操作中应考虑采用手动器械做窝洞成型、骨挤压、手动植入种植体等方式帮助获得初期稳定性。骨量不足，尤其是牙槽嵴顶的骨皮质宽度与厚度不足时，种植体植入后存在种植体外露，其初期稳定性也常不理想，可考虑采用骨劈开、骨挤压或先行骨增量后再行种植体植入。

2）种植窝洞预备过大　骨质良好的状况下，种植体植入初期稳定性不足常因外科种植窝洞预备过大导致。种植窝洞预备过程中应严格按照标准种植外科流程预备，并根据实际情况做相应的调整，以保证种植窝洞预备的精确度。同时，种植外科医生应注意操作技术和技巧，从而减少人为因素导致预备过度。例如，为防止产热过多，需要做小范围上下提拉以保证足够的冷却，但在上下提拉的过程中应注意将手腕固定，采用前臂整体上下提拉的方式以保证提拉方向与种植窝洞壁平行，避免手腕做弧形运动，从而防止窝洞预备过大。

3）种植体的直径与长度　骨量允许的情况下，增加植入种植体的直径和长度可以增加种植体与骨组织接触的表面积，提高初期稳定性。前牙区即刻种植时选用较长的种植体以获得良好的初期稳定性对种植体的骨结合成功尤为重要。

4）种植体的表面处理与设计　粗糙表面的种植体相对机械加工的光滑表面的种植体更易获得初期稳定性。研究发现，根形种植体较柱形种植体更易获得良好的初期稳定性，尤其是在骨质疏松的 D4 类骨中。

2. 骨灼伤　骨组织耐受的临界温度为 47℃。在制备植牙窝的过程中，骨组织温度过高将导致种植体周围骨细胞的不可逆性破坏，干扰正常的骨结合过程，根据严重程度不同可引起骨结合不良，甚至失败。骨灼伤常由于种植窝洞制备过程中产热过多、冷却不足引起。为避免骨灼伤的发生，手术过程中应注意：①按种植体系统要求的转速选用锋利的钻针进行窝洞预备，并使用大量冷却水灌洗；②植入较长种植体时，应注意反复上下提拉进行灌洗，及时清除钻针凹槽上的骨屑，保证窝洞深部有效的降温；③植入区骨密度较高时，种植体植入前应进行适当攻丝，防止种植体植入过程产热过多。

3. 种植体过早负载　即刻负载失败率相对较高，应严格控制适应证。过早过大的负载或没有严格控制早期负载的适应证会引起种植体早期微动，纤维组织形成，最终导致骨结合不良或失败，引起种植体脱落。此外，对于骨愈合能力较弱的患者，例如老年人、骨质疏松患者，或骨密度过低的种植位点，种植体植入后往往不能获得较好的初期稳定性，因而需要更长的愈合期，使种植体与牙槽骨间形成足够的直接结合以承担上部修复体传导的负荷，即延期负荷。若愈合期不足，修复体过早安装使种植体过早负载（包括即刻、早期和常规负荷），则可能影响骨结合的进一步形成，并破坏已形成的骨结合界面，最终导致种植体脱落。

4. 种植体周骨量不足　种植体植入后应保证种植体周围 1～1.5 mm 的完整骨壁以完成骨结合过程。若种植体周骨壁厚度不足或出现骨壁缺失时，则存在纤维组织长入而导致骨结合不良的可能。对于上颌前牙区和双尖牙区，唇颊侧常有骨倒凹存在，而下颌前牙唇侧及后牙舌侧也常有倒凹，种植体植入前应完善术前检查和评估，制订安全的种植方案，在以修复为导向的原则指导下，选择合适的种植体直径和长度，避免种植体周骨壁穿孔；种植外科过程中应当适当扩大翻瓣范围以利于观察，及时确认有无种植体周骨壁穿孔并妥善处理。对于存在唇颊侧骨壁穿孔或骨壁过薄时，应同期行引导骨再生术，保证骨结合的效果和唇颊侧骨壁的长期稳定性。

5. 感染　早期的创口感染并不一定直接影响骨结合，但应及时有效处理。感染的预防包括：①做好术前口腔检查和治疗，例如，邻牙存在根尖周炎时应控制炎症后再行种植，牙周炎患者应进行彻底的牙周治疗后再行种植治疗；②对于复杂病例，术前 2 h 预防性使用抗生素；③术中严格遵循无菌操作原则；④手术全程应避免污染种植体，在植入过程中应避免唾液进入种植窝洞和接触种植体表面；⑤对于复杂病例，术后 3～5 天维持使用抗生素，术后 2 周使用漱口水保持口腔卫生。

6. 患者全身性因素　系统性疾病如糖尿病、骨质疏松，不良生活习惯如吸烟、酗酒等都可能增加种植体骨结合不良或失败的概率：①对于糖尿病患者，由于其血管微循环障碍，骨愈合能力差且易发生感染，种植手术应在血糖水平控制稳定后进行，且在骨愈合期间也应保持血糖水平的稳定；②对于老年骨质疏松患者，种植体植入的初期稳定性常难以保障，且骨愈合能力较弱，尤其是长期服用双膦酸盐药物治疗骨质疏松的患者更应引起重视，防止手术创伤引发颌骨坏死和种植体骨结合失败；③对于吸烟患者，虽然没有证据表明吸烟会直接导致种植体骨结合失败，但吸烟对骨结合有负面影响，允许的情况下应当建议患者术前2周至术后8周戒烟以助于种植体骨结合的完成。

种植体脱落后，应详细询问病史，回顾治疗方案和流程，积极分析引起种植体脱落的原因并在后续治疗中加以预防和避免。此外，应对种植窝洞进行清创，去除可能存在的纤维肉芽组织或感染病灶。不伴明显感染的种植窝洞，可以在扩大种植窝洞后植入直径更大的种植体；但更安全的方式是在种植窝清创后待骨组织愈合3～6个月，重新进行种植位点的详细检查和全面评估，结合引起种植体脱落的原因，制订完善的种植方案，再行种植体植入术。若种植位点伴有骨缺损，应进行骨增量手术后同期或延期植入种植体。对于存在全身性因素影响骨愈合能力的患者，应严格把握适应证，减少或排除负面因素，如吸烟、特殊药物、牙周炎、颌骨感染等，并选择延期负荷，给予种植体足够的骨结合形成时间。

二、因种植体植入位置或角度不佳引起的修复并发症

种植体植入位置或角度不佳（malposition or angulation of implant），是指种植体植入的位置在近远中向、唇（颊）舌向、冠根向及种植体长轴与理想位置出现偏差的情况，常增加后期修复的难度，严重情况下可能导致种植体不能使用而必须拔除后重新植入。某些临床情况下，医生根据术前治疗设计将种植体倾斜植入，以简化种植外科手术，最终也能完成修复并达到较好效果，此类不属于并发症范畴。

因种植体植入位置或角度不佳而引起的修复并发症包括以下几种情形：

1. 近远中向位置偏差　种植体近远中向位置应位于该位点理想修复体的中心，且保证与相邻天然牙2 mm、相邻种植体3 mm以上间距。种植体与相邻牙牙根或种植体之间距离过近会影响骨结合，对周围骨壁的稳定造成不利影响，且为后期的印模制取和修复体制作带来困难。由于种植体周围的碟形骨吸收在水平向范围为1～1.5 mm，当种植体与邻牙牙根间距离小于1.5 mm时，容易导致邻牙牙槽嵴顶骨吸收，高度降低，形成"黑三角"，影响美观，发生水平性食物嵌塞。

2. 唇（颊）舌向位置偏差　种植体位置过于偏向唇（颊）侧或舌侧，易造成修复体位置偏向唇颊侧或舌侧，异物感强，影响义齿使用舒适度；在前牙区还严重影响种植美学修复效果；若种植体过于唇倾而从非角化龈穿出，则会引起难以控制的种植体周围黏膜炎。

3. 冠根向深度偏差　种植体植入的深度应当充分考虑修复后种植体周的软组织生物学宽度。当种植体植入过深且采用粘接固位修复时，残余的粘接剂难以去除，容易引起种植体周围黏膜炎；若植入过浅，易导致金属暴露，引起美学并发症。

4. 种植体的轴向偏差　在理想的状态下，种植体长轴与修复体长轴一致。一定范围内的轴向偏差可以通过角度基台或个性化基台的使用来矫正方向，但却有可能增加修复体机械并发症的风险。

种植体的植入位置或角度不佳，常常是上述一种或者几种偏差同时存在，影响最终的修复效果，在临床上应当通过完善病例的术前检查和治疗设计来预防。经验不足的临床医生，可以制作外科导板帮助种植体植入术中定位；对于骨量较差区域的种植，可以先行骨增量后延期行种植体植入，或在理想的三维位置行种植体植入，同期进行骨增量手术。

对于轻度的近远中向偏差，若不影响美观则无需处理。对于严重的种植体间或种植体与邻牙间距离过近导致无法制取印模和制作修复体，或前牙区严重的近远中向偏差影响美观的情况，则需将种植体取出，待骨愈合后重新植入。轻度的唇舌向位置或种植体轴向偏差可以通过预成的角度基台或制作个性化角度基台给予矫正；严重的唇舌向位置偏差影响修复效果的，同

样需将种植体取出，待骨愈合后重新在理想位置植入种植体。

三、种植体折断

种植体折断（implant fracture）是种植修复最严重的并发症之一，发生率较低，折断的部位一般位于种植体颈部或体部。临床表现为：以单冠修复的种植体折断后，种植体断端和上部结构松动脱落；以联冠或桥修复的多颗种植体中，若仅单颗或部分种植体折断，仅有修复体的松动或咬合紊乱，修复体不会直接脱落。种植体折断后常伴有周围软硬组织炎症，X 线检查显示种植体体部或颈部断裂，但根尖部的残留种植体往往骨结合良好。

引起种植体折断的相关因素包括：①种植体设计或加工制造缺陷；②咬合负荷过大，存在夜磨牙、紧咬牙等不良咬合习惯；③种植体使用时间过长，产生金属疲劳；④磨牙区选用的种植体过细；⑤种植体周围骨吸收等。

种植体折断的临床报道显示：下颌后牙区是最易发生种植体折断的部位，其次为上颌后牙区。下颌第一磨牙区域发生种植体折断的报道最多，可能与该牙位力较大有关。种植体的直径也是影响种植体抗折强度的重要因素，小直径种植体相对大直径种植体发生折断的机会更大，尤其是在后牙区植入使用时。研究显示，5 mm 直径的种植体是 3.75 mm 直径种植体抗折强度的 3 倍，而 6 mm 直径的种植体抗折强度达到 3.75 mm 直径种植体的 6 倍。

研究认为，多数种植体折断是由长期负荷状态下金属疲劳引起，种植体折断的发生常常经历三个阶段：①种植体周围骨吸收使得种植体周围支持的骨组织减少，种植体承受的弯曲应力增加；②当骨吸收达到种植体内对应基台螺丝末端时，种植体在承受弯曲应力时失去螺丝抗力的保护，此时，种植体承受的弯曲应力显著增加；③种植体外部的骨水平螺纹处成为应力集中区域，诱发微裂纹后最终导致种植体折断。因此，种植体折断最常发生的部位是种植体体部，位于基台水平以下。

种植体折断后，由于其根部骨结合良好，需要用比种植体直径略大的空心钻沿种植体外围去骨后才能取出折断的种植体，创伤较大，容易造成骨缺损；若需再次种植，需评估骨量后考虑是否先行骨增量，同期或延期行种植体植入。若不考虑再次种植，且折断的种植体周无炎症，可以考虑将折断的种植体保留于骨内，或可维持牙槽嵴高度与宽度。

第三节　种植修复的其他问题及处理
Management of Other Problems

一、美学并发症

美观问题主要涉及上颌前牙区的种植修复，常见的美学并发症（aesthetic complications）包括修复体颜色或形态欠佳，穿龈轮廓不理想；牙龈缘、牙龈乳头或龈曲线与邻牙不对称；牙龈乳头高度降低，牙间隙出现"黑三角"；牙龈透出下方金属色或牙龈退缩后种植体或基台颈部金属暴露等。

美学并发症应当以预防为主。种植体在理想的三维位置上成功骨结合，患者种植区及邻近区域软、硬组织健康，利用临时修复体塑形牙龈，永久修复体的颜色和形态协调、精密度高等是保证美学修复的前提。

若修复体穿龈轮廓不理想，应使用临时修复体引导种植体周软组织塑形，逐步调整临时修复体以获得理想的穿龈轮廓后再行永久修复；若修复体颜色、形态欠佳，应重新制作修复体；若缺牙间隙与邻牙不对称，可以采用基于美学原理的视幻效果加以改善；若牙龈透出下方基台金属色，可选择陶瓷基台结合全瓷冠修复加以解决。对于在修复体稳定后出现牙龈曲线与邻牙不协调，牙龈退缩，牙间隙出现"黑三角"，基台或种植体颈部金属暴露等美学问题，常常难以解决以获得最终满意的美学效果，虽然利用骨增量结合转移龈瓣覆盖等技术可以短期内获得改善，但远期效果并不稳定。

二、异味问题

修复体异味（abnormal flavor）在种植单冠或短单位联冠、固定桥等发生率较低，而在全口覆盖义齿或可拆卸的固定义齿发生率稍高，且螺丝固位的种植修复异味发生率高于粘接固位的种植修复，这可能与螺丝固位修复体较难实现完全的被动就位，修复部件间密合度欠佳，螺丝孔部位封闭处的微渗漏等有关。临床工作中常发现许多螺丝固位种植修复患者在复查时卸下修复螺丝后有明显异味，但在使用义齿过程中并无明显感觉。

导致异味发生的原因包括：①患者口腔卫生不良；②种植修复部件之间密合度欠佳，修复体未实现完全的被动就位，各部件间存在微间隙；③修复体与牙龈组织间不密合，导致食物滞留；④覆盖义齿等修复体磨损等导致光洁度下降，自洁度差，导致菌斑聚集；⑤种植体周软组织的炎症渗出等。

异味发生的处理原则：①加强患者口腔卫生宣教；②对全口种植修复或多种植体修复的患者应加强复诊，可拆卸的义齿定期拆卸、清洁、消毒；③对磨损的覆盖义齿修复体及时重衬或重新制作，对光洁度下降者应及时抛光；④及时发现和处理种植体周软组织炎症。

三、发音问题

种植修复引起的发音问题（disorder of phonation）常见于全口种植修复或多颗前牙缺失的患者，往往在完成种植修复初期出现音质变化、漏气、发音不习惯等。对于多数患者，进行适当语音训练，发音问题在戴用义齿一段时间后逐渐改善，不需要特别处理；但若长期存在发音问题，则应针对修复体查找原因。

引起发音问题的常见原因有：①修复体由于种植体位置或角度问题，过于偏向舌、腭侧，干扰了舌的运动；②前牙区牙槽嵴严重吸收的患者，完成种植固定修复后，修复体龈端仍有缝隙，导致发音漏气。

对于多数因修复体偏向而导致的发音问题，随着患者戴用义齿时间的延长，配合适当语音训练即可解决。对于前牙区牙槽嵴严重吸收的患者，修复体龈端增加人工牙龈瓷封闭漏气间隙后，其发音问题可以得到显著改善。

四、食物嵌塞

食物嵌塞（food impaction）常常是种植修复后患者主诉的首要问题，后牙区发生率较高。在牙列缺损患者行种植修复的口腔健康生活质量研究中发现，患者自觉食物嵌塞率高达71.5%，但食物嵌塞并不影响患者治疗前后的生活质量。

引起种植义齿食物嵌塞的原因包括：①修复牙冠与邻牙邻接不紧密或外展隙不足；②牙缺失后骨组织吸收，随之萎缩的牙龈乳头在种植修复后未恢复，引起水平型食物嵌塞；③牙缺失后，邻牙倾斜移位，导致种植修复体与邻牙之间存在水平型食物嵌塞；④牙缺失后，对颌牙伸长，限制了种植修复空间，种植牙与对颌牙形成阶梯式咬合。

对于邻接不紧密问题，应当进行修复体邻接面加瓷恢复紧密接触；外展隙不足导致的食物嵌塞应当重新设计修复体外形；由于对颌牙伸长引起的阶梯式咬合，应在患者愿意的前提下于种植术前通过正畸治疗将伸长牙压低，恢复正常𬌗曲线后再行种植修复。其他原因导致的食物嵌塞，处理较棘手，但通常程度并不严重，对患者生活质量不会造成大的影响。

第四节　种植体取出与再植入
Removal and Replacement of Implant

一、种植体取出的适应证

种植修复失败时需将种植体取出，其适应证包括：种植体早期骨结合失败，种植体松动；种植体植入术中，种植体爆裂折断；种植体植入位置或角度不良，无法进行修复或修复效果无法接受；种植体内螺纹破坏，无法进行重新攻丝；种植体修复负载后折断；存在难以控制的种植体周围炎或种植体周进行性骨吸收导致种植体松动，支持力不足而无法负载。

二、种植体取出方法

种植体植入术中由于植入扭矩过大造成种植体爆裂折断的，夹持种植体断端顶部逆时针将种植体旋转取出。骨结合失败或负载后出现松动的种植体，周围常为纤维结缔组织包裹，较大扭力作用时种植体会在种植窝洞中转动，种植体取出较容易，可采用纹钳等工具夹持种植体顶端，旋转拔出。对于骨结合成功但由于植入位置或角度不佳而无法修复，或发生折断的种植体，往往需要采用不同的方法将种植体表面已结合的骨质去除才能将其取出。

在种植体取出工具出现前，传统方法是利用空心取骨钻取出已骨结合的种植体。空心取骨钻呈圆筒状，筒壁上带有通孔，一端封闭与钻柄固定连接，一端开放并带有切割能力的锯齿，有不同的直径供选择。取种植体时，应选择比种植体直径稍大的空心钻钻头，在冲洗冷却的条件下，沿种植体长轴方向将种植体全长周围一圈骨壁（0.5 ~ 1 mm）切割磨除，再利用侧向敲击破坏种植体尖端结合的骨质后常可顺利取出（图 26-5）。

除空心取骨钻外，现已研发出特定的种植体取出工具。这些工具通过与种植体上段固定连接，利用高扭矩逆时针旋转将其取出。采用特定取出工具可以减小对种植体周围骨的损伤，但前提是种植体可与取出工具稳固地连接。对于折断的种植体，若无法通过调改其上段使之与取出工具相连，也只能采用空心取骨钻取出。

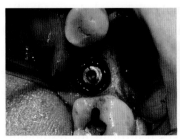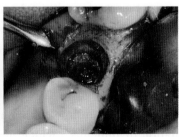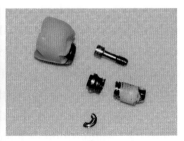

| 1 | 2 | 3 |

图 26-5　种植体取出术

1. 空心钻切割去除种植体周围骨壁；**2.** 种植体取出后，周围骨壁完整；**3.** 取出后的种植体，可见部分骨质包绕

三、种植体再植入

种植体植入时由于扭力过大导致种植体爆裂折断的，取出种植体后对种植窝洞进行攻丝螺纹成型后，可同期再植入相同规格种植体。

骨结合失败的种植体，炎症不明显且骨壁厚度允许的情况下，在充分搔刮去除纤维组织后可稍扩大种植窝，同期植入直径更大的种植体；有炎症存在或骨壁较薄时，搔刮去除纤维组织后待骨愈合3～6个月后再行种植体植入。

空心钻取种植体后造成较大骨缺损时，应同期行骨增量手术，为种植体再植创造条件。根据骨增量手术区骨愈合的情况，通常在6～9个月后再行种植体植入。

进展与趋势

种植体的高存留率和种植义齿的高成功率使得种植修复的临床应用日益普及，但不可忽视的是种植修复仍然存在一定的并发症风险。随着种植修复体使用寿命的延长，其并发症的风险也逐渐提高。种植修复机械与生物学并发症可累及高达30%的存留五年以上的种植修复体。对于种植修复并发症的处理应重视早期发现，及时对症处理，则可获得满意的治疗效果。若出现机械并发症、种植体周围炎、种植体周进行性骨吸收而未做早期对症处理，最终可导致种植体松动、折断等不可逆性失败，给患者带来生理和心理上的创伤。随着种植治疗的普及，种植医生在临床工作中必将面对日益增多的种植修复并发症患者。建立完善的定期随访制度，早期发现、规范化处理将有助于改善种植治疗的临床效果，提高种植治疗的成功率和患者生活质量。

Summary

Implant supported prostheses have been advocated as an effective therapy for edentulous patients. However, in spite of high survival rate of implants, there are also high risks of complications associated with prostheses and implants.

Mechanical complications occur between the implant system components and superstructure. The implant system components include implant, abutment and screws, the interfaces between which are prone to stress concentration, resulting in mechanical complications, such as abutment fracture, screw loosening and fracture, porcelain fracture, fracture of framework, abrasion and poor retention of overdenture. Common causes of mechanical complications include over-loading, misfit of superstructure, material aging and metal fatigue. Implant fracture is rare but one of the most serious complications of implants, which could be caused by implant manufacturing defects, overloading, insufficient support of implant and bone resorption around implants. Other problems related to implant prostheses include aesthetic complications, abnormal flavor, disorder of phonation and food impaction. Indications for the removal of an implant are as follows: (1) Osseointegration failure; (2) Malposition or angulation of implants, which makes it difficult for restorations; (3) Breakage of internal screw channel; (4) Breakage of implant during surgery; (5) Fracture of implant after loading; (6) Uncontrolled peri-implant infection; (7) Peri-implant bone resorption leading to implant loosening or insufficient support. The use of a hollow drill may help remove an osseointegrated implant.

Definition and Terminology

1. 机械并发症（mechanical complications）：Complications caused by mechanical forces，such as fracture of abutment，loose and fracture of screws，and fracture of framework or even implant. It may be catastrophic in nature or the result of wear，fatigue，or plastic deformation.

2. 种植体存留率（survival rate of implant）：It is usually used to describe the percentage of implants that remain in mouth over a special period of time.

3. 螺纹滑丝（slippery thread）：Breakage of screw thread or internal screw channel，resulting in failure of screw tightening.

4. 螺丝折断（screw fracture）：Breakage of occlusal or abutment screws comprising part of an implant supported restoration.

5. 螺丝松动（screw loosening）：Loss of screw preload，resulting in destabilization of a prosthesis or abutment.

6. 崩瓷（porcelain fracture）：The cohesive failure of porcelain，which is one of the common mechanical complications of porcelain fused to metal crown or all ceramic crown. Etiology of the fracture may be imperfections of stresses residual from fabrication，incompatibility with substrate，substructure deformation because of misfit or inadequate structural integrity，or overload caused by occlusion or trauma.

（陈卓凡）

第二十七章　植体周病概念和病因

The Concept and Etiology of Peri-implant Diseases

第一节　概　述

Introduction

　　经过五十多年的发展，现代的种植牙因为美观舒适、固位支持作用好，获得了医生和患者的广泛认可，其外观形态和咀嚼功能可以媲美天然牙，已成为修复缺失牙齿的主要方法，临床上广泛用于替代传统的活动义齿和固定修复。

　　虽然种植牙成功率很高，但也存在失败的病例和并发症。与种植牙相关的并发症可以按发生的时间顺序分为：①早期并发症，发生于种植上部结构或义齿修复前，原因包括手术创伤、植体缺乏初期稳定性、植入区手术感染等；②晚期并发症，发生于种植上部结构或义齿修复后，与微生物感染和生物力学的变化（咬合负载过重）等因素有关。

　　植体周病（peri-implant diseases）这一名称于1965年出现在法文文献中，二十年后出现于英文文献中，用于描述口腔牙种植体周围组织感染的病理状态。在1993年召开的第一届欧洲牙周病学讨论会上，植体周病定义为发生在牙种植体周围软、硬组织的感染性炎症，包括植体周黏膜炎（peri-implant mucositis）和植体周炎（peri-implantitis）两类疾病。植体周黏膜炎的定义是：仅局限于植体周软组织的可逆性炎症反应，未破坏骨组织。植体周炎定义为：已行使功能的种植体的周围组织发生的破坏性炎症过程，导致植体周袋形成和支持骨丧失。这一定义认为患植体周炎的种植体已经获得了骨结合并完成修复，其因感染造成的牙槽嵴顶骨丧失应与基台安装后的正常牙槽嵴顶骨改建相区别。两段式种植体在基台安装后常引起的骨改建与感染无关，这种情况下的边缘骨吸收（改建）通常限于基台连接后的前几周内，不一定是植体周炎的初始阶段。

　　2017年11月，由美国牙周学会（American Academy of Periodontology，AAP）和欧洲牙周联盟（European Federation of Periodontology，EFP）共同举办的牙周和植体周病分类世界研讨会（The 2017 World Workshop on the Classification of Periodontal and Peri-Implant Diseases and Conditions）首次制定了植体周病和状况的统一分类。植体周病及其状况的分类包含：植体周健康、植体周黏膜炎、植体周炎、植体周软硬组织缺损。

　　植体周健康（peri-implant health）临床表现为无肉眼可见的炎症，无红肿，轻探诊无出血和溢脓，无法用特定的探诊深度范围定义植体周健康状况。组织学特征为可存在正常或降低的骨支持组织。影像学检查除因初期骨改建所致的骨水平的变化外，无骨丧失，由初期骨改建导致的骨水平变化仍视为植体周健康。

植体周黏膜炎（peri-implant mucositis）临床表现为轻探出血，黏膜红肿和（或）溢脓，由于炎症水肿或探诊阻力减小，可观察到探诊深度增加。组织学特征为结合上皮或袋上皮侧方有明显的炎症病损，有丰富的血管及密集的浆细胞和淋巴细胞浸润。炎症浸润区并不向结合上皮或袋上皮根方嵴顶上的结缔组织区延伸。影像学检查显示除因初期骨改建所致的骨水平变化外无骨丧失。

来自动物实验和人体试验的强有力证据证明菌斑是植体周黏膜炎的致病因素，非菌斑因素引起的植体周黏膜炎的证据很少。去除菌斑后，植体周黏膜炎可以逆转。

植体周炎临床表现为轻探出血和（或）溢脓，探诊深度较以往检查增加，和（或）黏膜缘退缩。探诊深度与骨吸收相关，不同患者骨吸收的进展速率不同。影像学检查较以往检查显示骨丧失增加。组织学特征为病损延伸至结合上皮或袋上皮根方，含大量浆细胞、巨噬细胞和中性粒细胞。

植体周骨吸收也可能是植体埋入过深或植体之间距离太近引起。种植体植入较深时，可能同时存在黏膜炎和边缘骨改建，这种情况可能会被误诊为植体周炎，临床中很难鉴别，植体周炎的患病率可能因此在一些研究中被高估了。为了便于植体周炎的诊断和鉴别诊断，临床医生在植体上部修复完成时应拍摄基线 X 线片和记录探诊深度，以便评估骨水平的生理性改建。

植体周炎发病于植体周围的冠方边缘骨嵴顶，如果不治疗，它可以导致植体周围完全被炎症纤维组织包裹，与骨的接触完全丧失，植体逐渐松动并脱落。

植体周软硬组织缺损（hard and soft tissue deficiencies）是指牙齿缺失后的骨改建导致的牙槽骨突或牙槽嵴高度和宽度的丧失，临床上往往和植体周炎、植体周黏膜炎合并诊断。严重的牙槽嵴缺损与牙周支持组织严重丧失、拔牙创伤、牙髓感染、根折、颊侧骨壁较薄、牙齿位置不理想、外伤以及上颌窦气化、减少自然成骨量的药物和系统性疾病、牙齿发育不全和修复体的负载压力等因素有关。

临床上还可见到逆行性植体周炎（retrograde peri-implantitis），是指种植体植入不久后根尖区出现的感染病变，X 线显示根尖有透影区（图 27-1），病因可能是植牙手术时损伤邻牙，邻牙出现牙髓和根尖病变，造成种植体根尖感染，或是邻牙原有的牙髓和根尖病变造成种植体根尖感染。

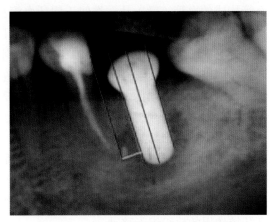

图 27-1　逆行性植体周炎（宋应亮提供）

第二节　植体周组织
The Theory of Peri-implant Tissue

2017 年牙周和植体周病分类世界研讨会用嵴顶上结缔组织区（supracrestal connective tissue zone）取代了生物学宽度（biological width），健康的植体周黏膜由结缔组织核心（core of connective tissue）和被覆的角化咀嚼黏膜（masticatory mucosa）或非角化上皮被覆黏膜（lining mucosa）组成。现有的人体试验和动物实验的结果证实植体周黏膜平均为 3 ~ 4 mm 宽，其中约 2 mm 为紧贴种植体表面的上皮，根方的结缔组织为 1 ~ 2 mm 宽。

一、植体周黏膜

1. 定义　植体周黏膜（peri-implant mucosa）是指围绕在植体周的软组织。与天然牙相似，植体周软组织中包含口腔上皮、沟内上皮和结合上皮（屏障上皮），在外形和功能上与牙周软组织的结构几乎一致。植体周结合上皮的形态和与钛金属植体表面的附着方式也类似于天然牙形成的上皮附着（半桥粒附着），起到软组织封闭作用。邻近植体表面形成的沟内上皮类似于牙周组织，发挥细胞免疫的防卫作用；角化口腔上皮的作用是抵抗机械咀嚼力，还在上部修复和实施口腔卫生措施时起到保护作用。植体周的黏膜和天然牙周围的牙龈在临床和组织学方面有许多共同的特性，但也有一些重要的差异。

关于植体周黏膜结构特征的大部分信息来自于犬类的研究，动物模型多是将植体放置于无牙颌牙槽嵴内或新鲜拔牙窝里，表面覆盖咀嚼黏膜，通过组织学方法测量植体黏膜边缘到骨嵴顶的距离，结果显示种植体颊侧黏膜愈合后平均高度为 3～4 mm。目前关于犬类的病理研究表明，植体周的骨组织需要有一定宽度的软组织覆盖，软组织包括上皮和结缔组织两部分。上皮的宽度约 2 mm，是指从植体周黏膜边缘到结合上皮根方部分；结缔组织附着区宽度为 1～2 mm，是指植体周黏膜的根方部分。

组织学显示，紧贴种植体（基台）侧的植体周黏膜炎包括两部分："冠方"部分，由一层薄的屏障上皮（类似牙龈的结合上皮）和沟内上皮组成；"根方"部分是结缔组织附着区，似与种植体表面直接接触。黏膜包含的结缔组织核心区主要由胶原纤维和基质（85%）、较少的成纤维细胞（3%）和一定的血管成分（5%）组成。关于将植体植入非角化黏膜覆盖（或牙槽黏膜）区域的组织学研究，目前尚无相关报告。

2. 植体周软组织的血运供应 在紧邻屏障上皮和沟内上皮的结缔组织中，始终存在一个由血管构成的血管（微）丛，类似于龈牙血管丛，而结缔组织附着区仅含数量有限的血管结构。与天然牙软组织的血供一样，植体周的口腔上皮和龈沟上皮也有丰富的血管丛供应，但植体周的结合上皮无牙周膜来源的血供，也无天然牙齿中牙周膜与牙槽骨形成的血管吻合支。与天然牙的牙周组织不同，与种植体相邻接的结缔组织中细胞和血管成分少，组织学上类似于瘢痕组织，含丰富的胶原和很少的细胞基质，而远离种植体表面的结缔组织通常富含成纤维细胞和血管成分。植体周结缔组织的构成和血运特性，使通过修复体引导软组织愈合来重建周围软组织形态的可能性受到影响。

3. 植体周软组织中的结缔组织 牙植体周牙槽骨上方的结缔组织与天然牙不同，前者没有牙周膜和龈牙纤维束，而植体周也无结缔组织附着，仅仅是依靠来源于牙槽嵴的纤维进入游离龈的结缔组织纤维束和环绕植体周的环形纤维束，形成结缔组织纤维束的缠绕和铰接，以此保证牙植体周的软组织不移动。

当种植体植入咀嚼黏膜时，主要的胶原纤维束就会被锚定在骨嵴顶上，并沿平行于金属表面的边缘方向延伸。一般认为在植体周黏膜中也存在环形纤维。

Moon 等在扫描电镜下分析结缔组织附着区域，并将该区域界定为一段紧邻种植体的 200 μm 宽的结缔组织。研究结果表明，附着区包括两层：内层区，约 40 μm 宽，含有大量成纤维细胞（占体积的 32%），似与种植体表面紧密接触；外层区，约 160 μm 宽，主要是胶原纤维（83%）、少量的成纤维细胞（11%）和大量的血管结构（3%）。

4. 植体周黏膜的厚度 植体周黏膜的厚度通常被称为嵴顶上附着组织，结果主要来源于犬类活体组织的病理研究。测量结果表明，软组织覆盖在植体周牙槽骨有一定的宽度值，上皮的长度（从植体周黏膜边缘到结合上皮根尖部分）约为 2 mm，而结缔组织附着区高度的变化较大（为 1～2 mm）。动物模型实验包括对不同影响因素的研究，如用于制造种植体和（或）基台的材料、种植体（外科手术）植入方法、具有不同表面结构的种植体/基台以及具有"平台转换"种植体/基台设计的种植体。

然而，需要注意的是，尽管动物模型可能为理论验证提供有价值的数据，但难以完全重建人体的临床解剖、生理、生物力学/功能或病理环境。Tomasi 等研究了人类单颗植体周黏膜的形态变化情况，研究显示在基台连接后 2 周，大部分的结缔组织被炎症细胞浸润，4 周后浸润区域变小，界面区域形成了短的屏障上皮。后期组织切片显示结缔组织创面持续愈合，在软组织样本的边缘部分形成明确的屏障和沟内上皮。植体周黏膜高度在愈合阶段不断增加，2 周时约为 2.7 mm，4 周、8 周和 12 周时增加到 3.0 ～ 3.5 mm；其中上皮长度在 2.0 ～ 2.2 mm 区间变化，结缔组织附着区在 1.1 ～ 1.7 mm 区间变化。综上所述，现有的人体研究和动物实验的结果是一致的，均证明植体周黏膜高度为 3 ～ 4 mm，其中有约 2 mm 长的上皮。

二、黏膜-植体界面

1. 植体周黏膜附着（transmucosal attachment）的确立 一期种植的黏膜附着是在植入种植体，黏骨膜瓣复位缝合后的愈合过程中形成的；二期种植的黏膜附着则是放置基台后才确立。软组织附着的功能是在植体周形成封闭，防止口腔中的食物、细菌等达到骨组织面，确保种植体形成骨结合及维护种植体的稳定性。

关于黏膜附着形成的研究也是在犬模型中进行的。在犬无牙颌下颌骨中植入种植体，在 3 个月的时间内以不同时间段间隔取样活检，并采用光学显微镜检查其愈合情况。在愈合的初始阶段，纤维蛋白凝块 / 血凝块在种植体和断开的结缔组织间形成，其中以中性粒细胞浸润为主，兼有少量巨噬细胞。炎症细胞数量随后下降，创面表现为成纤维细胞密集层，并似与种植体表面密切接触。在愈合第 2 ～ 3 周，成纤维细胞密度降低，胶原和基质成分增多，上皮细胞从口腔上皮开始逐渐占据结缔组织创面边缘部分。大约 4 周后，先前伤口区域的胶原纤维排列成束。6 ～ 8 周后，黏膜附着成熟，组织-种植体界面区由附着于种植体表面的上皮和结缔组织组合构成。由于软组织附着的形成在第 1 个月后变化不大，故认为软组织附着在这段时间内已经达到了内稳态。

关于植体周黏膜附着的必要性，一般认为稳定的植体周黏膜附着可提供黏膜封闭以抵抗细菌入侵，组织结构的稳定能抵抗口腔中的机械损伤。越来越多的研究认为，植体周黏膜附着的存在与增进植体周软组织健康、提高患者对种植体的满意度和减少种植并发症相关。因为稳定的黏膜附着可保证结合上皮的封闭不脱离，甚至可以限制牙龈的边缘性炎症病损向根方扩散，从而避免发生骨丧失和减少种植体失败。

与自然牙比较，植体周的黏膜封闭作用弱，植体周的黏膜附着可抵抗牙龈退缩的发生，利于美学效果的保持。适当的软组织外部轮廓可减少食物积聚，利于种植修复体的自洁。除了不良的口腔卫生措施和不当的咀嚼作用，很多意外的机械性损伤也经常对植体周软组织构成威胁，如连接基台的操作、取下和替换临时基台、种植体水平的取印模、预备和安装龈下修复体等，都可能破坏封闭的结合上皮和导致结缔组织带的断裂，甚至最终影响种植体的长期疗效。

种植体穿龈部位形成贴合紧密、足够宽度的黏膜附着与种植体修复的长期效果密切相关。在无牙颌种植修复中，往往附着组织较少，软组织的并发症发生率也较高。足量宽度的软组织附着和适宜深度的前庭沟具有重要的临床意义。活动的软组织不仅不利于保持口腔卫生，还增加软组织并发症，降低患者对种植修复体的满意度。

2. 植体周黏膜与种植修复美学 无论何时，要达到种植修复的美学效果，都会遇到某些生物学风险。美学种植要求在美学、植体周软组织稳定和保存牙槽骨水平之间达到平衡。如种植体植入得越深，越容易制作具备自然龈轮廓的美学修复体，因为植入位置较深的种植体，伴随着植体周软组织的根向迁移，可以达到生物学宽度要求。为实现上述目标，美学区种植常常需软组织增量以保证疗效。

影响植体周生物学宽度的因素包括：种植体设计和表面特征、种植体植入的位置和深度、植入方式（潜入式或非潜入式）、基台材料、种植体-基台之间的微隙、边缘位于龈沟内的粘接修复体、牙周表现型和软硬组织的重建处理等。

3. 健康植体周组织和牙周组织的主要差异　种植体缺乏牙骨质、牙周膜、束状骨（固有牙槽骨）等牙齿所具有的特征性结构。牙周组织中存在牙-牙槽嵴纤维束和龈-牙纤维束将软组织与牙齿（根部牙骨质）连接，而在植体周组织中却没有明显的纤维束结构。在牙周健康位点，牙龈边缘与釉牙骨质界外形一致；而在相应的种植位点，黏膜边缘则与嵴骨形态（多颗种植体）一致，或与相邻牙（单颗种植体）结缔组织附着水平相关。牙齿在牙槽窝内是可动的，而种植体则被宿主骨组织牢牢地锚定（固连）。

三、骨-植体界面

牙植体约 60% 的骨内部分直接与矿化骨组织接触，其余部分则与骨髓、血管结构或与纤维组织相邻。在植体植入后的愈合期，由于发生骨改建，可能造成牙槽嵴顶骨水平一定程度的降低。

关于骨-植体界面，也就是牙植体在牙槽骨内形成的骨结合，与天然牙不同，牙植体表面未发现存在牙周韧带，也就是说牙植体与牙槽骨之间无牙周膜和牙骨质，两者是直接的骨结合。牙植体生物学宽度（黏膜附着）的确立是因为植体钛表面的氧化膜与胶原结缔组织之间的相互作用所致。

形成骨结合的钛植体，在嵴顶存在牙龈纤维束，作为结合上皮根方延伸和植体周牙槽嵴顶之间的连接，通常植体周软组织附着分为两个带：内侧带和外侧带。内侧带（$50 \sim 100\ \mu m$）是致密、血管稀少的胶原纤维结构，类似于瘢痕。目前关于胶原纤维相对于植体的排列文献报道有争议，有学者认为胶原纤维主要呈环形和平行于植体表面排列，也有学者认为是垂直向插入的"功能性"排列。Buser 等通过动物实验研究证实，植体穿黏膜部分是角化结构还是非角化结构决定了胶原纤维的排列。在角化黏膜区域纤维垂直插入，非角化区域胶原纤维直接平行于植体表面排列。外侧带（内侧带的外面）胶原纤维的排列方向不同，富含血管，其超微结构，Ⅰ型、Ⅲ型、Ⅳ型胶原，层粘连蛋白，纤维粘连蛋白及血管结构与天然牙类似，Ⅴ型胶原的含量更多。不论胶原纤维的方向和形成方式如何，牙槽嵴冠方结缔组织限制了结合上皮的增殖，一项动物实验的组织学研究证实，在宽度为 $40\ \mu m$ 的内侧带内成纤维细胞数目增加。Hansson 等和 Gould 等发现，带有内基板和半桥粒的结合上皮和上皮下结缔组织中胶原纤维形成，其结构域钛氧化膜之间均存在约 $20\ \mu m$ 宽的蛋白多糖。

第三节　植体周病的临床流行病学
Epidemiology of Peri-implant Diseases

同一口腔中所有牙植体一般不会都患植体周炎，但植体周炎易集中发生于某些患者口腔中。植体周炎可发生在上、下颌的所有部位，但有研究报告在下前牙区更普遍。

二十多年前，植体周炎被认为是罕见的，Mombelli & Lang 等 1998 年早期报告的患病率为 5% ～ 10%。Fransson 2005 年报告了对 662 名患者共 3413 个负载 5 年以上的种植体的研究，骨破坏的阈值标准界定为超过基台植体接缝下根方 3 mm，以患者为单位计算的患病率高于以种植体为单位计算的患病率，有 28% 的患者、12.4% 的种植体存在植体周炎。

据 2008 年第 6 届欧洲牙周病学研讨会的综述，79% 的个体患有植体周黏膜炎，50% ～ 90% 的植体有植体周黏膜炎；28% ～ 56% 的个体有植体周炎，12% ～ 43% 的植体有植体周炎，属于牙种植后的常见疾病。

唐志辉等 1999 年对中国患者牙种植修复一年后的植体周组织健康状况调查发现，植体周黏膜组织炎症位点占所有检测位点总数的 32%，92% 的位点有程度不等的菌斑堆积。

王刃、唐志辉等 2011 年对中国种植患者（修复后 1～3 年）的调查发现，有 77% 的患者、80% 的牙植体患植体周黏膜炎，有 14% 的患者、9% 的牙植体患植体周炎。

不同研究报告的患病率不同，其原因与临床诊断标准的差异有密切的关系，植体周炎的病理诊断是明确的，但文献中报告的植体周炎其临床诊断常常是不同的。在 Koldsland 等的研究中，将植体周围定义为探诊深度（PPD）≥ 4 mm，探诊出血合并 X 线显示骨吸收 ≥ 2 mm 时，20.4% 的患者被诊断为植体周炎；如果在这项研究中将植体周炎定义为探诊深度（PPD）≥ 6 mm，探诊出血合并 X 线片显示骨吸收 ≥ 3 mm，植体周炎的患病率下降到 11.3%。

Lang 等学者对植体周炎进行了系统性综述研究，发现由于不同的临床研究制订骨吸收水平的标准不同，结果存在差异，患有植体周炎患者的比例在 25% 至 45% 之间。另一个影响发病率的重要因素是植体行使功能的时间，因此，有研究认为植体周炎影响的是整个患者，而不是单个种植体，应以患者为中心报告发病率。

Derks 和 Tomasi 在 2015 年的荟萃分析中报告植体周黏膜炎的发病率为 43%，植体周炎的发病率为 22%，同一时期其他类似的荟萃分析报道植体周病的发病率为 12.9%～28%。

不同调查者使用的不同的诊断标准，分析统计的单位（患者或种植体）、患者群体、患者的选择（纳入和排除标准）、随访时间、复诊和维护程序的不同，都可能会造成对植体周炎发病率和严重程度的调查的分歧。

临床上，植体周炎导致的植体损失（脱落或彻底失败）接近 4%，是牙种植失败的主要原因之一。

第四节 植体周病的微生物学
Microbiology of Peri-implant Diseases

牙植体自植入之日起就为口腔内固有细菌的定植提供了一个不同于天然牙组织的新型表面。Koka 等 1993 年利用免疫印迹技术检测完成骨结合后的植体表面菌斑，发现牙龈卟啉单胞菌、中间普氏菌、黏性放线菌、梭形杆菌、密螺旋体、牙密螺旋体等 6 种细菌在种植术前均出现在天然牙的龈上菌斑样本中。在植入术后 14 天，6 种细菌也可在植体龈上菌斑中检测出来，而龈下菌斑中只探测出了黏性放线菌。植入术后 28 天，除了密螺旋体外，其余 5 种细菌也在植体龈下菌斑中检测出来。这表明在牙列缺损的患者中，植体暴露术后 14 天之内就会有牙周致病菌的定植，而在 28 天后即可形成龈下菌群复合体。

通过采集牙植体和相邻自然牙的菌斑样本进行微生物学分析发现，植体周黏膜炎菌斑样本的菌群构成与牙龈炎或健康牙龈的菌群构成类似，而植体周炎的菌群与牙周炎的菌群构成相似。从植体周炎位点分离的主要微生物是革兰氏阴性杆菌和螺旋体，螺旋体的数目与菌斑量、袋深度和骨吸收成正相关。随着袋的加深和骨吸收的加重，龈下细菌总量增加，构成改变：伴放线聚集杆菌、梭形杆菌、中间普氏菌和牙龈卟啉单胞菌增加，所有球菌的比例减少，能动菌和螺旋体的比例显著增加。铜绿假单胞菌、金黄色葡萄球菌可在钛植体周病变中被分离出。铜绿假单胞菌是密度感应系统（quorum sensing，QS）生物膜结构中的主要病原，可轻松地黏附到钛金属表面，它可与其他菌群沟通（协同）产生抗生素耐药性。

Mombelli 和 Lang 于 1994 年最先报告微生物菌群与牙植体失败的相互作用关系。在成功的牙植体中球菌占优势，患植体周炎的牙植体中螺旋体增加。天然牙可能作为牙周病原菌的储库，这些病原菌可定植到同一口腔内的牙植体表面。Shibli 等的研究发现，健康患者牙植体龈上细菌总量和龈下细菌总量比植体周炎患者低。Hultin 等发现，健康和患植体周炎的患者都可检出牙周致病菌伴放线聚集杆菌、福赛坦菌和中间普氏菌，但是只有在患植体周炎的种植体细菌的浓度高于 $1\times10^6/mm^2$。研究者推论伴放线聚集杆菌和牙龈卟啉单胞菌是植体周炎的主要致病菌。另有一些研究发现，与牙周炎不甚相关的微生物，如葡萄球菌、肠道菌和念珠菌可在植体周炎位点发现。而且，很多在植体周炎症位点发现的菌群，包括牙周致病菌，也可在植体周健康位点发现，这表明植体周炎的菌落也可能与牙周炎的菌落有差异。

植体周黏膜炎不一定进展到植体周炎，如同自然牙牙龈炎不一定进展为牙周炎，但由于没有证据表明植体周黏膜炎和植体周炎的菌群有本质不同，也有研究者认为大多数植体周炎是由植体周黏膜炎导致的。

第五节　植体周病的病因和可能的致病机制
The Etiological Factorsand Pathogenesis of Peri-implant Diseases

一、菌斑生物膜和植体周感染

Pontoriero 等依据 Löe 的实验性牙龈炎模型，进行了植体周的菌斑积聚与炎症关系的研究，证实植体周菌斑的积聚也导致牙龈指数和临床探诊深度增加。另外，Berglundh 等的动物实验还研究证实，菌斑积聚在植体周，形成与天然牙相似的炎症浸润。因此，菌斑积聚是导致植体周黏膜炎的重要病因。

下述研究均证实这一结论：

1. 在健康和炎症状态下植体周微生物菌落的数量和质量不同。

2. 牙植体植入后不久，植体周的菌群就自动形成。如果植体周软组织不受到不良刺激，微生物将不发生改变。

3. 动物结扎线诱导的菌斑积聚可导致植体周骨吸收，结扎线诱导的植体周感染未见自行缓解，其他的动物实验研究也未发现植体周炎的自动消除和缓解。

4. 植体周致病菌群的减少可使临床参数也改善。

5. 牙列缺失患者口腔卫生与植体周骨丧失相关联。

二、植体周炎的危险因素 / 诱发因素

动物实验和临床研究证实，菌斑生物膜是植体周感染发生及进展的重要病因。此外还有很多因素加重植体周感染的进程，如牙周炎病史、吸烟、糖尿病和菌斑控制差，缺乏规律的维护治疗等。

（一）牙周炎病史

纵向研究显示植体周的菌落可在短期内形成，但也有研究证实牙周致病菌可从余留的天然牙转移至牙植体，如植体周的菌落研究显示，牙周炎可疑致病菌，如螺旋体和能动菌大量增加，尤其是佩戴局部义齿的重度慢性牙周炎患者。

Papaioannou 等报道，在同一患者、相同探诊深度、在牙周袋和植体周袋中，微生物组成也具有显著的相似性。

Gouvoussis 等发现，感染的牙植体袋内和牙周炎患牙的牙周袋内，存在相似的微生物，如

伴放线放线杆菌、牙龈卟啉单胞菌、中间普氏菌、艾肯菌、具核梭杆菌、齿垢密螺旋体和直肠弯曲菌等。另外，不管口内是否还存留天然牙、无论选用的何种种植系统，细菌的组成几乎无差别，因为非牙周来源的病原菌也可能是植体周感染的致病因素。

有研究证实存在牙龈卟啉单胞菌和伴放线放线杆菌从天然牙齿转移到牙植体的潜在风险，故在牙植体植入之前对牙周病进行系统治疗十分必要。

无论是荟萃分析，还是5年以下或5年以上的长期疗效的研究均证实，虽然牙周炎病史对种植体存留率无显著影响，但有牙周炎病史的患者行种植修复后，植体周炎的发生率和边缘骨丧失的风险显著增加。

侵袭性牙周炎患者进行种植治疗的短期疗效与慢性牙周炎患者没有显著差异，但值得注意的是，侵袭性牙周炎患者植体周牙槽嵴高度降低和探诊深度加深较慢性牙周炎患者有显著增加的趋势。

Quirynen等也指出牙周炎患者牙植体丧失和牙槽嵴顶吸收的发生率高，特别是在粗糙表面种植体和未进行牙周维护治疗的患者。而对于光滑表面牙植体，在保证牙周维护治疗情况下，其边缘骨吸收和长期牙植体丧失维持在3%以下。

总之，大量证据表明，与非牙周炎患者相比，有牙周炎病史的患者其植体周感染发生的风险较高。纵向和横断面研究提供了有力的证据证明牙周炎病史是植体周病的危险因素/诱发因素。

在两项10年的纵向研究中，研究者对植体周炎进行评价并与牙周炎病史进行了相关性分析。Karoussis等为45名无牙周炎病史的患者提供种植治疗，8名牙周炎患者经过成功的、完善的牙周炎治疗后进行种植。在无牙周炎组，植体周炎（诊断标准：探诊深度≥5 mm，探诊出血＋每年骨吸收＞0.2 mm）10年的发病率为6%（种植体水平），而有牙周病史组的发病率为29%。Roccuzzo等随访了分类为无牙周炎、中度牙周炎、重度牙周炎的101名进行种植治疗的患者10年，结果显示种植体位点探诊深度≥6 mm的比例分别为2%、16%、27%，骨吸收≥3 mm分别为5%、11%、15%，3组间具有显著性差异。结果也显示有牙周炎病史的患者植体周炎治疗时间更长。Costa等对最初患有黏膜炎的80名患者进行随访研究，评价5年后植体周炎的发病率，观测到发病率为31%。最终检查时，与无牙周炎患者相比，患有牙周炎的患者患植体周炎的概率显著增高［比值比（OR）＝9］。

一些横断面研究分析了植体周炎的患病率以及其和牙周炎病史或现患牙周炎的关系。Roos-Jansaker等一项包含216名患者的研究评价种植治疗后9～14年的结果显示，有牙周炎病史的患者患植体周炎的概率（OR＝5）显著高于无牙周炎的患者。Koldsland等通过检查1～16年随访期的109名患者也得到相似的结果。因此，有牙周炎病史的患者患植体周炎的危险性更高（OR＝6）。随后的几项研究不同程度地证实了这一关系。其他的研究也显示目前患有牙周炎与植体周炎有紧密的关联。事实上，Daubert等发现在随访期所有调查的变量中，重度牙周炎是植体周炎最重要的诱发因素，表现为未校正的相对危险度（RR）为7。Derks等一项包含588名患者9年随访期的研究报告显示，当前患有牙周炎的患者患植体周炎的比值比（OR）为4。

虽然大部分发表的论文都同意牙周炎与植体周炎有关联，但也应注意还存在一些有争议的报告。Marrone等检查了103名患者行使功能5年后的种植支持式修复体，统计学结果发现，当前患有牙周炎或有牙周炎病史都不是植体周炎的诱发因素。Rokn等一篇含134名患者的横断面研究也无法证实有牙周炎病史的患者患植体周炎的危险性更高。研究结果的分歧可能是因为对牙周炎（病史）和植体周炎的诊断标准不同。

（二）吸烟

吸烟因影响白细胞的趋化功能、吞噬作用、刺激炎症因子和增加龈下的厌氧环境，从而成为种植体植入后发生早期和晚期生物并发症的潜在危险因素。

尼古丁及其代谢产物还通过限制胶原合成和减少肠道对钙离子的吸收而影响结缔组织和骨的代谢。Lindquist 等报道，吸烟者的牙槽嵴骨吸收明显比非吸烟者严重。另外，吸烟与植体周炎具有紧密的关联。Karoussis 等一项 10 年的队列研究发现，吸烟者 18% 的牙植体发展为植体周炎，而非吸烟者只有 6% 的牙植体受影响。3 项横断面研究也证实吸烟为植体周炎的危险因素，比值比（OR）值分别为 32、3 和 5。但目前也有研究（Aguirre-zorzano 等）显示，平均种植 5 年的 239 名患者，植体周炎的患病率为 15%，吸烟者并无更高的危险性。其他的横断面研究结果也证实，校正混杂和交互作用因素的研究中（多变量分析），吸烟并不是植体周炎的相关诱发因素，提示吸烟可能被其他背景变量，如牙周炎病史所混淆。

结论：目前并没有确切的证据表明吸烟是植体周炎的危险因素 / 诱发因素。

（三）生物力学因素

缺乏初期稳定性、愈合期过早加载和过重咬合负载，可能在牙植体的失败中发挥重要作用。植体折断可引起继发性细菌感染，从而引起化脓性植体周病。但在动物模型的研究中发现，以侧向正畸力施加于牙植体不会造成植体周骨吸收，相反，受正畸力植体周的骨矿化会高于对照未受力牙植体。对实验动物造成植体周黏膜炎和植体周炎的牙植体施加侧向力，不会加重骨吸收。过重咬合负载可能会导致植体周围骨完全丧失，从而导致植体失败，X 线表现为植体周有透影区但边缘嵴骨高度无明显降低。因创伤而失败的植体周围的龈下菌群与牙周健康者的相似，以球菌和非能动杆菌为主，即链球菌与放线菌为主导菌群。过重咬合负载可能促使植体周炎病程加速，造成更严重破坏。不过支持咬合与植体周炎的关系的证据目前限于动物实验及少量临床报告。

植体折断可引起继发性细菌感染，从而引起化脓性植体周病。因此，即使化脓或菌斑生物膜的存在指向细菌性感染，植体周炎的鉴别诊断也应包括查找特定的潜在原因。此外，植体周围相关的危险因素包括骨质疏松症、夜磨牙不良习惯等，局部危险因素还包括植体表面钛金属颗粒、植体表面形态、种植体颈部设计等。

过度负荷对植体周骨丧失的影响存在争议。Isidor 进行的猴动物实验研究发现，过度负荷对种植体骨结合丧失的影响比菌斑积聚更大。发现 8 颗过度负荷的种植体中有 5 颗在植入后 4.5 ～ 15.5 个月之间松动，与之相比，无种植体因菌斑积聚而造成骨结合的丧失，18 个月时 X 线片显示平均骨高度丧失 1.8 mm。Rosenberg 和 Sanz 等认为从临床和微生物学角度，植体周骨吸收可分为细菌性和非细菌性两种，但对犬的研究结果表明，在植体周黏膜无炎症状态下过度负荷增加了骨-种植体接触，并且只是轻度降低了边缘骨高度，而存在植体周炎症时，过度负荷会加重菌斑引起的骨吸收。但无论如何，负荷不应超过骨负荷的生理限度。

（四）植体周的黏膜状况

目前临床经验表明，角化黏膜的存在易于进行植体周菌斑控制和种植体维护，但角化黏膜与植体周感染相关证据尚有争议。角化龈宽度对植体长期健康的证据有待进一步研究，但植体周角化龈可增加患者舒适度并利于菌斑控制。

犬的植体周炎动物模型研究发现，骨结合后的种植体是否存在角化黏膜，植体周感染进程相似。关于猴的研究结果却有所不同，结果显示，附着黏膜狭窄或缺失会显著促进植体周感染的进程，上述研究都无长期观察的结果。

（五）异物

残留的粘接剂（图 27-2）可以造成植体周围菌斑堆积。在一项研究（Wilson 2009）中发现，39 例有临床症状和 X 线表现异常的植体周病患者中，有 81% 与过多的粘接剂有关。一旦过剩粘接剂被去除，74% 的患者疾病的临床症状消失。

（六）牙槽嵴缺损 / 骨增量程序

若骨缺损区的成骨不全，骨增量技术和手术都将不可避免地造成种植体粗糙面暴露，并易于使微生物早期定植。临床上种植体颊侧的骨裂开或骨开窗难以避免，动物的组织学实验研究显示，未经治疗的裂开骨缺损的愈合方式是结缔组织，很少有新骨形成，故此种骨缺损建议应用引导性骨再生技术。目前认为，种植体植入前或植入同期的骨增量与发生植体周感染之间的相关性尚不清楚。

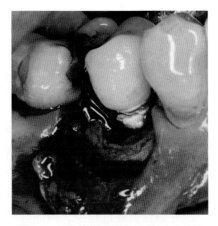

图 27-2　粘接剂造成的植体周骨吸收

（七）剥脱性龈病损

目前的研究还限于临床个别病例报道，如在剥脱性龈病损的扁平苔藓（糜烂、萎缩、网状或混合病损）患者中种植体仍可获得成功，但需要密切随访。

口腔黏膜的疱状病损对植体周感染进展的影响目前尚不清楚。

（八）系统性疾病 / 用药

牙周炎与全身健康有关联，如对易感者可能引起心血管意外和卒中，由此推断与牙周感染类似致病机制的植体周感染对全身健康也可能有不利影响，但目前尚无支持证据。

某些系统性疾病或用药对种植体治疗的长期或短期效果可能有不良影响。

关于骨质疏松症患者、进行过放疗的颌骨区域，是否易发生植体周感染尚有争议。但关于双膦酸盐导致无痛性牙槽骨暴露的研究不断增加。因此，摄入双膦酸盐被视为影响种植治疗短期或长期效果的一个风险因素。糖尿病是发生种植体脱落和植体周感染的危险因素。目前公认的结论是患有牙周炎、糖尿病且口腔卫生差的患者易于患植体周炎。

（九）遗传因素

个体对感染的免疫反应在骨吸收中发挥作用，有些患者对感染的反应过强，产生过多的抗炎细胞因子，如白细胞介素 1β（IL-1β）、白细胞介素 6（IL-6）或肿瘤坏死因子 α（TNF-α）等，导致过重的组织破坏。植体周龈沟液中抗炎细胞因子 IL-1β 水平升高可能表示病情活跃。识别控制或调节宿主反应的基因能提供评价植体周感染风险的方法，但目前对此方面的了解仍不清楚。

总之，目前普遍认为植体周黏膜炎和边缘骨吸收发生的病因是细菌感染和种植体行使功能产生的过重负载。菌斑堆积和植体周组织的微生物污染导致大量炎性细胞浸润上皮下结缔组织，上皮封闭变松散，可能会发生化脓，临床和 X 线表现为组织破坏。过重负载的植体可在边缘骨区域导致骨微折，并且导致颈部骨结合的丧失。

已有的横向研究显示，不良口腔卫生、牙周炎病史、吸烟及糖尿病史是植体周病的危险因素。牙周炎患者患植体周病的风险增加，因牙周炎失牙并种植修复的患者较其他原因失牙的患者种植失败的风险更高。Karoussis 报告，有牙周炎治疗史的患者牙种植 10 年后的失败率为 10%，而非牙周炎导致缺牙的患者牙种植失败率为 4%。

根据循证医学，与植体周炎有关联的因素有许多，但有足够证据的因素有口腔卫生差、牙周病病史和吸烟；证据有限的因素有糖尿病、饮酒（> 10 g/d）；有争议且证据有限的有 IL-1 的多形性、角化黏膜缺如和种植体表面形态。另外，残留粘接剂、上部修复体的缺陷和种植体三维位置不佳等都是影响植体周牙槽骨吸收的因素。

三、植体周感染机制

目前关于植体周感染机制的研究证据尚不是很多，能接受的假说是菌斑生物膜引发了植体周的炎症过程，炎症诱发了植体周组织的非特异性免疫和特异性免疫（又称获得性或适应性免疫）防御机制。

（一）细菌引发炎症免疫反应

植体周积聚的菌斑生物膜可直接引发早期炎症，使植体周出现典型炎症表现：红、肿、热、痛及功能异常。出现上述症状的原因是局部血管扩张和局部血流量增加、血管的通透性增加，以及白细胞、淋巴细胞的黏附性增强等。

在急性炎症过程中，局部呈现大量炎症细胞，如中性粒细胞、巨噬细胞和单核细胞。随后的慢性炎症主要是抗体和T细胞增加，并释放大量炎症因子。但植体周的感染很难分为急性炎症和慢性炎症阶段。

感染早期主要是出现大量非特异性免疫炎症细胞，如单核细胞和中性粒细胞聚集起到了重要的防御作用。其后，随着血管通透性增加，促进了抗体向感染组织的转移，特异性免疫炎症细胞出现，如T淋巴细胞、巨噬细胞也被激活并促进了炎症介质的释放。炎症的反应过程是由特异性抗体和抗原结合，并激活补体系统完成的。

（二）特异性和非特异性免疫防御机制

对于穿透上皮屏障的病原微生物，宿主的防御机制将发生作用，如补体系统引发的体液免疫反应，以及单核细胞-巨噬细胞产生的单核因子，如白细胞介素（IL）-1、IL-6、IL-8、IL-12和肿瘤坏死因子 α 等诱发局部保护功能。免疫炎症反应是双刃剑，在保护宿主免受病原微生物侵袭的同时，上述单核因子的释放也造成局部组织的破坏。

若炎症未控制，形成了感染源，淋巴系统中的特异性T细胞开始聚集，还有已分化的辅助性T细胞、抑制性T细胞和细胞毒性T细胞，介导细胞免疫反应。T细胞还可激活B细胞，激活的B细胞可产生免疫球蛋白（抗体），从而参与免疫应答，故B细胞主要参与体液免疫反应。

进展与趋势

菌斑生物膜是种植体周黏膜炎和植体周炎的主要致病因素，细菌引发了宿主的炎症免疫反应，但机制尚不十分清楚。适当的微生物学指标是抗感染治疗的生物学依据，未来应建立和发展更经济可靠的细菌培养、DNA探针、聚合酶链反应（PCR）、单克隆抗体和酶测定、基因测序等微生物检测技术，用于监视龈下微生物菌群，有助于植体周病的诊断、治疗和预防。

对植体周炎的病因、危险因素、患者易感性和局部危险因素的研究对疾病防治有重要意义，其发病率的研究分析应以患者个体为单位而不是以种植体为单位，每名患者患病种植体的比例也应说明，疾病的严重程度（即骨丧失量）也应报告。未来良好的前瞻性研究应基于以下参数设计：明确界定疾病的特点；观察期足够长（＞5年），足以让潜在并发症发生并予以记录；基于主要参数正确适当地估计样本量，以患者为单位作分析；努力避免任何潜在来源的偏见；最终分析时应考虑到混杂因素并采取调整措施。目前该领域的研究远未达到理想标准。

Summary

Peri-implant diseases that occur following successful osseointegration are a result of an imbalance between the bacterial challenge and host response. Currently, peri-implant diseases and conditions include: peri-implant health, peri-implant mucositis, peri-implantitis, hard and soft tissue deficiencies.

Peri-implant tissues includes soft and hard tissue compartments around osseointegrated dental implants. The soft tissue compartment is denoted "peri-implant mucosa" and is formed during the wound healing process that follows implant/abutment placement. The hard tissue compartment forms a contact relationship to the implant surface to secure implant stability.

The healthy peri-implant mucosa is, at the microscopic level, comprised of a core of connective tissue covered by either a keratinized or non-keratinized epithelium. The results from the available studies in man and from animal experiments show that the peri-implant mucosa averages about 3 to 4 mm high, and presents with an epithelium (about 2 mm long) facing the implant surface. The epithelia is attached via hemi-desmosomes to the implant surface. The equivalent fibers run in a direction parallel with the implant and fail to attach to the metal body. The soft tissue attachment to implants is properly established several weeks following implant placement. Most of the intrabony part of the implant appears to be in contact with mineralized bone (about60%), while the remaining portion faces bone marrow, vascular structures, or fibrous tissue. During healing following implant installation, bone modeling occurs that may result in some reduction of the marginal bone level.

Epidemiologically, the prevalence of the peri-implantitis ranges from 22% to 56% of the population and the peri-implantitis is more prevalent.

Peri-implant mucositis and peri-implantitis are caused by bacteria. But there is evidence that some indicators are associated with peri-implant diseases, such as poor oral hygiene, history of periodontitis and smoking. There are limited evidences are associated with peri-implant diseases: such as diabetes and alcohol consumption. It is imperative that periodontal disease is treated before implant placement and regular periodontal maintenace are necessary. There are some limited evidences linking peri-implantitis to other factors such as: lack of peri-implant keratinized mucosa and positioning of implants that make it difficult to perform oral hygiene and maintenance. Evidence suggests that progressive crestal bone loss around implants in the absence of clinical signs of soft tissue inflammation is a rare event.

Definition and Terminology

植体周健康（peri-implant health）In health, the peri-implant site is characterized by absence of erythema, bleeding on probing, swelling and suppuration.

植体周黏膜炎（peri-implant mucositis）the presence of inflammation limited to the oral mucosal tissue, with no loss of marginal bone tissue.

植体周炎（peri-implantitis）is a plaque-associated pathological condition occurring in tissues around dental implants, characterized by inflammation in the peri-implant mucosa and subsequent progressive loss of supporting bone.

逆行性植体周炎（retrograde peri-implantitis）：is defined as a clinically symptomatic periapical lesion which is diagnosed as a radiolucency that develops shortly after an implant insertion，in which the coronal portion of the implant achieves a normal bone-implant interface.

植体周黏膜（peri-implant mucosa）：The soft tissue that surrounds dental implants is termed peri-implant mucosa. The soft tissues reveal three kinds of epithelium：the oral gingival epithelium，the oral sucular epithelium and the junctional epithelium.

（徐　莉　唐志辉）

第二十八章 植体周病的诊断、治疗与预防

The Diagonosis，Treatment and Prevention of Peri-implant Diseases

第一节 植体周病的临床检查及诊断
The Clinical Examinations and Classification of Peri-implant Diseases

一、植体周病的临床检查

植体周病的临床检查与天然牙类似，包括评估植体周的菌斑，植体周软组织（牙龈）色、形、质和形态的变化，以及利用牙周探针进行植体周软组织的探诊检查。植体周的探诊检查建议应用带刻度的金属或塑料探针，目前尚无研究认为常规的牙周探针会对种植体的钛表面有损伤。与牙周疾病的临床检查指标类似，植体周病的临床指标包括：菌斑指数（plaque index，PI）、牙龈指数（gingival index，GI）、探诊出血（bleeding on probing，BOP）和出血指数（bleeding index，BI）、探诊深度（probing depth，PD）、牙龈退缩（gingival recession，GR）/增生和临床附着水平（clinical attachment level，CAL）。

（一）临床评价指标

1. 改良菌斑指数 菌斑生物膜是植体周病的主要致病因素，采用菌斑指数可以较客观地评价植体周的菌斑量，菌斑指数越高，口腔卫生状况越差。

牙周临床和研究中常用的菌斑指数是 Silness 和 Löe 于 1964 年提出的标准，主要是评价龈缘附近未染色的菌斑积聚量。Mombelli 等针对 Straumann 植体边缘形态进行了上述菌斑指数的改良，评价标准如下：

（1）Mombelli，改良菌斑指数（modifiedplaque index，mPI）：

0 ＝无菌斑

1 ＝探针尖轻划植体光滑颈部可发现菌斑

2 ＝肉眼可见菌斑

3 ＝大量菌斑积聚

（2）Lindquist 依据基台上菌斑堆积多少，提出改良的菌斑指数：

0 ＝无菌斑

1 ＝局部菌斑堆积（小于基台暴露面积的 25%）

2 ＝普遍菌斑堆积（大于基台暴露面积的 25%）

理想的菌斑评价应检测每颗植体的近中颊、颊、远中颊、近中舌、舌和远中舌共 6 个牙面的菌斑状况，计算可采用 PI ＝指数之和 / 受检牙面数之和。

2. 牙龈指数　Löe 和 Silness 关于天然牙的牙龈指数（GI）分为 4 级，Apse 等提出了应用于植体的改良牙龈指数：

0 ＝黏膜正常

1 ＝轻度炎症，黏膜色稍红，轻微水肿

2 ＝中度炎症，黏膜光亮，色发红、水肿

3 ＝重度炎症，黏膜色发红，水肿、破溃和自发性出血

如果可能，检测每颗植体的 6 个牙面，即近中颊、颊、远中颊、近中舌、舌和远中舌。按照下述公式计算：GI ＝牙龈指数之和 / 受检牙面数之和。

值得注意的是，牙龈指数评价中，与天然牙不同，牙植体的体部和上部结构是金属材料时，光的通透性差，牙龈颜色的判断受到影响。还有非角化黏膜的颜色较角化黏膜明显偏红，潜在的感染也更重。目前纵向研究显示 GI 和植体周骨丧失可能有关。

3. 探诊出血　探诊出血（BOP）检查方法是在植体龈沟探诊 30 s 后，观察是否有出血，出血记为 BOP（＋），表明牙龈有炎症，反之记为 BOP（－）。

评价出血程度还可采用出血指数，指数值越高，植体周的炎症越重。牙龈出血被认为是评估植体周炎症状况和病程进展的可靠指标。

Mombelli 等提出改良龈沟出血指数（modified sulcus bleeding index，mSBI）：

0 ＝沿植体龈缘探诊无出血

1 ＝散在的点状出血

2 ＝出血位于龈沟内呈线状

3 ＝重度或自发出血

总之，牙植体的探诊出血是炎症的表现，持续出血可导致植体周支持骨的丧失。有人提出，植体周软组织袖口比邻牙（天然牙）牙龈表现出更小的探诊阻力，这种特性可能导致植体周健康组织出现探诊出血，遇此情况应认真排查，观察牙龈颜色是否有炎症表现，也就是局部出血为点状时，需排除机械创伤所致，是否是非菌斑生物膜引起的炎症迹象。但探诊后出血为线状或重度出血溢出龈沟就不能排除炎症。

4. 探诊深度、牙龈退缩和临床附着水平　探诊是检查植体周组织的重要临床手段，与牙周病学的探诊标准一样，推荐的植体的探诊力量为 0.25 N。探诊深度（PD）是指黏膜边缘到袋底的距离。因植体植入后周围软组织的高度不同会影响早期探诊深度，故有学者将 PD ＝ 5 mm 作为植体周组织健康与炎症的阈值。

由于植体周黏膜与植体表面的附着薄弱甚至缺如，与天然牙相比，尽管探针一样、探诊力量相同，但牙植体对探诊的压力更加敏感。动物实验表明，探诊力量为 0.25 N 时，在健康或仅有黏膜炎的植体周，探针尖止于结合上皮的基底，即反映了结缔组织附着水平，获得了与天然牙牙周探诊意义相似的结果；相反，当探诊力量为 0.50 N 时，探针尖止于炎症细胞浸润的基底，接近牙槽骨的骨面。如植体周存在炎症，炎症细胞浸润，上皮下结缔组织胶原结构分解，探诊深度明显增加，不能精确地确定组织学意义上的附着部位。因此，探诊力量和组织炎症状况对植体的探诊深度有很大影响。除此之外，影响探诊深度的因素还有探诊角度、探针直

径、植体的宏观和微观结构、上部修复体结构，以及周围黏膜的性质等。探诊深度增加与植体周的炎症状况相关，但不能由探诊深度的数值推断是否有骨吸收。对 PD 值的意义，要与基线（安装修复体时）直接测量的 PD 值进行比较，方可判断。

牙龈退缩（GR）/牙龈增生：黏膜边缘位于种植体平台根方记为牙龈退缩，黏膜边缘位于种植体平台冠方则记为牙龈增生。

附着水平（CAL）是种植体平台到袋底的距离，能准确地反映组织破坏情况。植体-基台连接处可用作评价的参考点。

总之，在植体的长期维护中，探诊检查是监测植体周软、硬组织状况和诊断植体周病的重要手段，上部结构放置后，记录的探诊深度可作为纵向观察和维护的基线值。

5. 溢脓和脓肿形成 溢脓是植体周炎的常见症状，当植体周有溢脓时，表明已有大量中性粒细胞浸润，多形核粒细胞、溶解组织和部分血清成分共同形成了炎症性液体，也就是脓液。当轻压牙龈、探诊或自发出现脓性液体溢出龈沟或牙周袋，称为溢脓。

重度的植体周炎也可形成植体周脓肿，从而伴有局部肿痛和不适。植体周脓肿十分少见，因为多数情况下，植体周软组织与种植体表面的结合能确保分泌物从龈沟中溢出，因此，溢脓更多见。一旦出现脓肿，需尽快采取外科脓肿引流（排脓）的急症处理原则。

6. 松动度和叩诊 与自然牙不同，即使植体周组织的炎症很重，只要有部分骨结合存在，仍能保证种植体的稳定。因牙植体不存在渐进性的松动过程，植体小幅的松动即可能为骨结合的完全丧失。因而临床上，检测植体的早期骨结合丧失或进行性骨结合丧失时，不能依靠植体动度来监测和判断。植体动度的临床检查可以采用与天然牙相同的方法，判断颊舌向、近远中向或垂直向是否有动度。评估种植体动度也可采用电子测量法，如电子动度仪（Periotest，Siements，Bensheim，Germany），检查时，用电子探头敲击牙齿 16 次（每秒 4 次），检测叩诊的阻尼度，以读数（Periotest Value，PTV）表示，读数范围－8～＋50，动度越大，读数越高。但对于骨结合植体，PTV 还受很多因素影响，如植体和基台长度、骨密度和植体周软组织条件等。因此，该动度测量法的灵敏度和可信度尚有争议。

目前还有一种较准确评估骨结合的方法——共振频率分析（resonance frequency analysis，RFA）仪（Ostellmentor，integration，Gothenbery，Sweden），其采用 3500～8500 Hz 频率的刺激探头，信号振幅和相位改变形成的共振频率依赖于植体与骨之间界面的刚度，如 RFA 值在骨结合（愈合期）过程中持续增加，而骨结合失败时则降低。此方法采用植体稳定系数（ISQ）为测量单位，范围是 1～100，该方法可早期发现植体动度的增加。

叩诊检查：使用器械手柄沿水平或垂直方向叩诊检查植体时，骨结合的植体表现为清脆叩诊音，结缔组织包绕的植体为低钝叩诊音。

总之，植体松动不是评估植体周感染进程的早期诊断指征，植体出现临床松动表明骨结合已完全丧失，标志种植失败而需要取出植体。

（二）放射线检查

放射线检查是评估植体周牙槽骨高度的常规手段，成功的植体周无 X 线透影区，以往认为，在承受𬌗力后第一年植体周牙槽嵴顶骨高度降低约为 1.5 mm，以后每年骨丧失 0.2 mm。但近来纵向研究对此成功标准提出质疑，因为定期维护的患者，植体周牙槽嵴顶仅有轻微的骨吸收。目前，放射线诊断植体周感染的方法包括传统的根尖片和曲面体层片、CT 或锥形束计算机体层摄影（cone beam computed tomography，CBCT）。

采用平行投照技术拍摄的根尖片是评估植体邻面骨高度的常用方法，但不能提供颊、舌侧边缘骨高度的任何信息。根尖片的特点是牙槽嵴的图像较清晰，但评估早期骨高度变化时敏感性较低。仅仅根据根尖片也不能判断是否存在骨结合，也不能评价剩余骨结合量有多少。评价骨结合时，需要结合临床指标。在临床上，植体肩台至牙槽嵴顶的距离可作为长期纵向观察的评估指标，具有一定的可信性。结合计算机辅助的图像分析，参考植体周的肩台、螺纹等外形特征，用平行定位投照根尖片及计算机数字减影技术，可对植体周骨高度进行定性和定量评估，且具有一定的重复性。植体维护期，检测临床指标的同时，建议每年拍摄根尖片评估植体邻面边缘骨高度，若临床出现任何植体周感染症状，需立刻拍摄根尖片，利于明确诊断和制订合理治疗方案。

　　曲面体层片的特点是可以同时显示所有牙/植体和颌骨，以及颞下颌关节和上颌窦底，可作为基本诊断片，同时评估多颗植体周牙槽骨状况。但曲面体层片在成像清晰度、扭曲、不规则放大及颈椎与前牙区的影像重叠等方面有局限性。

　　与传统的X线片比较，CT可以重建牙齿/植体和颌骨的3D影像，可评估颊、舌侧软硬组织情况。CT的缺点是高辐射曝光，应用时需考虑生物辐射损伤的风险，CT还有形成金属伪影的风险，因此，主要适用于种植前的术前诊断和评估。

　　锥形束体层摄影也简称锥形束，1997年引入到口腔医学，其成像也是多层重建，但辐射曝光低，硬组织成像类似于CT，但无软组织诊断功能。与CT相比，锥形束减少了金属修复体的伪影，因此在评估植体周骨缺损的形态时有优势。

（三）龈沟液及其成分检测

　　与自然牙一样，植体周龈沟中也有龈沟液，两者生物学特性相似。如植体周菌斑聚积增加，植体周出现炎症时龈沟液量也增加；植体周的感染与植体周龈沟液中的炎性介质增加也相关。Benneke等3年的纵向观察证实，龈沟液量与植体周骨丧失的程度呈正相关。

　　植体周龈沟液（peri-implant crevicular fluid，PICF）中可检测到许多与炎症状况相关的液体成分，如金属蛋白酶、胶原酶、弹性蛋白酶及促炎介质IL-1β和前列腺素E_2（PGE_2）。龈沟液中多种酶活性和浓度与临床指标和骨吸收程度呈正相关关系。这些龈沟液酶水平可作为种植体失败的辅助检测指标。因而，对植体周龈沟液量及其成分进行监测亦是有价值的生化指标。但诊断植体周病时，龈沟液的分析不是适用临床的指标。

二、植体周黏膜炎的诊断

（一）定义

　　植体周黏膜炎是由菌斑生物膜积聚引起，它破坏了种植体-黏膜界面的宿主-微生物动态平衡，是没有支持骨或没有持续性边缘骨丧失的植体周软组织的炎症性病变。

（二）临床表现

　　与健康的植体黏膜比较，植体周黏膜炎表现为黏膜发红、组织肿胀、松软及探诊后大量出血（线状或溢出龈沟）和（或）溢脓（如对组织施加轻微压力或探查后）；与修复体戴入初始相比，探诊深度增加；但无支持骨丧失，也就是骨丧失程度未超过早期骨改建导致的牙槽嵴骨水平变化值，植体周黏膜炎是一种可逆性炎症。上述症状与天然牙的牙龈炎类似，但种植体和上部结构为金属材料，软组织的光传导（light transmission）不如天然牙，可能会掩盖牙龈炎症的上述表现，因此探诊后出血是最重要的临床特征。另外，植体周黏膜炎早期可能有疼痛不适症状。

　　植体周黏膜炎有时表现为增生，较常见于无角化黏膜的植体周或修复治疗过程中，但不累及植体周的支持骨，且也是可逆的病变。

（三）组织病理

Pontoriero 等（1994 年）观察了 20 名因重度牙周炎拔牙，并行种植修复后 6 个月的患者，参照试验性龈炎模型（Löe 等，1965 年），患者自愿 3 周未行任何清除菌斑的口腔保健措施，并在此期间观察了植体周的菌斑、软组织炎症、探诊深度、软组织退缩和菌斑生物膜成分。结果显示，植体周不论是菌斑的聚集（数量和成分），还是软组织对菌斑微生物的反应（如炎症过程和探诊深度的变化），均呈现为菌斑生物膜堆积与植体周黏膜炎之间的因果关系，与天然牙试验性龈炎发展模式相同。

Zitzmann 等（2001）进行了相似的研究（12 名观察者），组织病理结果显示，3 周未行口腔卫生措施的天然牙齿的牙龈和植体周软组织面积均增加，从基线的 0.03 mm² 增加到 0.2 mm²（种植体）和 0.3 mm²（天然牙）。当对天然牙牙龈与植体周黏膜的活组织进行检查比较时发现，炎症细胞浸润的范围和几种免疫细胞的数目两者无明显的差异。Salvi 等（2012 年）一项关于人的对照研究，中止 3 周口腔卫生措施后，与种植位点相比，天然牙的菌斑量显著升高，但天然牙的牙龈指数的升高程度却明显低于种植位点，提示种植位点受到细菌攻击会产生更严重的炎症反应。

Meyer 最近的一项研究（2017 年）比较了 70 岁以上受试者试验性龈炎和植体周黏膜炎的临床与生物学反应，结果显示种植位点的菌斑生物膜堆积较少，但与相应的牙龈相比，植体周黏膜的出血比例更高，从而进一步证实了 Salvi 等关于植体周炎症重于天然牙的研究结果。

三、植体周炎的诊断

（一）定义

植体周出现了黏膜炎症和进展性牙槽骨吸收（图 28-1）。主要的诊断指征为：①探诊出血和（或）溢脓；②探诊深度较以往检查增加；③在最初骨改重建之外存在骨水平改变；④在缺乏初始 X 线片和探诊深度的情况下，伴轻探出血或溢脓，探诊深度≥ 6 mm，X 线片影像存在≥ 3mm 骨丧失可认为是植体周炎。

（二）临床表现

1. 临床视诊可见植体周黏膜发红、肿胀，可伴有疼痛。

2. 植体周探诊深度较于种植修复结束时加深或探诊深度≥ 6 mm，植体周袋的形成可能与骨内袋和垂直骨吸收有关。

3. 植体周的软组织探诊出血和溢脓（图 28-2）。

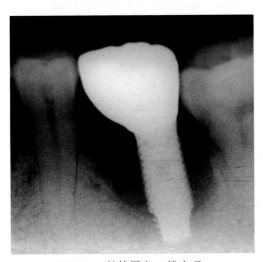

图 28-1　植体周炎 X 线表现

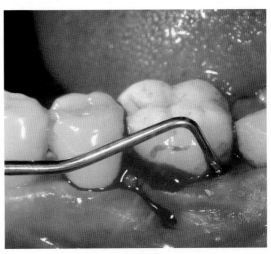

图 28-2　植体周软组织探诊出血

4. 植体周炎和植体周黏膜炎的鉴别诊断要点为早期愈合和骨改建后是否发生进一步的牙槽骨丧失。这就要求定期对植体周骨水平进行影像学评估。

5. 牙槽骨吸收最常见的是凹坑状骨吸收，剩余骨结合大于或小于种植体长度 1/3 可作为评估预后的重要指标。评估骨吸收时，还应考虑到生理骨吸收，如潜入式愈合种植体，术后第一年平均骨吸收为 0.9 ～ 1.6 mm，随后每年骨吸收 0.02 ～ 0.15 mm。采用穿黏膜式愈合种植体，平均每年的骨吸收下颌为 0.09 mm，上颌为 0.01 mm。但确切的剩余骨结合量只有通过组织学测量才能获得。

6. 植体松动不是诊断植体周炎的必需指标。因为早期植体周骨吸收（牙槽嵴顶骨）时，种植体可很牢固（不松动）并在相当一段时间内行使功能。但植体一旦出现松动，意味着植体周的骨结合完全丧失，意味着植体失败，往往需要拔除植体。植体愈合过程中的早期并发症以及非炎症性表现（如种植窝预备时的热坏死、裂开式骨缺损）不能诊断为植体周围炎。

（三）组织病理

软组织（黏膜和结缔组织）内炎症细胞浸润，如巨噬细胞、淋巴细胞和浆细胞。浸润范围直至袋上皮根方，甚至延伸到牙槽骨组织。免疫组化研究证实在炎症中心存在大量中性粒细胞。总之，植体周炎是一种感染 / 炎症病损的表现，X 线证实有骨丧失，多为凹坑状骨吸收，周围软组织可表现为牙龈红肿和探诊后出血，并经常发生牙周溢脓，但发生植体周炎植体在相当一段时间内并不出现松动。

第二节　植体周病的治疗
Treatment of Peri-implant Diseases

植体周病的治疗目标是消除潜在的致病因素，根除炎症病灶，重建功能和美学，防止疾病复发。治疗方法包括非手术和手术治疗。非手术治疗措施包括机械清创、抗生素或其他化学性药物，以及应用激光等，手术方案包括切除性手术、再生性手术，或在植体失败已经失去骨结合时，拔除植体。

对植体周病的治疗要考虑许多因素，不同的病情其治疗方案不同。当植体周存在菌斑生物膜、探诊后出血、溢脓、植体周探诊深度增加、影像学检查显示无进展性牙槽骨丧失时，诊断为植体周黏膜炎，其治疗以非手术治疗为主。当影像学检查发现植体周有明显的支持牙槽骨吸收时，诊断为植体周炎。此时种植体的螺纹和粗糙表面暴露于感染区，其治疗难度较高，常需手术治疗才能终止疾病的发展。

植体周炎造成的骨缺损在手术时可见到有不同的表现，Stefan Renvert 和 Giovannoli JL 将植体周炎症破坏后的骨缺损分为：①环形坑状的四壁骨缺损；②三壁骨缺损；③二壁骨缺损；④一壁骨缺损；⑤骨壁裂，常发生于颊侧（图 28-3）。

一、植体周病的治疗决策

Lang 等在 1997 年提出了植体周病的累积分段支持疗法（cumulative interceptive supportive therapy，CIST），根据袋深度、菌斑指数、骨吸收程度和探诊出血等指标制订治疗计划，通过定期复查及时治疗早期病变，防止种植体组织的炎症和骨吸收发展。对患植体周黏膜炎和骨吸收＜ 2 mm 的患植体周炎种植体采用机械清除菌斑和抗菌药物治疗的方法治疗，对袋深度＞ 5 mm 和骨吸收＞ 2 mm 的患植体周炎种植体采用切除性手术或再生性手术治疗。Wang HL 等（2011 年）提出根据种植体的松动度和骨吸收程度来制订植体周病的治疗决策：首先检查种植

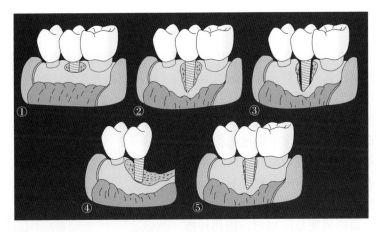

图 28-3 植体周骨缺损

植体周炎症破坏后的骨缺损：①环形坑状的四壁骨缺损；②三壁骨缺损；③二壁骨缺损；④一壁骨缺损；⑤骨壁裂

体的松动度，排除螺丝松动或修复体松动后，如果种植体松动，说明种植体的骨结合已经失败，建议去除种植体。如果种植体不松动，则检查植体周是否有骨吸收，存在以下几种情况：

1. 软组织有炎症但骨组织无吸收，可诊断为植体周黏膜炎，采用非手术治疗手段。

2. 骨组织吸收超过植体在骨内长度的 1/2，建议去除种植体，预备重新种植。

3. 骨组织吸收小于植体在骨内长度的 1/2 时：

（1）如果边缘骨吸收 ≤ 2 mm，主要通过非手术手段治疗，包括机械清创辅以表面去污、抗生素治疗，有时还可以辅助激光治疗。

（2）如果边缘骨吸收 > 2 mm 时，可通过切除性手术或骨引导再生手术治疗。

唐志辉等 2012 年对 Wang HL 的植体周病治疗的决策树进行改良，在去除和控制病因和危险因素的同时，对轻中度的植体周病均建议加入非手术治疗观察期，对存在角化龈不足的情况要考虑角化龈增量手术，并建议对不同的骨吸收形状应用不同的手术治疗措施，如图 28-4 所示：

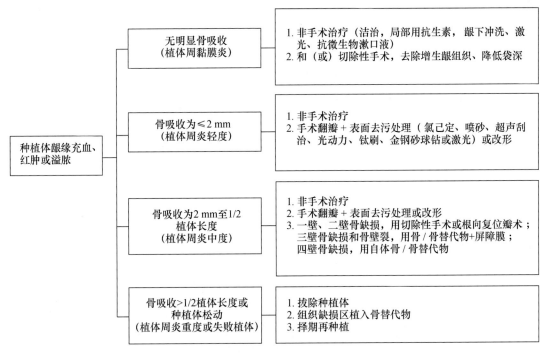

图 28-4 植体周病治疗的决策（唐志辉）

二、非手术治疗

植体周病的非手术治疗旨在清除种植体和（或）基台表面的植体周生物膜，清创工具包括钛、碳纤维、聚四氟乙烯、塑料、聚醚酮的刮治器，超声或抛光工具，以及空气喷砂系统（研磨氨基酸甘氨酸粉末）。抗菌药物治疗可以局部或系统地用于辅助机械清创。

1.器械清除菌斑 用器械清除种植体表面的菌斑和牙石通常是控制感染的第一步，但器械应用的范围有一定的局限，通常不能达到袋的深处。

有研究报告器械清除菌斑对减轻植体周黏膜组织的炎症有效，可在治疗后 3 ~ 6 个月内显著改善，减少探诊深度、探诊出血和龈下牙周致病菌数量。

种植牙的植体多是纯钛制作的，金属洁治器械会在钛种植体表面形成明显的划痕，损伤种植体表面，造成表面粗糙利于菌斑堆积。传统的不锈钢手用和超声刮治器会对种植体钛表面造成较重损伤，从而促进进一步的菌斑堆积，在植体周病治疗中应慎重使用。非金属器械，如塑料、聚四氟乙烯等材料制作的的洁治器对种植体表面无明显影响，使用后不会促进菌斑的再堆积，不影响上皮细胞和成纤维细胞的附着与生长，是常被推荐用的专业清洁工具（图 28-5），但非金属器械去除牙石和龈下菌斑的效率和效果较差。另

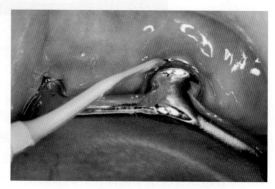

图 28-5 用非金属器械清除植体周菌斑

外，还有观点认为比钛软的非金属器械不适合用于龈下菌斑控制，其因摩擦脱落于龈沟的器械碎屑将成为异物，影响愈合或引起继发感染。有些植体为钛合金制作，硬度显著高于纯钛，即使是对于纯钛制作的植体，一些研究证实，用金属工具以适当力量去除种植体表面菌斑是可行的，不会对种植体的表面有明显伤害。特别设计的纯钛和瓷的手用洁治器用于种植体表面的机械清除可减少对种植体的损害。

使用橡皮磨光杯去除种植体颈部菌斑，对种植体斯台表面基本无明显影响，不会促进菌斑的再堆积，不影响上皮细胞和成纤维细胞的附着与生长。但由于其质地和外形的限制，它对牙石、邻面和龈下菌斑的清除效果较差。在使用橡皮磨光杯时应注意不断变换位置，不能加过大压力，否则也有可能损伤钛种植体。

碳纤维超声刮治器对钛基台无明显损伤，并且能彻底地清除钛基台表面的菌斑牙石，其效率明显优于手用塑料洁治器和橡皮磨光杯。

气压喷砂磨光能有效地去除菌斑、牙石及种植体表面的内毒素，而且对粗糙的钛浆喷涂种植体表面的菌斑清除有其优越性。但它对种植体表面形态和粗糙度会有影响，这种影响因磨光颗粒大小、作用时间、压力、种植体类型以及种植体的不同部位而有所差异。

但这些工具对种植体表面的螺纹间和粗糙层内的细菌的作用是有限的，种植体的专业维护仍需研发更为安全、有效的清洁工具。

2.抗菌药物治疗 植体周炎的致病微生物主要是厌氧菌，可以使用抗厌氧菌特效药或者在药敏试验指导下选择抗生素治疗。

局部用缓释抗菌药物，可以持续性地释放高浓度的抗生素到感染区域，在植体周袋内保持一定浓度，能有效杀死牙周致病菌。有动物实验显示局部抗生素治疗后，不但植体周致病微生物减少，并且探诊深度、临床附着水平、探诊出血和菌斑指数显著改善，甚至使用抗生素 7 个月后组织学分析显示在先前的骨组织缺损区域有新生的骨组织和新附着组织生成。Mombelli 等 2001 年用含有四环素的缓释膜治疗植体周炎，临床检查出血指数和探诊深度都有明显的降

低，放射检查发现牙槽骨也有轻微的增高，并且不会引起牙龈的退缩。唐志辉等2002年报告采用甲硝唑凝胶治疗轻中度植体周组织感染，可有效降低植体周致病微生物［牙龈卟啉单胞菌（Pg）、齿垢密螺旋体（Td）、聚核梭杆菌（Fn）］数量，探诊深度、菌斑指数、龈沟出血指数（sulcus bleeding index，SBI）等指标在3个月内明显改善。周力等2006年的研究显示对于无瘘型植体周炎患者，机械去除菌斑后辅助局部应用盐酸米诺环素软膏，探诊深度和SBI均显著改善，效果能持续到用药后4周。

全身用抗生素一般用于为手术治疗植体周炎治疗做准备，应用的时机可选择在手术前10天使用，以奥硝唑（2×500 mg/d，服用10天）、甲硝唑（3×250 mg/d，服用10天）或者甲硝唑（500 mg/d）联合应用阿莫西林（375 mg/d）10天，可控制植体周软组织的炎症。目前对全身应用抗生素治疗植体周炎的随机对照临床研究很少。有临床研究报告，在局部清创术的基础上辅以全身用抗生素治疗（奥硝唑）10天，植体周牙龈肿胀消退，龈沟出血指数有明显降低，一年后观察植体周袋有明显变浅。Hallstron等（2012）最近报告了一个较大样本量的全身用阿奇霉素治疗植体周黏膜炎的随机对照临床研究，但没有看到明显效果。

器械治疗结合抗菌药物和抗生素治疗在一定时期内（3～6个月）可显著减轻探诊出血和探诊深度，但似乎不能长期改善植体周围炎患者的临床炎症指标。有研究认为器械治疗联合抗菌药物（氯己定、米诺霉素）能有效控制植体周黏膜炎位点的探诊出血、牙周指数和牙龈指数。可用10 ml 0.1%～0.2%氯己定葡萄糖溶液漱口30s，一天2次，持续3周；也可以辅助用0.2%～0.5%的氯己定溶液植体周袋内冲洗或者局部应用氯己定胶。但是也有研究显示在羟基磷灰石涂层种植体表面辅助应用0.12%氯己定8周之后，并未观察到临床或微生物学的改善。

3.其他治疗技术 随着科技的发展，很多新技术应用于治疗植体周病。目前可提供的商业激光包括二极管激光和固态激光（如Er∶YAG激光、Nd∶YAG激光、Er，Cr∶YSGG激光）都已经应用在牙周和植体周病的治疗中，已有较强的证据支持激光具有组织表面去污、细胞增殖和抑菌的功能，尽管目前缺乏大样本临床随机对照研究，激光在植体周病的手术和非手术治疗中，与传统机械器械相比，仍具有最小侵入式治疗的优点。Er∶YAG激光波长为2940 nm，有良好的水吸收性，可以用于各种软硬组织的处理，并且使用时伴有水灌洗，不会对组织产生热副损伤。临床上可用于切除增生的牙龈组织、去除植体周炎性肉芽组织以及去种植体表面污染等。Schwarz等报告了系列用Er∶YAG激光治疗植体周病的研究结果，12个月内探诊出血改善，但临床附着仅在3个月、6个月比基线时增加，而且其效果不比传统的机械治疗辅助氯己定冲洗显著。未来仍需要长期、大样本、多中心的研究结果来证实激光的疗效。

光动力疗法（photodynamic therapy）是利用光敏剂选择性地与细菌结合，在特定波长的光照射下，光敏剂可以吸收光的能量，产生活性氧，使细菌的细胞壁破裂，从而杀死细菌。常用的光敏剂包括甲苯胺蓝和亚甲蓝，其最大吸收波长分别为635 nm和660 nm左右，通常配合使用在此波谱范围内的二极管激光。实验室研究结果认为光动力疗法可以有效杀灭牙周致病菌，临床有研究采用光动力疗法治疗植体周感染取得一定的效果，但由于采用的参数不同，如光敏剂浓度、激光波长、照射时间和能量以及单独使用还是辅助使用等，研究的结果不尽相同，并且缺乏长期的临床观察。

总体来说，非手术治疗对于植体周病的治疗是有效的，可以在一段时间内减少探诊出血和探诊深度，但对于植体周炎的最终治疗效果不可预测（Schwarz 2015）。

三、手术治疗

对患植体周炎的多数种植体，器械和药物治疗不足以控制病情，常需要手术干预，但口腔卫生指导和非手术治疗仍是治疗的第一步，如果患者自身不能做好菌斑控制，不宜考虑手术。

目前仍缺乏重建植体周炎造成骨缺损的可靠、理想的方法，许多手术方法来自于对牙周炎的治疗获得的证据。牙周翻瓣手术、骨切除手术、再生性手术和软组织移植术等传统牙周手术技术可用于治疗植体周炎，手术治疗的基本原则是彻底清除植体周感染组织和致病菌，重建良好的骨形态，引导骨组织再生。术中注意保留角化龈组织，必要时还需配合角化龈移植等软组织增量手术。

1. 切除性手术　对软组织增生或有深袋的植体周黏膜炎位点可采取牙龈切除术治疗，切除炎症肉芽组织和部分增生的牙龈，术中同时清理污染的基台表面。要注意术后可能会有一定程度的龈退缩。

植体周炎的骨缺损形状为一壁、二壁骨缺损时，常用骨切除术或骨成形术治疗，通过手术翻瓣暴露治疗区域，用器械去尽种植体颈部的领圈状袋内上皮和炎症肉芽组织，用骨凿修整薄锐的骨嵴，纠正骨的解剖外形。对暴露的植体表面可用器械或化学药物清洁处理，以根向复位瓣技术处理龈瓣软组织，严密缝合伤口。手术的最终目标是减少袋深度，获得利于菌斑控制和植体周组织健康的软组织外形（图28-6）。

2. 再生性手术　植体周炎的骨缺损形状为三壁、四壁骨缺损或骨壁裂时，可用骨／骨替代物加屏障膜的再生重建手术（GBR）治疗，通过植入自体骨、异体骨、骨替代品等移植材料，覆盖可吸收生物膜或不可吸收膜重建或部分重建缺损骨组织。

自体骨可从手术区附近或磨牙后区刮取，也可从颏部或外斜线区取骨块，骨块要破碎成颗粒后植入骨缺损区。使用骨替代物（同种骨、异种骨、合成骨等）可避免手术取自体骨。自体

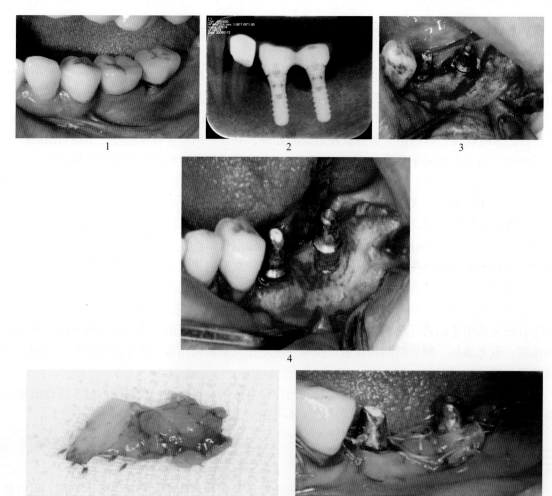

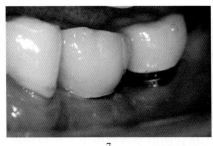
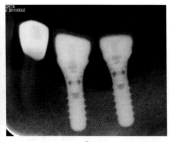

图 28-6 骨切除及角化龈移植术治疗植体周炎

1. 左下第二磨牙植体周黏膜红肿，近中颊侧部分牙龈缺损；**2.** X线片显示近中牙槽骨吸收明显；**3.** 手术翻瓣，去尽肉芽组织，见明显骨缺损及存在不规则、非支持性骨壁；**4.** 切除非支持性骨壁，修整骨形态；**5.** 从上腭取带角化龈的结缔组织瓣；**6.** 将组织瓣移植到左下第二磨牙种植体颊侧，缝合固定；**7.** 术后2年，植体周龈色形正常，邻面区易清洁；**8.** 术后2年X线片显示植体周骨水平稳定

骨可与骨替代物混合使用。

膜屏障膜分为可吸收和不可吸收两类。可吸收膜有胶原膜、冷冻异体骨膜、冷冻异体硬脑膜等，它们能在短期内阻挡软组织长入，为骨再生提供空间，最终被宿主的组织吸收，术后不用取出。不可吸收膜主要是聚四氟乙烯（PTTE）和Gore-Tex，能够很好地保持骨缺损的再生空间，具有很强的诱导骨组织再生能力，但是不能被机体吸收，还需二次手术取出。骨引导再生手术创口需有良好的软组织封闭，必要时先行角化龈移植后再进行植骨手术。膜暴露是其最常见的并发症，会影响骨形成，膜一旦暴露需要通过手术取出。

有研究认为植骨区覆盖屏障后成骨更多，袋深可减少 $2 \sim 5$ mm，骨量增加 $1.5 \sim 3$ mm。Jong（2003）的临床研究发现，经过彻底的清创和去除炎性肉芽组织后，用自体骨移植加上屏障膜，6个月后放射检查可见先前骨缺损区域骨密度增加。Froum等（2012）报告在一系列病例中用釉基质蛋白（enamel matrix protein，EMP）、血小板生长因子（platelet-derived growth factor，PDGF）、异种骨（xenografts）、异体骨（allografts）结合胶原膜和结缔组织移植取得骨增加的良好效果。但这种改善目前的报告多数仅有 $3 \sim 4$ 年的观察，缺乏长期疗效的证据。在一项对狗的植体周炎进行再生性手术治疗的研究中，发现增加的骨组织与种植体并非骨结合，与暴露于病变的种植体表面接触的仍是一层致密结缔组织。所以，骨再生手术治疗能否真正重建骨结合仍有待验证。

3. 手术中对种植体表面的处理 为了促进骨结合，大多数种植体的表面有一定的粗糙度，当粗糙的表面暴露时，有利于细菌附着且细菌不易被去除。在手术治疗过程中，对病损感染区种植体的污染表面净化很重要。表面被污染的种植体表面自由能降低，激发机体的异体排斥反应，引起骨结合的失败。种植体表面状况还会影响到牙龈成纤维细胞在种植体表面的黏附和生长。

临床上用于种植体表面去污染的尝试包括：

（1）柠檬酸、氟化亚锡、盐酸四环素、氯己定、葡萄糖酸盐、过氧化氢液、氯氨、EDTA等化学处理方法。

（2）手工、超声刮治器和喷砂等机械处理方法。

（3）光动力或激光处理等其他方法。

Schou等2003年报告用各种化学试剂处理（喷砂5分钟＋枸橼酸处理2分钟，喷砂5分钟，纱布蘸生理盐水处理5分钟＋枸橼酸处理2分钟，纱布交替蘸生理盐水和复方氯己定5分钟）种植体表面后，临床效果无显著性差异。

有研究发现，喷砂能去除种植体表面更多的细菌以及脂多糖，而柠檬酸处理羟基磷灰石种植体的效果更好。目前新研制的甘氨酸粉喷砂系统，利用一次性塑料喷嘴将高压甘氨酸粉颗粒直接作用在种植体表面，不会损伤种植体表面。

Dortbudak 等使用光敏底物（甲苯胺蓝）涂于种植体表面 1 分钟，再用波长为 690 nm 的激光照射 1 分钟，取样培养，结果发现种植体表面的菌落明显减少，但是临床效果还不明确。

激光可以作为外科手术工具去除植体周的牙龈增生，同时激光有很强的杀菌作用，激光束的照射能有效杀死牙周致病菌。Giannini 等使用低脉冲能量（20 mJ）的 Nd：YAG 激光处理被细菌感染过的钛块表面，认为 Nd：YAG 激光在合适的参数范围下，可以清除种植体表面的需氧菌和厌氧菌，而不会损伤种植体表面。Er：YAG 激光被认为是处理种植体表面污染有潜力的工具，但也还缺乏足够的临床证据。Schwarz 等研究发现，激光处理污染种植体表面再结合骨移植手术，较棉球蘸生理盐水擦拭种植体表面能够获得更多的骨种植体接触，但是差异没有统计学意义。

碳纤维工作尖不适用在手术治疗时处理污染种植体的钛表面，因为碳纤维粉末会影响细胞在种植体表面的生长。

植体表面去污术中以钛刷（titanium brush）处理植体表面是兼顾清洁效果和种植体表面完整的解决方法，有报告植体周组织可获得 4 年以上的健康稳定状态（图 28-7）。

除了植体表面去污，有学者提出植体表面改形术（implantoplasty），即依次用颗粒大小为 15 μm 或 30 μm 的金刚砂钻针（每分钟 15 000 转）和硅橡胶抛光杯去除暴露于污染区的种植体表面螺纹和表层粗糙面并抛光，研究显示切除性手术结合植体表面改形术，患植体周炎的种植体 3 年累计存活率（100%）高于单纯切除性手术组（87.5%），临床指标（2 年）显著改善，X 线检查治疗后的边缘骨丧失（3 年）明显减少。当骨缺损类型为不适合再生性手术的情况下，在切除性手术中应用植体表面改形术可以显著减少探诊出血和深袋，获得临床和放射学检查的改善。

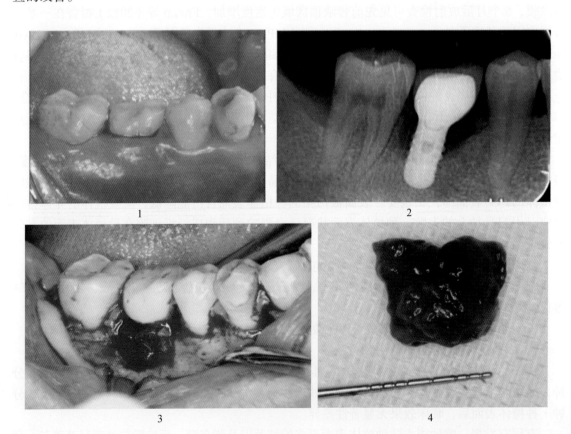

1　　　　　　　　2

3　　　　　　　　4

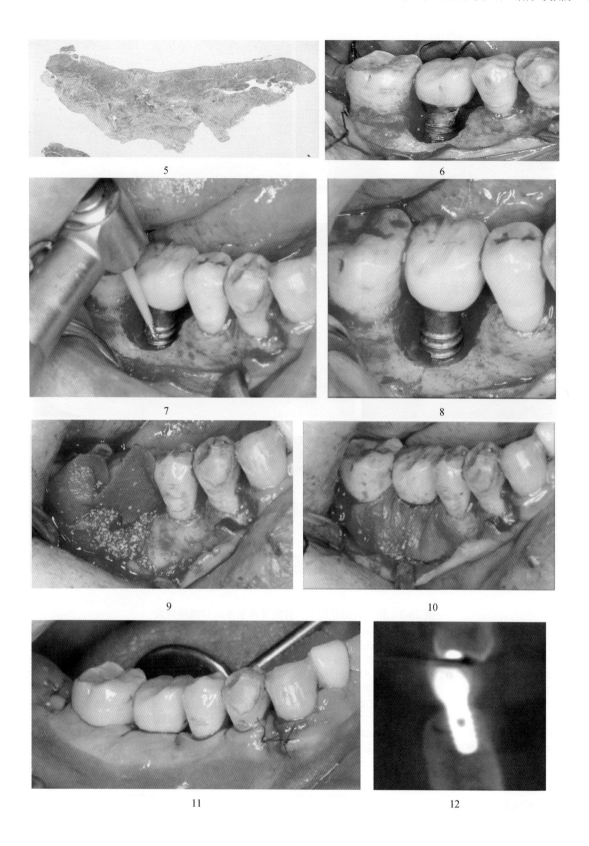

5

6

7

8

9

10

11

12

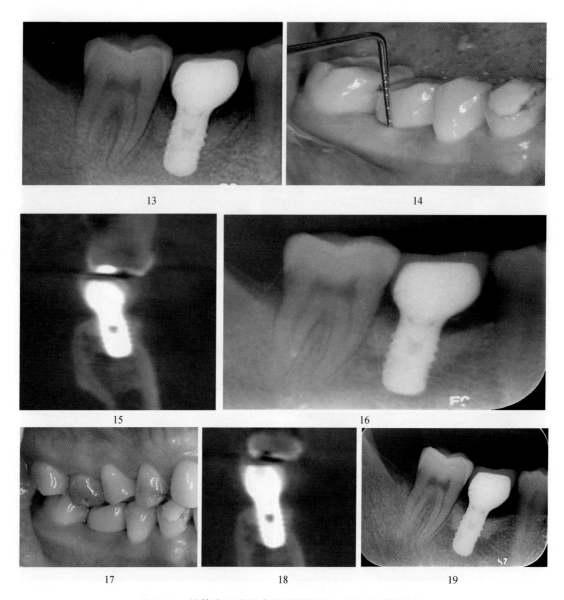

图 28-7 植体表面改形术及骨引导再生术治疗植体周炎

1.患者男，41岁，主诉右下第一磨牙肿胀不适1周。患牙4年前种植修复，半年前曾因牙冠松动重新粘固；检查：牙龈红肿，探诊深度6～10 mm。**2.**X线显示植体近远中垂直吸收达根长1/2。**3.**手术翻瓣后见植体周围骨缺损区被大量炎症肉芽组织包裹。**4.**切下的部分炎症肉芽组织。**5.**炎症肉芽组织的组织学切片。**6.**去除植体周炎症肉芽组织后，见植体周围弹坑状骨缺损，植体表面有薄层白色粘结剂残留。**7.**用球形钛刷清除植体表面粘污层，并去除植体孔隙层。**8.**植体表面改形术后。**9.**骨缺损区放入牛锻烧骨粉。**10.**覆盖可吸收屏障膜。**11.**缝合龈瓣。**12.**术后即刻，CBCT显示植体颊舌侧骨重建高度正常。**13.**术后即刻，X线显示植体近远中骨重建高度正常。**14.**术后1年，植体周软组织色、形正常，探诊深度2 mm。**15.**术后1年，CBCT显示植体颊舌侧骨重建维持良好，高度正常。**16.**术后1年，X线显示植体近远中骨重建维持良好，高度正常。**17.**术后4年，植体周软组织色、形正常，探诊深度2 mm。**18.**术后4年，CBCT显示植体颊舌侧骨重建维持良好，高度正常。**19.**术后4年，X线显示植体近远中骨重建维持良好，高度正常

四、拔除种植体

植体周重度骨吸收，导致种植体松动，X线显示种植周围有透影区，表明种植体完全失败，是取出种植体的绝对适应证。

取出种植体的相对适应证如下：

1. 骨吸收超过种植体长度的2/3或1/2。

2. 中空状种植体发生中空部位的骨吸收。

3.难治性植体周感染。

4.患有其他疾病患者的种植体（如肿瘤、双膦酸盐相关的颌骨骨坏死）。

5.不正确位置无法行使功能的植牙体。

中空柱状种植体发生中空部位的骨吸收时即可判定为失败。对于需要头颈部放疗的患者，如直接接受照射的部位有重度植体周感染，则应在放疗前取出种植体。Schwarz 等认为同样对于难治性植体周感染（不利的骨缺损，如一壁袋，非手术和手术治疗无效），若骨吸收超过种植体长度的 2/3，则属于早期取出种植体的相对适应证。Kozue 等认为植体骨吸收超过植体长度的 1/2 即应拔除。一旦决定取出种植体，需要考虑的其他因素包括：种植体的几何形状、长度、直径及剩余的骨结合量。尤其是取出叶状种植体时可能导致过度去骨。对于长度超过 14 mm 的种植体，若骨吸收只发生在颈部 1/2 时，取出过程会比较困难。因此临床应根据具体情况决定是否去除种植体。

在种植体开始植入时，就应考虑到日后有取出的可能。根据种植体不同的几何形态和剩余的骨结合量，有时可以通过取植体的工具沿着植入的相反方向将种植体旋出，这种方法尤其适用于重度植体周炎的情况。植体与骨结合非常紧密时，需要用特殊的取出钻。去除部分牙槽骨并一起取出种植体。在多数情况下，取出种植体后需要同期进行骨增量手术，为新种植体植入做准备。

第三节　植体周病的预防
Prevention of Peri-implant Diseases

预防是所有疾病的最佳控制策略，对植体周病的预防和风险控制应贯彻于牙种植术前、术中和修复后的整个过程。医疗机构管理者须制定并监督执行相应的预防政策和制度，医护人员要严格遵守制度和各种操作流程，患者要遵从医嘱，做好自我菌斑控制和定期复查，尽早诊断及时治疗，以降低植体周病的发病率。

一、牙周病患者种植术前的牙周治疗

牙周病是最常见的口腔疾病之一，因牙周炎造成的牙齿缺失是我国中老年人牙齿缺失的首要原因。随着牙种植技术的普遍开展，越来越多的牙周病患者采用种植技术修复缺失牙。牙周炎病史不是种植治疗的禁忌证，经良好牙周治疗和维护的牙周炎患者，其牙种植体的中、长期生存率与牙周健康者相似，但严重牙周炎患者种植体的边缘骨吸收、周围袋深度和临床附着丧失大于牙周健康者及轻度牙周炎患者。

牙种植患者天然牙牙周组织的健康状况会影响植体周组织的健康状况，深的牙周袋是牙周致病菌的贮库，牙周炎的致病微生物可从口内余留天然牙的牙周袋很快转移至种植体，细菌在种植体表面的定植有可能造成植体周病。

牙种植患者在种植手术前需要做全面的牙周检查，对口内余留天然牙的牙周病进行治疗，待牙周炎症控制后再进行种植体的植入。重度牙周炎患者和因牙周炎缺牙寻求牙种植的患者一般有半年以上的牙周病治疗史。对侵袭性牙周炎和重度牙周炎患者，应更加严格慎重地控制种植体植入的时机。

种植术前应全面评估患者余留天然牙的牙周健康状况，检查的内容包括：菌斑指数（PLI）、牙龈指数（GI）、探诊深度（PD）、出血指数（BI）、牙龈缘位置、根分叉病变（FI）、松动度、溢脓、放射线检查等。

余留天然牙患有牙周病时，需要进行彻底的牙周治疗，内容包括口腔卫生指导、去除菌斑滞留的因素（如充填龋洞、去除悬突、改正不良修复体和治疗食物嵌塞等）、龈上洁治、龈下刮治和根面平整。必要时进行抗生素治疗、牙周手术治疗，彻底清除牙石、菌斑，清除感染组织，纠正不良的软硬组织形态和（或）通过再生手术重建缺损的牙周组织，所有的患者均需制订完善的定期复查计划。

余留牙牙周炎处于进展期、口腔处于感染状态时禁忌种植手术。经过治疗，牙周炎进入静止期，口腔卫生环境改善，牙周健康状况稳定之后才能进行种植体的植入。

何时进行种植体的植入，需对出血位点百分比、PD ≥ 4 mm 位点的百分比、缺失牙的数量、附着丧失的程度、年龄、是否罹患糖尿病、是否吸烟等因素全面考虑，综合评估牙周炎的严重程度和复发风险。

种植手术前患者的牙周状况应符合以下标准：菌斑指数大于 1 的位点不超过全口探查位点的 20%，探诊深度大于 4 mm 的位点不超过 8 个，探诊出血的位点不超过全口探查位点的 20%，不存在溢脓的位点，种植区邻牙不存在探诊深度 ≥ 4 mm 伴出血的位点。

二、牙种植手术和修复过程中的预防控制措施

（一）种植术前

对于有系统性疾病的患者，应积极控制系统性疾病，如糖尿病患者应控制血糖和糖化血红蛋白情况。吸烟、酗酒患者应控制行为习惯。

种植手术的设计要以修复为目的和导向，种植修复方案要先于手术方案确定，医生需准确设计种植体在未来修复体（冠、桥或全口义齿）中的位置，考虑到修复体的自洁需要，便于患者控制菌斑。

（二）种植术中

植入孔预备时要充分降温，防止过热（大于 47℃）导致的骨吸收或坏死。

尽量精准预备植入孔。孔洞过小可能导致挤压性骨坏死，造成嵴顶骨吸收。植入孔过大可导致初期稳定性差，进而造成部分或全部纤维性愈合，会增加植体周病发生的危险或导致种植失败。在初期稳定性不佳的情况下须选择埋入式愈合的方式。

软硬组织缺损的情况须按照适应证选择恰当的骨增量手术及适当处理软组织，避免骨面暴露造成骨吸收，避免软组织过厚，龈袖口过深。

（三）种植术后

植骨的种植患者建议足量使用抗生素，预防植体周软硬组织感染、切口愈合差等情况出现。继续良好控制血糖，继续戒烟。告知患者勿用种植侧咀嚼硬质食物，术后愈合期间喜食硬食易导致过早负重，造成骨结合失败。此外，还需要叮嘱患者维持良好的口腔卫生和规律的生活习惯。

（四）上部结构的修复

修复体形态的设计要考虑自洁和菌斑控制的需要，修复体边缘放置的位置不可过深（距离牙龈缘应小于 1 mm），非美学区及牙周炎患者的植体的修复体冠缘应放在龈上以利清洁。单冠修复的种植体其冠缘避免过凸，多个种植体以桥体修复者应保留适当间隙利于患者利用工具进行菌斑控制。牙冠外形高点、邻间隙的处理要利于自洁。

冠缘位于龈下深度超过 1.5 mm 时，应尽量以螺丝固定修复。粘接修复时要去净粘接剂，许多植体周组织感染是余留粘接剂造成的，可选用 X 线阻射的粘接剂以利于通过 X 线片判断

是否有粘接剂存留。

调整咬合时要避免种植修复体承受过大的咬合力量，杜绝承受异常的咬合力量。一般植牙修复形体只有在正中咬合时有接触，在非正中咬合时没有接触，以减少侧向力。

（五）上部结构修复后的维护

种植体完成上部结构修复后应纳入终生维护计划中。由于植体周病通常不伴有疼痛不适，定期复查应仔细全面，内容包括：

1. 患者自我菌斑控制的方法、能力（口腔卫生习惯，如是否使用牙线、牙缝刷、过桥线，是否掌握了适当的刷牙方法）。

2. 口腔卫生状况（通过检查菌斑指数或菌斑染色后检查菌斑指数了解口腔卫生情况）。

3. 植体周软组织的色、形、质，应无明显充血肿胀。

4. 植体周牙龈的探诊深度与基线检查相比没有加深，一般应小于 5 mm，无探诊出血，无溢脓。

5. 有无松动度。

6. 可每年拍摄一次 X 线片检查牙槽骨有无进展性吸收，不同种植系统一年后的骨水平有不同标准。如果探诊深度超过 6 mm 并且伴有探诊出血或者溢脓，这种情况下怀疑有骨丧失，可以加拍 X 线片。

7. 余留天然牙的牙周健康状况。

8. 修复体的外观完整性（有无异常磨耗、崩瓷等现象），修复体边缘密合与否，邻接关系，修复体咬合情况，患者使用修复体的感觉（咀嚼效率、食物嵌塞、不适）。

通过检查可以发现患者在菌斑控制方面的优点和不足，对优点要肯定和表扬，对不足要加以纠正。必须掌握的菌斑控制方法包括适合于不同个体的刷牙法、牙线或过桥线的使用方法，牙间隙暴露的患者要掌握牙缝刷的选择和使用方法。对于有食物嵌塞又无法解除的患者，强化及时去除嵌塞食物，切实教会患者使用牙线、牙缝刷。

医生要告知患者种植修复体的使用规范，具体到包括可以食用和禁止食用的食物范围。让患者了解出现何种迹象（如牙龈出血、修复体崩瓷等）提示种植修复体及其周围组织出现异常，有潜在发生的植体周病，需要及时就诊。同时强化定期复查的概念。

通过检查，发现导致植体周病的危险因素需要及时解除，如咬合异常、邻接关系不佳、边缘欠密合等，需要及时调改，必要时重新进行修复。在炎症作用下，过重𬌗力可能使骨吸收加快。临床医生可以通过评价义齿，消除𬌗干扰，将𬌗接触调为最小点接触，去除非正中咬合接触。如果有不良习惯（夜磨牙或紧咬牙），需要做𬌗垫。

当患者伴有颞颌关节病、夜磨牙或重度牙周炎导致牙齿移位，应考虑𬌗垫或夹板等治疗措施，以保证牙合关系的稳定。决定复查间隔的因素众多，包括：种植修复体周围组织的健康状况，患者的全身危险因素，患者的局部危险因素（主要是余留牙牙周炎控制的情况），患者口腔卫生维护的水平，是否吸烟，种植修复体咬合情况等。各方面状况良好的患者每 6 个月复查一次，有牙周炎植体周炎病史的患者每 3 个月复查一次。在种植后的第一年建议每 3～4 个月复查一次，以评估周围组织的健康状况和患者的口腔卫生维护能力。如果患者连续多次复查发现种植修复体及周围组织健康状况良好、口腔卫生维护良好、天然牙牙周组织健康，可以适当延长间隔期。如果情况相反，则需要缩短间隔期。

三、患者对牙植体周菌斑的日常控制

任何种植体系统，如果没有进行有效的菌斑控制，菌斑就会在种植体表面堆积。种植体的钛表面暴露于口腔中不久，唾液中的糖蛋白就会黏附，随后有微生物开始定植。上部结构修复

1周后，一种复杂的微生物菌群开始建立。牙周致病菌开始数量较低，但逐渐增多，3个月后达到稳定水平。

预防植体周炎需要患者和医生的共同努力，如果患者依从性不好，经常忽略对植体周围组织的维护，会导致专业治疗的效果欠佳、疾病复发。如果患者自身从意识上重视对种植体的维护，将有事半功倍的效果。对患者的教育和激励是一个循序渐进的过程，并非一次指导即可达到目的，在就诊过程中医生要不断对患者强化口腔卫生指导，要以患者为中心，让他们预料并理解自己改变行为方式的意义，以激发他们内在的动机，改变其行为方式。

患者日常自我菌斑控制的工具和方法包括：

1. 牙刷　正确地刷种植牙是最简便的菌斑控制方法，至少每天两次。应选择适合患者口腔大小的软刷毛牙刷，刷毛的直径应小于 0.2 mm。Bass 刷牙法、Stillman 振动刷牙法、Roll 旋转刷牙法和 Charters 振动刷牙法及电动牙刷等有效控制自然牙菌斑的方法和工具，对种植牙的菌斑控制同样有效。

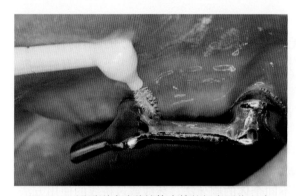

图 28-8　用牙刷清洁种植体支持的杆卡固位义齿

并非某一种刷牙方法适用于所有人群，选择正确的刷牙方法需要综合考虑患者的牙齿排列方式、牙周组织破坏程度以及患者的手法等因素。最理想的刷牙方法是在最短的时间内去除所有菌斑而不损伤组织的方法，但尚未发现哪种方法明显优于其他方法。比选择刷牙方法，更重要的是患者是否发自内心想有效地刷牙。使用牙刷的技能、刷牙频率及刷牙持续时间直接影响刷牙的效果。对于种植体支持杆卡固位义齿，每次饭后应将义齿取下刷洗。杆卡的设计应利于患者的卫生维护，黏膜与杆的间距应能通过清洁工具（图28-8）。

2. 牙膏　与牙刷同时被广泛应用的口腔卫生保健产品是牙膏，但使用牙膏并不会显著减少菌斑。对于植体周的维护，含氟牙膏的使用并没有突出的优势，因为氟化物主要作用于牙釉质并非菌斑。含有三氯生的抗菌牙膏对牙周致病菌有一定抑制作用，但长期低剂量使用可能产生抗药性。

3. 牙间隙刷　普通牙刷不能有效地清洁邻间隙，种植体与邻牙之间的缝隙应选用牙间隙刷清洁（图28-9），刷头大小应合适，过小的刷头不易清掉菌斑。

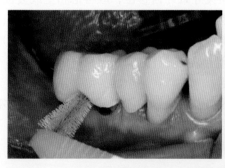
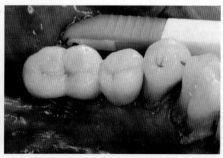

图 28-9　植体周使用牙间隙刷清洁

4. 牙线　牙线是普遍适用的邻面清洁方法，对桥体组织面的清洁更适合。

5. 单束刷　主要用于清洁后牙远中面及邻近缺牙间隙的牙面。

6. 木签 存在足够邻间隙的情况下，适合使用木签辅助牙线清洁邻面菌斑（图 28-10）。木签的三角形（楔形）设计可以有效清洁邻间隙中央区，因放置需要一定的角度、不易操作而对舌侧区域特别是后牙区的清洁有限。

7. 冲牙器 对于牙斑控制能力较差的患者，每日使用冲牙器可一定程度地减少牙菌斑、牙结石、牙周袋深度及牙周致病菌，减少牙龈炎和牙龈出血，以间断性的水流冲洗牙齿和牙缝优于连续的水流。对于口腔卫生良好的患者，冲牙器并无显著好处。

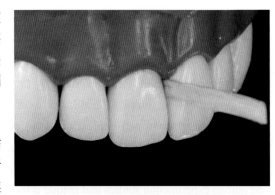

图 28-10 用木签清洁邻面菌斑

8. 其他 市场上的各种抗菌消毒漱口水对维护植体周组织的健康能起到一定的作用，可减少牙龈炎，降低牙菌斑量，如氯己定漱口水等，但一般不推荐长期使用。

邻面清洁工具的选择见表 28-1。

表 28-1 邻面清洁工具的选择（Warren&Chater 1996）

患者条件	邻间隙清洁方法
牙龈乳头完整或邻间隙窄	牙线或小牙签
中度牙龈乳头退缩，有轻微邻间隙	牙线、牙签或小牙缝刷
牙龈乳头缺如，大的楔状邻间隙，根分叉暴露，接受正畸治疗的患者，严重牙槽嵴吸收患者的卫生桥	牙缝刷
单端种植桥	牙线
后牙远中面，根面沟或根面凹，邻近缺牙间隙的牙面，牙间隙	单束刷

进展与趋势

植体周炎理想的治疗结果是减低病原菌数量、消除病变因素、使骨再生或达到骨再结合，继续行使种植体功能。种植体结构的特殊性，如螺纹、基台连接等，给感染的控制增加了难度。虽然已有许多对洁治、抗生素使用、光动力抗菌疗法、手术、激光、喷砂等方法的研究，结果发现可以减轻探诊出血、探诊深度等临床指标，但没有发现一种能够完全消除种植体周围感染的方法，没有发现哪种植体表面处理方法更优越，也不知道植体周炎手术时是否要辅助全身应用抗生素。有限的研究结果显示，运用引导性骨再生技术可以有不同程度的骨量增加，但可能只是充填骨缺损而不是重新形成骨结合。有关种植体周围感染的治疗尚没有统一的指南，多数治疗方案是建立在经验基础上，还没有足够的实验支持，大部分的相关研究并未设立对照组。

生物活性因子如 BMP-2、BMP-7、釉基质蛋白等已用于临床上重建牙周和种植体周围的骨缺损，其用于恢复植体周炎病损区种植体表面的骨结合效果仍有待证实。干细胞治疗、基因治疗用于促进植体周炎骨缺损的重建是未来重要的研究方向之一。对不同患者采取个性化的预防措施和维护制度有重要的临床意义，应投入更多关注和研究。

Summary

Peri-implant health is characterized by the absence of erythema, bleeding on probing, swelling, and suppuration. Peri-implant health can exist around implants with reduced bone support. The main clinical characteristic of peri-implant mucositis is bleeding on gentle probing. Erythema, swelling, and/or suppuration may also be present. An increase in probing depth is often observed in the presence of peri-implant mucositis due to swelling or decrease in probing resistance. There is strong evidence from animal and human experimental studies that plaque is the etiological factor for peri-implant mucositis.

Peri-implantitis is a plaque-associated pathological condition occurring in tissues around dental implants, characterized by inflammation in the peri-implant mucosa and subsequent progressive loss of supporting bone. Peri-implantitis sites exhibit clinical signs of inflammation, bleeding on probing, and/or suppuration, increased probing depths and/or recession of the mucosal margin in addition to radiographic bone loss.

Case definitions in day-to-day clinical practice and in epidemiological or disease surveillance studies for peri-implant health, peri-implant mucositis, and peri-implantitis were introduced. The proposed case definitions should be viewed within the context that there is no generic implant and that there are numerous implant designs with different surface characteristics, surgical and loading protocols. It is recommended that the clinician obtain baseline radiographic and probing measurements.

Probing is essential for diagnosis of peri-implant diseases. Probing using a conventional probe and with force (0.25N) does not damage the implant and peri-implant tissue. Baseline probing measurements should be recorded at approximately that time of placement of the suprastructure.

Bleeding on probing indicates the presence of inflammation in the peri-implant mucosa. The suppuration in an implant site is often a sign of peri-implantitis. Bleeding on probing may be used as a predictor for loss of tissue loss of attachment and supporting bone. The probing depth, the presence of bleeding on probing and suppuration should be assessed regularly for the diagnosis of peri-implant disease. Mobility of an implant indicates the complete lack of osseointegration.

At least, annual monitoring of the peri-implant clinical parameter (PD, BOP, suppuration) must be performed.

Radiographs are required to evaluate supporting bone levels around implants. Baseline radiographs should be taken approximately at the time of placement of the suprastructure to establish the level of supporting bone. When clinical signs suggested the presence of peri-implantitis, a radiograph of site should be taken to confirm the diagnosis.

Analysis of peri-implant crevicular fluid is not a clinically useful diagnostic parameter for peri-implant disease.

At present, there are limited data on treatment of peri-implant diseases; most treatment modalities are adapted from those used for treatment of periodontal diseases. The treatment should aim at reducing the number of pathogens to allow for a favorable conversion of ecologic conditions. For treating peri-implant mucositis, nonsurgical treatment is adequate by mechanical means. Information and instructions on the use of oral hygiene measures must be provided to the patients in combination with professional mechanical cleaning, including removal of plaque and calculus on implant surfaces. In addition to mechanical debridement, a number of different treatment procedures have been suggested, for example antiseptic agents and local and/or systemic antibiotics. Some studies showed a significant effect in short term observation, but not significant or lack of evidence on long term studies. For treating peri-implantitis, a surgical intervention seems necessary. Selection of treatment modalities should be based on the type and severity of peri-implant defects. The access flap surgery in combination with decontamination of the implant surface, e.g. conventional mechanical debridement, application of chemical agents, air-powder abrasion, laser, saline wash, and ultrasonic, seems to be the option for lesions with limited bony defect. The resective surgery with modification of the contaminated implant surface (implantoplasty) can be used to eliminate infrabony defects that are not suitable for regeneration. Various regenerative procedures were attempted using grafting materials, membranes and biologic agents in a hope of regenerating bone and increasing the bone to implant contact to achieve re-osseointegration. Once an implantis is mobile, it should be removed. Nevertheless, currently, treatment for peri-implantitis is still in the experimental stage. There is no effective and standard care for treating peri-implantitis yet, and research is underway, including evaluating the use of lasers, guided bone regeneration and biologic agents. for treating this pandemic disease. Prevention might be the most effective method for now.

Definition and Terminology

碳纤维头超声洁治术 (carbon fiber ultrasonic scaling): Calculus around implant may be chipped off by using carbon fiber curettes without damaging the implant surface. But it is not suitable for regenerative surgical procedure because the powder of carbon fiber may block tissue growth around implant surface.

光动力疗法 (photodynamic therapy): Photodynamic therapy (PDT) is a form of phototherapy using 3 nontoxic light-sensitive compounds: visible harmless light, a nontoxic photosensitizer and oxygen. It is based on the principle that a photosensitizer binds to the target cells and can be activated by light of a suitable wavelength. Following activation of the photosensitizer through the application of light of a certain wavelength, singlet oxygen and other very reactive agents are produced that are extremely toxic to certain cells and bacteria.

生理性改建 (physiological remodeling): After insertion of implant, a physiologic dimension appears to exist between the bone and the implant-crown interface around the implant that is established early and maintained over time. The magnitude of initial bone remodeling around dental implants is dependent on the positioning of the rough-smooth border of the implant in an apico-coronal dimension. Furthermore, the dimension, from the crown-implant interface to the first bone-to-implant contact, is consistent with theformation of a biologic width similar to that found around the natural dentition.

种植体表面成形术 (implantoplasty): Surgical procedure performed by elevation of full thickness flaps and curettage of the hard tissue defect, mechanical debridement and modify the surface topography(i.e. smoothen of the exposed implant screw surface) of the exposed portion of the implant.

弹坑状骨缺损 (crater-formed defects): Crater-formed defects around implants are frequently found in radiographs obtained from sites with peri-implantitis. We can observe similar amount of bone loss occur at mesial, distal, buccal, and lingual aspects of the implants. Bone loss in such sites often appears to be symmetric.

（唐志辉　徐　莉）

第二十九章　数字化技术与种植修复

Digital Technology and Implant Restoration

第一节　数字化技术概述
Introduction

数字化技术伴随着计算机的诞生而发展起来，21世纪已经成为数字化的时代。数字化技术和设备已经融入到人们生活的方方面面。现代口腔种植学发展至今已经历了六十余年时间，其中近二十年时间是数字化技术在口腔种植学当中充分应用和快速发展的时间。现如今，从最初的诊断、治疗计划制订到最后修复体制作都离不开数字化技术。本节主要概述数字化技术在口腔种植学中的应用和特点。

种植修复的流程包括：患者信息的采集和整合，诊断和治疗方案，手术实施以及最后的种植修复。数字化的方法贯穿始终，我们将以此为线索，对每一个环节当中数字化技术的应用做简要介绍。

一、信息的采集和整合

临床检查可以获取直观的患者信息。除此之外，口腔种植学中最为重要的术前信息采集还包括影像学检查和患者的诊断模型。影像学检查以锥形束CT（cone beam computed tomography，CBCT）最为重要。CBCT是目前口腔种植领域最为常用的三维诊断工具。由于CBCT数据本身即是数字化存储和应用，因此，它也被认为是数字化技术最早在口腔医学中的应用之一。诊断模型也是重要的术前信息，现阶段已经有数字化模型进行替代，实现了方便快捷数据的传输和存储。获取数字化模型的方法包括口内扫描的直接法和模型扫描的间接法。除了影像学和诊断模型以外，理想的修复体信息也是重要的术前信息之一，尤其是对于复杂病例，这也是连接下一步治疗方案的纽带。数字化的修复体信息也可以通过交互式软件直接设计，也可以通过在石膏模型上排牙后扫描间接获取。

二、诊断和治疗方案

数字化的治疗方案设计是对传统方法的革新。交互式软件使得我们可以整合在上一阶段采集的所有信息：三维影像学、诊断模型和修复体信息，综合外科和修复的考量，详细制订种植体的数目、位置、轴向、深度，评估是否需要实施额外的软硬组织处理方案等。数字化的治疗方案设计也是良好的医患沟通工具。

三、手术实施

制订了详细的治疗方案后，还需要把术前设计精确转移到手术当中，这即是我们常说的计算机（数字化）辅助的种植手术。有两种数字化辅助的种植手术方案。一是静态的 CAD/CAM 导板技术，它是根据治疗方案中种植体的位置，生成手术导板的数据，再通过数字化方法——3D 打印或者数控切削，获得手术导板，引导种植手术。二是动态导航技术，它基于实时导航设备，直接指导医生按照术前方案进行种植体植入。两种方法在本章后面都有介绍。

四、种植修复

最后的修复阶段是近年来数字化技术新的发展方向。传统的印模 - 模型 - 代型 - 包埋 - 铸造技术步骤繁琐，非常依赖技师的经验，浪费大量材料且加工精确欠佳，正在逐渐被数字化方案所取代。传统的印模和模型已经渐被数字化印模替代，包括直接数字印模技术（口内扫描）和间接印模技术（模型扫描）。但是，对于复杂的病例，传统的石膏模型仍然不能替代。修复体制作的包埋-铸造技术也逐渐被数控切割方案所替代，以获得更好的精密度以及更多的修复体材料选择空间。

以上四个治疗步骤所涉及的内容均是数字化技术中炙手可热的话题，同时也是国际上数字化种植研究的热点。虚拟的数字化技术和实际的治疗流程有紧密的关联（图 29-1），理解、学习和应用这些技术可以给种植修复临床工作提供更加高效和精确的解决方案。但是，数字化技术并不局限于此，多源数据的归档和存储、数字化教学、医患沟通、临床和技工室的精细化管理都离不开数字化技术，都需要大家不断关注和学习。

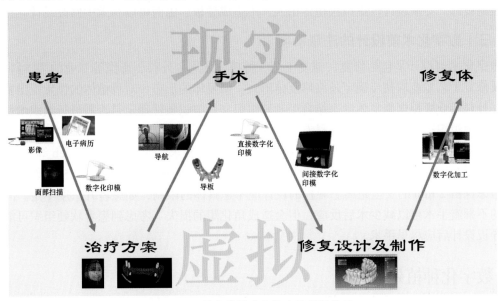

图 29-1　数字化技术和临床流程的关系

（蒋　析　林　野）

（蒋　析　林　野）

第二节　数字化技术与种植外科
Digital Technology and Implant Surgery

一、种植修复的数字化术前设计

数字化技术从包括修复体的制作、手术的引导、效果评估以及教育培训等方方面面影响着口腔种植学科的发展。这种数字化趋势的治疗、培训模式将显著提高口腔种植中术前设计的要求与权重。数字化术前设计随影像技术、仿真及虚拟技术、数字化加工技术而快速发展，在口腔种植中发挥重要作用。

（一）数字化术前设计的目的

相对于自由手操作，计算机辅助的种植外科手术可提高手术和种植体位置的精度。这将有利于对如下牙槽血管神经束、颏神经、上颌窦等重要解剖结构的保护，避免损失邻牙牙根，减少术中并发症的发生。种植体的三维位置准确是实现功能及美观效果良好且长期稳定的种植修复的基础。最大程度地预测和辅助实现最终修复是数字化术前设计的主要目的。良好的术前设计及实施可以显著缩短手术时间，减轻患者的术后反应。术前对于骨质的判断与植入扭矩的控制以及准确的种植体位置有利于即刻修复体的顺利就位，显著改善患者的就医感受。

（二）数字化术前设计的程序

数字化术前设计主要包括数据采集、软件设计及可能的加工制作。数据采集包括患者软硬组织信息和修复体信息。可以通过CBCT扫描获得的患者软硬组织及修复体的DICOM（Digital Imaging and Communicationsin Medicine）数据，也可以是经口内扫描或模型扫描获取患者软组织、牙及修复体的STL（Standard Tesselation Language）数据。CBCT配套软件可实现测量或简单的虚拟种植体植入设计功能。导板或导航设计均需要专业的软件。将DICOM或DICOM及STL数据导入软件，后者需要进行数据融合。专业软件可以实现特定规格种植体的虚拟植入以及基台的选择，在此基础上可以进行半程导板的设计。相关种植系统配套软件可以实现全程导板的设计。导航设计仅虚拟种植体植入，不生成导板，因而可以在术中修改设计。

（三）数字化术前设计的注意事项

数字化术前设计是包括修复、修复工艺、种植、牙周、外科、影像等专业的多学科合作。修复及修复工艺专业应初步确定最终修复体形式、修复体的形态，对种植体的位置提出要求或建议。外科专业应根据修复体形态结合患者软组织和骨组织条件确定是否需进行组织增量或减量，如软硬组织移植或截骨等。外科专业应根据生物学原则确定种植体的准确位置。修复体的形式、形态以及种植体的位置、规格应考虑卫生清洁的要求。2018年Tahmaseb等的meta分析显示导板与实际的平均偏差在顶部为1.2 mm，根部为1.4 mm，轴向上为3.5°。因而在设计时应考虑保留2 mm的安全距离。导板的设计应考虑具体的限制，如患者开口度不足。同时无牙颌的不翻瓣手术可以减少术后反应，但会造成角化龈的损失。考虑到患者软硬组织可能的变化，导板设计后应尽早手术。

二、数字化种植外科导板

数字化外科导板是将术前的计算机辅助设计方案转移到手术当中，并通过计算机辅助方法进行加工制造，引导手术实施的常规方法。它包含了种植体三维位置信息，同时也整合了牙槽骨骨量信息和将来修复体信息。通常数字化导板的三维数据是由软件自动生成STL文件，再通过3D打印或者数控切削完成导板的加工制作。

（一）数字化外科导板的分类

数字化导板需要在患者口内就位并且稳定才能保证手术能够按照术前设计精确执行，因此，导板的支持和固位方式非常重要，数字化外科导板也按照支持类型分为骨支持式、黏膜支持式和牙支持式三种类型。

1. 骨支持式导板（bone supported template） 骨支持式导板是将导板直接就位于骨面，

由牙槽骨提供导板的支持和固位。该方法可以直视骨面进行外科操作，但是需要广泛的软组织剥离，手术创伤较大，且手术导板的贴合及稳定性通常较差。该类型的导板仅在数字化导板发展初期有所应用，现在已经很少使用。现仅有部分截骨导板可能会用到骨面支持的方式。

2.黏膜支持式导板（tissue supported template）　黏膜支持式导板适合于无牙颌或者余留牙松动、数目少，不能给手术导板提供固位的情况。黏膜支持式导板需要制作放射导板（radiographic guide）。放射导板通常为传统的胶联局部齿或者总义齿（不能含有金属部件），基托或者树脂牙上有 X 射线高阻射性的标志点，用于手术设计是颌骨 CT 数据和义齿 CT 数据的配准（图 29-2）。放射导板主要目的是：①提供将来理想修复体的位置、外型、轮廓，以方便交互式的手术方案；②为手术导板提供必要的三维数据信息，手术导板的组织面形态、伸展范围均以放射导板为参考。黏膜支持式导板最常用于无牙颌不翻瓣手术，能大大提高手术的精确度、减少手术时间和手术创伤。黏膜支持式导板需要设计颌骨固位钉为导板提供固位，以免术中发生移动。

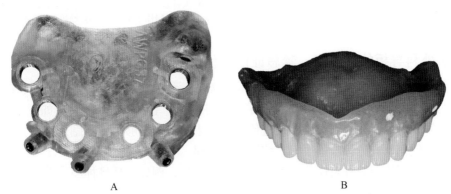

A　　　　　　　　　　　　　　　　B

图 29-2　黏膜支持式数字化导板，以及用于设计的放射导板
A. 黏膜支持式数字化导板；**B.** 无牙颌放射导板，以及基托上嵌入的牙胶（白色）作为阻射性标志点

使用放射导板需要采用双扫描技术（dual scan technique）。即患者佩戴放射导板进行第一次 CBCT 扫描，然后再对放射导板进行单独扫描，利用放射导板上的阻射性标志点把颌骨信息和修复体信息进行配准，才能进行手术的设计（图 29-3）。

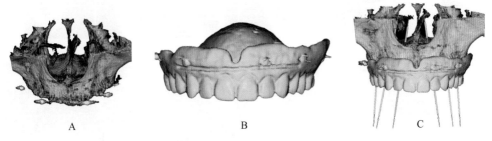

A　　　　　　　　　　　B　　　　　　　　　　　C

图 29-3　放射导板双扫描配准方法
A. 颌骨 CBCT 图像；**B.** 手术导板的 CBCT 图像；**C.** 两组 CT 重建图像配准后再进行手术设计

3.牙支持式导板（tooth supported template）　牙支持式导板是利用预留牙为手术导板提供支持和固位，一般用于牙列缺损，余留牙稳定的临床情况。牙支持式导板的设计可以制作放射导板，按照双扫描的方式将两组 CT 数据进行配准，整合修复体信息和颌骨信息；也可以通过扫描带有修复体信息的模型，获取 STL 文件，将 CT 数据和 STL 数据进行配准，同样达到整合修复体信息和颌骨信息的目的。其中余留牙的解剖形态充当了放射导板中 X 线阻射标志点的作用，帮助实现数据的配准（图 29-4）。牙支持式导板由于是刚性支撑，导板的稳定性和精确度通常高于以上两种导板。

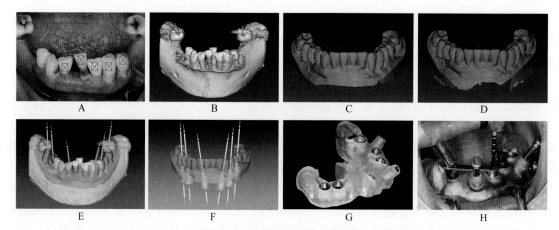

图 29-4　牙支持式导板设计流程

A. 下颌牙列缺损患者，红色标记下前牙需要种植同期拔除，余留 4 颗天然牙稳定，可以制作牙支持式手术导板。**B.** 患者颌骨 CBCT 三维重建数据。**C.** 理想修复体试排牙后扫描 STL 数据。**D.** 颌骨数据 CBCT 数据和修复体 STL 数据的融合。**E.** 种植体位置设计。**F.** 结合局部骨量和修复体位置设计种植体位置。**G.** 3D 打印制作手术导板。**H.** 导板引导下种植手术

（二）外科导板的适应证、禁忌证以及优缺点分析

外科导板可以用于大部分临床情况，但是它需要额外的人力和经济费用消耗，需要综合考虑成本-收益-效率。哪些临床推荐选择数字化外科导板，笔者根据经验总结如下：

1. 无牙颌或者潜在无牙颌患者，通过使用外科手术导板能够采用不翻瓣手术方式或者能够大大减小手术创伤，避免骨增量手术，缩短手术时间。

2. 需要通过精确控制种植体位置避开重要解剖结构，例如下牙槽神经、上颌窦、鼻底、切牙管、邻牙根等（图 29-5）。

3. 美学区域单牙或者多牙种植，需要精确控制种植体三维位置，以获得最佳美学效果。

4. 提前制作临时修复体，需要通过导板控制种植体位置，以利于术后即刻修复。

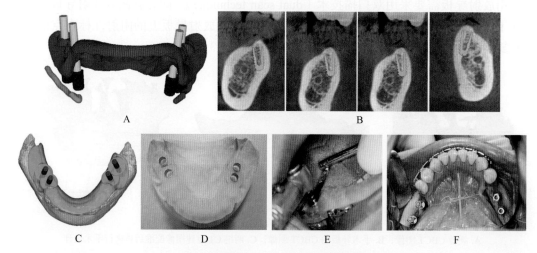

图 29-5　应用数字化导板避开下牙槽神经管

A. 术前设计三维重建图，可见种植体位于下牙槽神经管舌侧；**B.** 术前设截面图，可见种植体均偏舌侧设计，避开下牙槽神经管；**C.** 手术导板的三维设计，以及与下颌牙列及种植体的位置关系；**D.** 3D 打印制作的手术导板在工作模型上就位；**E.** 导板引导下窝洞预备；**F.** 完成种植体植入

以下情况并不推荐使用数字化外科导板：

1. 患者张口度小　由于导板有一定的厚度，导板专用钻针又长于普通钻针。当患者张口度较小，手术区域靠后，对颌牙是天然牙的情况下，导板并不适用（图 29-6）。

2. 多牙松动的潜在无牙颌患者进行即刻种植 由于需要拔除多颗天然牙、修正骨面再植入种植体，常规的数字化导板并不能完成。

3. 颧骨种植 由于颧骨种植体长度是常规种植体的 3～5 倍，冠方微小的偏差会导致根方有较大的位置偏移，且有可能产生严重的并发症。因此，颧骨种植并不推荐使用数字化外科导板，实时导航设备更适合。

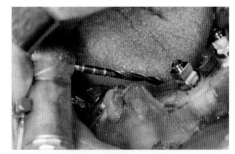

图 29-6 患者张口度不足

数字化外科导板的优点是能够精确复制术前的手术设计；不翻瓣手术能够减少手术创伤；提高手术的效率；手术导板还具有"夹板"作用，防止钻针打滑。缺点主要是需要额外的时间和经济成本；术中不能修改手术改方案；不能直视下操作，因而出现偏差不能很好地甄别；并不适用于所有临床情况。

三、种植实时导航

实时导航（real-time navigation）亦可称为称为图像引导下的导航（Image-guided navigation）或动态导航（dynamic navigation）技术，是一项将医学影像、计算机辅助、立体定位等技术相融合，引导临床医师进行精确的手术规划与操作的技术。

（一）实时导航的发展历史

19 世纪末，在 Wilhelm Röentgen 发现了 X 线后陆续有临床医师尝试在 X 线片的引导下进行各类手术，这些尝试孕育了导航技术的雏形。然而直到 20 世纪 70 年代计算机断层扫描（CT）技术的诞生，及 20 世纪 80 年代个人电脑的出现，现代实时导航技术才逐渐有所发展。1992 年加拿大的医疗团队第一次在一款名为 Viewing Wand 的无框架立体跟踪系统的实时引导下成功完成了一台神经外科的手术。之后的几年中随着实时导航技术的不断完善与成熟，其应用领域也不断扩展。

在口腔种植领域，实时导航技术也是伴随着 1988 年牙科三维 CT 的出现才逐渐开始发展。直到 2000 年第一款适用于种植的实时导航系统才正式出现。其后随着技术的优化和设备的改进，市面上涌现出了越来越多面向种植领域的实时导航系统，如 IGI、Robodent、X-Guide、Navident 等等。

（二）实时导航系统的组成

可将实时导航系统按其功能分为四大部分，分别为追踪（tracking）、配准（registration）、可视化（visualization）及软件（software）。

1 追踪（tracking） 追踪模块的基本功能就是定位并追踪手术器械相对于患者实时解剖空间的位置。该模块由三部分组成，其一为安装于手机上反映手机位置的定位装置；其二为需与患者刚性连接反映患者位置的定位板；其三为收集以上两组定位装置的信号并进行处理，计算两组定位器相对位置的信号接收装置（图 29-7）。通过信号接收装置识别定位板和手机上的定位器是整个导航过程的基础，也是实际导航手术过程中的

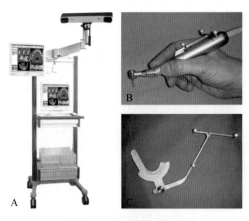

图 29-7 追踪系统的组成

A. Robodent 导航系统用追踪信号接收装置；**B.** 手机及链接与手机上的定位装置；**C.** 连接于患者的定位板

第一步，这一步骤又常被称为器械的注册。

目前应用于临床比较常见的追踪模块主要为光学追踪模块（optical tracking system）根据其技术原理上的差异又可以分为主动式、被动式、混合式。然而无论是哪种光学追踪方式，都需要信号接收装置与定位装置之间保持光路畅通的状态，以便于光学信号的获取，当定位装置需进入人体内或被其他物体遮挡时，这一追踪方式便无法使用了。

除了光学追踪之外，还存在着如机械追踪（Mechanical tracking system）、电磁追踪（Electromagnetic tracking system）、超声追踪（Ultrasound tracking system）等追踪技术。

2. 配准（registration） 配准主要是指将患者实时解剖空间与术前患者拍摄的三维放射学影像（通常是CT影像）相拟合的过程，工程学上将这一过程视作两个三维坐标系通过数个公共点相关联的过程。

目前临床上常用的配准方式主要为刚性配准（rigid registration），由于种植手术所涉及的人体结构主要为骨组织，其术中形变相对较小，所以其对应的三维坐标系及其放射学影像所对应的坐标系内部的各点都相对稳定，皆可以视为刚体，故我们只需通过旋转和平移两坐标系就可使两坐标系上的点一一对应，是为刚性配准。

而两坐标系刚性配准的桥梁，就在于两坐标系内各自存在的特征区域，反映到临床上就是颌骨上的骨性标志或人为制造特征标记点。当我们在医学三维影像上选取这些特征区域，术中再通过追踪模块标示出这些特征区域在患者实时解剖空间中的位置，计算机就会通过算法计算，旋转和平移坐标系来达成这些特征区域的拟合进而完成整体坐标系的配准。根据特征区域的选择可将配准方式进行多种分类如分为基于标记点的配准、无标记点的配准；有创的配准、无创的配准；基于特征点的配准、基于点云的配准等等。

实际配准过程中还涉及对于定位板和手机对应坐标系与实时解剖空间坐标系的整合，具体细节较为复杂。这一过程通常为导航手术流程中的第二步，对应上文中提到的第一步——器械的注册，又有学者将配准的过程称为图像的注册。

对应刚性配准，非刚性配准（nonrigid registration）可能是今后配准技术的发展方向，其针对术中可能产生形变的组织，如软组织的配准效果较好，但该类配准方式尚存在许多有待解决的问题，目前仍处于研究阶段。

3. 可视化（visualization） 可视化主要是指将放射学影像数据、术中手机的位置、手术计划等以清晰明了的方式展现给术者。整个可视化模块优先要考虑的是将单纯的CT、MRI等断层序列影像数据通过多平面重组（multiplanar reformation）、面重建（surface rendering）和体重建（volume rendering）等影像学技术转换为易于术者理解、观察的影像。在这一基础上，技术人员整合了术前规划用的植体模型，术中指示钻针位置、深度的引导界面，以及术后检测手术精准性用的模型，最终呈现给术者一套完整、人性化且明了的导航流程。

近年来，虚拟现实（virtual reality，VR）技术和增强现实（augmented reality，AR）技术已被应用于实时导航的可视化和引导环境中，多个研究团队已实现了虚拟现实图像与实时手术空间的配准和融合。术者可以通过佩戴VR眼镜等手段来实时观测术区的解剖结构及手术器械的走向。但这些技术在配准的精确度上仍存在一定的问题，有待于进一步的发展。

4. 软件（software） 计算机软件可以说是承接以上所有功能的平台。除了术前规划及术后精准性检测，对于实时导航软件来说其最为重要的部分就在于术中跟踪导航并引导术者，软体必须集成来自跟踪模块的信息并将信息与相关图像关联，并实时更新（图29-8）。在以上功能稳定且完善的情况下，友好而人性化的交互界面是目前各导航系统开发的着力点。

（三）实时导航的流程

以下所介绍的是经典的实时导航操作流程：

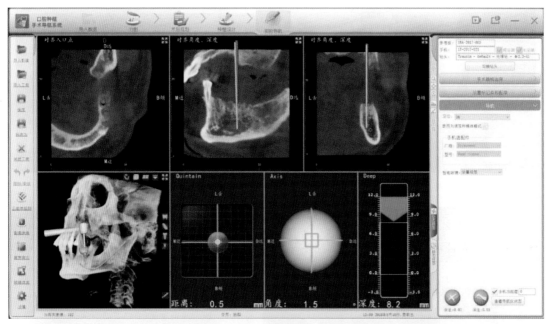

图 29-8　迪凯尔导航系统引导界面

1. 术前影像获取，手术计划制订（图 29-9）。

2. 定位板及手机上的定位装置注册，校准手机，并将定位板与患者刚性连接（图 29-10）。

3. 将患者实际的解剖结构通过已注册的定位板和手机及配准用的标记点配准到术前影像上（图 29-11）。

4. 手术医师根据影像上手机的位置操作并完成手术（图 29-12）。

5. 术后影像获取，确认手术效果（图 29-13）。

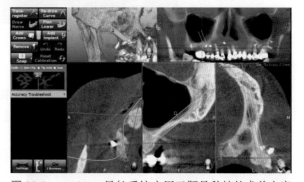

图 29-9　Navident 导航系统应用于颧骨种植的术前方案设计

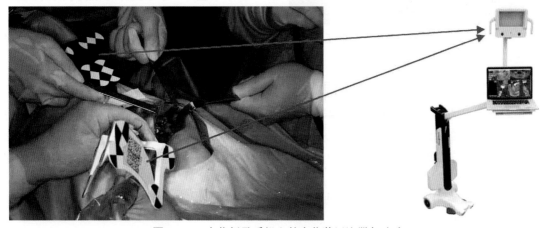

图 29-10　定位板及手机上的定位装置注册与追踪

（四）实时导航的误差

实时导航过程中的误差指的是实时导航的整体过程中因各种因素所导致的手术结果与手术计划之间的偏差。目前应用于种植领域的实时导航系统其误差的来源主要为以下几方面：

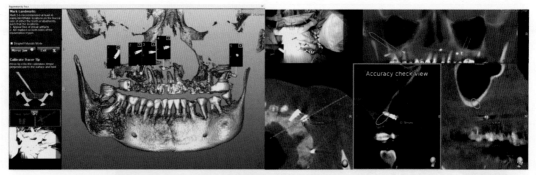

图 29-11 配准

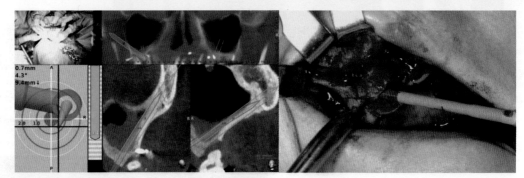

图 29-12 医师导航下完成种植手术

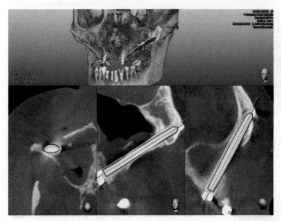

图 29-13 术后影像获取并对导航手术效果进行分析

1.影像数据的获取与三维重建 影像在获取过程，导入过程及重建过程中的变形均会产生一定误差。

2.追踪过程 根据应用追踪技术的不同，周围环境对追踪信号的影响，定位用装置的稳定性，误差大小会有所变化。

3.配准过程 不同的配准方式、配准用标志物的分布、数目都会对误差的大小有所影响。

4.手术医师 手术医师对导航系统的熟悉程度，手部的稳定程度，对误差的大小会有所影响。

现阶段的实时导航系统均配备了软件对术后整体的误差进行测量。

（五）实时导航与数字化外科导板之间的差异

实时导航技术与数字化外科导板技术二者因在功能上相近，经常有学者将这两种技术进行比较，以便于临床医师根据自身情况进行选择。总的来说实时导航设备在术中的流程相对复杂，技术敏感性高。而数字化外科导板虽然手术流程简单，但导板本身带来了诸多问题。具体二者差异见表29-1。

临床医师在实际接诊过程中，需根据每个病例的具体情况、单位的诊疗条件以及自身的经验等等因素，判断并选择其使用的技术。

（六）实时导航系统的未来

随着计算机技术以及工程学急速的发展，实时导航系统趋于成熟并在临床上得到了广泛应用。但更加快捷、精准、稳定仍然是实时导航系统所追求的目标。针对提升动态导航的精准性，减小导航的误差，除了有赖于医学影像学的发展，对于导航系统中追踪和配准过程本身的

表 29-1　实时导航与数字化外科导板的区别

	实时导航系统	数字化外科导板
术前准备	CT 拍摄、方案设计可于手术前数小时内完成，术前准备用时短	导板制作试戴需花费一定时间，多次试戴调整手术导板可能增加患者诊疗次数
	对于某些配准方式可能需要术前对患者进行钛钉植入等有创操作	整体术前准备过程对于患者的操作皆为无创操作
术中	对于患者张口都要求不高	对于患者张口度要求较高
		导板可能干扰局部降温及骨屑排出
	术中方案可随时修改	术中方案无法修改
	有一定的技术敏感性	技术敏感性较低
	术中需进行配准等操作手术耗时长	
	对手术医师的体位有一定要求	
		导板可能会影响术者的视野，干扰术者对解剖结构的判断
误差	大量研究表明，对于普通单牙种植，两种技术在植入点、根方及角度误差上并没有显著性差异，植入点位置的误差在 1 mm 左右、根方 1.3 mm 左右、角度误差在 3° 左右	

改进，许多学者尝试开发手术机器人（surgical robots）来减小医师操作过程中所带来的误差。目前已有有关于手术机器人在临床前期的应用报道，也有相关的产品的产出，但其大部分报道集中于体外实验，其在临床应用中是否存在以及存在哪些问题，仍有待进一步的探索。

（张　宇　蒋　析　郭厚佐　林　野）

第三节　数字化技术与种植修复
Digital Technology and Implant Prosthesis

一、数字化印模技术的基本概念及历史发展

口腔数字化印模技术一般是指应用基于通过光学扫描原理的数字化设备获得牙列、修复体及软组织数字化信息的方法。根据扫描对象不同，可分为直接数字化印模技术与间接数字化印模技术。直接数字化印模技术一般是指通过口内扫描技术直接获取牙列、修复体及软组织的数字化模型的方法；间接数字化印模技术主要是指通过模型扫描（model scan）设备扫描传统印模（conventional impression）或由传统印模翻制的石膏模型（stone cast），间接获得牙列、修复体及软组织数字化模型的方法。

20 世纪 70 年代，计算机辅助设计 / 计算机辅助制造（computer-assisted design/computer-assisted manufacturing，CAD/CAM）技术开始在牙科领域应用。作为 CAD/CAM 技术的三种主要技术之一，数字化印模技术也随着 CAD/CAM 技术的发展而不断进步，因此也有学者把数字化印模技术称为计算机辅助印模（computer-aided impression，CAI）技术。

二、直接数字化印模技术

（一）口内扫描数字化印模技术（intraoral digital impression）

1. 概述及发展历史　20 世纪 80 年代，椅旁 CAD/CAM 技术开始应用于牙科领域。通过

口内扫描获取牙列、修复体及软组织的数字化模型是椅旁 CAD/CAM 流程中的首要环节，因此口内扫描数字化印模技术的发展与椅旁 CAD/CAM 技术的发展密不可分。口内扫描系统一般有与其配套的 CAD 软件，在获取口内数字化模型后，在计算机软件中进行修复体的虚拟设计。新一代的口内扫描系统在扫描前无需喷粉处理，同时可以获取牙列及软组织的颜色信息，具有较高的仿真度。

口内扫描技术在种植修复中的临床应用始于 21 世纪初，较在天然牙修复中的应用更晚。2004 年，Fritzsch 等报道使用口内扫描系统获取种植数字化模型，在椅旁 CAD 软件中进行种植体基台的设计并完成制作。随着口内扫描技术的快速发展，应用口内扫描数字化种植印模技术的临床病例及研究报道也逐渐增多，目前这一技术的临床流程也逐步趋于成熟。

目前，口内扫描数字化印模技术可以应用于种植治疗中的多个环节：口内扫描数字化印模技术可用于获取患者种植手术前数字化模型，与术前 CBCT 进行配准后，可以进行种植体植入位置的虚拟设计，制作种植外科导板，引导临床医生获得最佳的种植体植入方向；口内扫描数字化印模技术还可用于种植外科手术后种植修复体的设计、制作；此外，口内扫描获得的数字化模型还可以通过立体光固化成型技术、3D 打印技术或切削技术获得实体模型，应用于传统种植修复中，或是作为临床医师、技师、患者间沟通的工具。

2. 口内扫描的工作原理及特点 口内扫描的成像原理主要基于光学扫描成像原理，将可见光或经放大的光束（激光）投射到物体上，通过传感器捕捉反射光以获得被测物体的表面信息。不同口内扫描系统采用的光学成像技术不尽相同，主要有共聚焦显微成像、三角测量技术、超快光学分割技术、光学相干断层技术、主动或被动立体视觉技术等。成像原理对扫描精度和扫描速度有一定影响。由于口腔内操作空间相对狭小，口内扫描系统取像窗口的设计也较小，因此想要获得相对完整的牙列、修复体及软组织信息，需要将大量单次取像数据进行基于特征点匹配的图像拼接处理。图像拼接的精度对整体的扫描精度具有显著的影响，被扫描物体可识别的特征点越多，图像拼接的精度也就越高。与口内软组织相比，牙列具有更多可识别的特征点，因此牙列的扫描精度较软组织扫描精度更高。作为口腔临床医师，了解口内扫描系统的基本光学原理和算法原理有助于更好地掌握口内扫描技术及临床操作要点，明确影响口内扫描精度的相关因素，以及了解不同口内扫描系统各自的优势及特点。

3. 种植体口内扫描的基本原理 种植体与天然牙预备体的口内扫描原理不同，由于种植体位于软组织下一定深度，光学扫描无法获得种植体在颌骨内精确的三维位置，因此种植体的扫描需要借助扫描体（scanbody）。扫描体通过螺丝固位或者锁与种植体连接并穿出于软组织，扫描体冠方具有特定的几何外形，口内扫描获得扫描帽的三维位置信息后，通过软件间接换算出种植体的三维位置信息及其与周围软硬组织的三维位置关系。扫描体在数字化种植印模获取中的作用可类比转移杆在传统种植印模制取中的作用，因此确认扫描杆/扫描帽与种植体完全就位至关重要。也有采用分段式设计的扫描体，其中与种植体相连的部分为扫描杆（scanpost），锁扣于扫描杆冠方的为扫描帽，扫描帽的顶端具有特定的几何外形。不同种植体系统有与之相对应的扫描体，同一系统不同直径种植体有与之对应型号的扫描体（图 29-14）。

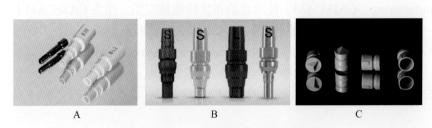

A   B   C

图 29-14 适配不同种植体的口内扫描部件
A. 适配不同种植体直径的扫描体；**B.** 适配不同种植体直径的扫描杆；**C.** 与 2 中扫描杆适配的扫描帽

4. 种植体口内扫描的效率及精度　传统印模制取过程中，印模在脱位、消毒和运输中存在形变可能，印模制取及石膏模型灌注时均可能存在印模材料撕脱、气泡及石膏小瘤产生等问题。口内扫描数字化印模技术直接通过口内扫描获得牙列、修复体及软组织的数字化模型，克服了传统印模技术的如上问题，从技术原理上消除了多步骤累积误差。研究表明应用口内扫描数字化印模技术还可以节约临床医师的椅旁时间，减少患者就诊次数，同时可以避免制取传统印模时患者可能出现的呼吸困难、恶心和气味刺激等问题，提高患者的满意度。此外，口内扫描技术的优势还体现在以下几个方面：临床医师在口内扫描后可立即进行数字化模型的质量评估，重复取模的成本明显降低；带有颜色信息的可视化三维模型更便于医患沟通交流；数字化模型更容易储存及传输，节约了模型运输及储存成本。

目前，口内扫描数字化印模技术主要用于单牙或短跨度多牙缺失的数字化种植修复中。体外及临床研究均表明，在单颗后牙缺失的数字化种植修复中，口内扫描数字化印模的精度与传统印模精度相似甚至更高，通过口内扫描、数字化设计、数字化加工获得的种植修复体具有可靠的长期效果。目前，口内扫描技术在大跨度多牙种植修复及无牙颌种植修复中的应用受限。研究表明，在口内扫描大跨度多牙缺失或无牙颌种植体时，扫描种植体间的软组织的图像拼接偏差显著增大，导致种植体三维位置信息获取不准确。因此如需要制作大跨度多单位种植体支持式桥或者全口支架，现阶段仍需要制取传统种植体印模。

5. 口内扫描数据的保存及传输　口内扫描获得的数字化模型需要以一定的数据格式传输到CAD软件中，以便临床医师或技师进行修复体的虚拟设计。数字化模型数据可以通过一种通用的、开放的储存格式，即标准化三角网格语言（standard tessellation language，STL）格式来进行储存和传输。STL数据通过若干三角面片来记录复杂三维物体表面形貌，可以被CAD软件读取。目前，数字化流程中数据的开放也成为了趋势，越来越多的口内扫描系统可以导出开放的STL数据，临床医师可以选择适合的CAD软件进行修复体的虚拟设计。

（二）立体摄影测量数字化印模技术（stereophotogrammetry technology）

在口内扫描无牙颌的多颗种植体时，由于缺少特征点，导致图像拼接误差过大，造成种植体三维位置信息获取不准确。为了解决这一难题，有学者提出应用立体摄影测量技术获取无牙颌数字化印模。立体摄影测量数字化印模技术也需要将类似于扫描杆的装置与种植体相连，通过放置在口外的取像设备同时识别并获取多个扫描杆的位置信息，从而显著减少取像过程中的图像拼接次数，提高数字化印模的精度。目前这一技术在无牙颌种植修复中的精度和临床流程还有待进一步研究探索。

三、间接数字化印模技术

间接数字化印模技术需要首先制备传统印模或石膏模型。通过模型扫描设备扫描不同印模或石膏模型获得数字化模型。由于印模可能存在倒凹，会阻挡光学扫描，导致取像不完整，所以一般临床上常选择扫描石膏模型，因此这一技术也称为模型扫描技术。模型扫描设备一般放置于牙科技工室，扫描操作由技师完成，因此也称为技工室数字化印模技术。

技工室数字化印模技术在牙科领域的应用已经有20余年的历史，目前已经是一项很成熟的技术，与之配套的数字化设计软件及数字化加工设备的种类也更加多样化。该技术的基本原理也是根据可见光扫描和三角测量原理，但与口内扫描技术相比，一般有两个取像设备，取像范围显著增大。与口内扫描技术相比，模型扫描技术的优势主要在于以下三个方面：一是技工室数字化印模技术的精度更高，研究表明多数模型扫描设备扫描精度在20 μm以内，一些甚至可达10 μm以内，能够满足获取多单位、大跨度或者是全牙弓牙列及种植体数字化模型所需的精度要求。二是可以扫描上𬌗架后的上下颌模型，从而获取数字化的颌位关系，在一些较为复杂的种植修复案例中，技师可以进行数字化排牙和修复体设计。三是扫描速度较快，目前已有可以支持上下颌模型同时扫描的模型扫描设备。目前多牙缺失或无牙颌数字化种植修复流程中，主要采用间接数字化印模技术获取数字化模型。

（魏冬豪　邱　萍）

第四节　椅旁数字化技术应用
Application of Chairside Digital Technology

一、概述

（一）概念

目前，种植修复中椅旁数字化技术主要应用于种植外科手术完成后的上部修复。种植椅旁数字化修复是指种植手术后，利用口内扫描（intraoral scan，IOS）技术获取包含种植体三维位置信息的数字化模型，在椅旁设计软件中完成上部修复体的虚拟设计，然后将修复体设计信息发送至椅旁数字化加工设备中，完成修复体加工的整个流程。这一流程应与口内扫描后将扫描数据发往技工室进行数字化设计加工过程加以区别。后者严格意义上属于种植全数字化修复，而不是种植椅旁全数字化修复。

（二）构成

应用于种植修复的椅旁数字化系统由口内扫描单元、椅旁软件设计单元和研磨加工单元三部分构成（椅旁数字化系统示例如图 29-15）。前两部分的主要作用是实现计算机辅助设计（computer assisted design，CAD），第三部分的作用是实现计算机辅助加工（computer assisted manufacture，CAM）。

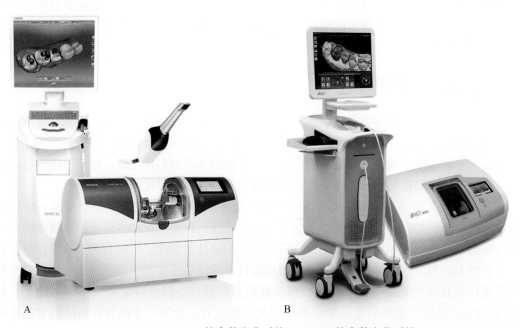

A　　　　　　　　　　　　　　　　　　　B

图 29-15　A. CEREC 椅旁数字化系统；B. E4D 椅旁数字化系统

（三）椅旁数字化种植修复的历史发展及应用现状

自 1985 年 Mormann 首次报道了利用椅旁数字化技术试用于传统修复体的设计制作以来，椅旁数字化技术应用于牙科领域已有 30 余年的历史。但受限于扫描精度、获取种植体三维位置、上部修复体的可视化设计及材料性能等原因，直到 21 世纪初，该技术才开始应用于种植修复。2004 年，Fritzsche 等报道应用椅旁数字化系统制作种植体基台粘接固位修复体后，此后陆续有临床医师应用并报道了椅旁数字化种植修复技术。近年来，椅旁数字化技术在种植修复的应用已成为当前种植专业研究热点，也是未来发展趋势。

目前椅旁数字化技术主要用于单牙及短跨度的多牙缺失后的种植修复。应用口内扫描可以减少患者的主观不适感，提高患者的满意度。笔者课题组针对单颗后牙种植修复的临床研究结果表明，应用椅旁数字化技术可实现种植后一次就诊完成上部修复，显著减少患者就诊次数和整体耗时，并且可以取得良好的临床效果。同时，笔者课题组也探索了椅旁数字化技术在前牙区即刻种植即刻修复中的应用，研究表明，椅旁数字化技术在即刻种植即刻修复的临床应用具有可行性，与种植修复传统技工室流程相比，可显著缩短临床修复时间尤其是修复体制作时间，患者满意度高。

在跨度较大的多牙种植修复及无牙颌种植修复中，椅旁数字化技术应用尚受限，相关领域尚缺乏临床研究，主要原因是口内扫描精度不足。现阶段口内扫描大跨度、多单位种植体的精度还难以满足临床要求。如需要加工多单位种植体支持式固定桥或者全口支架，仍需要进行模型扫描，结合技师手工制作。

二、椅旁数字化种植修复的基本工作流程

为实现上部修复结构的被动就位，种植修复体对加工精度要求较高。椅旁数字化种植修复的基本工作流程主要分为椅旁口内扫描、椅旁数字化设计、椅旁数字化加工、修复体加工后处理四个阶段。

（一）口内扫描获取种植体三维位置信息

不同于天然牙的数字化修复，种植体上部修复需要获取种植体在颌骨内的精确三维位置。由于通常种植体平台位于牙龈下方较深的位置，无法直接通过光学扫描获得，需要通过借助于插入种植体的扫描杆（scanpost）和扫描帽（scanbody）间接获得（图 29-16A 和 B）。扫描帽具有特定的几何外形，口内扫描获得扫描帽的三维位置信息后，通过软件间接换算出种植体的三维位置信息。因此确认扫描杆/扫描帽与种植体完全就位至关重要。也有采用一体式设计的扫描体，通过中央螺丝直接与种植体连接（图 29-16C）。不同的种植体系统有与之相对应的扫描杆/扫描体，同一系统不同直径种植体有与之对应型号的扫描杆/扫描体。

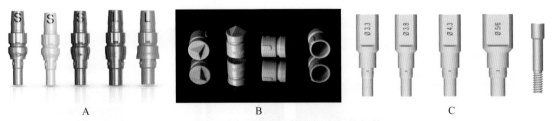

图 29-16 适配不同种植体的口内扫描部件
A. 适配不同种植体直径的扫描杆；**B.** 与 **A** 中适配的扫描帽；**C.** 适配不同种植体直径的一体式扫描体

（二）种植修复体的数字化设计

椅旁数字化种植修复的设计主要有个性化基台（customized abutment）与一体式基台冠

修复设计（monolithic reconstructions）两种模式（图29-17A）。目前椅旁数字化流程设计的单牙种植上部修复体多采用螺丝固位的一体式基台冠设计，通过预成钛基底（titanium base，Tibase）与种植体连接（图29-17B），实现了高精度。钛基底与上部修复体在口外完成粘接，通过中央螺丝与种植体固位（图29-17C）。

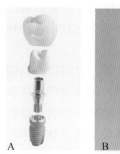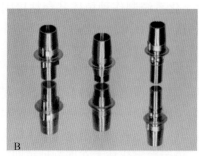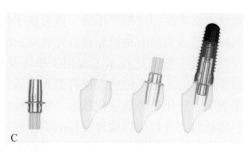

图 29-17　椅旁数字化流程进行种植修复的修复体设计及配件示意图

A. 由上至下依次为全冠修复体，个性化基台钛基底与种植体；**B.** 适配不同系统的钛基底；**C.** 一体式基台冠修复体示意图

种植修复体的冠部设计与天然牙修复体外形设计接近，当前椅旁设计软件普遍具有内置的牙齿外形数据库可供选用，亦可应用镜像对侧同名牙及复制蜡型外形等模式，初步设计冠部外形后再精细调整轴面凸度、咬合接触、近远中接触等细节。数字化设计的优势在于咬合及近远中接触均可通过软件内置的颜色信息标记进行可视化调节。笔者课题组的一项随机临床对照试验表明椅旁数字化系统设计的螺丝固位的单颗后牙种植修复体临床调𬌗量较小，体现出椅旁数字化技术在咬合面设计方面具有一定优势。

种植修复体穿龈轮廓的数字化设计是种植修复体设计中的关键环节，也是区别于传统修复体数字化设计的主要部分之一。良好的穿龈形态不仅有利于修复体清洁，维持种植体周围软硬组织的长期稳定，对美学效果也至关重要。在美学区即刻种植即刻修复中，临时修复体理想的穿龈形态更有助于引导种植体周围软硬组织的愈合，保存近远中龈乳头。目前椅旁设计软件尚难以自动生成理想的穿龈轮廓，需手动精细调改。

（三）种植修复体的椅旁数字化加工

目前，种植修复体的椅旁加工多采用减法加工，即利用椅旁设备切削或研磨预成材料块，加工种植修复体（图29-18A）。椅旁切削设备的轴数直接影响其加工能力，轴数越多灵活性越好，可加工的修复体形态越复杂。目前椅旁使用的切削设备以四轴与五轴多见。加工螺丝固位的个性化基台或一体式基台冠修复体，需要有与钛基底适配的预成带孔可切削材料，以减小切削带来的内部适应性误差（图29-18B）。

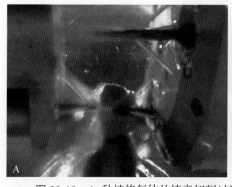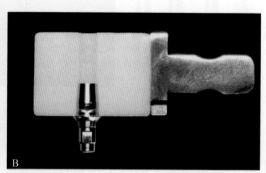

图 29-18　**A.** 种植修复体的椅旁切削过程；**B.** 钛基底与带预成孔的可切削材料相适配

（四）修复体加工后处理

经椅旁切削/研磨设备加工修复体，通常需要经过一系列后处理过程，才能进行临床戴入。加工后处理过程因材料而异，一般在技工室内由技师完成。如二硅酸锂玻璃陶瓷、氧化锆多晶陶瓷需要进行烧结、上釉（图 29-19），而间接复合材料一般无需烧结，但需要经过抛光处理。外染色处理可以让修复体表面颜色信息更加丰富，与口内天然牙更为协调。修复体与钛基底完成口外粘接，然后临床医师在患者口内进行试戴。一体式基台冠修复体也可以在软件中设计回切，通过技师手工烤瓷，获得美学效果更好的修复体。

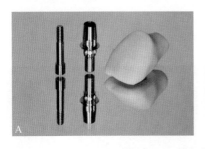
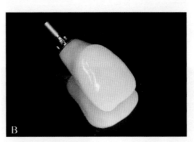

图 29-19　修复体的加工后处理

A. 从左至右依次为体中央螺丝，钛基底和切削完毕、烧结前的二硅酸锂种植修复体；**B.** 烧结后的二硅酸锂种植修复体与钛基底完成口外粘接

（五）临床流程示例

病例一　单颗后牙种植修复流程

1. 左下第一磨牙缺失患者，种植手术后 4 个月正式修复。取下种植体愈合基台，插入扫描杆并安置扫描帽，确认扫描杆及扫描帽完全就位（图 29-20A 和 B）。

2. 口内扫描完成种植体扫描帽、邻牙及软组织、对颌牙及咬合信息的采集（图 29-20C）。

3. 在椅旁设计软件中进行修复体的设计。本病例中采用了一体式基台冠的设计模式，软件会调用数据库中的牙齿形态生成一个初始的修复体形态，在此基础上先对修复体三维位置、大小进行调整，再精细调整咬合、接触区及穿龈轮廓外形（图 29-20D）。

4. 本病例的修复材料选择为带预成孔的二硅酸锂瓷块。在椅旁加工设备中完成修复体的研磨（图 29-20E）。

5. 修复体经过加工后处理过程，完成烧结、上釉、外染色过程，与钛基底实现口外粘接（图 29-20F）。

6. 经临床调改后戴入患者口内（图 29-20G 和 H）。

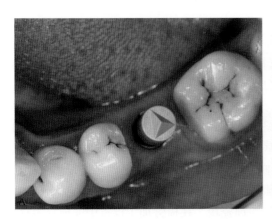
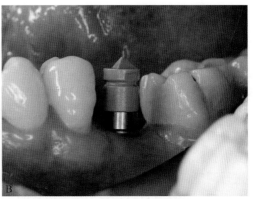

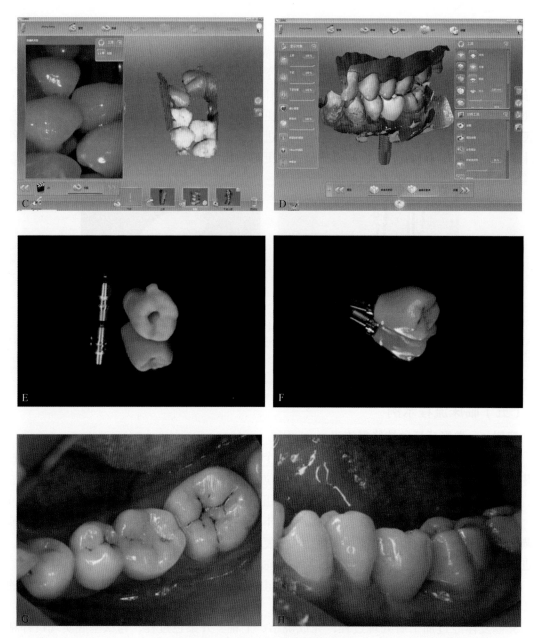

图 29-20　左下第一磨牙种植修复

A. 就位扫描杆和扫描帽（船面观）；**B.** 就位扫描杆和扫描帽（颊面观）；**C.** 口内扫描过程；**D.** 椅旁设计软件中完成修复体设计；**E.** 椅旁加工设备中完成修复体研磨；**F.** 制作完成的修复体；**G.** 口内戴入（船面观）；**H.** 口内戴入（颊面观）

病例二　单颗前牙即刻种植即刻修复流程

1. 患者左上中切牙外伤根折无法保留，选择即刻种植即刻修复。手术当日，术前进行口内扫描记录前牙外形信息。术中，于局麻下完成患牙微创拔除，即刻种植，初期稳定性大于35 N·cm（图 29-21）。

2. 口内扫描完成种植体扫描帽、邻牙及软组织、对颌牙及咬合信息的采集（图 29-22A 和 B）。

3. 在椅旁设计软件中进行修复体设计。本病例中采用了一体式基台冠的复制设计模式，软件会复制拔除前的天然牙形态生成一个初始的修复体形态，在此基础上先对修复体三维位置、大小进行调整，再精细调整咬合、接触区及穿龈轮廓形态（图 29-22C ～ F）。

4. 本病例的修复材料选择为带预成孔的二硅酸锂瓷块。在椅旁加工设备中完成修复体的研磨（图 29-22G ～ I）。

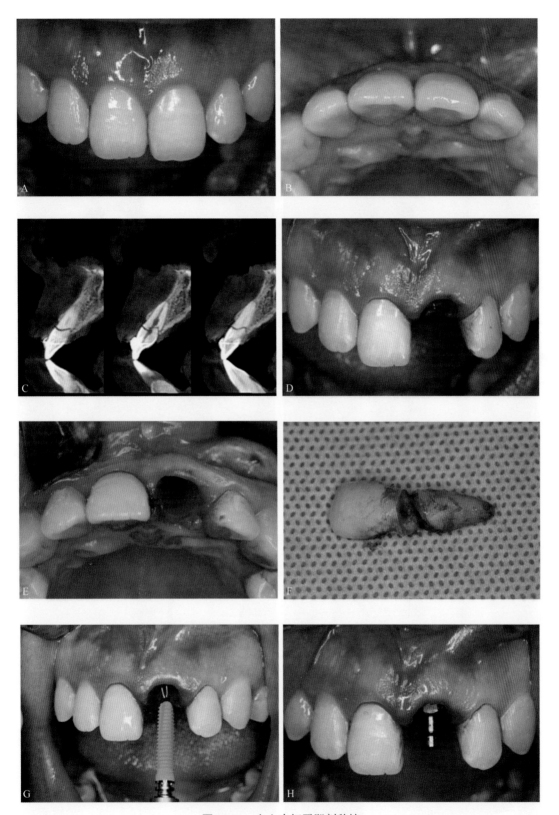

图 29-21 左上中切牙即刻种植

A. 术前口内像（正面观）；B. 术前口内像骀面观；C. 术前 CBCT；D. 微创拔除患牙；E. 检查拔牙窝骨壁完整性；F. 拔除的患牙可见根中部折断；G. 即刻植入种植体；H. 植入种植体后口内观

　　5. 修复体经过加工后处理过程，完成烧结、上釉、外染色过程，与钛基底实现口外粘接（图 29-22J 和 K）。

6.经过临床调改后戴入患者口内（图29-23A）。

7.3个月后复查，牙龈愈合良好（图29-23B）。6个月后复查，患者软组织美学良好，近远中龈乳头得到良好保存，双侧中切牙龈缘曲线对称协调（图29-23C和D）。

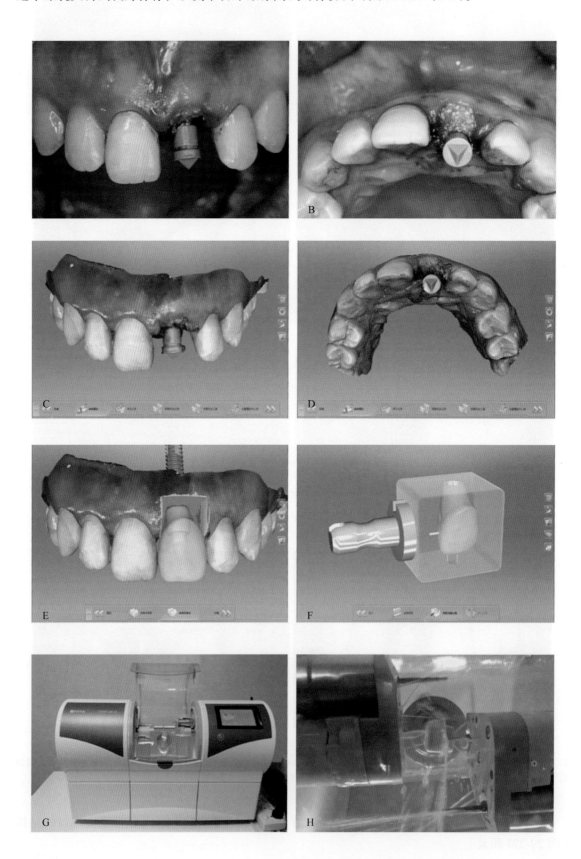

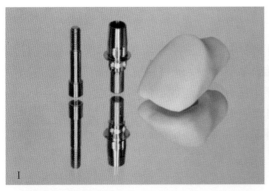
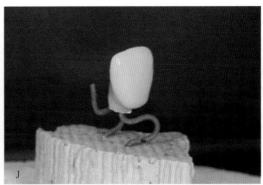
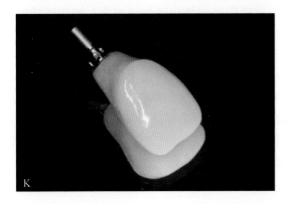

图 29-22　椅旁数字化设计加工临时修复体

A. 将扫描杆和扫描体插入种植体；**B.** 扫描体𬌗面观；**C.** 椅旁设计软件内的数字化模型；**D.** 数字化模型𬌗面观；**E.** 虚拟设计制作修复体；**F.** 软件生成修复体切削数据；**G.** 将瓷块固定于切削仪；**H.** 切削仪在计算机控制下自动完成切削过程；**I.** 切削完成的修复体以及对应的预成钛基底和修复螺丝；**J.** 经过染色和烧结的修复体冠部；**K.** 加工完成的临时修复体

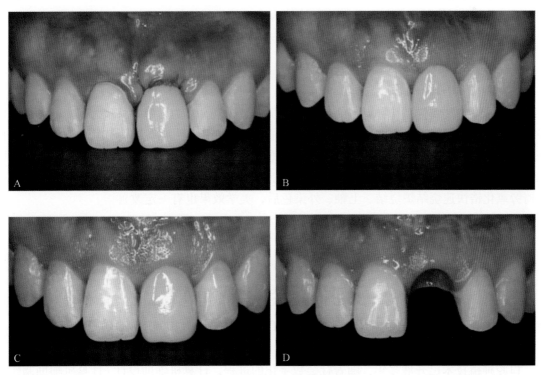

图 29-23　手术当日即刻修复及复查

A. 手术当日完成即刻修复；**B.** 术后 3 个月复查；**C.** 术后 6 个月复查；**D.** 术后 6 个月示穿龈轮廓龈缘曲线

三、种植修复的椅旁可切削材料概述

种植修复体要求被动就位（passive fit），因此要求材料无须烧结或具备较小、稳定且均匀的烧结收缩率；种植体没有类似天然牙牙周膜结构，因此要求材料应具备适宜的断裂韧性和弹性模量，以缓冲和传递𬌗力；种植修复体的穿龈部分要求与种植体周围软组织形成良好的封闭，减少软组织炎症及着色，因此要求材料应具备良好的生物相容性和化学稳定性，提供成纤维细胞增殖和牙龈上皮细胞附着的表面条件。目前可供椅旁切削的材料种类繁多，以下仅对几种主要的椅旁种植修复可切削材料进行介绍。

（一）可切削玻璃陶瓷材料

此类材料应用于种植修复中主要有二硅酸锂玻璃陶瓷和氧化锆加强型的二硅酸锂玻璃陶瓷。二硅酸锂玻璃陶瓷切削前可为部分结晶状（蓝色），抗折强度较低（130～150 MPa），保证了瓷块可以进行快速的切削；切削完成经烧结后，其抗折强度大幅增高（可达 360 MPa），颜色也转变为接近天然牙的颜色。烧结后的二硅酸锂玻璃陶瓷抗折强度较高、烧结收缩率很小、具有一定的半透明性且粘接强度较高，是椅旁数字化流程制作种植正式修复体最为常用的可切削材料之一。研究表明二硅酸锂单颗种植修复体的 5 年存留率高。氧化锆增强型二硅酸锂陶瓷包含 10%～15% 的氧化锆晶体，其力学性能、半透明性和抛光性优于二硅酸锂玻璃陶瓷，断裂强度和边缘密合度与二硅酸锂玻璃陶瓷相似。

（二）可切削间接复合材料

1. 复合树脂类材料　此类材料应用于种植修复中主要为带孔的交联聚甲基丙烯酸甲酯（polymethyl methacrylate，PMMA）树脂块，PMMA 树脂块机械性能较传统树脂更优，抗折强度约 130 MPa，同时具有高度均一性，无聚合收缩。该类材料主要用于制作螺丝固位的单牙种植临时修复体，由于其力学性能和耐磨性欠佳，不推荐用于种植正式修复体和两单位以上种植桥体的制作。

2. 陶瓷-树脂复合材料　此类材料兼具陶瓷材料的强度及树脂材料的韧性，从材料性能角度来看，陶瓷-树脂复合材料是种植修复体较为理想的材料。但是目前应用该类材料进行种植修复的临床证据还很少。有学者尝试应用这类材料进行后牙种植正式修复体的制作，但长期修复效果仍有待进一步临床观察。

（三）可切削多晶材料

氧化锆可切削陶瓷是此类材料的代表，也是种植修复中最为常用的材料之一。此类材料良好的力学性能和耐磨性，研究表明用于后牙种植修复长期稳定可靠。同时，氧化锆材料具有良好的化学稳定性和生物相容性，研究表明氧化锆基台可减少表面细菌积聚，有利于种植体周围软组织稳定，在种植美学修复中应用广泛。目前也出现了高透或超透的可切削氧化锆，经特殊的椅旁氧化锆快速烧结炉烧结、上釉、外染色后，美学效果也有一定改善。

（田杰华　邱　萍）

第五节　口腔种植数字化修复工艺技术
Digital Technology in Implant Laboratory

口腔种植技术已开展多年，随着社会数字化的进程，计算机辅助设计/计算机辅助制作技术，即 CAD/CAM 技术已逐步被引进口腔修复领域。目前国际上已有几十家厂商拥有类似产品，可制作的修复体形式从简单到复杂，可加工的材料也是从单一到多样。可加工的修复体类型有嵌体、基底冠，全解剖型冠，固定桥，粘接桥，种植上部基台、冠、桥以及无牙颌种植上部修复体等多种类型。可加工的材料有陶瓷、硬质氧化锆、软质氧化锆、纯钛、钛合金、钴铬合金、树脂、蜡等多种材料。

英国的 Ron Garvie 提出在氧化锆中加入氧化钇，使其负载能力提高，抗折强度、弹性模量几乎达到钢的水平，其最终产品被称为 Y-TZP-A（经氧化钇稳定并添加氧化铝的四方相氧化锆多晶体），可制作全冠、多单位冠桥、双套冠内冠、种植体支持的冠桥。"软质氧化锆"即部分烧结后微密化 55% ～ 70%，可用数控系统切削加工，具有 15% ～ 25% 线性收缩的氧化锆，其抗折强度 900 ～ 1000 Mpa，溶解性为 10 μg/ cm²。采用热等静压法（HIP）预先微密处理压制而成的"硬质氧化锆"抗折强度达 1150 ～ 1200 Mpa，溶解性为 0 μg/ cm²，但其切削加工较为困难。氧化锆和金属相反，在受热时体积不发生变化。其具有较高的抗折强度，有自体修复能力；具有较高的化学稳定性，不会被酸和碱侵蚀；具有较好的生物相容性，不发生溶解现象，不与机体组织发生反应，在人体上作为髋关节和膝关节假体已使用多年。数字化种植修复工艺相较传统种植修复工艺而言，在提升修复体质量、保证患者生理功能、提高美学修复效果等多方面，堪称义齿修复工艺的又一次飞跃。

一、数字化个性化基台的制作

随着患者对美观要求的不断提高，种植上部固定修复技术已逐步成为达到天然牙修复效果的理想方法。相较于预成基台而言，数字化加工的个性化基台能更好地达到理想的修复效果，尤其是在前牙区美学种植修复时。在传统种植修复体制作时，都是先选择基台、研磨基台后再制作修复体，此时较难评估最终的修复效果。而采用数字化制作种植修复体时，可采用以修复为导向的修复理念，在种植修复 CAD 软件的数字模型上的种植区域先形成可预期的修复体，为个性化基台的设计提供重要参考依据，再提取牙龈缘曲线的形态，根据美学要求进行适当调整，形成预期修复体的颈缘线，确定基台肩台的位置、宽度与形态，根据缺牙间隙的近远中、龈𬌗向间隙，设定轴面的聚合角度，通常可设定为 2° 聚合度，参考预期的修复体形态，设定个性化基台上部的基底冠或全冠的形态。基台穿龈部分根据个性化调整的基台颈缘线的形态，参考种植区牙槽窝软组织的形态，将颈缘线与预成的基底部件平滑移行，形成稍显凹型的穿龈结构，以避免挤压牙龈软组织使其发生退缩。

数字化制作种植修复基台的流程：

1. 数字化模型的获取　数字化加工的模型获取方式通常有两种：一种与传统种植印模方法相似，制取硅橡胶或聚醚橡胶印模，采用间接扫描技术，对临床印模或灌制石膏后的模型进行扫描，以获得数字化模型。另一种方式为采用直接扫描技术，通过口内扫描仪在患者口内直接采制数字化印模，从而获得数字化的模型数据。

2. 数字化设计工艺　数字化个性基台设计在数字化技术应用初期是将提前制作好的基台蜡型固定在扫描仪固位盘上进行扫描来得到个性化基台的数据。但随着数字化进程的发展，以修复为导向的个性化基台设计逐渐成为种植修复设计软件的主流方式。在设计工艺中根据预期的修复体位置、形态、颈缘线等信息，为个性化基台形态的设计提供重要参考。基台龈上部分形态以临床预备体的形态要求为参考，在数字模型上进行参数化的回切操作，近远中、颊舌侧以及𬌗面的回切量可根据所选修复材料进行个性化的设置。基台龈下穿龈部分的设计参考种植去牙槽窝软组织形态要求，将龈缘线与基台底部部件平滑连接，形成凹型的利于牙龈软组织的表面结构。

3. 切割研磨　传输至切割研磨系统的基台数据经计算后，系统会提示可供切割的氧化锆瓷块的尺寸，将所选瓷块固定在加工件固位夹板中，选择固定后专用修整工具，即可开始切割研磨。单个软质氧化锆基台的加工时间约为 20 min。加工完成后的软质氧化锆基底冠从固定夹板中取出后，需经过烧结才能成为抗折强度达 1000 ～ 1400 Mpa 的硬质氧化锆。

4. 软质氧化锆的烧结　将切割研磨后的软质氧化锆基台放于烧结炉瓷盘内的氧化锆砂中，尽量保证氧化锆砂对基台均匀承托，烧结温度在 1440℃左右，经 10 ～ 12 h 即可完成。

二、数字化种植修复体的制作

早期数字化制作种植修复体时还需在基台上完成基底冠或全冠的蜡型，再通过蜡型扫描的方法获取修复体数据，如今数字化设计工艺发展已比较成熟，在设计个性化基台的同时即可完成基台上部修复体的设计，可实现一次扫描完成多个设计步骤与内容。若要设计螺丝固位的修复体，可直接提取 CAD 软件中种植系统的种植体数据库，选取相应的种植体规格型号，在数字模型上的种植区域内即刻会出现与患者口内植入相同的种植体型号，方便快捷且准确度高。随后再从牙齿形态的数据库中提取与缺失牙相似的牙形，使用数字化雕刻工具进行雕刻调整，最终形成理想的基底冠或全冠修复体形态。设计完成后即可将修复体数据传输至切割研磨系统进行加工制作。

数字化加工目前已可完成无牙颌螺丝固位一段式桥架，将技师从繁重的简单重复性工作中解脱出来，进行更复杂更具创造性的工作。

下面介绍典型的技工室数字化制作冠、桥修复体的流程：

1. 数字化制作冠、桥修复体设计方法有两种：①通过扫描基台获取数据经处理后，在计算机中直接提取数据库中预制的修复体，准确提取基台颈缘线，颈缘线的提取质量直接影响修复体的边缘密合度。设置修复体就位方向、去除倒凹、粘接剂厚度等必要的参数，参考邻牙及对颌牙的情况，调整预制修复体使之达到理想的冠形态、咬合 / 邻接关系，对修复体外形和功能进行精细调整后形成个性化设计的种植修复体。②在基台上完成修复体的蜡型，通过二次扫描的方法获取修复体数据，将采集到的数据整合处理，自动识别修复体边缘，通常无需计算机再行设计，修复体蜡型扫描完成后即可将数据传输至切割研磨系统进行加工制作。

2. 基底冠的切割研磨烧结：这些同氧化锆基台的制作步骤一样。

3. 冠桥的就位与完成：经烧结后的氧化锆修复体按传统方法在基台上可顺利就位，随后将冠桥修复体在烤瓷炉内经清洁处理，使用氧化锆专用瓷粉做饰面成形，或直接染色上釉完成修复体制作。

4. 氧化锆冠的临床试戴及粘接：将氧化锆冠 / 基台消毒后戴入患者口中，调试接触点，检查咬合关系，如有需要调改全瓷冠外形并做特殊染色处理，患者满意后上釉，粘接。氧化锆冠的粘接可用临床常规修复体粘接剂，如磷酸锌水门汀、玻璃离子水门汀等，无需酸蚀。待粘接剂硬固后，去除多余的部分，保证修复体边缘光滑，避免刺激牙龈。

进展与趋势

我们所处的时代下，数字化技术的影响几乎无处不在。在口腔医学领域，数字化技术的出现与发展也正在悄然引领着一次"工业革命"。数字化技术不仅改变了传统口腔诊疗技术与工作流程，也革新了传统的口腔诊疗理念与模式。数字化技术与口腔医学领域的结合不断深入，成为未来口腔医学领域重要的发展方向之一。

　　在口腔种植修复领域，数字化技术的应用不仅使得口腔种植修复的诊疗过程更加精准、高效、舒适和可预期，同时也推动着口腔种植修复理念和技术向更加微创、精准、高效和个性化的方向快速发展。数字化技术在口腔种植修复中的临床应用日益广泛，数字化技术成为了种植修复专科临床医师不可或缺的专业技能与临床诊疗手段。

　　数字化技术在口腔种植修复中的临床应用范围也在不断扩大，从单牙种植修复向部分牙列缺损、无牙颌种植修复拓展；数字化诊疗流程替代传统诊疗流程的比例也逐步增加，从某个环节的数字化向部分数字化、全数字化流程拓展。口腔种植修复数字化技术的内涵也在不断充实，既包括较为成熟的计算机辅助设计-计算机辅助制造技术、多种口腔及颌面部数字化三维影像与信息的获取技术（模型扫描、口内扫描、面部扫描、锥形束CT、虚拟𬎃架等），也涵盖实时导航技术、机器人技术、虚拟/增强现实技术等多种快速发展的数字化技术。虽然目前在一些较为复杂的种植修复治疗中，全流程数字化技术尚有待进一步的技术突破与临床探索，但数字化技术与种植修复的紧密结合已然成为未来口腔种植修复临床学科发展的重要趋势之一。

Summary

Nowadays, the influence of digital technology is almost everywhere. In the field of dentistry, the emergence and development of digital technology is leading an "industrial revolution". Digital technology has not only changed the conventional workflow of dental diagnosis and treatment, but also innovated the conventional diagnosis and treatment concepts and models. The close combination of digital and dental technology has become one of the important trends in the field of dentistry in the future.

In the field of dental implantology, the application of digital technology not only makes the diagnosis and treatment process of dental implant restoration more precise, efficient, comfortable and predictable, but also promotes the concept of dental implant therapy to more minimally invasive, precise, efficient and personalized. The clinical application of digital technology in dental implantology has become more extensive. Moreover, digital technology has also become an indispensable professional skill and clinical diagnosis and treatment method for specialist clinicians in implantology.

The clinical application scenario of digital technology in dental implantology is also expanding, from single-tooth implant restoration to partial edentulous and edentulous rehabilitation; the proportion of digital diagnosis and treatment procedures replacing conventional diagnosis and treatment procedures is also gradually increasing, from partial digital to full digital workflow. The connotation of the digital technology in dental implantology is constantly enriched, including relatively more mature CAD/CAM technology, a variety of digital 3D imaging and information acquisition technology (model scanning, intraoral scanning, facial scanning, Cone-beam CT, virtual articulator, etc.), it also covers a variety of fast-developing digital technologies such as real-time navigation technology, robotics technology, and virtual/augmented reality technology. Although in some more complex implant restoration treatments, the full digital workflow still needs further technological breakthroughs and clinical explorations, the close integration of digital technology and implant treatment has become one of the important trends in the future development of dental implantology.

Definition and Terminology

口内扫描技术（intraoral scan technique）：Obtaining three-dimensional contour of the oral tissue via optical scanning（visible light or laser beam）. The optical scanning procedure record object utilizing so-called field sampling, which is then captured and digitized via digital sensors.

计算机辅助设计-计算机辅助制造（computer-aided design-computer-aided manufacturing, CAD-CAM）：Intended object（e.g., crown, prosthesis, surgical guide, virtual wax-up）is designed and fabricated by following digital workflow: Intended object is virtually designed in the dedicated software（CAD software）based on the digital data. Thereafter, the CAD data is imported into CAM software, where the planned treatment or production of the intended object is performed by either the subtractive or the additive manufacturing technique.

双扫描技术（dual scan technique）：The dual scan technique is characterized by the fact that both the patient wearing the radiographic guide and the radiographic guide alone, need to be separately digitalized by means of（CB）CT scanning. The two scans are matched, by using the presence of fiducial markers in the radiographic guide.

静态导板引导下的种植外科手术（static guided implant surgery）：For static guide implant surgery, a surgical template is used that transfers the virtual implant position from computed tomography data to the surgical site. These templates are produced by CAD/CAM technology, such as stereolithography, or manually in a dental laboratory（using mechanical positioning devices or drilling machines）

动态导航引导下的种植外科手术（dynamic guided implant surgery）：Dynamic guided implant surgery is referred to computer-navigated surgery. The position of the instruments in the surgical area is constantly displayed on a screen with a three-dimensional image of the patient. In this way, the system allows real-time transfer of the preoperative planning and visual feedback on the screen.

（崔宏燕　邸　萍）

中英文专业词汇索引

A

按扣式附着覆盖义齿（stud attachment overdenture）257

B

白色美学评价指标（White Esthetic Score，WES）293

半可调𬌗架（semiadjustable articulator）331

被动就位（passive fit）256，440

崩瓷（porcelain fracture）376

C

出血指数（bleeding index，BI）399

初期稳定性（primary stability）66，215

磁性固位式覆盖义齿（magnetic attachment overdentures）258

D

定期洁牙（dental scaling）362

F

方向指示杆（direction indicator）61

粉色美学评价指标（Pink Esthetic Score，PES）293

封闭式托盘（closed tray）260

辅助性正畸治疗（adjunctive orthodontic treatment）152

富血小板纤维（platelet-riched fiber，PRF）123

G

改良的腭部结缔组织翻转瓣（modified roll technique of palatal connective tissue）199

改良菌斑指数（modified plaque index，mPI）399

杆卡式附着覆盖义齿（bar-clip attachment overdentures）255

功能性重建（functional reconstruction）176

骨形成蛋白（bone morphogenic protein，BMP）140

骨引导再生（guided bone regeneration，GBR）138

骨传导作用（osteoconduction）82

骨结合（osseointegration）3

骨支持式导板（bone supported template）422

骨内种植体（endosteal implant）3

骨生成作用（bone regeneration）82

骨诱导作用（osteoinduction）82

H

颏结节（mental tubercle）22

颏孔（mental foramen）21

滑行瓣（sliding flap）198

J

菌斑指数（plaque index，PI）399

机械稳定性（mechnical stability）4

机械相容性（mechanical compatibility）5

即刻非功能性负重（immediate nonfunctional loading）312

即刻负载（immediate loading）132

即刻功能性负重（immediate functional loading）312

即刻修复（immediate restoration）132

即刻种植（immediate implant）132

嵴顶上结缔组织区（supracrestal connective tissue zone）387

计算机辅助设计 / 计算机辅助制造（computer-assisted design/computer-assisted manufacturing，CAD/CAM）429

计算机辅助印模（computer-aided impression，CAI）429

简单𬌗架（simple articulator）331

菌斑控制（plaque control）359

K

口内扫描（intraoral scan，IOS）432

开窗式托盘（open tray）260

L

临床附着水平（clinical attachment level，CAL）399

累积分段支持疗法（cumulative interceptive supportive therapy，CIST）404

螺纹滑丝（slippery thread）373

M

麻醉性监护（monitored anesthesia care，MAC）47

美学风险评估（esthetic risk assessment，ERA）128

模型扫描（model scan）429

磨牙后区（retromolar area）21

N

内斜线（internal oblique line）20

黏膜支持式导板（tissue supported template）423

P

平均值𬌗架（average-value articulator）331

Q

切削杆式覆盖义齿（milling bar overdenture）259

球帽式附着覆盖义齿（ball socket attachment overdenture）256

全瓷基台（ceramic abutment）286

全可调𬌗架（adjustable articulator）331

R

人工骨（artificial bone）80

S

上皮下结缔组织游离移植物（subepithelial connective tissue graft，CTG）201

生理𬌗（physiologic occlusion）155

生物相容性（biological compatibility）5

实时导航（real-time navigation）425

数字化印模（digital impression）240

双扫描技术（dual scan technique）423

T

探诊出血（bleeding on probing，BOP）399

探诊深度（probing depth，PD）399

套筒冠式覆盖义齿（telescopic overdenture）258

体积稳定性交联胶原基质（volume stable cross-linked collagen matrix，VCMX）207

替代体（analog/analogue）236

W

外斜线（external oblique line）20

外置法植骨（onlay bone grafting）87

X

下颌骨颊板区（mandibular buccal shelf）96

下颌管（mandibular canal）21

血管化腓骨瓣（vascularized fibula flap）181

血管化髂骨瓣（vascularized iliac crest flap）182

Y

牙龈退缩（gingival recession，GR）399

牙龈指数（gingival index，GI）399

牙槽骨（alveolar bone）23

牙槽骨牵引成骨（alveolar distraction osteogenesis）168

牙槽嵴保存（socket preservation）143

牙槽嵴骨增量（alveolar ridge augmentation）80

牙槽嵴劈开技术（ridge splitting technique）84

牙冠高度空间（crown height space，CHS）33

牙龈生物型（gingival biotype）34，196

牙列缺失（edentulism）31

牙列缺损（dentition defect）268

牙支持式导板（tooth supported template）423

药物相关性颌骨坏死（medication-related osteonecrosis of the jaw，MRONJ）44

印模（impression）269

印模帽（impression coping）235

印模柱（impression post）235

预防性应用抗菌药物（antibacterial prophylaxis）45

Z

植体周健康（peri-implant health）386

植体周黏膜炎（peri-implant mucositis）386

植体周黏膜（peri-implant mucosa）387

植体周炎（peri-implantitis）386

植体周龈沟液（peri-implant crevicular fluid，PICF）402

种植覆盖义齿（implant overdenture）249

种植体保护𬌗（implant protective occlusion，IPO）228

种植体折断（implant fracture）381

逐级备洞（graded drilling）60

锥形束计算机体层摄影（cone beam computed tomography，CBCT）401

自体骨（autogenous bone）80

综合性正畸治疗（comprehensive orthodontic treatment）152

参考文献

［1］周永胜.口腔修复学.3版.北京：北京大学医学出版社，2020.

［2］赵士杰，皮昕.口腔颌面部解剖学.北京：北京大学医学出版社，2005.

［3］富晓娇，张宇.种植体周围软组织退缩外科处理技术的研究进展.中华口腔医学杂志，2019，54（4）：267-272.

［4］林野，邱立新，胡秀莲，等.硬腭游离黏膜移植在种植体周软组织结构重建中的应用.北京大学学报（医学版），2007，39（1）：21-25.

［5］尹丽娜，胡秀莲.口腔种植微小器械误吞、误吸原因分析及护理防范.实用护理医学杂志，2012，28（4）：56-57.

［6］张一凡，陈波.经外侧壁入路的上颌窦底提升植骨术的并发症及其预防处理.中华口腔医学杂志，2018，53（2）：129-132.

［7］罗琴琪.CEREC系统数字化印模精度的研究进展.全科口腔医学杂志，2018，11（5）：45-46.

［8］陆亚倩.数字化印模技术修复应用的研究进展.口腔生物学，2016，7（4）：211-216.

［9］杨艳峰.数字化印模在牙体修复中的应用.护理实践与研究，2016，13（20）：54-55.

［10］王刚，顾柏林，王成焘.数字式一体化口腔临床工程系统的研制.生物医学工程学进展，2011，32（4）：195-197.

［11］陈昳青，宋萌.种植外科手术中的并发症及处理.中国实用口腔科杂志，2016，9（7）：436-440.

［12］宿玉成.口腔种植学.2版.北京：人民卫生出版社，2014.

［13］林野.口腔种植学.北京：北京大学医学出版社，2014.

［14］王勇，赵一姣，司燕.与三维测量有关的名词浅析.中华口腔正畸学杂志，2009，16（2）：111-113.

［15］魏冬豪，田杰华，邱萍.椅旁数字化系统在种植修复中的应用与发展.口腔颌面修复学杂志，2017，1（1）：55-59.

［16］田杰华，邱萍，林野，等.单牙即刻种植椅旁数字化即刻修复的临床观察.中华口腔医学杂志，2017，52（52）：9.

［17］Araújo MG, Lindhe J. Dimensional ridge alterations following tooth extraction. An experi-mental study in the dog. J Clin Periodontol, 2005, 32: 212-218.

［18］Niu LX, Wang J, Yu HJ, et al. New classification of maxillary sinus contours and its relation to sinus floor elevation surgery. Clin Implant Dent Relat Res, 2018, 20（4）: 493-500.

［19］Velásquez-Plata, Hovey LR, Peach CC, et al. Maxillary Sinus Septa: A 3-dimensional Computerized Tomographic Scan Analysis. Int J Oral Maxillofac Implants, 2002, 17（6）: 854-860.

［20］Vandewalle G, Liang X, Jacobs R, et al. Macroanatomic and radiologic characteristics of the superior genial spinal foramen and its bony canal. Int J Oral Maxillofac Implants, 2006, 21（4）: 581-586.

［21］McDonnell D, Reza Nouri M, Todd ME. The mandibular lingual foramen: a consistent arterial foramen in the middle of the mandible. J Anat, 1994, 184（Pt 2）: 363-369.

［22］Cawood JI, Howell RA. Reconstructive preprosthetic surgery. Ⅰ. Anatomical considerations. Int J Oral Maxillofac Surg, 1991, 20（2）: 75-82.

［23］Zarb GA，Schmitt A. The edentulous predicament. Ⅰ: A prospective study of the effectiveness of implant-supported fixed prostheses. J Am Dent Assoc，1996，127（1）: 59-65.

［24］Lekholm U. New surgical procedures of the osseointegration technique A.M. Brånemark. Aust Prosthodont J，1993，7 Suppl: 25-32.

［25］Park HD，Min CK，Kwak HH，et al. Topography of the outer mandibular symphyseal region with reference to the autogenous bone graft. Int J Oral Maxillofac Surg，2004，33（8）: 781-785.

［26］Berglundh T，Lindhe J，Ericsson I，et al. The soft tissue barrier at implants and teeth. Clin Oral Impl Res，1991，2: 81-90.

［27］Berglundh T，Lindhe J. Dimension of the periimplant mucosa. Biological width revisited. J Clin Periodontol，1996，23: 971-973.

［28］Puisys A，Linkevicius T. The influence of mucosal tissue thickening on crestal bone stability around bone-level implants. A prospective controlled clinical trial. Clin Oral Impl Res，2015，26（2）: 123-129.

［29］Tarnow DP，Magner AW，Fletcher P. The effect of the distance from the contact point to the crest of bone on the presence of absence of the interproximal dental papilla. J Periodontol，1992，63: 995-996.

［30］Kan JYK，Rungcharassaeng K，Umezu K，et al. Dimensions of peri-implant mucosa: An evaluation of maxillary anterior single implants in humans. J Periodontol，2003，74: 557-562.

［31］Tarnow DP，Cho SC，Wallace SS. The effect of inter-implant distance on the height of the inter-implant bone crest. J Periodontol，2000，71: 546-549.

［32］Olsson M，Lindhe J. Periodontal characteristics in individuals with varying forms of the upper central incisors. J Clin Periodontol，1991，18: 78-82.

［33］Kan JYK，Morimoto T，Rungcharassaeng K，et al.Gingival biotype assessment in the esthetic zone: visual versus direct measurement. Int J Periodontics Restorative Dent，2010，30（3）: 237-243.

［34］Palacci P，Ericsson I. Esthetic Implant Dentistry Soft and Hard Tissue Management. Chicago: Quintessence Books，2001.

［35］Scharf DR，Tarnow DP. Modified roll technique for localized alveolar ridge augmentation. Int J Periodontics Restorative Dent，1992，12（5）: 415-425.

［36］Sclar AG. Soft tissue and esthetic considerations in implant therapy. New Malden: Quintessence Publishing Co.，2003.

［37］Langer B，Calagna L.The subepithelial connective tissue graft. J Prosthet Dent，1980，44（4）: 363-367.

［38］Reiser GM，Bruno JF，Mahan PE，et al. The subepithelial connective tissue graft palatal donor site: anatomic considerations for surgeons. Int J Periodontics Restorative Dent，1996，16（2）: 130-137.

［39］Sullivan HC，Atkins JH. Free autogenous gingival grafts. 3.Utilization of grafts in the treatment of gingival recession. Periodontics，1968，6（4）: 152-160.

［40］Lang NP，Löe H.The relationship between the width of keratinized gingiva and gingival health. J Periodontol，1972，43（10）: 623-627.

［41］Kan JYK，Rungcharassaeng K，Morimoto T，et al. Facial gingival tissue stability after connective tissue graft with single immediate tooth replacement in the esthetic zone: consecutive case report. J Oral Maxillofac Surg，2009，67（11 Suppl）: 40-48.

［42］Halperin-Sternfeld M，Zigdon-Giladi H，Machtei EE. The association between shallow vestibular depth and peri-implant parameters: a retrospective 6 years longitudinal study. J Clin Periodontol，2016，43: 305-310.

［43］Frisch E，Ziebolz D，Vach K，et al. The effect of keratinized mucosa width on peri-implant outcome under supportive postimplant therapy. Clin Implant Dent Relat Res，2015，17 Suppl 1: e236-244.

［44］Souza AB，Tormena M，Matarazzo F，et al. The influence of peri-implant keratinized mucosa on brushing discomfort and peri-implant tissue health. Clin Oral Impl Res，2016，27（6）: 650-655.

［45］Roccuzzo M，Grasso G，Dalmasso P. Keratinized mucosa around implants in partially edentulous posterior mandible：10-year results of a prospective comparative study. Clin Oral Impl Res，2016，27（4）：491-496.

［46］Schmitt cm，Moest T，Lutz R，et al.Long-term outcomes after vestibuloplasty with a porcine collagen matrix （Mucograft®）versus the free gingival graft：a comparative prospective clinical trial. Clin Oral Impl Res，2016，27（11）：e125-e133.

［47］Burkhardt R，Joss A，Lang NP. Soft tissue dehiscence coverage around endosseous implants：a prospective cohort study. Clin Oral Implants Res，2008，19（5）：451-457.

［48］Zucchelli G，Felice P，Mazzotti C，et al. 5-year outcomes after coverage of soft tissue dehiscence around single implants：a prospective cohort study. Eur J Oral Implantol，2018，11（2）：215-224.

［49］McDermott N，Chuang S，Dodson T，et al. Complications of dental implants：Identification，frequency，and associated risk factors. Int J Oral Maxillofac Implants，2003，18（6）：848-855.

［50］Jabero M，Sarment DP. Advanced surgical guidance technology：A review. Implant Dent，2006，15（2）：135-142.

［51］Givol N，Taicher S，Chaushu G，et al. Risk management aspects of implant dentistry. Int J Oral Maxillofac Implants，2002，17（2）：258-262.

［52］Jung JH，Choi BH，Li J，et al. The effects of exposing dental implants to the maxillary sinus cavity on sinus complications. Oral Surg Oral Med Oral Pathol Oral Radiol Endod，2006，102（5）：602-605.

［53］Ayangco L，Sheridan PJ. Development and treatment of retrograde periimplantitis involving a site with a history of failed endodontic and apicoectomy procedures：A series of reports. Int J Oral Maxillofac Implants，2001，16（3）：412-417.

［54］Lioubavina-Hack N，Lang NP，Karring T. Significance of primary stability for osseointegration of dental implants. Clin Oral Impl Res，2006，17（3）：244-250.

［55］Mugino H，Takagi S，Ikemura K，et al. Miniplate osteosynthesis of fractures of the edentulous mandible. Clin Oral Investig，2005，9（4）：266-270.

［56］Flanagan D. Important arterial supply of the mandible，control of an arterial hemorrhage，and report of a hemorrhagic incident. J Oral Implantol，2003，29（4）：165-173.

［57］Hegedus F，Diecidue RJ. Trigeminal nerve injuries after mandibular implant placement-Practical knowledge for clinicians. Int J Oral Maxillofac Implants，2006，21（1）：111-116.

［58］Sung Woon On，Seoung-Won Cho，Byoung-Eun Yang. A review of rare complications of maxillary sinus floor augmentation. J Korean Assoc Oral Maxillofac Surg，2019，45（6）：351-356.

［59］van Diermen DE，van der Waal I，Hoogstraten J. Management recommendations for invasive dental treatment in patients using oral antithrombotic medication，including novel oral anticoagulants. Oral Surg Oral Med Oral Pathol Oral Radiol，2013，116（6）：709-716.

［60］Balaguer-Martí JC，Peñarrocha-Oltra D，Balaguer-Martínez J，et al. Immediate bleeding complications in dental implants：A systematic review. Med Oral Patol Oral Cir Bucal，2015，20（2）：e231-238.

［61］Tomljenovic B，Herrmann S，Filippi A，et al. Life-threatening hemorrhage associated with dental implant surgery：a review of the literature. Clin Oral Impl Res，2016，27（9）：1079-1084.

［62］Catherine L，Peyman A，Farzad B. Floor-of-Mouth Hematoma Following Dental Implant Placement：Literature Review and Case Presentation. J Oral Maxillofac Surg，2017，75（11）：2340-2346.

［63］Octavi C-F，Rui F，Eduard V-C，et al. Postoperative Infections After Dental Implant Placement：Prevalence，Clinical Features，and Treatment. Implant Dent，2015，24（6）：713-719.

［64］Paolo B，Tymour F. Current Concepts on Complications Associated With Sinus Augmentation Procedures. J Craniofac Surg，2014，25（2）：e210-e212.

［65］Yifat M，Yakir A，Ron G，et al. Complications and Management of Implants Migrated into the Maxillary Sinus. Int J Periodontics Restorative Dent，2018，38（6）：e112-e118.

［66］Jin-Wook Kim，Jun-Young Paeng，So-Young Choi，et al. Displacement of Dental Implants Into the

Mandibular Bone Marrow Space: Cause and Treatment. A Case Study and Literature Review. J Oral Implantol, 2017, 43（2）: 151-157.

[67] Roberto F, Antonio Z, Luigi M, et al. Orbital and Periorbital Emphysema Following Maxillary Sinus Floor Elevation: A Case Report and Literature Review. J Oral Maxillofac Surg, 2016, 74（11）: 2192.e1-2192.e7.

[68] Greenstein G, Carpentieri JR, Cavallaro J. Nerve Damage Related to Implant Dentistry: Incidence, Diagnosis, and Management. Compend Contin Educ Dent, 2015, 36（9）: 652-659.

[69] Testori T, Weinstein T, Taschieri S, et al. Risk factors in lateral window sinus elevation surgery. Periodontol 2000, 2019, 81（1）: 91-123.

[70] Katranji A, Fotek P, Wang HL. Sinus augmentation complications: Etiology and treatment. Implant Dent, 2008, 17（3）: 339-349.

[71] Lee HW, Lin WS, Morton D. A retrospective study of complications associated with 100 consecutive maxillary sinus augmentations via the lateral window approach. Int J Oral Maxillofac Implants, 2013, 28（3）: 860-868.

[72] Schwartz-Arad D, Herzberg R, Dolev E. The prevalence of surgical complications of the sinus graft procedure and their impact on implant survival. J Periodontol, 2004, 75（4）: 511-516.

[73] Tahmaseb A, Wu V, Wismeijer D, et al. The accuracy of static computer-aided implant surgery: A systematic review and meta-analysis. Clin Oral Implants Res, 2018, 29 Suppl 16: 416-435.

[74] Tettamanti S, Millen C, Gavric J, et al. Esthetic Evaluation of Implant Crowns and Peri-implant Soft Tissue in the Anterior Maxilla: Comparison and Reproducibility of Three Different Indices. Clin Implant Dent Relat Res, 2016, 18（3）: 517-526.

[75] Meijndert L, Meijer HJ, Stellingsma K, et al. Evaluation of aesthetics of implant-supported single-tooth replacements using different bone augmentation procedures: a prospective randomized clinical study. Clin Oral Implants Res, 2007, 18: 715-719.

[76] Chang M, Odman PA, Wennstrom JL, et al. Esthetic coutcome of implant-supported single-tooth replacements assessed by the patient and by prosthodontists. Int J Prosthodont, 1999, 12: 335-341.

[77] Kniha K, Kniha H, Grunert I, et al. Esthetic Evaluation of Maxillary Single-Tooth Zirconia Implants in the Esthetic Zone. Int J Periodontics Restorative Dent, 2019, 39（5）: e195-201.

[78] Carlsson GE. Dental occlusion: modern concepts and their application in implant prosthodontics. Odontology, 2009, 97（1）: 8-17.

[79] Sheridan RA, Decker AM, Plonka AB. The Role of Occlusion in Implant Therapy: A Comprehensive Updated Review. Implant Dent, 2016, 25（6）: 829-838.

[80] Nouh I, Kern M, Sabet AE, et al. Mechanical behavior of posterior all-ceramic hybrid-abutment-crowns versus hybrid-abutments with separate crowns—A laboratory study.Clin Oral Implants Res, 2019, 30（1）: 90-98.

[81] Guth JF, Keul C, Stimmelmayr M, et al. Accuracy of digital models obtained by direct and indirect data capturing. Clin Oral Investig, 2013, 17（4）: 1201-1208.

[82] Fritzsche G. Treatment of a single-tooth gap with a Cerec 3D crown on an implant: A case report. Int J Comput Dent, 2004, 7（2）: 199-206.

[83] van der Meer WJ, Andriessen FS, Wismeijer D, et al. Application of intra-oral dental scanners in the digital workflow of implantology. PLoS One, 2012, 7（8）: e43312.

[84] Ender A, Mehl A. Influence of scanning strategies on the accuracy of digital intraoral scanning systems. Int J Comput Dent, 2013, 16（1）: 11-21.

[85] Ender A, Zimmermann M, Attin T, et al. In vivo precision of conventional and digital methods for obtaining quadrant dental impressions. Clin Oral Investig, 2016, 20（7）: 1495-504.

[86] Wei D, Di P, Tian J, et al. Evaluation of intraoral digital impressions for obtaining gingival contour in the

esthetic zone：accuracy outcomes. Clin Oral Investig, 2020, 24（4）：1401-1410.

［87］ Lee SJ, Gallucci GO. Digital vs. conventional implant impressions：efficiency outcomes. Clin Oral Implants Res, 2013, 24（1）：111-115.

［88］ Joda T, Lenherr P, Dedem P, et al. Time efficiency, difficulty, and operator's preference comparing digital and conventional implant impressions：a randomized controlled trial. Clin Oral Implants Res, 2017, 28（10）：1318-1323.

［89］ Joda T, Brägger U. Patient-centered outcomes comparing digital and conventional implant impression procedures：a randomized crossover trial. Clin Oral Implants Res, 2016, 27（12）：e185-e189.

［90］ Jiang X, Lin Y, Cui HY, et al. Immediate loading of multiple splinted implants via complete digital workflow：A pilot clinical study with 1-year follow-up. Clin Implant Dent Relat Res, 2019, 21（3）：446-453.

［91］ Zhang Y, Tian J, Wei D, et al. Quantitative clinical adjustment analysis of posterior single implant crown in a chairside digital workflow：A randomized controlled trial. Clin Oral Implants Res, 2019, 30（11）：1059-1066.

［92］ Lee SJ, Betensky RA, Gianneschi GE, et al. Accuracy of digital versus conventional implant impressions. Clin Oral Implants Res, 2015, 26（6）：715-719.

［93］ Joda T, Bragger U. Complete digital workflow for the production of implant-supported single-unit monolithic crowns. Clin Oral Implants Res, 2014, 25（11）：1304-1306.

［94］ Andriessen FS, Rijkens DR, van der Meer WJ, et al. Applicability and accuracy of an intraoral scanner for scanning multiple implants in edentulous mandibles：a pilot study. J Prosthet Dent, 2014, 111（3）：186-194.

［95］ Rivara F, Lumetti S, Calciolari E, et al. Photogrammetric method to measure the discrepancy between clinical and software-designed positions of implants. J Prosthet Dent, 2016, 115（6）：703-711.

［96］ Alghazzawi TF. Advancements in CAD/CAM technology：Options for practical implementation. J Prosthodont Res, 2016, 60（2）：72-84.

［97］ Mormann WH, Brandestini M, Lutz F, et al. CAD-CAM ceramic inlays and onlays：a case report after 3 years in place. J Am Dent Assoc, 1990, 120（5）：517-520.

［98］ Fritzsche G. Treatment of a single-tooth gap with a Cerec 3D crown on an implant：A case report. Int J Comput Dent, 2004, 7（2）：199-206.

［99］ Kurbad A. Final restoration of implants with a hybrid ceramic superstructure. Int J Comput Dent, 2016, 19（3）：257-279.

［100］ Joda T, Zarone F, Ferrari M. The complete digital workflow in fixed prosthodontics：a systematic review. BMC Oral Health, 2017, 17（1）：124.

［101］ Joda T, Bragger U. Patient-centered outcomes comparing digital and conventional implant impression procedures：a randomized crossover trial. Clin Oral Implants Res, 2016, 27（12）：e185-e189.

［102］ Zhang Y, Tian J, Wei D, et al. Quantitative clinical adjustment analysis of posterior single implant crown in a chairside digital workflow：A randomized controlled trial. Clin Oral Implants Res, 2019, 30（11）：1059-1066.

［103］ Miyoshi K, Tanaka S, Yokoyama S, et al. Effects of different types of intraoral scanners and scanning ranges on the precision of digital implant impressions in edentulous maxilla：An in vitro study. Clin Oral Implants Res, 2020, 31（1）：74-83.

［104］ Sawase T, Kuroshima S. The current clinical relevancy of intraoral scanners in implant dentistry. Dent Mater J, 2020, 39（1）：57-61.

［105］ Wiedhahn K. From blue to white：new high-strength material for Cerec--IPS e.max CAD LT. Int J Comput Dent, 2007, 10（1）：79-91.

［106］Joda T，Bragger U，Zitzmann NU. CAD/CAM implant crowns in a digital workflow：Five-year follow-up of a prospective clinical trial. Clin Implant Dent Relat Res，2019，21（1）：169-174.

［107］Ruggiero SL，Dodson TB，Fantasia J，et al. American Association of Oral and Maxillofacial Surgeons position paper on medication-related osteonecrosis of the jaw—2014 update. J Oral Maxillofac Surg，2014，72（10）：1938-1956.

［107］Jensen OT，Shulman LB，Block MS，et al. Report of the Sinus Consensus Conference of 1996. Int J Oral Maxillofac Implants，1998，13 Suppl：11-45.